临床内科疾病诊治

主编◎　裴书飞　　姜海鹏　　赵立娟　　梁家娟

U0342853

天津出版传媒集团

天津科学技术出版社

图书在版编目(CIP)数据

临床内科疾病诊治 / 裴书飞等主编.--天津：天
津科学技术出版社，2019.7
ISBN 978-7-5576-6947-8

Ⅰ.①临… Ⅱ.①裴… Ⅲ.①内科-疾病-诊疗
Ⅳ.①R5

中国版本图书馆CIP数据核字(2019)第153112号

临床内科疾病诊治
LINCHUANG NEIKE JIBING ZHENZHI
责任编辑：王连弟　王　冬
责任印制：兰　毅

出版：天津出版传媒集团
　　　天津科学技术出版社
地址：天津市西康路35号
邮编：300051
电话：(022)23332369
网址：www.tjkjcbs.com.cn
发行：新华书店经销
印刷：山东道克图文快印有限公司

开本 787×1092　1/16　印张 22.25　字数 527 000
2019年7月第1版第1次印刷
定价：108.00元

前　言

　　社会的发展是迅速的，医学同样如此，要成为一名合格的临床医师，就必须不断学习，跟上医学发展的脚步。随着医学的快速发展，每个医学学科也愈来愈细分、愈来愈专业化，如此，虽然有利于各学科向深度发展，但相关人员的知识面却愈来愈狭窄。临床一线的医师，尤其是在基层医院工作的医师，每日面对的是各种内科疾病患者，既需要在广度上了解各种常见内科疾病的新理论、新知识、新指南，又需要了解新的诊疗技术的基本原理、适应证和效果，还需要掌握一定深度的专业基础知识。

　　本书出于上述的考虑，从大内科层面出发，以内科常见疾病为主题，介绍内科学新理论、新技术，以便于普通内科医师了解和掌握内科常见病的最新诊疗手段，使之在日常工作中能够遵循指南、合理诊疗，给患者提供最佳的诊疗方案。本书可供内科学基地培训医师、内科学临床研究生和老年医学专科医师参考使用。

　　由于内科学涉及面广、分支繁多、知识浩瀚、发展迅猛，而作者因为专业所限，遗漏和不足之处在所难免，恳请读者批评指正，在此表示感谢！

编者

目　　录

第一章　呼吸系统疾病

第一节　支气管哮喘

支气管哮喘(asthma)是由多种细胞(嗜酸粒细胞、肥大细胞、T淋巴细胞、中性粒细胞等)和细胞组分参与的慢性气道炎症。这种慢性气道炎症引起的气道高反应性,通常表现为广泛多变的可逆性的气道受限,反复发作的喘息、气促、胸闷和咳嗽等症状,多在夜间或凌晨发作,症状可自行缓解或经治疗后缓解。自20世纪70年代以来,在整个世界范围内哮喘患病率已增加了45%以上,而增加最多的是近年来经济增长较快的发展中国家。许多哮喘患者对支气管哮喘缺乏认识或是认识停留在20世纪七八十年代的水平,直接导致了哮喘的治疗缺乏规范。治疗的不规范导致了支气管哮喘病情不能得到很好的控制。有些患者直到支气管哮喘发展到慢性阻塞性肺疾病的阶段才来就诊,延误了病情,使其生活质量明显下降。随着近年来对哮喘的发病机制、诊断与治疗出现了新的发展变化,我们对支气管哮喘这一古老的疾病必须有新的认知、新的理解。

一、支气管哮喘病因及发病机制的新进展

(一)病因

支气管哮喘的病因目前尚不清楚,研究发现支气管哮喘的发生与个人体质和外界环境影响有重要关联。有些患者在更换居住地后就会出现哮喘发作,而回到原居住地后即使不用药物,哮喘症状亦会消失。在某些发展中国家中,环境污染严重,哮喘发病率逐年增高。大量研究发现特异性变应原(如尘螨、花粉、真菌、动物毛屑等)和非特异性吸入物(硫酸、二氧化硫、氯气、甲醛、甲酸等)可诱发支气管哮喘的发生。而源于煤炭、石油、化工、汽车尾气排放出的有害化学物质、悬浮颗粒等可引起呼吸道变态反应和炎症;室内环境中某些挥发性有害化学物质也是哮喘发病的重要诱因。除了以上两点之外,遗传因素也在哮喘的发病上起着重要的作用。国际哮喘遗传学协作研究组的研究结果显示,哮喘候选基因大多定位于5p15、5q23-31、6p23、11p15、12q12-24、13q23.1、14q11.2-13等。这些遗传性特征不仅是哮喘发病机制的危险因素,还决定哮喘的治疗效果。IL-4、IL-5、IL-13白介素基因多态性与变应性哮喘有一定的关系。但是迄今为止可能没有一个基因是所谓的"哮喘"基因,这是基因—基因、基因—环境之间相互作用的结果。还有学者从表观遗传学方面对支气管哮喘进行了研究。研究发现哮喘发生的表观遗传学调控包括DNA甲基化、组蛋白修饰、染色质重塑、非编码RNA调控等,各种表观遗传修饰相互影响、调控,构成一个完整的复杂的表观遗传调控网络。目前在哮喘表观遗传学研究中主要集中在两种调控方式。其一为DNA甲基化,这是目前最主要的表观遗传修饰形式。异常的甲基化或去甲基化均会导致疾病的发生。在哮喘患者中甲基化和去甲基化就出现了明

显得异常。其二为组蛋白修饰,组蛋白是真核生物染色体内的基本构成蛋白。很多体内和体外试验阐明了组蛋白修饰在哮喘中的重要作用。多项流行病学研究证实肥胖和超体质量可增加哮喘发生的危险性。肥胖者能量调节激素也参与哮喘与肥胖的关联,其中最为重要的是瘦素和脂联素。

(二)发病机制

支气管哮喘的发病机制主要是免疫—炎症机制。机体的免疫系统中体液免疫和细胞免疫均参与了支气管哮喘的发病过程。支气管哮喘的发病机制同 CD4$^+$ T 细胞的异常有密切关系。CD4$^+$ T 淋巴细胞是支气管哮喘发病过程中最主要的调控者,可分为 Th1 细胞和 Th2 细胞两大类。Th1/Th2 细胞平衡失调,机体正常的免疫功能受到损伤,从而导致免疫细胞及其成分对机体自身组织结构和功能的破坏,是支气管哮喘发病的关键。Th1 细胞主要释放 IFN-1、IL-2、IL-3、TNF-β 等细胞因子产生机体的免疫应答。而 Th2 细胞可产生 IL-4、IL-5、IL-10、IL-13 等细胞因子进一步激活 B 淋巴细胞,后者合成特异性 IgE,参与支气管哮喘的发病和气道炎症的形成。当支气管哮喘发病时,体内 Th1 型免疫反应减弱,Th2 型免疫反应则异常增强,可见 Th2 细胞水平的异常增高在哮喘发病机制中尤为重要。在炎症反应中会产生很多细胞因子和细胞介质,它们组成复杂的网络,这个网络对哮喘的发展十分重要。其中白三烯是哮喘发生发展过程中的主要炎性反应介质,近年来研究较多。白三烯生物学活性十分广泛,可参与哮喘发病过程中的多个环节,并可促进多种细胞因子及炎性反应介质的释放。近年来大量研究发现一种活化的 CD4$^+$ T 细胞亚群 Th17 细胞亚群在慢性气道炎症性疾病的发生发展中发挥着重要作用。在炎症起始阶段,这类细胞能大量分泌 IL-17,引起进一步的炎症因子级联反应。IL-17 是哮喘发病相关细胞因子网络的重要成员之一,且间接参与哮喘气道重构,而 Th17 细胞亚群能诱导产生 IL-17 且并不依赖于 Th1 和 Th2 细胞亚群,需要今后进一步深入研究。除了 T 细胞,树突状细胞在哮喘的发生中亦有很重要的作用。研究发现树突状细胞免疫应答的始动者具有很强的异质性。体内不同的 DC 亚群发挥着不同的作用,其中淋巴组织中的树突状细胞与支气管哮喘密切相关。哮喘患者的气道在慢性炎症的刺激下,可发生细胞外基质聚集、平滑肌细胞增生、新生血管形成、炎症细胞浸润和腺体肥大,被称为气道重塑或气道重建。基质金属蛋白酶-9(MMP-9)和基质金属蛋白酶组织抑制剂-1(TIMP-1)参与了气道重塑的过程。当然除了免疫—炎症机制还有神经因素及气道的高反应性参与了支气管哮喘的发病过程。

二、支气管哮喘的诊断

随着对支气管哮喘认识的深入,目前支气管哮喘的完整诊断包括哮喘的诊断标准、分期、分级、控制水平以及哮喘急性发作期的诊断。完整的诊断对支气管哮喘诊治方案有更好的参考价值。

(一)诊断标准

当出现反复发作喘息、气急、胸闷或咳嗽,多与接触变应原、冷空气、物理性刺激、化学性刺激以及病毒性上呼吸道感染、运动等有关。发作时在双肺可闻及散在或弥漫性以呼气相为主的哮鸣音,呼气相延长。上述症状和体征可经治疗缓解或自行缓解,除外其他疾病所引起的喘息、气急、胸闷和咳嗽即可诊断为支气管哮喘。而当临床表现不典型者(如无明显喘息或体征），应至少具备以下一项试验阳性：①支气管激发试验或运动激发试验阳性。②支气管舒张试验阳性，FEV_1 增加 $\geqslant 12\%$，且 FEV_1 增加值 $\geqslant 200mL$。③呼气流量峰值（PEF）昼夜变异率 $\geqslant 20\%$。特别是咳嗽变异性哮喘目前被认为是一种特殊类型的不典型哮喘或是支气管哮喘的早期阶段，咳嗽是其唯一或主要临床表现，无明显喘息、气促等症状或体征，但有气道反应性增高。临床主要表现为刺激性干咳，通常咳嗽比较剧烈，夜间咳嗽为其重要特征。感冒、冷空气、灰尘、油烟等容易诱发或加重咳嗽。其诊断标准为：①慢性咳嗽，常伴有明显的夜间刺激性咳嗽。②支气管激发试验阳性，或呼气峰流速昼夜变异率 $\geqslant 20\%$，或支气管舒张试验阳性。③支气管舒张剂治疗有效，且排除其他呼吸系统疾病。

（二）分期

根据临床表现哮喘可分为急性发作期、非急性发作期（慢性持续期和临床缓解期）。慢性持续期是指每周均不同频度和（或）不同程度地出现症状（喘息、气急、胸闷或咳嗽），临床缓解期是指经过治疗或未经治疗症状、体征消失，肺功能恢复到急性发作前水平，并维持 3 个月以上。

（三）分级

按照支气管哮喘病情的严重程度分级：主要用于治疗前或初始治疗时严重程度的判断，在临床研究中更有其应用价值（表 1-1）。

表 1-1　病情严重程度的分级

分级	临床特点
间歇状态 （第 1 级）	症状＜每周 1 次 短暂出现 夜间哮喘症状≤每个月 2 次 FEV_1 占预计值（％）$\geqslant 80\%$ 或 PEF$\geqslant 80\%$ 个人最佳值，PEF 或 FEV_1 变异率＜20％
轻度持续 （第 2 级）	症状≥每周 1 次，但＜每日 1 次 可能影响活动和睡眠 夜间哮喘症状＞每个月 2 次，但＜每周 1 次 FEV_1 占预计值（％）$\geqslant 80\%$ 或 PEF$\geqslant 80\%$ 个人最佳值，PEF 或 FEV_1 变异率 20％～30％
中度持续 （第 3 级）	每日有症状 影响活动和睡眠 夜间哮喘症状≥每周 1 次 FEV_1 占预计值（％）60％～79％ 或 PEF 60％～79％ 个人最佳值，PEF 或 FEV_1 变异率＞30％
重度持续 （第 4 级）	每日有症状 频繁出现 经常出现夜间哮喘症状 体力活动受限 FEV_1 占预计值（％）＜60％ 或 PEF＜60％ 个人最佳值，PEF 或 FEV_1 变异率＞30％

(四)控制水平分级

这种分级方法更容易被临床医师掌握,有助于指导临床治疗,以取得更好的哮喘控制。控制水平的分级见表1-2。

表1-2 控制水平分级

	完全控制(满足 以下所有条件)	部分控制(在任何1周内 出现以下1~2项特征)	未控制 (在任何1周内)
白天症状	无(或≤2次/周)	>2次/周	出现≥3项部分控制特征
活动受限	无	有	
夜间症状/憋醒	无	有	
需要使用缓解药的次数	无(或≤2次/周)	>2次/周	
肺功能(PEF或FEV_1)	正常或≥正常预计值/ 本人最佳值的80%	<正常预计值(或本人 最佳值)的80%	
急性发作	无	≥每年1次	在任何1周内出现1次

(五)急性发作期的诊断

支气管哮喘急性发作是指喘息、气促、咳嗽、胸闷等症状突然发生,或原有症状急剧加重,常有呼吸困难,以呼气流量降低为其特征,常因接触变应原、刺激物或呼吸道感染诱发。只要符合某一严重程度的某些指标,而不需满足全部指标,即可提示为该级别的急性发作。

三、支气管哮喘的治疗

(一)支气管哮喘的药物治疗

近年来随着对支气管哮喘的研究深入,治疗药物也有了新的进展。哮喘治疗药物可分为控制或预防哮喘发作的药物和缓解哮喘发作的药物:①控制或预防哮喘发作的药物,主要通过非特异性抗炎作用使哮喘维持临床控制,包括糖皮质激素、白三烯调节剂等。②缓解药物可以缓解哮喘症状,包括 β_2 受体激动剂、抗胆碱药物、茶碱类等。

1.控制或预防哮喘发作的药物

(1)糖皮质激素:糖皮质激素作用广泛而复杂,且随剂量不同而异。生理情况下所分泌的糖皮质激素主要影响物质代谢过程。糖皮质激素能增加肝糖原、肌糖原含量并升高血糖,促进淋巴组织和皮肤等处的蛋白质分解,抑制蛋白质的合成,促进脂肪分解,抑制其合成,长期使用能增高血胆固醇含量。糖皮质激素有强大的抗炎作用,能对抗各种原因如物理、化学、生理、免疫等所引起的炎症。糖皮质激素抗炎作用的基本机制在于糖皮质激素(GCS)与靶细胞质内的糖皮质激素受体(GR)相结合后影响参与炎症的一些基因转录而产生抗炎效应。糖皮质激素的靶细胞广泛分布于肝、肺、脑、骨、胃肠平滑肌、骨骼肌、淋巴组织、成纤维细胞、胸腺等处。各类细胞中受体的密度也各不相同。因为口服激素的副作用大,因而目前临床上主要推荐使用吸入性的糖皮质激素。吸入性的糖皮质激素可以以某种蛋白质为载体,以易化扩散的方式穿过气道内的各种炎性细胞的膜,在胞内与糖皮质激素受体结合发挥作用。吸入性的糖皮质激素副作用小,作用明确,是治疗支气管哮喘的重要药物。目前临床上常用的吸入性糖皮质激素为二丙酸倍氯米松、布地奈德和氟替卡松。选用干粉吸入剂或加用储雾器优于气雾剂。新型糖皮质激素包括环索奈德和糠酸莫米松。环索奈德(ciclesonide,alvesco)是由德国赛诺菲一安万特和阿尔塔那制药公司开发的一种可定位活化、吸入用新一代皮质类固醇抗哮喘药,用于治疗成人及 4 岁以上儿童和青少年不同程度的哮喘,可以直接进入肺部,活化后在局部起效。它以非活性形式给药,达到靶器官肺时,被气道的内源性酯酶活化后,转化成活性成分。一旦被活化,环索奈德体现出很高的局部抗炎活性。其非活性部分与血浆蛋白结合后,被肝脏有效清除,所以毒副作用极低。环索奈德 $160\mu g/d$ 疗效与布地奈德 $400\mu g/d$ 相似。大剂量即便使用至 $1\,600\mu g/d$ 亦不会抑制肾上腺皮质激素水平,且由于它在口咽部没有活性,口咽部不良反应小。糠酸莫米松(mometasone furoate,MF)是先令葆雅公司研发的新型吸入性激素,2005年被美国 FDA 批准上市。MF 是目前抗炎活性最强的 ICS 之一。其抗炎活性超过布地奈德,与氟替卡松大致相等。其口服生物利用度与氟替卡松相似。临床常用的吸入糖皮质激素的每日剂量与互换关系药物如表 1-3。

表 1-3 常用吸入型糖皮质激素的每日剂量与互换关系药物

	低剂量(μg)	中剂量(μg)	高剂量(μg)
二丙酸倍氯米松	200～500	500～1000	1000～2000
布地奈德	200～400	400～800	800～1 600
丙酸氟替卡松	100～250	250～500	500～1000
环索奈德	80～160	160～320	320～1 280

(2)白三烯调节剂:白三烯调节剂包括半胱氨酰白三烯受体拮抗剂和 5-脂氧化酶抑制剂。除吸入激素外,是唯一可单独应用的长效控制药,可作为轻度哮喘的替代治疗药物和中重度哮喘的联合治疗用药。目前在国内应用主要是半胱氨酰白三烯受体拮抗剂,代表药物有扎鲁司特、孟鲁司特和异丁司特,口服使用方便,副作用少。此类药物尤适用于阿司匹林哮喘、运动性哮喘和伴有过敏性鼻炎哮喘患者的治疗。因白三烯受体拮抗剂抗炎范围相对较窄,所以其不适合单独用于治疗重度哮喘。但对于单用吸入中、大剂量激素疗效不佳的中、重度哮喘联用白三烯受体拮抗剂可增强疗效。虽然有文献报道接受这类药物治疗的患者可出现 Churg-Strauss 综合征,但其与白三烯调节剂的因果关系尚未肯定,可能与减少全身应用激素的剂量有关。白三烯受体拮抗剂扎鲁司特每次 20mg,每日 2 次;孟鲁司特每次 10mg,每日 1 次;异丁司特每次 10mg,每日 2 次。而 5-脂氧化酶抑制剂齐留通可能引起肝脏损害,需监测肝功能,通常口服给药。其中孟鲁司特目前在国内应用较多,是一种强效选择性白三烯受体拮抗剂,它能与人体呼吸道中半胱氨酰白三烯受体高度选择性结合,从而阻断白三烯的病理作用。目前全球哮喘防治创议已将白三烯受体拮抗剂作为包括 5 岁以下幼儿轻度以上持续哮喘患儿的可选择药物之一。

(3)其他药物:酮替芬和新一代的抗组胺药物如阿司咪唑、曲尼斯特对控制和预防哮喘发作有一定的作用。阿司咪唑为强力和长效 H1 受体拮抗剂,由于它不易通过血脑屏障,因此它不具有中枢的镇静作用,也没有抗胆碱作用。它与组织中释放的组胺竞争效应细胞上的 H1 受体,从而制止过敏作用,可用于治疗过敏性哮喘。曲尼斯特能稳定肥大细胞和嗜碱粒细胞的细胞膜,阻止脱颗粒,从而抑制组胺和 5-羟色胺等过敏介质的释放,对支气管哮喘、过敏性鼻炎等疾病有较好的治疗作用。

2.缓解药物

(1)β₂ 受体激动剂:β₂ 受体激动剂通过对气道平滑肌和肥大细胞等细胞膜表面的 β₂ 受体的作用,舒张气道平滑肌,减少肥大细胞和嗜碱粒细胞脱颗粒和介质的释放,降低微血管的通透性,并增加气道上皮纤毛的摆动,从而缓解哮喘症状。

此类药物根据药物作用时间可分为短效制剂和长效制剂,根据起效时间又可分为速效(数分钟起效)和缓慢起效(30min 起效)2 种。短效 β₂ 受体激动剂(简称 SABA)常用的药物如沙丁胺醇(salbutamol)和特布他林(terbutalin)。这些药物起效时间快,多以吸入给药,亦可口服。有些药物可以皮肤贴用如妥洛特罗(tulobuterol)。妥洛特罗为选择性 P2 受体激动剂,对支气管平滑肌具有较强而持久的扩张作用,对心脏的兴奋作用较弱。临床试验表明妥洛特罗除有明显的平喘作用外,还有一定的止咳、平喘作用,而对心脏的兴奋作用极微。由于采用结晶储存系统来控制药物的释放,药物经过皮肤吸收,因此可以减轻全身不良反应,每日只需贴敷 1 次,效果可维持 24h。长期、单一应用 β₂ 受体激动剂可造成 β₂ 受体功能下调,表现为临床耐药现象,故应予避免。长效 β₂ 受体激动剂(简称 LABA)舒张支气管平滑肌的作用可维持 12h 以上。目前在我国临床使用的吸入型 LABA 有两种:沙美特罗(salmeterol)和福莫特罗(formoterol)。沙美特罗起效较慢,而福莫特罗起效迅速,可按需用于哮喘急性发作时的治疗,但目前不推荐长期单独使用 LABA。目前较新的药物有卡莫特罗(carmoterol)、茚达特罗(indaeaterol)及阿福特罗(arformoterol)。卡莫特罗是用于治疗哮喘的一种新型超长效 β₂ 受体激动剂,每日只使用一次,应用时吸入和口服两种途径都能产生很好的平滑肌松弛和支气管扩张作用。由于涉及支气管平滑肌收缩的肥大细胞位于紧靠气道内腔的地方,吸入途径更易于到达,因此经吸入途径的药物比口服途径可提供更好的支气管保护作用。这种药物起效迅速,动物实验显示其对气管保护的作用大于福莫特罗和沙美特罗,而对支气管肌肉的选择性比心肌组织大 100 倍以上,故其对患者的安全性和耐受性均较好,没有产生临床相关的全身性副作用。茚达特罗作用时间可以长达 24h,每日只需使用 1 次,能够快速起效。阿福特罗是一种安全有效的支气管扩张剂,但作用持续时间小于 24h,临床研究显示大剂量阿福特罗雾化吸入可改善 FEV₁。

(2)茶碱类:茶碱类具有舒张支气管平滑肌作用,并具有强心、利尿、扩张冠状动脉、兴奋呼吸中枢和呼吸肌等作用,而低浓度茶碱还具有抗炎和免疫调节作用。茶碱类药物在支气管哮喘的治疗中拥有悠久的历史,如氨茶碱及二羟丙茶碱在临床上应用非常广泛,而近年来多索茶碱在临床上应用较多。多索茶碱是甲基黄嘌呤的衍生物,通过抑制平滑肌细胞内的磷酸二酯酶等作用松弛平滑肌,从而达到缓解哮喘发作的作用。

(3)抗胆碱能药物:吸入型抗胆碱能药物目前临床上应用的主要有溴化异丙托品和噻托溴铵(tiotropium bromide)等,可阻断节后迷走神经传出支,通过降低迷走神经张力而舒张支气管。为支气管哮喘的二线用药,其与 β₂ 受体激动剂联合应用具有协同、互补作用。

3.其他治疗药物

（1）可能减少口服糖皮质激素剂量的药物：包括口服免疫调节剂（甲氨蝶呤、环孢素、金制剂等）、某些大环内酯类抗生素（克拉霉素）。其疗效尚待进一步研究。

（2）抗IgE抗体治疗：重组人源化单克隆IgE抗体（奥马佐单抗）安全、有效、可降低血清IgE水平，减少IgE受体数目，有助于哮喘控制及减少糖皮质激素用量。可应用于血清IgE水平增高且用大剂量吸入激素和LABA联合治疗后仍不能达到病情控制的难治性哮喘患者。该药远期疗效与安全性有待进一步观察，价格昂贵也使其临床应用受到限制。

（3）变应原特异性免疫疗法（SIT）：通过皮下给予常见吸入变应原提取液（如尘螨），可减轻哮喘症状和降低气道高反应性，适用于变应原明确但难以避免的哮喘患者，但其安全性尚待进一步研究与评价，变应原制备的标准化也有待加强。SIT适用于吸入性过敏原筛查阳性的患者。对于食物变应原，则大多采用避免再次接触或进行特定的脱敏治疗。哮喘患者应用此疗法应在医师严格指导下进行。目前已试用舌下给药的变应原免疫疗法。SIT应该是在严格的环境隔离和药物干预无效（包括吸入激素）情况下考虑的治疗方法。

（4）中医中药：传统医学认为，肺为气之主，肾为气之根。当哮喘病发作时，肺道不能主气，肾虚不能纳气，则气逆于上，而发于喘急。脾为生化之源，脾虚生痰，痰阻气道，故见喘咳，气短。因此，哮喘病是肾、肺、脾，三虚之症。哮喘要根据患者寒热、虚实各证候辨证施治。在急性发作时，用汤剂收效较快。寒痰阻肺，喉有喘鸣，痰多而不易咳出舌苔薄白，脉浮滑，可用麻黄、桂枝、半夏、细辛、干姜等治疗。痰热阻肺，咳喘，有喘鸣，胸闷，痰稠黄，不易咳出，苔黄腻，脉滑数，可用麻黄、杏仁、黄芪、葶苈子、苏子、桑白皮、款冬花、射干、前胡等治疗。在哮喘缓解期，要健脾、补肾、扶正。肺脾气虚，哮喘发作已久，面色苍白，疲乏，出汗多，易感冒，食欲差，大便稀，舌质淡，苔薄白，脉缓而弱，可用玉屏风散（白术、防风、黄芪）及人参健脾丸等。肾虚气喘，久病体虚，怕冷，下肢发冷，面色苍白，心跳气短，夜间尿多，大便稀，舌质淡，舌苔白，脉细弱，可用参蛤散加减，党参、蛤蚧、五味子研粉混合。

4.支气管哮喘吸入治疗的装置选择

吸入疗法是哮喘治疗的重要手段。目前临床上用于吸入的装置种类繁多，使用方法不尽相同。吸入装置主要分3类：定量气雾吸入器（MDI）和储雾罐、干粉吸入器（DPI）以及雾化吸入器。定量吸入器是通过操作过程中液化气体在突然减压瞬间急剧氧化而将药物切割成微粒并分散在空气中由患者吸入呼吸道和肺内的一种方法。由药物、推进剂、表面活性物质或润滑剂等多种成分组成，密封的贮药罐内盛有药物和助推剂[常用氟利昂（氟氯化碳）]，由于其初始速度快，上呼吸道口咽部惯性沉积多，而沉积在下呼吸道仅10%左右。代表者是沙丁胺醇气雾剂。定量吸入器加储雾罐，它先将药物喷入储雾罐，然后通过患者反复多次吸气，将药物吸入肺内。储雾罐可防止喷雾散失而提高吸入药量和治疗效果，使吸入肺部的药液量增加到33%，克服了单用MDI的不足，且明显减少了口咽部药物的沉积量，提高了用药的安全度。干粉吸入器中胶囊吸入器将胶囊置于储药凹槽，按压两侧按钮刺破胶囊，用力吸气，胶囊随气流高速旋转，同时释放药物，目前临床上以吸乐（内装噻托溴铵）为代表，但用于COPD的治疗。准纳器中蝶剂是新型多剂量型DPI。其将药物的微粉密封在铝箔制成的盘状输送带的囊泡内，通过内部的1个塑料转盘输送。扳动操作杆刺破其中1个囊泡，即可吸入。药物是单独包装并密封,有计数窗可提示药量。代表为舒利迭。而都保是一种贮存剂量型 DPI,不用添加剂,通过激光打孔的转盘精确定量。采用了独特的双螺旋通道,气流在局部产生湍流,以利于药物颗粒的分散,增加了微颗粒的输出量和吸入肺部的药量。装置的内在阻力略高,属中阻力型,吸入量与流速相关,尽可能采用快速峰流速吸气方式吸药。雾化器中喷射式雾化器为临床上最常用的气溶胶发生装置之一。以压缩空气或氧气为动力,它可喷雾多样药物,较少需要患者呼吸协调动作,且无须氟利昂作为助推剂,携带方便、易操作;但雾化器易污染而导致交叉感染,吸入药物浪费严重,需要高压气流作为动力,治疗时间较长等因素而限制了其广泛使用。而超声波雾化器由于存在产生的气溶胶的密度大,吸入后呼吸道内氧分压相对偏低,长时间吸入可引起呼吸道湿化过度而致呼吸困难或支气管痉挛,有缺氧或低氧血症的患者不宜使用等不足;且会破坏糖皮质激素的结构,影响疗效,故现在已很少用于哮喘的治疗。在平时应用中一般在非急性发作期患者多应用于粉吸入剂,而在平时多备用定量气雾吸入器防止急性发作所导致的气道痉挛。在急性发作期多以喷射式雾化器治疗为主。

(二)支气管哮喘的非药物治疗

1.支气管热成型(bronchial thermoplasty)

支气管热成型治疗主要通过向支气管壁释放射频能量,加热支气管壁,减轻平滑肌的肥厚,从而达到降低气道反应性、增加气流流速,明显改善哮喘症状,减少药物使用的目的,但具体机制不详。已有国外临床研究将支气管热成型治疗用于哮喘患者,结果显示接受治疗患者对支气管热成型治疗操作过程耐受良好,无临床不良反应。另有临床试验表明对于中重度持续性哮喘患者,支气管热成型治疗的介入治疗比单纯应用吸入皮质激素联合长效 β₂ 受体激动剂能够达到更好的哮喘控制,而在停用长效 β₂ 受体激动剂、单独吸入皮质激素后,仍能维持对支气管哮喘的控制。近年来这种治疗技术发展迅速,很有可能打破哮喘治疗中传统的单独用药物控制的局面。

2.支气管哮喘的康复治疗

支气管哮喘的康复治疗与慢性阻塞性肺疾病的康复治疗相类似。康复治疗包括教育、物理治疗、职能治疗、营养咨询、心理康复、呼吸治疗等。物理治疗有呼吸训练,教导患者腹式呼吸、圆唇吐气及呼吸节律,使患者气体交换功能更为有效。体位引流有助于帮助患者排除肺部积痰,心肺功能训练可使患者的体能及运动耐力增加,适时使用非侵袭性呼吸辅助器,可让过度疲劳的呼吸肌得到休息而重获生机。营养咨询可帮助患者获得充分的营养,以免因营养不足而导致呼吸肌更无力。心理康复可有助于患者重新认识自己,重拾自信。呼吸治疗可减轻患者呼吸困难之症状,有助患者的舒适感。患者可以根据自身情况参与合适的康复项目。

(三)支气管哮喘治疗方案的选择

1.长期治疗方案的确定

支气管哮喘的治疗应该按照患者病情严重程度为基础,根据其控制水平选择适当的治疗方案。哮喘药物的选择既要考虑药物的疗效及其安全性,也要考虑患者的经济收入和当地的医疗资源等。要个体化制定患者的治疗方案。哮喘患者长期治疗方案分为 5 级,对以往未经规范治疗的初诊哮喘患者可选择第 2 级治疗方案,患者哮喘症状明显,可直接选择第 3 级治疗方案。在每一级中缓解药物均可按需使用,以迅速缓解哮喘症状。如果使用的治疗方案不能使哮喘得到控制,治疗方案可升级直至达到控制为止。当哮喘控制并维持至少 3 个月后,治疗方案可考虑降级。降级方案推荐如下:①单独应用中一高剂量吸入激素的患者将吸入激素剂量减少 50%。②单独应用低剂量吸入激素的患者可改为每日 1 次用药。③联合吸入激素和长效 β_2 受体激动剂的患者将吸入激素剂量减少 50%,仍继续使用长效 β_2 受体激动剂联合治疗。当达到低剂量联合治疗时可改为每日 1 次联合用药或停用长效 β_2 受体激动剂,单用吸入激素治疗。若患者使用最低剂量控制药物达到哮喘控制 1 年,并且哮喘症状不再发作,可考虑停用药物。

2.哮喘急性发作期的处理

哮喘急性发作时的治疗取决于患者发病时的严重程度以及对治疗的反应。治疗的目的在于尽快缓解症状、解除气流受限和低氧血症,同时还需要制定长期治疗方案,以预防再次急性发作。

轻度和部分中度急性发作可以在家庭中或社区中治疗。治疗为重复吸入速效 β_2 受体激动剂。如果对吸入性 β_2 受体激动剂反应良好,通常不需要使用其他的药物。如果治疗反应不完全,尤其是在控制性治疗的基础上发生的急性发作,应尽早口服激素,必要时到医院就诊。部分中度和所有重度急性发作均应到急诊室或医院治疗。治疗包括氧疗,重复使用速效 β_2 受体激动剂,并使用静脉茶碱。尽早使用全身激素,必要时可予经鼻(面)罩无创机械通气,若无效应及早行气管插管机械通气。

3.妊娠期支气管哮喘的处理

妊娠期支气管哮喘是哮喘的一种特殊情况,是影响孕妇及其胎儿的主要呼吸系统疾病之一。既要控制好哮喘使孕妇顺利度过孕产期,又要避免药物对胎儿的危害。未控制的妊娠哮喘可以导致围生期并发症和哮喘急性发作,而这对于母亲和胎儿都是危及生命的。妊娠哮喘患者应当接受正规的哮喘药物治疗。

妊娠妇女建议每个月评估 1 次哮喘病史和肺功能。对于哮喘控制不理想者和中、重度哮喘患者,可以考虑在孕 32 周时开始连续进行超声监测。重度哮喘发作恢复后进行超声检查也是有帮助的。避免接触过敏源和刺激物,尤其重要的是避免接触吸烟可以明显改善孕妇身体状况,减少哮喘治疗药物的应用。

目前临床主要根据美国食品药品管理局(FDA)妊娠期药物分类帮助医师安全地处方药物给孕妇。美国 FDA 将妊娠期药物分为 5 类:A 类,研究证明对妊娠妇女和胎儿没有风险;B 类,对人类无明显危害性;C 类,未排除危险性;D 类,对人类有一定危险;X 类,妊娠期禁止使用。首先吸入性糖皮质激素(ICS)是最有效的哮喘控制药物,可以显著降低妊娠期哮喘急性发作的危险,并且显著降低出院妊娠哮喘妇女的再住院率。其中仅有布地奈德(普米克都保)属于妊娠 B 类药物,其他的吸入性糖皮质激素都属妊娠 C 类药物。研究已证明妊娠早期吸入布地奈德并不增加婴儿发生先天性异常的危险,也不影响孕龄、出生体质量、出生身长和死胎率。妊娠期哮喘治疗首选布地奈德,但是其他吸入性糖皮质激素在妊娠期并非不安全,所以如果孕妇妊娠前应用其他糖皮质激素可以很好地控制哮喘,则可以继续应用。而全身使用糖皮质激素需要慎重,有可能会出现胎儿畸形。对于白三烯调节剂来说,白三烯受体拮抗剂孟鲁司特和扎鲁司特均属妊娠 B 类药物,可以减轻轻、中度持续哮喘患者的症状、改善肺功能、缓解支气管痉挛，它们的应用不增加早产危险。但由于目前对白三烯调节剂对孕妇的研究很少，故不考虑首选。β_2 受体激动剂中只有特布他林属于妊娠 B 类药物。近年来的多项临床研究结果证明沙丁胺醇安全性好，虽然属于妊娠 C 类药物，但亦经常使用。其他短效及长效 β_2 受体激动剂（福莫特罗和沙美特罗）均属妊娠 C 类药物。而长效 β_2 受体激动剂对于正在应用吸入皮质激素的妊娠哮喘患者可作为首选的添加药物。对于那些应用中剂量吸入皮质激素控制不佳的哮喘孕妇和那些怀孕前对沙美特罗反应良好的中、重度哮喘孕妇，推荐应用沙美特罗。因为沙美特罗有效性和耐受性均远好于茶碱类，推荐应用沙美特罗代替茶碱类药物。色甘酸钠和奈多罗米钠均属于妊娠 B 类药物，但临床应用较少。茶碱类属妊娠 C 类药物，临床需慎用。总体来说，支气管哮喘的孕妇只要用药合理，完全能较好地控制哮喘，安全度过妊娠期。

4.特殊类型哮喘的治疗

(1)咳嗽变异性哮喘：咳嗽变异性哮喘的发病率逐年增高，目前慢性咳嗽的主要病因之一即是咳嗽变异性哮喘。咳嗽变异性哮喘目前被认为是一种特殊类型的哮喘或是支气管哮喘的早期阶段，咳嗽是其唯一或主要临床表现，无明显喘息、气促等症状或体征，但有气道反应性增高。临床主要表现为刺激性干咳，通常咳嗽比较剧烈，夜间咳嗽为其重要特征。感冒、冷空气、灰尘、油烟等容易诱发或加重咳嗽。其诊断标准：①慢性咳嗽，常伴有明显的夜间刺激性咳嗽。②支气管激发试验阳性，或呼气峰流速昼夜变异率＞20%，或支气管舒张试验阳性。③支气管舒张剂治疗有效，且排除其他呼吸系统疾病。咳嗽变异性哮喘治疗原则与支气管哮喘治疗相同。大多数患者吸入小剂量糖皮质激素联合支气管舒张剂（β 受体激动剂或氨茶碱等）即可，或用两者的复方制剂如布地奈德/福莫特罗、氟替卡松/沙美特罗，必要时可短期服用小剂量糖皮质激素治疗。治疗时间多不少于 8 周。有报道抗白三烯受体拮抗剂治疗咳嗽变异性哮喘有效，但观察例数较少。

(2)难治性哮喘：目前对难治性哮喘的定义及诊断标准尚未完全统一。全球哮喘防治创议(GINA)将除外其他因素后，需要第 4 步（缓解药物如短效的 β_2 肾上腺素受体激动剂加 2 种或更多的控制药物如吸入型激素、抗白三烯类药等）及以上治疗，仍未达到可控制水平的哮喘患者，诊断为难治性哮喘。英国胸科学会(BTS)亦是以激素治疗后的临床反应作为主要诊断指标。BTS 认为，每日需要联合使用高剂量的吸入型糖皮质激素（丙酸倍氯米松≥800μg/d），长效的 β_2 肾上腺素受体激动剂并其他辅助治疗者，就称难治性哮喘患者。而美国胸科学会对难治性哮喘的描述为：在排除其他导致哮喘加重的因素后，符合一条以上的主要标准加 2 条次要标准即可诊断。主要标准为：①需要持续或接近持续（1 年中＞50%的时间）使用口服激素治疗。②需要大剂量吸入型激素治疗，如倍氯米松＞1 260μg/d，布地奈德＞1 200μg/d，氟替卡松＞880μg/d 等。次要标准为：①除需要持续使用激素治疗外，还需要使用长效 β_2 肾上腺素受体激动剂、茶碱或抗白三烯类药治疗。②每日或近乎每日均需要使用短效 β_2 肾上腺素受体激动剂缓解症状。③持续气道阻塞（FEV_1＜80%预计值，每日 PEF 变异＞20%）。④每年急诊就诊次数＞1 次。⑤每年需要使用≥3 次的口服激素冲击治疗。⑥口服或吸入糖皮质激素减量≤25%症状立即恶化。⑦既往有濒死的哮喘发作史。这一定义从病史、治疗及肺功能方面进行评估，提供了明确的数据标准。治疗首先积极寻找病因和处理相关影响因素。临床医师们在处理所谓的"难治性哮喘"时，应首先明确该患者是否是支气管哮喘，还是由非支气管哮喘的气道疾病或其他系统疾病引起的喘息,比如心源性哮喘、慢性阻塞性肺病(COPD)、气道或纵隔肿瘤、变态反应性支气管肺曲霉菌病、肉芽肿性肺部疾病、声带功能障碍、闭塞性细支气管炎等。其次,需要对患者进行系统评价,排除各种影响因素如:过敏性鼻炎或鼻窦炎、胃食管反流、持续存在的吸入性过敏源等相关疾病。最后,更要除外患者因为不规范治疗而造成的"难治性哮喘"。只有在解决上述所列问题的基础之上才能通过调整药物来治疗难治性哮喘。难治性哮喘药物治疗的主要方法与支气管哮喘相同。近几年药物治疗方面有了一定的进展,如免疫抑制剂(如环孢素、甲氨蝶呤、硫唑嘌呤等)可以通过干扰 T 淋巴细胞的传递通道而抑制其功能,对哮喘症状控制和提高患者生活质量有积极的作用。但是这些药物只有约 60% 的患者有效,且不能改善肺功能,毒副作用较大。抗 IgE 单克隆抗体例如奥马佐单抗,亦是有效治疗药物。2006 年 GINA 将奥马佐单抗作为哮喘规范化治疗的第 5 步用药,用于大剂量吸入型激素和联合治疗不能控制的重症哮喘和难治性哮喘。TNFa 的抑制剂依那西普(etanercept)通过抑制此类作用来治疗难治性哮喘,但有研究显示抗 TNFa 会增加患者患恶性肿瘤、重症感染和心力衰竭的机会,其在临床上的应用尚有一定的争论。抗 IL-5 单克隆抗体(如:美泊利单抗)通过有效降低血液及痰液中的嗜酸粒细胞水平,抑制其炎症反应来治疗难治性哮喘,该类药物具有较广阔的应用前景,但仍需进行大规模的临床试验。有报道表明大环内酯类抗生素对难治性哮喘亦有较好作用,它能显著改善难治性哮喘患者的气道炎症,其中非嗜酸细胞性哮喘患者获益最大。目前仍有一些新药如 IL-4Ra 拮抗剂、EDN-1 拮抗剂等在临床研究中。支气管热成型(bronchial thermoplasty)治疗主要通过向支气管壁释放射频能量,加热支气管壁,减轻平滑肌的肥厚,从而达到降低气道反应性、增加气流流速,明显改善哮喘症状,减少药物使用的目的。其可以作为难治性哮喘的治疗手段。另外还有康复治疗等有待于我们更进一步的研究。

四、支气管哮喘的管理

首先我们明确支气管哮喘是一种慢性气道疾病,目前无法根治,但是可以通过有效的管理,实现对支气管哮喘的良好控制。GINA 提出的哮喘治疗目标是:①有效控制急性症状并维持最轻的症状,最好是无任何症状。②防止哮喘的加重。③尽可能使肺功能维持在正常或接近正常水平。④保持正常活动(包括运动)的能力。⑤避免哮喘药物治疗的不良反应。⑥防止发生不可逆的气流受限。⑦防止哮喘死亡,降低哮喘病死率。而中华医学会呼吸分会哮喘防治指南提出成功的哮喘管理目标是:①达到并维持症状的控制。②维持正常活动,包括运动能力。③维持肺功能水平尽量接近正常。④预防哮喘急性加重。⑤避免因哮喘药物治疗导致的不良反应。⑥预防哮喘导致的死亡。两者的目标是相似的。而近年国际上多接受"获得理想的哮喘控制(GOAL)"全球多中心临床试验中所设定的完全控制和良好控制两种概念、两种标准。完全控制的标准是:没有白天症状、夜间觉醒、急性加重、急诊,不需要使用短效 β_2 受体激动剂,每日清晨最大呼气流速(PEF)≥80% 预计值,而且不出现与治疗相关的不良反应,不需要因此而改变治疗方案。良好控制的标准:没有夜间觉醒、急性加重、急诊治疗,而且没有与治疗相关的不良反应,但白天允许有轻度的症状,但白天症状积分>1 的天数≤2;按需使用短效 β_2 受体激动剂的频率每周≤2 天或≤4 次;每日清晨(PEF)≥80% 预计值,以上 3 项中符合 2 项再加上前面的必须达到的几项标准,就可评为达到良好控制。哮喘治疗目标和理想的哮喘控制之间是相互联系的而又含义不同的两个概念。哮喘的治疗目标是实现"对哮喘理想控制"的方向;而"哮喘的理想控制"是衡量患者的治疗是否有效、是否达到理想的目标。

要想达到哮喘的良好控制必须建立良好的医患关系。这是实现对哮喘有效的管理的首要措施。患者在专科医师的指导下对自己的哮喘治疗制定一个个体化的方案。这个方案包括自我监测、周期性评估、自我调整以期达到对哮喘的良好控制。其中又以对患者进行哮喘教育是最基本的环节。哮喘教育对各年龄段的哮喘患者都有作用。医患之间的良好沟通是提高患者后续治疗依从性的必要基础。促进沟通的关键因素为:建立亲和力(友好、幽默、关心),参与互动对话,鼓励和赞扬,同情、安慰、及时处理患者担心的所有问题,提供合适(个性化)的信息,树立共同目标等。对医院、社区、专科医师、全科医师及其他医务人员进行继续教育,通过培训哮喘管理知识,以提高他们与患者的沟通技巧,可以明显改善与患者的沟通效果,包括增加患者满意度、增进健康、减少卫生保健资源使用。

根据哮喘防治指南其中教育内容包括 10 点:①通过长期规范治疗能够有效控制哮喘。②避免触发、诱发因素方法。③哮喘的本质、发病机制。④哮喘长期治疗方法。⑤药物吸入装置及使用方法。⑥自我监测:如何测定、记录、解释哮喘日记内容:症状评分、应用药物、PEF,哮喘控制测试(ACT)变化。⑦哮喘先兆、哮喘发作征象和相应自我处理方法,如何、何时就医。⑧哮喘防治药物知识。⑨如何根据自我监测结果判定控制水平,选择治疗。⑩心理因素在哮喘发病中的作用。而教育方式包括:①初诊教育:是最重要的基础教育和启蒙教育,在初诊时,必须给哮喘患者提供以下信息:哮喘的诊断;现有治疗类型;建议患者进行特殊治疗干预的理由;避免接触哮喘症状触发因素的方法。给患者演示各种吸入装置,鼓励患者参与决定哪种吸入装置最适合自己。并预约复诊时间,提供教育材料。②随访教育和评价:是长期管理方法,评估最初疗效。定期评价及纠正吸入技术和监测技术,评价书面管理计划,理解实施程度,反复提供更新教育材料。③集中教育:定期开办哮喘学校、学习班、俱乐部、联谊会进行大课教育和集中答疑。④自学教育:通过阅读报纸、杂志、文章、看电视节目、听广播进行。⑤网络教育:通过中国哮喘联盟网(www.chinaasthma.net)、全球哮喘防治创议网(www.ginasthrna.org)等或互动多媒体技术传播防治信息。⑥互助学习:举办患者防治哮喘经验交流会。⑦定点教育:与社区卫生单位合作,有计划开展社区、患者、公众教育。⑧调动全社会各阶层力量宣传普及哮喘防治知识。

支气管哮喘的教育是一个长期的过程,需要各方面的协同合作,需要长效机制确保其有效运转。在教育过程中要特别重视以下关键点,首先是查明并避免危险因素的接触。因为很多哮喘的发作都有触发因素存在,比如说变应原、病毒感染、污染物、烟草烟雾、药物(如阿司匹林)等。早期确定致敏因素并防止患者进一步接触,是哮喘管理的重要部分。防病重于治病。其次是对病情的评估、治疗和监测。必须牢固建立评估哮喘控制、治疗以达到控制,以及监测以维持控制这样一个三位一体的循环过程,而且要反复强化直到形成习惯。

在评估哮喘控制方面,我们推荐一些经过临床验证的行之有效的哮喘控制评估工具,如:哮喘控制测试(ACT)、哮喘控制问卷(ACQ)、哮喘治疗评估问卷(ATAQ)等,也可用于评估哮喘控制水平。其中以哮喘控制测试(ACT)目前在临床上应用最为广泛。哮喘控制测试(ACT)是由 QUALITY MERIC(QM)经过临床试验发展而来。经过 2001~2002 年及

2002～2003年两次大规模多中心临床观察,ACT被确认为是监测和评估哮喘病情的有效工具。该表要求患者回忆近4周的情况并回答5个简单问题,ACT所选择的这5项内容是对非控制哮喘最有预测性的:呼吸急促、急救药物的使用、哮喘对生活和工作的影响、夜间觉醒、患者对哮喘控制的标化等,每一项问题均采用5分标尺法评估。25分为控制、20～24分为部分控制、19分以下为未控制,并不需要患者检查肺功能。哮喘控制测试(ACT)不仅易学易用,且适合中国国情。这些问卷不仅用于临床研究,还可以在临床工作中评估患者的哮喘控制水平,通过长期连续检测维持哮喘控制,尤其适合在广大的基层医疗机构推广。

哮喘的随访也有一定的要求。通常要求患者在初诊后2～4周回访,以后每1～3个月随访一次。出现哮喘发作时应及时就诊,发作后2周至1个月内进行回访。当患者已经处于规范化分级治疗期间,哮喘病情严重程度应根据哮喘的控制水平来判断。

随着对哮喘研究的深入,哮喘管理和随访的进一步规范,我们有理由相信哮喘是完全可以达到理想控制水平的。

第二节 慢性阻塞性肺

慢性阻塞性肺疾病(chronic obstructive lung disease,COPD)是一种具有气流受限为特征的可以预防和治疗的疾病。这种气流受限常呈进行性发展,并伴有肺部对有害尘粒或气体(吸烟)呈异常的炎症反应。尽管COPD影响肺,但同时对全身会产生影响,伴有显著的肺外效应,肺外效应与患者疾病的严重性相关。重视对COPD病因的干预可以预防COPD的发生,早期发现COPD和去除病因(如戒烟),可以预防COPD的进展。目前的治疗方法可以改善COPD的症状,也有一些研究的结果显示可以改善COPD的长期预后。

近年来,全球感染性疾病和心脑血管疾病的发病率呈现显著下降,而慢性阻塞性肺疾病发病率与病死率反而呈上升趋势。COPD是全球的第四位死亡原因,预计到2020年将达到疾病负担第五位,并成为第三大死亡原因,国内外对COPD的研究及临床诊治日益重视。2001年世界卫生组织制定了关于COPD的全球防治创议(global initiative for chronic obstructive lung disease,简称GOLD),我国也于2002年制定了《慢性阻塞性肺疾病诊治规范》,2007年我国又修订了慢性阻塞性肺疾病诊治指南,2009年国际上更新了慢性阻塞性肺病全球创议(GOLD)修订版,于2010年6月英国国家卫生与临床优化研究所(NICE)更新英国慢性阻塞性肺疾病临床指南。

COPD与慢性支气管炎和肺气肿关系密切。慢性支气管炎患者每年咳嗽、咳痰3个月以上,并连续2年,并能排除心、肺其他疾患而反复发作而能确诊。肺气肿是一种病理改变,指的是肺部终末细支气管远端气腔出现持久的扩张,包括呼吸性细支气管、肺泡管、肺泡囊和肺泡气腔增大,并伴有腔壁破坏性改变,而无明显的肺纤维化。COPD患者咳嗽、咳痰常先于气流受限许多年出现;但不是所有的咳嗽、咳痰症状的患者均会发展为COPD。当慢性支气管炎、肺气肿患者出现不能完全可逆的气流受限时,则能诊断为COPD。如患者元气流受限,则不能诊断为COPD,只能诊断为"慢性支气管炎"或者"肺气肿"。部分患者仅有不可逆气流受限改变而无慢性咳嗽、咳痰症状，根据肺功能的检测同样可以诊断为COPD。

虽然哮喘与COPD都是慢性气道的炎症性疾病，但两者的发病机制不同，临床表现、治疗方法及其预后均不同。哮喘患者的气流受限具有显著的可逆性，是其鉴别于COPD的一个关键特征；但是，部分哮喘患者随着病程延长，可出现较明显的气道重塑和结构改变，导致气流受限，临床很难与COPD相鉴别。COPD和哮喘常常可以发生于同一位患者。

病因明确或具有特异病理表现的气流受限性疾病，如支气管扩张症、肺结核纤维化病变、肺囊性纤维化、弥散性泛细支气管炎以及闭塞性细支气管炎等，均不属于COPD范畴。

一、临床表现

1. 症状

起病隐匿，慢性咳嗽咳痰为早期症状，冬季较重；病情严重者，咳嗽咳痰终年存在。通常咳少量黏液痰，部分患者在清晨较多；合并感染时痰量增多，呈脓性痰。早期无气短或呼吸困难，或者仅于劳力时出现，以后逐渐加重，严重者走平路甚至休息说话也感气短。部分患者尤其是重度患者有喘息，胸部紧闷感通常于劳力后发生。在疾病的进展过程中，可能会发生食欲减退、体重下降、肌肉萎缩和功能障碍、精神抑郁和焦虑等。

2. 体征

COPD早期可以没有体征。随着疾病进展，可以出现胸廓形态异常，如胸部过度膨胀、前后径增加，肋间隙饱满，严重者如桶状胸；呼吸浅快、缩唇呼吸、下肢水肿、肝脏增大。心相对浊音界缩小或消失，肝上界下移，肺部叩诊可呈过度清音。两肺呼吸音语音减低，呼气时相延长，有时可闻干性啰音或者湿性啰音，心音遥远，剑突部心音较清晰响亮。

3. 并发症

（1）慢性呼吸衰竭：常发生在COPD急性加重期或重度患者，症状明显加重，出现低氧血症和（或）高碳酸血症，可具有缺氧和二氧化碳潴留的临床表现。

（2）自发性气胸：如有突然加重的呼吸困难，并伴有明显的发绀或者胸痛，患侧肺部叩诊为鼓音，听诊呼吸音减弱或消失，应考虑并发自发性气胸，通过X线检查可以确诊。

（3）慢性肺源性心脏病：由于COPD肺病变引起肺血管床减少及缺氧致肺动脉痉挛、血管重塑，导致肺动脉高压、右心室肥厚扩大，最终发生右心功能不全。

（4）胃溃疡。

（5）睡眠呼吸障碍。

（6）继发性红细胞增多症。

4. 实验室检查

（1）肺功能检查：肺功能目前仍然是判断气流受限的客观指标，对COPD的诊断、严重程度分级、预测疾病进展、预后及疗效等均有重要作用。气流受限通常是以FEV_1和FEV_1/FVC来确定。吸入支气管扩张剂后$FEV_1/FVC<70\%$者，可确定为气流受限，即可诊断COPD。FEV_1/FVC很敏感，轻度气流受限也可检出。实际FEV_1占预计值的百分比是气流受限分级指标，变异性小。COPD气流受限使肺总量（TLC）、功能残气量（FRC）和残气容积（RV）增高，肺活量（VC）减低。COPD者弥散功能也受损。

2009年版阻塞性肺病全球创议同时指出，随着年龄的变化，肺容量会有所改变。老年人存在轻微的 COPD 以及肺容量的下降都是正常的。而采用固定比率(FEV$_1$/FVC)作为肺功能参考值,会导致对老年人的过度诊断;对于年龄<45 岁的个体,这一固定比率可能会导致诊断不足。

(2)影像学检查:

1)胸部 X 线摄片:COPD 早期 X 线胸片可无明显变化,后期可出现肺纹理增多、紊乱等改变;典型 X 线征为肺过度充气,肺野透亮度增高,体积增大,胸腔前后径增长,肋骨走向变平,肋间隙增宽,横膈位置下移,膈肌穹窿变平。心脏悬垂狭长,肺门血管纹理呈残根状,肺野外周血管纹理纤细稀疏,也可见肺大疱形成。

2)胸部 CT 检查:早期 CT 检查比胸部 X 线摄片敏感,高分辨率 CT 对鉴别小叶中心型和全小叶型肺气肿及确定肺大疱的大小和数量有很高的特异性,对评估肺大疱切除术和外科减容手术等的效果有一定价值。

(3)血气分析:对确定 COPD 呼吸衰竭有重要价值。临床中可以出现动脉血 PaO$_2$<8kPa(60mmHg)或伴动脉血 PaCO$_2$>6.65kPa(50mmHg)。是呼吸衰竭治疗中临床重要的监测指标。

(4)其他实验室检查:血常规对评判合并感染和红细胞增多症有价值。细菌培养等微生物检查对确定致病微生物有意义。

二、诊断和鉴别诊断

(一)全面采集病史进行评估

诊断 COPD 时,首先应全面采集病史,包括症状、既往史和系统回顾、接触史。症状包括慢性咳嗽、咳痰、气短。既往史和系统回顾应注意除外哮喘、变态反应性疾病、感染及其他呼吸道疾病史,如结核病史;COPD 和呼吸系统疾病家族史;COPD 急性加重和住院治疗病史;有相同危险因素(吸烟)的其他疾病,如心脏、外周血管和神经系统疾病;不能解释的体重下降;其他非特异性症状,喘息、胸闷、胸痛和晨起头痛;要注意吸烟史(以包年计算)及职业、环境有害物质接触史等。

(二)诊断

COPD 的诊断应根据临床表现、危险因素接触史、体征及实验室检查等资料综合分析确定。考虑 COPD 的主要症状为慢性咳嗽、咳痰、气急、气促、气短、喘息和(或)呼吸困难等,生活质量逐渐下降,常常受各种诱因诱发急性发作。COPD 患病过程应有以下特征:①吸烟史:多有长期较大量吸烟史或者被动吸烟史。②职业性或环境有害物质接触史:如较长期粉尘、烟雾、有害颗粒或有害气体接触史。③家族史:COPD 有家族聚集倾向。④发病年龄及好发季节:多于中年以后发病,症状好发于秋冬寒冷季节,常有反复呼吸道感染及急性加重史。随病情进展,急性加重愈见频繁。⑤慢性肺源性心脏病史:COPD 后期出现低氧血症和(或)高碳酸血症,可并发慢性肺源性心脏病和右心衰竭。存在不完全可逆性气流受限是诊断 COPD 的必备条件。肺功能测定指标是诊断 COPD 的金标准。用支气管舒张剂后 FEV1/FVC<70% 可确定为不完全可逆性气流受限。凡具有吸烟史及(或)环境职业污染接触史及(或)咳嗽、咳痰或呼吸困难史者均应进行肺功能检查。COPD 早期轻度气流受限时可有或无临床症状,提高认识和开展肺功能检查是早期发现 COPD 的重要措施。胸部 X 线检查有助于确定肺过度充气的程度及与其他肺部疾病鉴别。部分早期 COPD 可以完全没有症状。单纯依据临床表现

容易导致漏诊。

（三）鉴别诊断

COPD 应与支气管哮喘、支气管扩张症、充血性心力衰竭、肺结核等鉴别。与支气管哮喘的鉴别有时存在一定困难。COPD 多于中年后起病，哮喘则多在儿童或青少年期起病；COPD 症状缓慢进展，逐渐加重，哮喘则症状起伏大；COPD 多有长期吸烟史和（或）有害气体、颗粒接触史，哮喘则常伴过敏体质、过敏性鼻炎和（或）湿疹等，部分患者有哮喘家族史；COPD 时气流受限基本为不可逆性，哮喘时则多为可逆性。

然而，部分病程长的哮喘患者已发生气道重塑，气流受限不能完全逆转；而少数 COPD 患者伴有气道高反应性，气流受限部分可逆。此时应根据临床及实验室所见全面分析，必要时作支气管舒张试验和（或）峰流速（PEF）昼夜变异率来进行鉴别。在少部分患者中这两种疾病可以重叠存在。吸烟史（以包年计算）及职业、环境有害物质接触史。

（四）分级

1.严重程度分级

按照病情严重度 COPD 分为 4 级（表 1-4）。分级主要是依据气流受限的程度，同时参考心肺功能状况。FEV_1/FVC 是诊断气流阻塞的敏感指标，目前的各种指南均采用 GOLD 提出的吸入支气管扩张剂后 $FEV_1/FVC<70\%$ 这一固定值为标准，同时可以避免 COPD 的过度诊断。气流受限是诊断 COPD 的主要指标，同时也反映了病理改变的严重程度。由于 FEV_1 下降与气流受限有很好的相关性，因此 FEV_1 的变化是分级的主要依据。而且随着 FEV_1 降低，病死率增高。但是依据 FEV_1 变化分级也有其局限性，FEV_1 相同的患者往往有不同的临床表现，气急、健康状况、运动耐力、急性加重均不同。

表 1-4　COPD 严重度分级

分级	特征
0 级（高危）	肺功能在正常范围
	有慢性咳嗽咳痰症状
Ⅰ级（轻度）	$FEV_1/FVC<70\%$
	$FEV_1 \geqslant 80\%$ 预计值
	有或无慢性咳嗽咳痰症状
Ⅱ级（中度）	$FEV_1/FVC<70\%$
	$50\% \leqslant FEV_1 <80\%$ 预计值
	有或无慢性咳嗽咳痰症状
Ⅲ级（重度）	$FEV_1/FVC<70\%$
	$30\% \leqslant FEV_1 <50\%$ 预计值
	有或无慢性咳嗽咳痰症状
Ⅳ级（极重度）	$FEV_1/FVC<70\%$
	$FEV_1 <30\%$ 预计值或 $FEV_1 \geqslant 50\%$ 预计值

注：FEV_1 是指吸入支气管舒张剂之后的测定值。

2.其他分级方法

COPD 影响患者不仅与气流受限程度有关,还与出现的临床症状严重程度、营养状态以及并发症的程度有关。GOLD 引入了多种参数对 COPD 进行全面评估。

BMI 等于体重(kg)除以身高(m)的平方,BMI<21kg/m² 的 COPD 患者病死率增加。

功能性呼吸困难分级:可用呼吸困难量表来评价:0 级:除非剧烈活动,无明显呼吸困难;1 级:当快走或上缓坡时有气短;2 级:由于呼吸困难比同龄人步行得慢,或者以自己的速度在平地上行走时需要停下来呼吸;3 级:在平地上步行 100m 或数分钟后需要停下来呼吸;4 级:明显的呼吸困难而不能离开房屋或者当穿脱衣服时气短。

BODE 指数:如果将 FEV1 作为反映气流阻塞(obstruction)的指标,呼吸困难(dyspnea)分级作为症状的指标,BMI 作为反映营养状况的指标,再加上 6min 步行距离作为运动耐力(exercise)的指标,将这 4 方面综合起来建立一个多因素分级系统(BODE 指数),作者将 4 个指标根据严重程度依次评分,归纳后的综合评分以 10 分划分。分值低者,患者症状轻;分值高者,患者症状重;生存者分值低,死亡者分值高,两者有显著差异,COPD 患者死亡与 BODE 指数高分值相关。因而认为 BODE 指数可比 FEV1 更好地预测患者的全身情况、生活质量和病死率,反映 COPD 的预后。

生活质量评估:广泛应用于评价 COPD 患者的病情严重程度、药物治疗的疗效、非药物治疗的疗效(如肺康复治疗、手术)和急性发作的影响等。生活质量评估还可用于预测死亡风险,而与年龄、FEV₁ 及体重指数无关。

3.分期

COPD 病程可分为急性加重期与稳定期。COPD 急性加重期是指患者出现超越日常状况的持续恶化,并需改变基础 COPD 的常规用药者,通常在疾病过程中,患者短期内咳嗽、咳痰、气短和(或)喘息加重,痰量增多,呈脓性或黏脓性,可伴发热等炎症明显加重的表现。COPD 患者每年急性加重平均次数>3 次/年(3~8 次/年),为频繁加重;平均加重次数<3 次/年(0~2 次/年),为非频繁加重。频繁加重患者需住院治疗的比例显著高于非频繁加重者(43% vs 11%)。COPD 病史越长,每年发生急性加重次数越多,频繁的急性加重显著降低患者生活质量。频繁的急性加重提高 COPD 患者病死率。

稳定期则指患者咳嗽、咳痰、气短等症状稳定或症状轻微。气流受限的基本特征持续存在,如果不作长期有效的防治,肺功能将进行性恶化。此外长期咳嗽排痰不畅,容易引起细菌繁殖,导致急性加重期发作更频繁和更严重,最终使慢阻肺的病情加速恶化。

三、治疗

COPD 治疗计划包括 4 个部分:①疾病的评估和监测。②减少危险因素。③稳定期的治疗。④加重期的治疗。

预防 COPD 的产生是根本,但进行有效的治疗在临床中举足轻重,合理的治疗能够得到如下效果:①减轻症状,阻止病情发展。②缓解或阻止肺功能下降。③改善活动能力,提高生活质量。④降低病死率。⑤预防和治疗并发症。⑥预防和治疗急性发作。

COPD 的防治包括如下方面。

（一）减少危险因素，预防疾病进展

确定危险因素，继而减少控制这些危险因素是所有疾病预防和治疗的重要途径。COPD的危险因素包括：吸烟、职业粉尘和化学物质、室内外空气污染和刺激物等。

（二）COPD 稳定期治疗

COPD 稳定期是相对的稳定，本质上炎症是进行性发展的。因此，COPD 稳定期治疗应该强调以下观点：①COPD 强调长期规范治疗，应该根据疾病的严重发展，逐步增加治疗，哮喘治疗中强调降阶梯治疗的方法不适合于 COPD。COPD 稳定期强调整体治疗，慢阻肺全球倡议据此提出根据病情轻重，应用支气管舒张剂和抗炎剂的阶梯治疗方案。②如果没有明显的副作用或病情的恶化出现，应该继续在同一水平维持长期的规律治疗。③不同患者对治疗的反应不同，应该随访观察，及时地调整治疗方案。

1.教育与管理

（1）教育与督促患者戒烟和防止被动吸烟，远离有毒有害空气，迄今能证明有效延缓肺功能进行性下降。欧洲国家推荐，除非有禁忌证，应当为计划戒烟的 COPD 患者适当提供尼古丁替代治疗（NRT）、伐尼克兰或安非他酮，并酌情给予支持项目以优化戒烟率。

（2）教育要以人为本，形式多样，注意个体化，循序渐进，不断强化，逐渐深入和提高，将COPD 的病理生理与临床基础知识传授给患者。

（3）掌握一般和部分特殊的治疗方法，学会如何尽可能减轻呼吸困难症状。

（4）学会自我控制病情，合理地锻炼，如腹式呼吸及缩唇呼吸锻炼等，增强体质，提高生活质量。

（5）了解赴医院就诊的时机。

（6）社区医生定期随访指导管理，建立健全定期预防和评估制度。

（7）自我管理和评估是一个有机整体，COPD 患者每人每年至少应测定 1 次全套肺功能，包括 FEV、肺活量、深吸气量、残气量、功能残气量、肺总量和弥散功能，以便了解肺功能下降的规律，预测预后和制订长期治疗方案。

（8）临终前有关事项。

2.控制职业性或环境污染

避免或防止职业粉尘、烟雾及有毒有害气体吸入。

3.药物治疗

COPD 稳定期炎症仍在进行，药物治疗可以控制症状和预防急性加重，减少急性加重的发生频次和降低发作的严重程度，提高运动耐力和生活质量。

（1）支气管舒张剂：支气管舒张剂是控制 COPD 症状的主要药物（A 类证据），可以松弛支气管平滑肌、扩张支气管、缓解气流受限。还可以改善肺的排空，减少肺动态充气过度，提高生活质量。短期按需应用可缓解症状，长期规律应用可预防和减轻症状，增加运动耐力，但不能使所有患者的 FEV_1 都得到改善。而且有时这些改变与 FEV_1 的改善并不相匹配。长期规律应用支气管舒张剂不会改变 COPD 肺功能进行性下降这一趋势。与口服药物相比，吸入剂不良反应小，因此多首选吸入治疗。

支气管舒张剂主要有 β_2 受体激动剂、抗胆碱药及甲基黄嘌呤类。短效支气管舒张剂较为便宜,但是规律应用长效支气管舒张剂,不仅方便,而且效果更好(A 类证据)。如何选择或者如何联合用药,取决于药物是否可以获得以及不同个体的反应。联合用药可增强支气管舒张作用、减少不良反应。短期按需使用支气管舒张剂可缓解症状,长期规律使用可预防和减轻症状。β_2 受体激动剂、抗胆碱药物和(或)茶碱联合应用,肺功能与健康状况可获得进一步改善。

1)β_2 受体激动剂:β_2 受体激动剂主要作用于支气管黏膜上的 β_2 肾上腺素能受体,扩张支气管,按作用时间持续长短可分为两大类,即短效 β_2 激动剂,主要用于轻度 COPD 作按需短期使用。长效 β_2 激动剂(LABA),可用于中度以上 COPD 长期治疗,或用于糖皮质激素联合治疗。按照起效时间和持续时间将 β_2 激动剂分为 4 类:①起效快,作用时间长:如吸入型富马酸福莫特罗干粉吸入剂,4.5μg/喷。②起效较慢作用时间长:如沙美特罗粉吸入剂,50μg/喷。③起效慢,作用时间短:如口服特布他林,口服沙丁胺醇,口服福莫特罗等。④起效快,作用时间短:如吸入型特布他林,包括气雾剂(250μg/喷)和沙丁胺醇,包括气雾剂 100μg/喷,主要有沙丁胺醇数分钟内开始起效,15～30min 达到峰值,维持疗效 4～5h,主要用于缓解症状,按需使用。福莫特罗、沙美特罗为长效定量吸入剂,作用持续 12h 以上。福莫特罗为完全受体激动剂,速效长效,吸入后 1～3min 迅速起效,常用剂量为 4.5～9μg,每日 2 次。副作用:可引起心动过速、心律失常、骨骼肌震颤和低钾血症(尤其是与噻嗪类利尿剂合用时)。另外,静息状态下可使机体氧耗量增加,血 PaO_2 可能有轻度下降。虽然对于 β_2 激动剂和远期预后的关系,在很多年前就已提出了质疑,但目前的研究表明:长期使用 β_2 激动剂不会加速肺功能的进行性下降,也不会增加病死率,更不能改变肺功能长期下降的趋势(A 级证据)。

2)抗胆碱药:主要品种有溴化异丙托品(ipratropium)和噻托溴铵(tiotropium 商品名思力华),可阻断 M 胆碱受体。定量吸入时开始作用时间比沙丁胺醇等短效 β_2 受体激动剂慢,但持续时间长,30～90min 达最大效果。维持 6～8h,剂量为每次 40～80μg(每喷 20μg),每日 3～4 次。该药不良反应小,长期吸入可改善 COPD 患者健康状况。噻托溴铵选择性地作用于 M_3 和 M_1 受体,为长效抗胆碱药,作用长达 24h 以上,吸入剂量为 18μg,每日 1 次。长期吸入可增加深吸气量,减低呼气末肺容积,进而改善呼吸困难、提高运动耐力和生活质量,也可减少急性加重频率。对于长效抗胆碱能药物噻托溴铵的疗效,2009 版 GOLD 的一项大规模、长期临床试验证实,在其他标准治疗中加入噻托溴铵,并未能对肺功能减退比率产生影响,并且也没有心血管风险的证据。

3)茶碱类药物:茶碱是甲基黄嘌呤的衍生物,主要有氨茶碱、喘定、多索茶碱等。它是一种支气管扩张剂,可直接作用于支气管,松弛支气管平滑肌。茶碱的支气管扩张作用部分是由于内源性肾上腺素与去甲肾上腺素释放的结果。茶碱能增强膈肌收缩力,增强低氧呼吸驱动,降低易疲劳性,因此有益于改善呼吸功能。尚有微弱舒张冠状动脉、外周血管和胆管平滑肌作用;有轻微增加收缩力和轻微利尿作用。另外,还有某些抗炎作用,对 COPD 有一定效果。血茶碱浓度>5mg/L 即有治疗作用,安全的血药浓度范围在 6～15mg/L。血茶碱浓度>15～20mg/L,早期多见的有恶心、呕吐、易激动、失眠,心动过速、心律失常,血清中茶碱超过 40μg/mL,可发生严重的不良反应。地尔硫䓬、维拉帕米、西咪替丁、大环内酯类和氟喹诺酮类等药物可增高其血药浓度或者增加其毒性。

对于 COPD 患者,茶碱能增强常规剂量的吸入 β_2 激动剂沙丁胺醇、沙美特罗、福莫特罗或溴化异丙托品等的作用。能够显著地提高吸入制剂所形成的 FEV_1 峰谷水平、改善症状。联合治疗的效果优于单独使用异丙托品或联合使用茶碱及沙丁胺醇。

4）糖皮质激素：COPD 炎症存在于疾病各阶段，即使在疾病早期同样有炎症存在。COPD炎症越重，病情越重。肺部炎症通过全身炎症，引起全身效应。糖皮质激素可以减少细胞因子、C反应蛋白、炎症细胞的产生。糖皮质激素可以减轻气道黏膜的炎症、水肿及分泌物亢进；上调 β_2 肾上腺受体激动剂的敏感性，降低气道高反应性；减少气流受限，减少治疗失败率，减少复发率，推迟并发症的产生，延长患者生命。长期规律的吸入糖皮质激素较适用于 $FEVl<$ 50%预计值伴有临床症状而且反复加重的 COPD 患者，治疗中能够获得良性的肺功能反应，改善生活质量。但是，COPD 稳定期长期应用糖皮质激素吸入治疗并不能阻止其 FEV_1 自然降低的趋势。这一治疗可减少急性加重频率，减少急诊发生率，减少住院率，减少住院患者的住院天数，改善生活质量。联合吸入糖皮质激素（ICS）和 β_2（LABA）受体激动剂，比各自单用效果好，其协同作用机制在于 LABA 和 ICS 两者的作用部位不同（LABA 主要作用于平滑肌细胞，而 ICS 则主要针对于气道上皮细胞及炎性细胞等）和作用方式不同（ICS 以针对气道炎症方面为主，LABA 以针对平滑肌功能异常为主），因此决定了两者在治疗方面具有互补的作用。同时，在分子水平上，两者又具有协同效应目前已有福莫特罗/布地奈德、氟地卡松/沙美特罗两种联合制剂。主张沙美特罗/氟地卡松用 $50/500\mu g$ 剂型。联合吸入治疗可以改善 $FEV_1<60\%$ 患者肺功能减退的比率，但是联合治疗也有增加肺炎的可能性，并且对患者病死率并无显著影响。不推荐Ⅲ级和Ⅳ级患者长期口服糖皮质激素治疗。

5）祛痰药（黏液溶解剂）：COPD 气道内可产生大量黏液分泌物，容易继发感染，并影响气道通畅，应用祛痰药似有利于气道痰液排出，改善通气。常用药物有盐酸氨溴索能使痰液中酸性糖蛋白减少，从而降低痰液稠度，易于咯出；还能刺激黏膜反射性增加支气管腺体分泌，使痰液稀释。乙酰半胱氨酸可使痰液中糖蛋白多肽链的二硫键断裂，对脱氧核糖核酸纤维也有裂解作用。故对白色黏痰或脓痰均能起溶解效应，使痰液黏度下降，易于咯出。并且还有抗炎以及抗脂质过氧化作用。桃金娘油，有较好的综合作用：调节气道分泌，增加浆液比例，恢复黏液清除功能；碱化黏液，降低其黏度；刺激纤毛运动，加快黏液运送；有一定抗炎和杀菌作用。此外，高渗氯化钠溶液（2%～3%）和高渗碳酸氢钠溶液（2%～7%）雾化吸入也可稀化痰液、降低黏滞度，促进痰液外排。

（2）抗氧化剂：COPD 气道炎症使氧化负荷加重，加重 COPD 的病理、生理变化，反过来对炎症和纤维化形成起重要作用。应用抗氧化剂谷胱甘肽（GSH）、N-乙酰半胱氨酸、维生素 C、维生素 E 及胡萝卜素等可降低疾病反复加重的频率。但目前尚缺乏长期、多中心临床研究结果，有待今后进行严格的临床研究考证。

（3）免疫调节剂：能提高免疫力，降低呼吸道感染的机会，临床常用药物有胸腺素、核酪注射液、卡介苗，对降低 COPD 急性加重严重程度可能具有一定的作用。

（4）替代治疗：有严重 α_1 抗胰蛋白酶缺乏的患者，可进行替代治疗，对 COPD 稳定期治疗有一定作用。需每周静脉注射该酶制剂，但价格较高。

（5）疫苗：流感疫苗可减少 COPD 患者的严重程度和死亡。肺炎球菌疫苗含有 23 种肺炎球菌荚膜多糖，已在 COPD 患者中应用，但尚缺乏有力的临床观察资料。慢性阻塞性肺病患者应每年接种流感疫苗,每 6 年接种一次肺炎球菌疫苗。

(6)中医治疗:辨证施治是中医治疗的基本原则,对 COPD 的治疗亦有相当疗效。具有祛痰、支气管舒张、免疫调节等作用。

(7)其他用药:白三烯拮抗剂,磷酸二酯酶 4 抑制剂,可能有一定疗效。

4.氧气治疗

COPD 长期家庭氧疗适应证:慢性呼吸衰竭稳定期,睡眠型低氧血症,运动型低氧血症。

长期家庭氧疗(LTOT)对具有慢性呼吸衰竭的患者可延长稳定期 COPD 患者生存期;减轻呼吸困难;增强运动能力;提高生活质量;降低肺动脉压;改善血流动力学、血液学特征、肺生理和精神状态。

长期家庭氧疗应在 Ⅳ 级(极重度)COPD 患者应用,具体指征为血气分析:①PaO_2≤7.3kPa(55mmHg)或动脉血氧饱和度(SaO_2)≤88%,伴有或没有高碳酸血症。②PaO_2 7.3~8kPa(55~60mmHg),或 PaO_2<89%,并有肺动脉高压、心力衰竭水肿或红细胞增多症(血细胞比容>0.55)。长期家庭氧疗一般是经鼻导管吸氧,低流量 1.0~2.0L/min,吸氧持续时间每日 15h。长期氧疗的目的是使患者在海平面水平,静息状态下,达到 PaO_2≥8kPa(60mmHg)和(或)使 PaO_2 升至 90%以上,这样才可维持重要器官的功能,保证周围组织的氧供。一般氧疗 4~6 周后,因缺氧引起肺动脉痉挛而导致的肺动脉高压可以获得缓解。

5.康复治疗

康复治疗可以帮助重症患者改善活动能力、提高生活质量,是 COPD 患者一项重要的治疗措施。它包括:①呼吸生理治疗,协助患者咳嗽咳痰,促进分泌物排出。缩唇呼吸促进气体交换,以及避免快速浅表的呼吸以帮助克服急性呼吸困难等措施。②肌肉训练,步行、登楼梯、踏车、腹式呼吸增强膈肌功能,全身运动提高肌肉的协调性。③营养支持,合理营养,合理饮食结构,避免高碳水化合物饮食和过高热量摄入,防止过多的二氧化碳产生,达到理想体重。④精神治疗和教育等多方面措施。

6.手术治疗

手术的总体疗效为术后长达 24 个月内,术后肺活量、患者的氧分压(PaO_2)得以提高,6min 行走距离增加,运动平板测试期间氧气使用减少。此外,手术还可减少患者静息、用力及睡眠状态下氧气的使用。

(1)肺大疱切除术:肺大疱压迫肺组织,挤压正常的肺组织影响通气,加重患者的负担,应行外科手术治疗,肺大疱在有指征的患者,术后可减轻患者呼吸困难的程度并使肺功能得到改善。术前胸部 CT 检查、动脉血气分析及术前评估是手术成败的关键。手术的原则是既要切除肺大疱、解除压力,又要尽可能保存有功能的肺组织。

(2)肺减容术(Lung volume reduction surgery,LVRS):单肺减容术和双肺减容术都有疗效,双肺减容术比单肺减容术效果更佳。通过切除部分通气换气效率低下的肺组织,减少肺过度充气,使得压缩的肺组织通气血流比得以改善,减少做功,提高患者通气换气效率,提高生活质量,但无延长患者寿命的证据。主要适应于上叶明显非均质性肺气肿,康复训练运动能力得到改善极少的部分患者。

(3)肺移植术:国外自 1983 年肺移植成功后,至今已做了各种肺移植术 1 万余例,已经积累了丰富的经验,手术技术基本成熟,我国虽然起步晚,但发展迅速。

肺移植术适合于 COPD 晚期。选择的患者年龄不超过 55～60 岁,肺功能差,活动困难,在吸氧状态下能参加室内活动,无心、脑、肝、肾疾病,$FEV_1 < 25\%$ 预计值,$PCO_2 \geqslant 7.3kPa$(55mmHg),预计自身疾病存活期不足 1～2 年。肺移植术可改善生活质量,改善肺功能,但寻找供体困难,且术后存在排斥反应,终身需用免疫抑制剂,并长期测血药浓度,还要随时预防肺部感染等,费用高。闭塞性支气管炎是术后的主要并发症,一年术后生存率 80%,5 年术后生存率 50%,10 年生存率 35%。

肺移植禁忌证:左心功能严重不全,冠心病,不可逆的肝肾病变,HIV(+);明显的肺外全身性疾病又无法治疗的;活动性肺外感染,又不能治愈的。

(4)慢性阻塞性肺病并发自发性气胸的胸腔镜治疗:慢性阻塞性肺病并发自发性气胸临床处理不当有较高的病死率,经胸腔镜手术治疗可提高治愈率,治愈率可达 90%。且并发症少,手术安全可靠。

胸腔镜辅助下小切口手术治疗自发性气胸、肺大疱,小切口具有等同于 VATS 创伤性小、并发症少、美观及恢复快的优点,且可以降低手术费用及缩短手术时间。

(三)COPD 急性加重期的治疗

1.确定 COPD 急性加重的原因

确定引起 COPD 加重的原因对确定治疗方案有很大的作用。COPD 急性加重的原因包括支气管—肺部感染、肺不张、胸腔积液、气胸、心律失常、左心功能不全、电解质紊乱、代谢性碱中毒、肺栓塞等,而且这些原发的疾病又酷似 COPD 急性发作的症状,需要仔细鉴别。2009年版 GOLD 强调了 COPD 急性加重与肺栓塞的鉴别诊断。认为,对于急性加重患者,如果症状严重到需要入院治疗,就应该考虑肺栓塞的诊断,特别是对于那些肺栓塞概率为中度到高度的患者。

2.非住院治疗

COPD 频繁加重严重影响患者的生活质量,并显著提高患者的病死率。对于对 COPD 加重早期进行干预,可以降低住院费用,缩短住院时间,减慢肺功能的下降,减少发病的频度。

轻症患者可以在院外治疗,但应根据病情变化,决定继续院外治疗还是送医院治疗。COPD 加重期的院外治疗包括适当增加支气管舒张剂的剂量及增加使用频次。如果未曾使用过抗胆碱能药物,可以使用短效的异丙托溴铵或长效的噻托溴铵吸入治疗。对较重的患者,可以用大剂量的雾化吸入治疗。如沙丁胺醇 2 500μg,异丙托溴铵 500μg,或沙丁胺醇 1000μg 加异丙托溴铵 250～500μg 雾化吸入,每日 2～4 次。静脉或者口服使用糖皮质激素对加重期重症治疗有效,可迅速缓解病情和恢复肺功能。基础肺功能 FEVl < 50% 预计值的患者,应同时使用支气管舒张剂,并且口服泼尼松龙每日 30～40mg,连续用 7～10 日。吸入支气管舒张剂(特别是吸入 β_2 激动剂加用或不加用抗胆碱能药)和口服糖皮质激素是有效治疗 COPD 急性加重的手段(证据 A)。糖皮质激素联合长效 β_2 受体激动剂雾化吸入是理想的治疗方法,尤其是 3～5 日之后全身激素已发挥效果。对于中重度 COPD 急性加重并需要入院治疗的患者,雾化吸入布地奈德 8mg/d 与静脉应用泼尼松龙 40mg/d 的疗效相当。吸入激素治疗是最佳的序贯治疗方法是一种有效、安全的替代全身性激素治疗 COPD 急性加重的方法,FEV_1、

PaO_2 改善速度较快,对血糖影响较小。患 COPD 病程越长,每年加重的次数越频繁,COPD 症状加重期及并发症常怀疑与感染有关,或者咳痰量增多并呈脓性时应及早给予抗感染治疗。选择抗生素可以依据常见的致病菌或者患者经常复发时的细菌谱,或者结合患者所在地区致病菌及耐药流行情况,选择合适的抗生素。

3.住院治疗

COPD 急性加重病情严重者需住院治疗。COPD 急性加重到医院就诊或住院治疗的指征:①症状显著加剧,如突然出现的静息状况下呼吸困难。②出现新的体征或原有体征加重(如发绀、外周水肿)。③新近发生的心律失常。④有严重的伴随疾病。⑤初始治疗方案失败。⑥高龄 COPD 患者的急性加重,⑦诊断不明确。⑧院外治疗条件欠佳或治疗不力。

COPD 急性加重收大重症监护病房(ICU)治疗的指征:①严重呼吸困难且对初始治疗反应不佳。②精神障碍,嗜睡,昏迷。③经氧疗和无创性正压通气(NIPPV)后,低氧血症[PaO_2<6.65kPa(50mmHg)]仍持续或呈进行性恶化,和(或)高碳酸血症[$PaCO_2$>9.31kPa(70mmHg)]无缓解甚至有恶化,和(或)严重呼吸性酸中毒(pH<7.30)无缓解,甚至恶化。

COPD 加重期主要的治疗方案如下。

(1)保持气道通畅:清除口腔或气道的分泌物,部分患者痰多严重阻塞气道需要气管插管或者气管切开。

(2)控制性氧疗:及早氧疗是治疗 COPD 加重者的最重要的手段。应根据患者缺氧的严重程度确定给氧的浓度,如果患者发绀,呼吸微弱,或者低氧血症导致意识不清或者昏迷,应给予高浓度吸氧,达到氧合水平[PaO_2>8kPa(60mmHg)或 Sao_2>90%]。对待 CO_2 潴留及呼吸性酸中毒的患者,应该控制吸氧的浓度,防止高浓度氧疗导致低氧对呼吸中枢的刺激减少,引起呼吸抑制导致 CO_2 潴留进一步加重。氧疗 30min 后应观察病情的变化、复查动脉血气,适时调整氧疗浓度。

(3)抗生素治疗:COPD 急性加重除了与劳累心功能衰竭等有关外,主要由感染引起,AlbertoPapi 等研究表明,在 COPD 重度急性加重患者中,感染因素占 78%,其中细菌感染占 29.7%,病毒感染占 23.4%,混合感染占 25%,非感染因素占 22%。常见的细菌有肺炎链球菌、流感嗜血杆菌、卡他莫拉菌和支原体衣原体等,治疗初始,尚无微生物药物敏感试验结果。当怀疑是有感染引发急性加重时,应结合当地区常见致病菌类型及耐药流行趋势和药物敏感情况尽早选择敏感抗生素。获得微生物药物敏感性资料后,应及时根据细菌培养及药敏试验结果调整抗生素。肺炎链球菌对青霉素相对耐药,提高剂量有时能获得治疗效果。第二、第三代头孢菌素以及高剂量阿莫西林、阿莫西林/克拉维酸等对大多数中度敏感肺炎链球菌有效。高耐药菌株可选择喹诺酮类(如左氧氟沙星、莫西沙星)或其他类抗生素;流感嗜血杆菌对氨苄西林耐药,可选择喹诺酮类药物治疗。通常 COPD I 级或 II 级患者急性加重时,主要致病菌多为肺炎链球菌、流感嗜血杆菌及卡他莫拉菌。III 级及 IV 级的 COPD 急性加重时,除以上述细菌外,还可以有肠杆菌科细菌、铜绿假单胞菌及耐甲氧西林金黄色葡萄球菌。发生铜绿假单胞菌的危险因素有:近期住院、频繁应用广谱抗生素、既往有铜绿假单胞菌寄植的历史等。酶抑制剂的复方制剂、第四代头孢菌素、碳青霉烯类联合氨基糖苷类或喹诺酮类是常规推荐的治疗方案。抗菌治疗应尽可能将细菌负荷降低到最低水平,以延长 COPD 急性加重的间隔时间。

长期应用广谱抗生素和糖皮质激素易继发深部真菌感染,应密切观察真菌感染的临床征象并采用防治真菌感染措施。

为了合理经验性选择抗生素,也有将COPD急性加重(AECOPD)患者按病情严重程度分为3组,A组:轻度加重,无危险因素者。主要病原菌为肺炎链球菌、流感嗜血杆菌、卡他莫拉菌、肺炎支原体和病毒;B组:中度加重,有危险因素。主要病原菌为A组中的病原菌及其耐药菌(产β内酰胺酶细菌、耐青霉素酶的肺炎链球菌)和肠杆菌科(肺炎克雷伯菌、大肠埃希菌、变形杆菌及肠杆菌属等);C组:重度加重,有铜绿假单胞菌感染的危险因素。主要病原菌在B组基础上加铜绿假单胞菌。

(4)支气管舒张剂:解除气道痉挛,改善通气功能,可选择短效速效或长效速效 β_2 受体激动剂。若效果不显著,加用抗胆碱能药物(为异丙托溴铵,噻托溴铵等)。对于较为严重的COPD加重者,还可考虑静脉滴注茶碱类药物。β_2 受体激动剂、抗胆碱能药物及茶碱类药物的作用机制不同,药代学及药动学特点不同,且分别作用于不同大小的气道,所以联合应用可获得更大的支气管舒张作用,并且可减少单一药物较大剂量所产生的不良反应。

(5)糖皮质激素:糖皮质激素治疗COPD加重期疗效显著,宜在应用支气管舒张剂基础上,同时口服或静脉滴注糖皮质激素,激素的应用与并发症减少相关。口服泼尼松 30~40mg/d,连续 7~10d 后逐渐减量停药。也可以静脉给予甲泼尼龙 40mg,每日 1 次,3~5d 后改为口服。或者给予雾化吸入糖皮质激素。

(6)机械通气:无创正压机械通气(non-invasive positive pressure ventilation,NPPV)。COPD患者呼出气流受限,肺泡内残留的气体过多,呼气末肺泡内呈正压,称为内源性呼气末正压(intrinsic positive end-expiratory pressure,PEEPi),增大了吸气负荷,肺容积增大压迫膈肌影响膈肌收缩,辅助呼吸肌参与呼吸,而且增加了氧耗量。部分患者通气血流比改变,肺泡弥散功能下降。COPD急性加重时上述异常进一步加重,氧耗量和呼吸负荷显著增加,超过呼吸肌自身的代偿能力使其不能维持有效的肺泡通气,从而造成缺氧及 CO_2 潴留,严重者发生呼吸衰竭。应用机械通气的主要目的包括:改善通气和氧供,使呼吸肌疲劳得以缓解,通过建立人工气道以利于痰液的引流,在降低呼吸负荷的同时为控制感染创造条件。

NPPV通过鼻罩或面罩方式将患者与呼吸机相连进行正压辅助通气,NPPV是AECOPD的常规治疗手段。随机对照研究及荟萃分析均显示,NPPV应用于AECOPD成功率高。可在短时间内使 pH、$PaCO_2$、PO_2 和呼吸困难改善,长时间应用可降低气管插管率,缩短住院日。因此,NPPV可作为AECOPD的一项常规治疗手段。早期NPPV成功率高达93%,延迟NPPV的成功率则降为67%,推荐及早使用。

NPPV并非对所有的AECOPD患者都适用,应具备如下条件:神志基本清楚,依从度好,能配合和有一定的理解能力,分泌物少和咳嗽咯痰能力较强,血压基本稳定。对于病情较轻[动脉血 pH>7.35,$PaCO_2$>6kPa(45mmHg)]的AECOPD患者宜早期应用NPPV。对于出现轻中度呼吸性酸中毒(7.25<pH<7.35)及明显呼吸困难的AECOPD患者,推荐使用NPPV。对于出现严重呼吸性酸中毒(pH<7.25)的AECOPD患者,在严密观察的前提下可短时间(1~2h)试用NPPV。对于伴有严重意识障碍的AECOPD患者不宜行NPPV。

机械通气初始阶段,可给高浓度氧,以迅速纠正严重缺氧,若不能达上述目标,即可加用

PEEP、增加平均气道压,应用镇静剂或肌松剂接触人机对抗;若适当吸气压力和 PEEP 可以使 $SaO_2 > 90\%$,应保持最低的 FiO_2。依据症状体征、PaO_2、PEEP 水平、血流动力学状态,酌情降低 FiO_2 50% 以下,并维持 $SaO_2 > 90\%$。

NPPV 可以避免人工气道导致的气道损伤、呼吸机相关性肺炎的不良反应和并发症,改善预后;减少慢性呼吸衰竭呼吸机的依赖,减少患者的痛苦和医疗费用,提高生活的质量。但是由于 NPPV 存在漏气,使得通气效果不能达到与有创通气相同的水平,临床主要应用于意识状态较好的轻、中度的呼吸衰竭,或自主呼吸功能有所恢复、从有创撤机的呼吸衰竭患者,有创和无创的效果并不似彼此能完全替代的。

NPPV 禁忌证:①误吸危险性高及气道保护能力差,如昏迷、呕吐、气道分泌物多且排除障碍等。②呼吸、心搏停止。③面部、颈部和口咽腔创伤、烧伤、畸形或近期手术。④上呼吸道梗阻等。

NPPV 相对禁忌证:①无法配合 NPPV 者,神志不清者。②严重低氧血症。③严重肺外脏器功能不全,如消化道出血、血流动力学不稳定等。④肠梗阻。⑤近期食管及上腹部手术。

常用 NPPV 通气模式以双水平正压通气模式最为常用。呼气相压力(EPAP)从 0.196～0.392kPa(2～4cmH_2O)开始,逐步上调压力水平,以尽量保证患者每一次吸气动作都能触发呼吸机送气;吸气相压力(IPAP)从 0.392～0.784kPa(4～8cmH_2O)开始,待患者耐受后再逐渐上调,直至达到满意的通气水平。

应用 NPPV,要特别注意观察临床表现和 $SPaO_2$,监测血气指标。治疗有效时,1～2h 后,患者的症状、体征和精神状态均有改善;反之可能与呼吸机参数设置(吸气压力、潮气量)不当、管路或漏气等有关,应注意观察分析并及时调整。并且注意是否有严重胃肠胀气、误吸、口鼻咽干燥、面罩压迫和鼻面部皮肤损伤、排痰障碍、恐惧(幽闭症)、气压伤。

有创正压机械通气(invasive positive pressure ventilation,IPPV):AECOPD 患者行有创正压通气的适应证为:危及生命的低氧血症[PaO_2 小于 6.65kPa(50mmHg)或 $PaO_2/FiO_2 < 26.6kPa(200mmHg)$],$PaCO_2$ 进行性升高伴严重的酸中毒(pH≤7.20)。严重的神志障碍(如昏睡、昏迷或谵妄)。严重的呼吸窘迫症状(如呼吸频率>40 次/min、矛盾呼吸等)或呼吸抑制(如呼吸频率<8 次/min)。血流动力学不稳定。气道分泌物多且引流障碍,气道保护功能丧失。NPPV 治疗失败的严重呼吸衰竭患者。

第三节　急性呼吸窘迫综合征

急性肺损伤(acute lung injury,ALD/急性呼吸窘迫综合征(acute respiratory distress syndrome,ARDS)是一种常见的危重症,其病因复杂,涉及多个临床学科,病死率极高,严重威胁患者的生命并影响其生存质量。

一、定义

ARDS 是因严重感染、创伤、休克、误吸等多种肺内或肺外的严重疾病引起肺泡和肺毛细血管膜炎症性损伤,通透性升高,继发非心源性肺水肿和顽固性、进行性的低氧血症。ALI 和

ARDS 是性质相同但程度不同的连续病理过程,ALI 代表较早期阶段,ARDS 代表晚期阶段。1994 年美欧 ARDS 联合委员会提出了新的 ALI/ARDS 诊断标准:①急性起病。②氧合指数 $(PaO_2/FiO_2) \leqslant 40kPa(300mmHg)$。③正位胸片示双侧肺部浸润影。④毛细血管楔压(pulmonary capillary wedge pressure,PCWP)$\leqslant 2.39kPa(18mmHg)$ 或临床上无左心房高压的证据。诊断 ARDS 的标准除 $PaO_2/FiO_2 \leqslant 200mmHg$ 外,其他同 ALI 标准。

ARDS 不是一种疾病,而是一种综合征,发病率和病死率均很高,流行病学调查显示 ALI/ARDS 是临床常见危重症,2005 年的研究显示,ALI/ARDS 发病率分别在每年 79/10 万和 59/10 万。提示 ALI/ARDS 发病率居高不下,明显增加了社会和经济负担。美国每年的发病患者数约为 16 万,在欧美病死率 40%～50%;2001 年上海市 15 个重症监护病房(ICU)的 ARDS 发病率和病死率分别为 2% 和 68.5%。

二、病因和危险因素

ARDS 病因复杂,有约 100 多种疾病可以引起 ARDS(表 1-5)。1992 年 AECC 根据肺损伤中的作用将 ARDS 病因或危险因素分为直接和间接两类。直接原因主要包括:肺挫伤、误吸、淹溺、弥漫性肺部感染、吸入有毒气体等;间接原因主要包括:脓毒血症、严重创伤、休克、急诊大量输血、重症胰腺炎、DIC、药物过量、体外循环等。在导致直接肺损伤的原因中,国外报道以胃内容物吸入和多发创伤为主要原因(这可能与西方国家人群酗酒和滥用药物有一定关系),而我国以重症肺炎占首位。病因不同,发生 ALI/ARDS 概率也明显不同。严重感染时 ALI/ARDS 患病率可高达 25%～50%,大量输血时可达 40%,多发性创伤可达到 11%～25%,而发生误吸时,ARDS 患病率也可达 9%～26%。同时存在 2 个或 3 个危险因素时,ALI/ARDS 患病率可能会进一步升高。总体而言脓毒血症是引起 ARDS 最常见的原因,其次是误吸、严重创伤和休克、DIC、大量输血等。

表 1-5　ARDS 的病因

1.休克	任何原因
2.脓毒血症	肺部感染、革兰阴性杆菌菌血症或内毒素血症
3.创伤	颅脑外伤、肺挫伤、烧伤、肺脂肪栓塞
4.误吸	胃肠内容物、淹溺、管饲
5.血液学紊乱	短时间内大量输血、白细胞凝集反应、血管内凝血、血栓形成性血小板减少性紫癜
6.代谢病	急性胰腺炎、尿毒症、糖尿病酮症酸中毒
7.药物	麻醉药、巴比妥类、阿司匹林、平喘药、抗肿瘤药、胺碘酮、海洛因、环孢素、鱼精蛋白等
8.吸入有毒气体	高浓度氧、烟雾、刺激性气体如 NO_2、Cl_2、SO_2、NH_3 等
9.特殊检查后	碘油淋巴造影术后
10.临床治疗	胸部放疗、体外循环、呼吸机相关性肺损伤
11.妇产科疾患	子痫和先兆子痫、羊水栓塞、宫内死胎、绒毛膜上皮癌栓塞
12.其他	气体栓塞、高原病、结缔组织病等

三、临床表现与实验室检查

(一)临床表现

1.症状

起病多急骤,常在严重感染、休克、严重创伤等疾患治疗过程中发生。一般发生损伤后4～6h内以原发病表现为主,呼吸频率可增快,但无典型呼吸窘迫;在损伤后6～48h,逐渐出现呼吸困难、呼吸频率加快、呼吸窘迫、发绀,并呈进行性加重;患者常烦躁不安,严重者出现神经精神症状如嗜睡、谵妄、昏迷等。顽固性低氧血症不能用其他原发心肺疾病来解释,而且常规氧疗无效。

2.体征

ARDS早期肺部体征不明显,心率可增快;以后肺部听诊可闻及干、湿啰音或哮鸣音,后期出现痰鸣音,或呼吸音降低,肺实变体征等。

(二)实验室检查

1.肺功能检查

常表现为过度通气,肺功能检查发现分钟通气量明显增加,可超过20L/min。肺静态顺应性可降至153～408mL/kPa(15～40mL/cmH$_2$O),功能残气量显著下降。

2.血气分析

PaO$_2$进行性降低,吸入氧浓度大于50％(FiO$_2$>0.5)时,PaO$_2$低于8.0kPa(60mmHg);早期PaCO$_2$可正常或因过度通气而降低,至疾病晚期方增高;A-aDO$_2$显著增加,肺内分流量Qs/Qt常超过30％,PaO$_2$/PAO$_2$≤0.2。因PaO$_2$数值易受吸入氧浓度干扰,临床常以计算氧合指数(PaO$_2$/FiO$_2$)来反映吸氧状态下机体的缺氧情况,它与ARDS患者的预后相关,常用于ARDS的评分和诊断。

3.血流动力学监测

血流动力学监测对于ARDS的诊断和治疗具有重要意义。通过SwanGanz导管监测,ARDS的血流动力学常表现为:肺毛细血管楔压(PCWP)常常<1.6kPa(12mmHg),心排血量正常或稍高,PAP可正常或升高,这有助于和心源性肺水肿鉴别。通过PCWP监测可以直接指导ARDS液体治疗。

4.胸部X线检查

早期(发病<24h)胸片可无异常表现;进而表现为双肺纹理增多并呈网格样,边缘模糊,可间有小斑片状阴影。发病的第1～5d,X线表现以肺实变为主要特征,肺内的斑片状阴影常相互融合成大片状致密阴影,可见支气管充气征;病变多为两侧分布,左右病变可不对称,少数发生于单侧,上下肺野均可受累,但常以中下肺野和肺野外带较重。发病5d以后,X线表现为双肺密度呈广泛均匀增高,甚至与心影密度相当,简称"白肺"。机械通气尤其是应用PEEP时,通过防止肺泡陷闭的方法,可使肺部阴影面积减少,但仍存在严重的弥散功能障碍,且治疗过程中可因"气压伤",表现为纵隔气肿、气胸。

5.肺部CT扫描

CT扫描不仅提高了我们对ARDS病理生理过程的认识,而且便于对此病治疗的形态学效果(体征的改变、机械通气和应用PEEP)进行评估。在ARDS的早期,肺部的特征是血管通透性均匀增高,因此水肿呈非重力性分布(均一性肺)。肺的重量由于水肿而增加,在重力的作用下,造成沿垂直轴肺区带(由腹侧到背侧)水肿程度逐渐加重或通气量的进行性减少,以基底部肺区带的病变最为明显,导致水肿呈现重力依赖性的非均匀性的分布。由于 PEEP 的应用或患者体位改变,肺单位可重新开放并在随后的呼气过程中保持开放状态。但在 ARDS 晚期,病变又渐趋均匀,而较少有压缩性肺不张。与常规正位胸片相比,CT 扫描能够更准确地反映肺内病变区域大小,便于病情评估。CT 能较早发现间质性气肿和少量气胸等气压伤早期表现,这也是常规胸片所无法比拟的。

6.支气管肺泡灌洗

支气管肺泡灌洗和保护性支气管毛刷有助于确定肺部感染病原体,对于治疗有一定意义。

7.肺水肿液蛋白质测定

该检测项目检测难度较大,主要难度在于肺水标本的取材.目前临床尚未推广使用。方法是采用标准的 14～18F 的导管经气管导管楔入到右下肺段或亚段支气管内,不能前进时再用尽可能低的负压[通常为 5kPa(50cmH$_2$O)左右]吸引肺水肿液至集液器内;如果吸不出,可改变患者体位,依赖重力帮助水肿液流出;同时采取血标本,同时测定水肿液和血浆的蛋白浓度。对于气道分泌物较多的肺部感染患者,此法不适用。ARDS 属于高通透性、非心源性的肺水肿,肺毛细血管通透性增加,水分和大分子蛋白质进入间质或肺泡,使水肿液蛋白质含量与血浆蛋白含量之比增加,其比值通常＞0.7。

四、诊断标准与鉴别诊断

目前 ALI/ARDS 诊断仍广泛沿用 1994 年欧美 ARDS 联席会议提出的诊断标准(详见定义)。中华医学会呼吸病分会于 2000 年提出我国的 ALI/ARDS 诊断标准(草案)则在此基础上加上:①有发病的高危因素。②急性起病,呼吸频数和(或)呼吸窘迫。如果患者居住在高海拔区域,标准中的氧合指数(PaO_2/FiO_2)则无法进行准确评价,特别是在不同海拔高度时;此时建议采用受海拔高度影响小的肺泡氧分压(PaO_2)/FiO_2＜0.2 代替 PaO_2/FiO_2≤26.6kPa(200mmHg)作为评价标准。PCWP＜2.4kPa(18mmHg)可排除心源性肺水肿,PCWP＞2.4kPa(18mmHg)不能只诊断为心源性肺水肿,因为 ARDS 和心源性肺水肿可以并存。肺水肿液与血浆蛋白浓度比值也有助于鉴别高通透性和高压性肺水肿。高压性且无高通透性肺水肿;两者比值通常＜0.6;高通透性且无高压性肺水肿,两者比值通常＞0.7;两者并存时,两者比值通常在 0.6～0.7。

表 1-6　心源性肺水肿与 ARDS 的鉴别

项目	心源性肺水肿	ARDS
基础病史	多有基础心脏病,常为慢性	多无基础心脏病史
体征	常有心脏病体征	多无心脏病体征
发热和 WBC 升高	较少	相对较多
肺 CT 表现	肺门向周围对称性渗出影	重力依赖性渗出影
水肿液性质	蛋白含量低	蛋白含量高
PCWP	＞2.4kPa(18mmHg)	＜1.6kPa(12mmHg)
利尿剂治疗效果	呼吸困难可以迅速缓解,肺部阴影可迅速消散,心影迅速缩小	心影无变化,且肺部阴影不能迅速消散

五、急性呼吸窘迫综合征的治疗

急性呼吸窘迫综合征的治疗应强调综合治疗的重要性,包括:针对原发病及其并发症的治疗,针对 SIRS 和 CARS 的治疗,降低肺血管通透性和炎症反应,改善氧合和纠正组织缺氧,保护其他器官等。

(一)原发病的治疗

积极寻找原发病灶并予以彻底治疗是预防和治疗 ARDS 最关键的措施。严重感染是导致 ARDS 的最常见原因,同时 ARDS 也易并发肺部感染,所以对于所有 ARDS 患者都应怀疑感染的可能,在治疗上宜选择广谱、强效抗生素。同时应积极抢救休克;尽量少用库存血;伴有骨折的患者应及时骨折复位、固定;避免长时间高浓度的氧吸入。

(二)肺外脏器功能的支持和营养支持

近年来,呼吸支持技术的进步使许多 ARDS 患者不再死于低氧血症,而主要死于 MODS。ARDS 常是 MODS 重要组成部分,ARDS 可加重其他的肺外器官的功能障碍;反之亦然。因此治疗 ARDS 时应具有整体观念,改善氧合必须以提高和维持氧输送为目标,不能单纯以改善动脉血氧分压为目标,要重视机械通气可能对心脏、肺、胃肠道以及肾脏功能造成的损害。同时加强肺外器官功能支持和全身营养支持治疗也是治疗 ARDS 的必要手段。

1.液体管理

液体管理是 ARDS 治疗的重要环节。高通透性肺水肿是 ALI/ARDS 的病理生理特征,肺水肿的程度与 ALI/ARDS 的预后呈正相关,因此,通过积极的液体管理,改善 ALI/ARDS 患者的肺水肿具有重要的临床意义。

目前观点认为 ARDS 患者的肺"干一些"比"湿一些"要好。ARDS 肺水肿主要与肺泡毛细血管通透性有关,肺毛细血管静水压升高会加重肺水肿。研究表明通过利尿和适当限制补液保持循环系统较低的前负荷可减少肺水的含量,可以缩短上机时间和降低病死率。因此适当的补液量和利尿治疗既要能维持有效循环血量和重要脏器的灌注,又不能增加肺毛细血管静水压而加重肺水肿。最好采用 Swan-Ganz 导管监测 PCWP,一般 PCWP 不宜超过 1.8~2.1kPa(14~16mmHg)。ARDS 患者采用晶体还是胶体液进行液体复苏一直存在争论。大规模 RCT 研究显示,应用白蛋白进行液体复苏,在改善生存率、脏器功能保护、机械通气时间及 ICU 住院时间等方面与生理盐水无明显差异。对于无或轻度低蛋白血症患者建议以晶体液为主,每日入量应限制在 2000mL 内,并严格限制补充胶体液,因为补充白蛋白等胶体液可能外渗加重肺水肿。但低蛋白血症也是严重感染患者发生 ARDS 的独立危险因素,而且低蛋白血症可导致 ARDS 病情进一步恶化,并使机械通气时间延长,病死率也明显增加。两个多中心 RCT 研究显示,对于存在低蛋白血症(血浆总蛋白<50~60g/L)的 ALI/ARDS 患者,与单纯应用呋塞米相比,尽管白蛋白联合呋塞米治疗未能明显降低病死率,但可明显改善氧合、增加液体负平衡,并缩短休克时间。因此,对存在明显低蛋白血症的,尤其是严重感染的 ARDS 患者,有必要输入白蛋白,提高胶体渗透压。补充白蛋白后辅以利尿剂促进液体排出,使出入量保持适当的负平衡,并改善氧合。人工胶体对 ARDS 是否也有类似的治疗效应,需进一步研究证实。

2.加强营养和代谢支持,维持内环境稳定

ARDS 患者机体处于高分解代谢状态,易致营养不良和内环境紊乱而使机体免疫功能下降,故应加强营养支持治疗。可采用鼻饲和静脉补充营养,总热量按 25~30 kcal/kg 补充,蛋白 1.5~3g/kg,脂肪占总热量 20%~30%,同时注意维持水电解质和酸碱平衡。

3.注重胃肠道功能的恢复

胃肠道是人体最大的免疫器官。MODS 发生时,往往合并胃肠道功能障碍。胃肠道黏膜屏障受损后,细菌易位会成为肺部炎症的主要原因,同时导致机体内毒素血症。因此应尽早恢复胃肠道进食,修复胃黏膜屏障,纠正肠道菌群失调是 ARDS 治疗的重要一环。尽早由胃肠道进食的主要目的不是补充营养,而主要是有助于恢复胃肠道功能和恢复大量应用抗生素和禁食时急剧减少的正常菌群如乳酸杆菌、双歧杆菌、大肠埃希菌等,纠正肠道菌群失调。口服谷氨酰胺可以帮助胃肠黏膜的更新,建立完整的肠道黏膜屏障。

(三)呼吸支持治疗

1.氧疗

针对 ALI/ARDS 患者进行呼吸支持治疗的目的是为了改善低氧血症,使动脉血氧分压 (PaO_2) 达到 8~10.6kPa(60~80mmHg)。可根据低氧血症改善的程度和治疗反应调整氧疗方式,可首先使用鼻导管,当需要较高的吸氧浓度时,可采用可调节吸氧浓度的文丘里面罩或带贮氧袋的非重吸式氧气面罩。

2.机械通气

ARDS 患者往往低氧血症严重且顽固,大多数患者一旦诊断明确,常规的氧疗常常难以纠正低氧血症,机械通气仍然是最主要的呼吸支持治疗手段。呼吸支持治疗对于 ARDS 的病因而言虽不是特异而有效的治疗手段,但它是纠正和改善 ARDS 顽固性低氧血症的关键手段,使患者不至于死于早期严重的低氧血症,为进一步的综合支持治疗赢得时间。同时在掌握 ARDS 呼吸力学改变特点的基础上,合理的使用机械通气技术对于提高 ARDS 的抢救成功率具有重要意义。机械通气的方式分为无创和有创两种。

(1)无创机械通气:无创机械通气(non-invasive ventilation,NIV)可以避免气管插管和气管切开引起的并发症,随机对照试验(RCT)证实 NIV 治疗慢性阻塞性肺疾病(chronic obstructive pulmonary disease,COPD)和心源性肺水肿导致的急性呼吸衰竭的疗效肯定,但在 ALI/ARDS 中的应用却存在很多争议。迄今为止,尚无足够的资料显示 NIV 可以作为 ALI/ARDS 导致的急性低氧性呼吸衰竭的常规治疗方法。

不同研究中 NIV 对急性低氧性呼吸衰竭的治疗效果差异较大,可能与导致低氧性呼吸衰竭的病因不同有关。应用 NIV 可使多数合并免疫抑制的 ALI/ARDS 患者如艾滋病或器官移植患者发生严重卡氏肺孢子菌或巨细胞病毒等感染,以及冠状病毒感染(如严重急性呼吸综合征)避免有创机械通气,这些患者大多气道内分泌物不多,NIV 通过可正压减轻肺内渗出和水肿,改善缺氧,且呼吸机相关性肺炎和呼吸及相关性肺损伤的发生率较有创通气降低,并可能改善预后,因而 NIV 较有创通气具有明显的优势。因此,对于免疫功能低下的患者发生 ALI/ARDS,早期可首先试用 NIV。一项 NIV 治疗 54 例 ALI/ARDS 患者的临床研究显示,70%患者应用 NIV 治疗无效。逐步回归分析显示,休克、严重低氧血症和代谢性酸中毒是 ARDS

患者 NIV 治疗失败的预测指标。也有研究显示，与标准氧疗比较，NIV 虽然在应用第一小时明显改善 ALI/ARDS 患者的氧合，但不能降低气管插管率，也不改善患者预后。可见，ALI/ARDS 患者应慎用 NIV。

现一般认为，ALI/ARDS 患者在以下情况时不适宜应用 NIV：①神志不清。②血流动力学不稳定。③气道分泌物明显增加而且气道自洁能力不足。④因脸部畸形、创伤或手术等不能佩戴鼻面罩。⑤上消化道出血、剧烈呕吐、肠梗阻和近期食管及上腹部手术。⑥危及生命的低氧血症。尤其是 ARDS 患者的低氧血症严重且不易纠正，呼吸频率快，呼吸功耗大，使用经口面罩的 NIV 一方面难以实现良好的人机配合，另一方面也难以达到较高的吸氧浓度和呼吸支持水平。因此在应用 NIV 治疗 ALI/ARDS 时应严密监测患者的生命体征及治疗反应。如 NIV 治疗 1~2h 后，低氧血症和全身情况得到改善，可继续应用 NIV。若低氧血症不能改善或全身情况恶化，提示 NIV 治疗失败，应及时改为有创通气。

（2）有创机械通气：一般而言，大多数 ARDS 患者应积极使用有创机械通气。气管插管和有创机械通气能更有效地改善低氧血症，降低呼吸功，缓解呼吸窘迫，防止肺外器官功能损害。但 ARDS 患者的正常通气功能的肺泡明显减少，且病变分布具有不均一性，在应用有创机械通气时易发生呼吸机相关性肺损伤（ventilator-induced lung injury，VILI）。研究证明，ARDS 治疗效果欠佳与 VILI 的发生有密切关系，而采用相应的肺保护性通气不仅可以减少 VILI 的发生，而且有助于改善 ARDS 患者的预后。因此 ARDS 机械通气的目标是：在保证基本组织氧合的基础上，注重预防和减少 VILI 的发生。关于 ARDS 的通气策略，低容量、低压力肺保护通气策略是趋势。近年来提出的肺复张策略，也是以肺保护性通气策略为核心和基础建立起来的，目的是在防止 VILI 的基础上，重新开放无通气功能肺泡。目前机械通气治疗 ARDS 主要包括以下方面。

1）小潮气量和严格限制吸气平台压：小潮气量通气的肺保护性通气策略可使 ARDS 患者避免或减轻 VILI。目前小潮气量的设置标准多参照美国国立卫生研究院建议，把 6mL/kg 作为机械通气时的理想潮气量。一项大规模随机对照临床研究证实，采用小潮气量治疗 ARDS 可将病死率从 39.8% 降至 31%。潮气量减少后，可通过适当增加呼吸频率来代偿，但不应超过 25 次/min。研究显示气压伤的实质主要是容积伤而非压力伤，但若吸气平台压超过 3kPa（30cmH$_2$O），仍有可能造成肺泡损伤。目前存在的争议：由于 ARDS 存在明显异质性（病因、病变类型和病变累及范围不同，塌陷肺泡分布不均）和个体差异，所以 6mL/kg 的小潮气量通气不能适用于所有 ARDS 患者，制定个体化小潮气量通气方案成为 ARDS 保护性通气策略的发展方向。如何制定个体化小潮气量通气方案目前尚处在研究阶段。

①根据肺顺应性设置潮气量：并非所有 ARDS 患者均须小潮气量通气。对 ARDSnet 研究的进一步分析发现，基础呼吸系统顺应性不同的 ARDS 患者所需的潮气量各异。对于肺顺应性较好患者，其参与通气肺泡数目较多，机体所需潮气量较大，6mL/kg 潮气量并未降低病死率。反之，对于肺顺应性较差患者，其塌陷肺泡较多，参与通气肺泡较少，机体所需潮气量较小，6mL/kg 的小潮气量可降低患者病死率。因此，肺顺应性是决定潮气量大小的重要因素之一，有助于判读 ARDS 患者对潮气量的需要量。然而，令人遗憾的是，目前临床尚缺乏关于肺顺应性降低程度与潮气量大小相关性的研究。近年来，电阻抗断层成像技术（electrical impedance tomography,EIT)被认为是具有广泛应用前景的床旁呼吸监测技术。EIT 不仅无辐射和无创伤,而且可准确反应肺不同区域气体分布状态和容积改变情况,故 EIT 可能是实现 ARDS 患者床旁个体化选择潮气量的重要手段。

②结合平台压设置潮气量:结合 ARDS 患者气道平台压设置潮气量可能更为合理。气道平台压能够客观反映肺泡内压,控制气道平台压能更好地控制肺泡过度膨胀和防止呼吸机相关肺损伤。目前,临床上普遍观点为,对 ARDS 患者实施机械通气时应采用肺保护性通气策略,气道平台压不应超过 2.94~3.43kPa(30~35cmH$_2$O)。即便是 ARDS 患者已使用 6mL/kg 小潮气量,若其气道平台压>2.94kPa(30cm H$_2$O),则仍须要进一步降低潮气量。泰拉尼等研究显示,在部分重症 ARDS 患者潮气量被降至 4mL/kg 左右及气道平台压控制在 2.45~2.74kPa(25~28cmH$_2$O)时,其肺部炎症反应和肺损伤显著减轻。由此可见,结合患者气道平台压设置潮气量可能更为客观,重症 ARDS 患者可能需要更小潮气量。

2)肺复张策略(recruitment maneuver,RM):临床医师在采用肺保护性通气策略的同时实施肺复张是十分必要的。肺复张具有时间依赖性和压力依赖性。研究表明,在气道压力达 3.92kPa(40cmH$_2$O)时,约 50%的肺泡完全复张;在气道压力达 5.88kPa(60cmH$_2$O)时,≥95%的肺泡完全复张。另一方面,随时间延长,复张肺组织逐渐增多。通常在肺复张持续时间≥10 个呼吸周期时,大部分塌陷肺组织可完全复张。而治疗 ARDS 采用上述肺保护性策略所给予的驱动压往往不能使更多的萎陷肺泡开放。此外,长时间的小潮气量的通气也会导致肺不张和进行性的肺泡萎陷。然而,有关肺复张的临床随机对照研究均显示肺复张可改善氧合和临床指标,但未降低 ARDS 患者病死率。究其原因可能是,肺复张压力、肺复张持续时间、肺复张时机和频率、ARDS 病因及病程早晚、肺可复张性及复张后呼吸末正压通气 PEEP 选择均可影响肺复张效果。因此,对所有 ARDS 患者采用统一肺复张手段的治疗方法显然不妥,甚至是有害的。这可能是肺复张临床研究难以获阳性结果的主要原因。目前认为,肺的可复张性与肺复张策略实施密切相关。对于具有高可复张性肺的患者,医师应积极实施肺复张,肺复张后可选用较高水平 PEEP,维持肺泡开放。对于具有低可复张性肺的患者,医师不宜应用肺复张和选择较高水平 PEEP,反复实施肺复张不但不能将塌陷肺泡复张,反而导致非依赖区肺泡过度膨胀和加重机械通气导致的肺损伤。由于 ARDS 患者的肺可复张性存在显著差异,故对肺可复张性的准确判断是实施肺复张的前提和保障。目前临床医师常通过依赖影像学、功能学和力学判断肺的可复张性。虽然 CT 是评价和测定肺可复张性的金标准,但其难以在床边开展。EIT 的出现为床边肺可复张性评估的开展带来希望。EIT 可在床旁即时反映整体及局部肺容积变化,从而直观快速反映肺复张效果,指导肺复张的实施。肺复张法不良反应较大,尤其对于血流动力学影响较大,且施行时患者常需深镇静和麻醉。对于 ARDS 早、中期患者、肺顺应性较好者,此法疗效较佳,而对于重症 ARDS 或合并 MOFS、循环不稳定的患者宜慎重。

3)最佳 PEEP 的选择:通过 PEEP 作用可防止肺泡塌陷,改善氧合,其作用与其压力水平密切相关。但 PEEP 水平过高则会导致肺泡过度膨胀,加重肺损伤,并对循环系统产生不利影响。所谓最佳 PEEP 应当是治疗作用最佳而副作用最小时的 PEEP。适当的 PEEP 一方面可改善氧合,另一方面还可以减少肺萎陷伤和气压伤。但如何选择恰当的 PEEP 以维持肺泡开放是一个让临床医师非常困惑的问题。最佳 PEEP 与 ARDS 病程、肺可复张性及肺损伤分布类型等因素密切相关。传统方法多为通过静态 PV 曲线 LIP 法选择最佳 PEEP。在 ARDS 患者，呼吸静态 PV 曲线常呈 S 形。在曲线开始段有一向上的拐点称为低位拐点（lower inflection point，LIP），此时的 PEEP 值恰好高于气道闭合压，可使小气道和肺泡在呼气末保持开放。使用略高于此压力水平的 PEEP，可以使较多的肺泡维持在开放状态，避免了终末气道和肺泡反复开合所造成的剪切伤。目前多数学者认为将 P_{LIP}＋0.196～0.294kPa（2～3cmH$_2$O）的压力水平作为最佳 PEEP，并以此指导 PEEP 的调节。需要注意的是，有少数肺损伤不均匀分布或实变范围较大的 ARDS 患者可能无法描记出理想的 PV 曲线，这部分患者是无法使用 LIP 法选择最佳 PEEP。在无条件记录 PV 曲线的条件下，可先将 PEEP 设定在 1.96kPa（20cmH$_2$O）处，然后逐次下降 0.196～0.294kPa（2～3cmH$_2$O），以无 PaO$_2$ 下降的 PEEP 值为最佳 PEEP 值。但在近期，梅卡（Mercat）等对 37 个 ICU 内 767 例患者需机械通气的急性肺损伤（ALI）/成人呼吸窘迫综合征（ARDS）患者进行了研究。所有患者在小潮气量通气（6mL/kg）基础上，随机接受中 PEEP［0.49～0.88kPa（5～9cmH$_2$O）］或高 PEEP［增加 PEEP，同时将平台压限制在 2.74～2.94kPa（28～30cmH$_2$O）］。结果显示，与中 PEEP 组比较，高 PEEP 组患者的 28d 病死率虽未降低，但脱机早，脏器功能衰竭后恢复时间较短，而且高 PEEP 组患者气压伤发生率并未增加。这与肺泡复张数量增加后肺顺应性提高、氧合改善和辅助用药减少直接相关，本研究最大特点在于，采用小潮气量通气的同时，参考平台压确定 PEEP 水平，与既往主要参照 P-V 曲线低位拐点对应压力选择 PEEP 水平不同，这可能是患者气压伤发生率并未增加的主要原因。

最新观点认为：最佳 PEEP 的选择应建立在个体化原则基础上，据患者肺的可复张性进行选择。2005 年格拉索等研究发现，对于具有高可复张性肺的患者，高水平 PEEP 显著增加肺复张容积，改善肺顺应性，提示高水平 PEEP 可维持此类患者肺容积和防止肺泡塌陷；对于具有低可复张肺的患者，高水平 PEEP 不仅不能增加肺复张容积，反而降低肺顺应性，提示 PEEP 过高可能使患者止常通气肺组织过度膨胀和肺损伤加重。

4）容许性高碳酸血症：保护性肺通气时的低潮气量和低通气压力常引起肺通气量下降，高碳酸血症及呼吸性酸中毒。允许一定的 CO$_2$ 潴留（PaCO$_2$ 8.0～10.7kPa）和呼吸性酸中毒（pH7.20～7.30）。如果 PaCO$_2$ 上升速度不快［＜1.33kPa（10mmHg/h）］，而肾脏代偿机制正常，维持 pH＞7.20～7.25，且不伴有低氧血症和高乳酸血症，机体通常可以耐受。但当 pH＜7.2 则需用碳酸氢钠进行纠正。高碳酸血症造成呼吸性酸中毒，可使氧解离曲线右移，促进血红蛋白释放氧，交感神经兴奋性增高，心排血量提高，降低外周阻力，改善内脏器官灌注，增加脑血流灌注和颅内压。毕竟高碳酸血症是一种非生理状态，清醒患者不易耐受，需使用镇静剂和肌松剂。对于颅内压升高患者禁用，左心功能不全者也应慎重。尽管高碳酸血症有较多弊端，但作为保护性肺通气的直接效应，其利大于弊，而且通过适当提高呼吸频率，减少机械无效腔，气管内吹气等方法可以使 PaCO$_2$ 下降。另外通过床旁体外膜肺氧合（extracorporeal membrane oxygenation，ECMO）和小型 ECMO（Mini-ECMO）可有效清除二氧化碳，从而使高碳酸血症不再成为限制小潮气量实施的障碍，但这些治疗费用昂贵，目前临床尚难推广。

5）延长吸气时间或反比通气：通过增加吸呼比（增加吸气相时间）可使气道峰压和平台压

降低,平均气道压增加,气体交换时间延长,并可诱发一定水平的内源性 PEEP,因而在减小气压伤发生的可能性的同时,还可使氧合改善。但过高的平均气道压仍有可能引起气压伤和影响循环功能,故平均气道压以不超过 1.47kPa(15cmH$_2$O)为宜(在 PEEP 基础上);当 PEEP 疗效欠佳或气道压力过高时,可配合压力控制模式使用反比呼吸。压力控制反比通气时,吸气时间长于呼气时间,有可能加重 CO$_2$ 潴留。

6)其他呼吸支持手段的使用:对于胸肺顺应性较差的患者,在采取小潮气量通气、限制气道压、加用 PEEP、延长吸气时间等通气策略的同时,由于严格限制了通气水平,常常会造成 CO$_2$ 潴留和氧合不满意。此时可以使用以下一些辅助手段。

①俯卧位通气(prone position ventilation,PPV):将患者置于俯卧位呼吸机通气治疗 ARDS 已有 20 多年历史,PPV 以其不良反应小而成为一项重要的辅助性治疗措施。英国的一项研究表明,PPV 患者 PaO$_2$ 升高范围为 3.07~10.7kPa,平均值为 5.47kPa,且 PaO$_2$ 随 PaO$_2$/FiO$_2$ 比值升高而升高,PaO$_2$/FiO$_2$ 比值升高范围为 7~161,平均升高 76。PPV 患者在第 1 小时内氧合改善有效率达 59%~70%。肺动力学研究表明,肺静态顺应性和血流动力学指标改变无统计学意义,但是胸壁顺应性明显下降,且有统计学意义。PPV 增强氧合作用可能主要是通过以下机制实现的:a.前认为俯卧位时肺内气体得到重新分布是治疗有效的主要机制。急性呼吸衰竭时胸膜腔负压梯度加剧可致重力依赖区肺组织的通气变差,甚至萎陷。仰卧位时主要为背侧肺组织萎陷。由仰卧位变为俯卧位时,胸膜腔负压梯度减小,负压变得较为一致,肺内气体的分布变得更为均匀,从而使背侧肺组织的通气得到改善;同时,肺内血流又优先分布到背侧肺组织,因此背侧肺组织的 v/o 比值改善,气体交换增加,氧合程度改善。b.仰卧位时,心脏对肺组织的压迫达 16%~42%,且 ARDS 患者心脏明显增大、增重,进一步加重了对肺组织的压迫;俯卧位时,心脏对肺组织的压迫仅为 1%~4%,故有利于萎陷肺泡复张,从而改善氧合。c.仰卧位腹腔内脏器的重量直接压迫双肺背侧后部区域,使其处于膈肌和胸壁的挤压之下,俯卧位时腹内脏器重量向腹侧或尾端移动,减少了对胸腔和背侧肺的压力,从而改善相应部位的通气。虽然该方法可以改善患者的缺氧状态,但治疗过程中护理非常困难,问题较多,且患者生存率亦无明显提高。

②气管内吹气(tracheal gas insufflation,TGI):TGI 是一种新的机械通气辅助措施,即在气管插管旁置入通气管道,尖端距隆突 1cm,以 2~6L/min 吹气流量输送新鲜气流。主要目的是解决小潮气通气条件下机械通气时 CO$_2$ 潴留问题,减少高碳酸血症对机体的不利影响。TGI 技术目前尚未广泛应用于临床;主要副作用包括气道湿化不良、防止气道内压骤升、气道黏膜损伤、气道分泌物潴留等。

③体外呼吸支持:体外气体交换的目的是让受损肺获得充分休息,促进受损肺组织愈合,避免 VILI。主要技术包括体外膜氧合 ECMO、体外 CO$_2$ 去除 ECCO$_2$R 和腔静脉氧合 IVOX,ECCO$_2$R 和 IVOX 创伤较小。理论上说体外呼吸支持是一种理想的 ARDS 替代治疗方法,但目前应用该方法治疗 ARDS 的结果并不理想,同时由于该方法耗费大、操作复杂、并发症较多,也限制其临床应用。

④液体通气(liquid ventilation,LV):液体通气是近年来出现的一种新的通气方式,可以明显改善 ARDS 动物的低氧血症,副作用小,有望临床应用于 ARDS 临床治疗。液体通气可

分为：全液体通气和部分液体通气两种。全液体通气是在整个通气回路中充满了液体；部分液体通气是指在肺内注入相当于功能残气量的液体，并结合常规机械通气进行通气治疗，又称全氟化碳（PFC）相关气体交换。部分液体通气以功能残气量的液体加潮气量气体为介质，普通呼吸机作为通气机，操作简便易推广。而全液体通气需特殊液体呼吸机，液体在体外循环氧合，比较复杂，技术要求高。目前认为 LV 改善肺内气体交换的机制为：a.PFC 均匀分布于肺泡表面，降低肺泡的表面张力，使萎陷肺泡复张，改善肺的顺应性，降低肺内分流和气压伤发生率。b.PFC 具有较高的气体溶解度，气体转运功能良好。c.明显降低局部炎症程度，减轻肺损伤。d.促进内源性肺泡表面活性物质产生。目前使用液体通气的主要问题是 PFC 的安全性和 PFC 的用量问题。

　　⑤镇静、镇痛与肌松：机械通气患者应考虑使用镇静镇痛剂，以缓解焦虑、躁动、疼痛，减少过度的氧耗。合适的镇静状态、适当的镇痛是保证患者安全和舒适的基本环节。镇静方案包括镇静目标和评估镇静效果的标准，根据镇静目标水平来调整镇静剂的剂量。临床研究中常用 Ramsay 评分（表 1-7）来评估镇静深度、制订镇静计划，以 Ramsay 评分 3～4 分作为镇静目标。每日均需中断或减少镇静药物剂量直到患者清醒，以判断患者的镇静程度和意识状态。RCT 研究显示：与持续镇静相比，每日间断镇静患者的机械通气时间、ICU 住院时间和总住院时间均明显缩短，气管切开率、镇静剂的用量及医疗费用均有所下降。可见，对于实施机械通气的 ARDS 患者应用镇静剂时应先制订镇静方案，并实施每日唤醒。

表 1-7　Ramsay 评分

分数	评估标准
1	患者焦虑、躁动不安
2	患者配合，有定向力、安静
3	患者对指令有反应
4	嗜睡，对轻叩眉间或大声听觉刺激反应敏捷
5	嗜睡，对轻叩眉间或大声听觉刺激反应迟钝
6	嗜睡，无任何反应

　　对机械通气的 ARDS 患者，不推荐常规使用肌松剂。危重患者应用肌松药后，可能延长机械通气时间、导致肺泡塌陷和增加 VAP 发生率，并可能延长住院时间。机械通气的 ARDS 患者应尽量避免使用肌松药物。如确有必要使用肌松药物，应监测肌松水平以指导用药剂量，以预防膈肌功能不全和 VAP 的发生。

（四）连续性血液净化治疗（continuous blood purification，CBP）

　　目前认为，肺内炎症介质和抗炎介质的平衡失调，是急性肺损伤和 ARDS 发生、发展的关键环节。ALI/ARDS 患者体内存在大量中分子的炎症介质，如肿瘤坏死因子 TNFα、IL-1、IL-6、IL-8 等，可加重或导致肺及其他脏器功能障碍或衰竭。因此只有通过下调炎症瀑布反应，避免其他炎症因子的激活，才能达到控制全身炎症反应，以及减轻肺局部炎症的目的。CBP 不仅能有效地清除体内某些代谢产物、外源性药物或毒物、各种致病体液介质，而且可以改善组织氧代谢,保持体内水电解质酸碱平衡,清除体内多余的液体以减少血管外肺水和减轻肺间质水肿,改善肺泡氧合以及提供更好的营养支持。因此 CBP 已日益成为治疗 ARDS 的一种重要手段。另有研究表明将血液净化与 ECMO 结合起来,形成一体化多功能血液净化和膜氧合器,可进一步增强其疗效并扩大其应用范围,但是确切疗效尚待临床进一步评估。

(五)药物治疗

1.血管扩张剂

主要是吸入一氧化氮(NO)或前列腺素 E_1。低浓度 NO 可选择性扩张有通气肺区的肺血管,改善通气/血流比率,减少肺内分压,降低肺动脉压。目前应用在新生儿和成年人肺动脉高压颇为有效,同时 NO 半衰期短,不影响体循环血压。多中心循证研究结果显示发现吸入 NO 治疗 ARDS 时虽可见到若干生理指标的改善,但不能降低病死率及减少机械通气疗程,故目前国际上已不再推荐使用该制剂治疗 ARDS;加上又缺少临床实用的安全应用装置,从而限制了其临床应用。目前认为该制剂可能在抢救难治性低氧血症方面起急救治疗作用。前列腺素 Ei 与 NO 有同样的作用机制,理论上说,吸入 PGEl 一段时间后,由于在体循环中的缓慢蓄积可以产生静脉用药类似的降低血压作用,但在实际研究中并未发现此类不良反应。

2.促进肺泡水肿液吸收的药物

现认为肺泡水肿液吸收为-主动 Na^+ 转运过程,肾上腺能激动剂对此过程具有促进作用,包括沙美特罗、特布他林和多巴酚丁胺等,但尚缺乏临床对照资料。此外,肾上腺能激动剂的作用与肺损伤程度相关,在损伤程度较轻时能够促进肺泡水肿液吸收,而损伤严重时的作用不明显。

3.表面活性物质(pulmonary surfactant,PS)

目前 PS 用于新生儿肺透明膜病(新生儿呼吸窘迫综合征)的治疗效果已得到公认。ARDS 肺泡内表面活性物质生成减少,理论上说补充外源性 PS 能够降低受损肺泡表面张力,防止肺泡萎陷,达到改善通气,提高肺顺应性,防止肺部感染的目的。但目前多项有关旨在研究表面活性物质治疗 ARDS 的作用的随机对照临床试验,显示出相互矛盾的结果。近年来发现表面活性物质尚具有一定的抗炎作用,其临床应用价值尚待进一步研究。目前认为肺泡表面活性物质的应用仍存在许多尚未解决的问题,如最佳用药剂量、具体给药时间、给药间隔和药物来源等。因此,尽管早期补充肺表面活性物质,有助于改善氧合,还不能将其作为 ARDS 的常规治疗手段。有必要进一步研究,明确其对 ARDS 预后的影响。

4.抗感染治疗药物

理论上已阐明 ARDS 是一种炎症性肺损伤,抑制炎症反应的药物当是从根本上治疗 ARDS 的途径已有很多药物或炎症介质拮抗剂被研究,但尚无一种能显示其临床实用价值。在 20 世纪 80 年代后期,欧美多个前瞻性对照研究证明,不论是 ARDS 的早期治疗还是预防脓毒血症并发 ARDS 治疗,糖皮质激素均是无效的,而又在早期 ARDS 和脓毒血症患者应用激素会导致严重不良后果,包括机械通气时间延长、医院感染和死亡。有报道认为在 ARDS 的后期纤维化期间应用糖皮质激素可能有效,提倡在此阶段应用激素。最近一项小样本随机对照试验评估了在晚期和未消散的 ARDS 持续使用甲泼尼龙治疗的结果支持同样的结论。但近期澳大利亚的一项荟萃分析表明,小剂量糖皮质激素:甲泼尼龙 $0.5\sim2.5mg/(kg\cdot d)$ 或等量激素可改善急性肺损伤/急性呼吸窘迫综合征(ALI/ARDS)患者的病死率和发病率,并且未增加不良反应。应用小剂量糖皮质激素还使患者自主通气时间、ICU 住院时间、多器官功能障碍综合征发生率、肺损伤评分和氧合指数均有所改善。患者的感染率、神经肌病和严重并发症发病率未增加。总之,关于糖皮质激素应用问题,仍存在较大争议。

进展迅速的严重感染性疾病,如严重急性呼吸综合征(SARS)及重症禽流感病毒并发呼吸衰竭实际上也属病毒性感染引起的 ALI/ARDS,但使用糖皮质激素是抢救患者的有效也是主要措施之一。因此在 ALI/ARDS 的救治中虽不主张常规使用激素,但应依据其原发病因,对于病毒、过敏及误吸等所致的进展迅速、弥散性肺部损伤的患者,应该在治疗原发病的基础上,考虑早期、短期、适量应用糖皮质激素。

5.重组人活化蛋白 C(recombinanthuman activated protein C,thAPC)

thAPC 具有抗血栓、抗炎和纤溶特性,已被试用于治疗严重感染。Ⅲ期临床试验证实,持续静脉注射 thAPC 24μg/(kg·h)×96h 可以显著改善重度严重感染患者(APACHEⅡ>25)的预后。基于 ARDS 的本质是全身性炎症反应,且凝血功能障碍在 ARDS 发生中具有重要地位,thAPC 有可能成为 ARDS 的治疗手段。但 rhAPC 治疗 ARDS 的相关临床试验尚在进行。因此,尚无证据表明 rhAPC 可用于 ARDS 治疗,当然,在严重感染导致的重度 ARDS 患者,如果没有禁忌证,可考虑应用 rhAPC。rhAPC 高昂的治疗费用也限制了它的临床应用。

6.鱼油

鱼油富含 ω-3 脂肪酸,如二十二碳六烯酸(DHA)、二十碳五烯酸(EPA)等,也具有免疫调节作用,可抑制二十烷花生酸样促炎因子释放,并促进 PGE_1 生成。研究显示,通过肠道给 ARDS 患者补充 EPA、γ 亚油酸和抗氧化剂,可使患者肺泡灌洗液内中性粒细胞减少,IL-8 释放受到抑制,病死率降低。对机械通气的 ALI 患者的研究也显示,肠内补充 EPA 和 γ 亚油酸可以显著改善氧合和肺顺应性,明显缩短机械通气时间,但对生存率没有影响。新近的一项针对严重感染和感染性休克的临床研究显示,通过肠内营养补充 EPA、γ 亚油酸和抗氧化剂,明显改善氧合,并可缩短机械通气时间与 ICU 住院时间,减少新发的器官功能衰竭,降低了 28d 病死率。此外,肠外补充 EPA 和 γ 亚油酸也可缩短严重感染患者 ICU 住院时间,并有降低病死率的趋势。因此,对于 ALI/ARDS 患者,特别是严重感染导致的 ARDS,可补充 EPA 和 γ 亚油酸,以改善氧合,缩短机械通气时间。

7.其他药物

抗内毒素抗体、氧自由基清除剂,细胞因子单克隆抗体或拮抗剂(抗 TNF-α、IL-1、IL-8、PAF 等)、N 乙酰半胱氨酸、环氧化酶抑制剂(布洛芬等)、内皮素受体拮抗剂、酮康唑等药物都曾被使用,但还没有一种药物被证实在减少 ARDS 患者病死率方面有明显作用。

虽然近年来针对 ARDS 的治疗手段取得了长足的进展,但 ARDS 的病死率并未明显下降。需要注意的是,由于呼吸支持治疗方式的改进,这些患者大多并非死于单纯的 ARDS(10%~16%),而死于感染性休克和 MOFS。缺乏对失控性全身炎症反应有效的干预措施,是目前病死率居高不下的主要原因。因此现阶段在 ARDS 的治疗过程中必须格外强调综合治疗和积极防治 MOFS 的重要性。毫无疑问,针对失控性全身炎症反应的免疫调节治疗方法将是未来针对 ARDS 治疗的主要研究方式。

第四节　慢性咳嗽

咳嗽是最常见的呼吸道症状之一,以咳嗽为主诉者占呼吸专科门诊患者的70％～80％,其中慢性咳嗽约占1/3。造成咳嗽的原因众多,且不仅限于呼吸系统,尤其是慢性咳嗽诊治难度较大,误诊、误治严重。据广州呼吸病研究所进行的一项关于慢性咳嗽诊治现状的流行病学研究显示,慢性咳嗽患者平均诊治时间5年以上,超过80％的患者误诊为"慢性支气管炎"或"慢性咽炎"等。慢性咳嗽患者由于长期诊断不明,不仅得不到有效治疗,给患者的工作、生活及心理带来严重的负担;而且反复地进行胸片、胸部CT等检查,滥用抗生素,增加了患者的经济负担。20世纪80年代,美国率先开展慢性咳嗽的病因研究,并制定了慢性咳嗽病因诊断程序。2005年,中华医学会呼吸病学分会哮喘学组参考国内外有关咳嗽的临床研究结果,制定了我国第1版《咳嗽的诊断和治疗指南(草案)》,对国内的慢性咳嗽临床实践起到了非常重要的指导作用。2009年,中华医学会呼吸病学分会哮喘学组参照国内外咳嗽诊治方面的研究进展,再次对指南进行了完善和修订,推出了《咳嗽的诊断与治疗指南(2009版)》。指南的建立,极大地提高了广大临床医生特别是呼吸专科医生对慢性咳嗽的认识和诊疗水平。

一、慢性咳嗽定义

慢性咳嗽病因较多,通常根据胸部X线检查有无异常分为两类:一类为X线胸片有明确病变者,如肺炎、肺结核、支气管肺癌等;另一类为X线胸片无明显异常者。通常所说的慢性咳嗽是指以咳嗽为主或唯一症状者,时间超过8周,胸部X线检查无明显异常的不明原因的咳嗽。

二、慢性咳嗽的病因

慢性咳嗽常见病因包括:①咳嗽变异性哮喘(cough variant asthma,CVA)。②上气道咳嗽综合征(upper airway cough syndrome,UACS)。③胃食管反流性咳嗽(gastroesophageal reflux-related chronic cough,GERC)。④嗜酸粒细胞性支气管炎(eosinophilic bronchitis,EB)。⑤变异性咳嗽(atoptic cough,AC)。这些病因占呼吸内科门诊慢性咳嗽病因的70％～95％。其他还包括气管—支气管结核、ACEI诱发的咳嗽等。关于慢性咳嗽常见病因的发病率有明显地区差异。我国的流行病学研究显示,慢性咳嗽病因常见病因依次为:CVA占32.6％,UACS占18.6％,EB占17.3％,AC占13.2％,GERC占4.6％,不明原因咳嗽达8.5％;少见病因(如气道结核)也可致慢性咳嗽。与英国和美国相比,我国CVA引起的咳嗽更常见,是我国慢性咳嗽的首位病因。与美国相比,我国UACS和GERC引起的咳嗽较少。而与日本相比,CVA和AC(日本AC的定义包含了EB)的发病率接近。

三、常见慢性咳嗽病因的诊断和治疗

(一)咳嗽变异性哮喘(CVA)

1.定义与发病机制

CVA是一种特殊类型的哮喘,咳嗽是其唯一或主要临床表现,无明显喘息、气促等症状或体征,但有气道高反应性。1972 年由 Glause 教授首先提出,是成人慢性咳嗽最常见的原因。CVA 的病因尚未明确,目前认为它的病因与哮喘类似,受遗传和环境理化因素的双重影响。其发病机制也与哮喘相似,存在气道高反应性,是多种炎症细胞、炎症因子和神经体液因素参与的气道慢性炎症,只是程度较轻微。CVA 之所以主要表现为咳嗽而非气喘,原因可能是:①CVA 患者的咳嗽敏感性较高,即使吸入激素治疗后,咳嗽反应性仍较高。②CVA 气道反应性较典型哮喘患者低。③CVA 患者的喘鸣阈值较高。我国广州呼吸病研究所最新的流行病学调查资料显示,CVA 是最常见的慢性咳嗽病因(占 32.6%)。

2.临床表现

主要表现为刺激性干咳,通常咳嗽比较剧烈,夜间咳嗽为其重要特征。感冒、冷空气、灰尘、剧烈运动及接触刺激性气味等容易诱发或加重咳嗽。CVA 导致的咳嗽具有哮喘的一些特点,即反复发作、季节性和时间规律性;通常于春秋季节或者天气换季时反复发作,夜间或清晨症状较明显,可伴有胸闷、呼吸不畅感。CVA 患者常在幼年有反复咳嗽史,伴有过敏性疾病(如过敏性鼻炎、湿疹及荨麻疹等)和过敏性疾病家族史,可合并有 UACS 和 GERC(详见后描述)。

3.辅助检查

(1)血常规:白细胞总数正常,可有外周血嗜酸粒细胞计数增高。

(2)血 IgE:血清总 IgE 增高,特异性 IgE(针对粉尘螨、屋尘螨、花粉、烟曲霉等)增高,说明患者对某种特异性抗原过敏。

(3)皮肤点刺试验:有助于明确过敏源,可以针对多种过敏源检测,操作简便,安全性高,价格低廉,易于推广。

(4)呼出气一氧化氮(FeNO)检测:呼出气一氧化氮检测水平能反映气道炎症水平,可作为气道炎症的无创标记物,可将其作为抗炎药物治疗调整的依据。

(5)气道反应性测定:支气管激发试验是针对气道高反应性最常用的检测方法,主要适用于肺功能相对较好的患者(FEV1>70%正常预计值)。常用的激发试验药物为组胺或醋甲胆碱。该试验存在假阳性的问题,即支气管激发试验阳性不一定就是哮喘,仍需观察治疗后反应。支气管舒张试验主要适用于肺功能已经有所下降的患者(FEV1<70%正常预计值),但CVA 患者绝大多数属于早期哮喘,常规肺通气功能检查往往是正常的,因此需行支气管舒张试验者很少。

(6)胸部 X 线检查:多数患者无异常,但如并发呼吸道感染,可出现相应的影像学表现。

4.诊断

诊断的原则是综合考虑上述临床特点,对常规感冒药、止咳化痰药和抗感染治疗无效,支气管激发试验或支气管舒张试验阳性,支气管舒张剂治疗可以有效缓解咳嗽症状。需要强调的是气道反应性增高不一定就是 CVA,只有经过相应治疗后咳嗽症状缓解才能诊断。诊断标准如下:

(1)慢性咳嗽,常伴有明显的夜间刺激性咳嗽。

(2)支气管激发试验阳性,或呼气峰流速日间变异率>20%,或支气管舒张试验阳性。

(3)支气管舒张剂治疗有效。

5.治疗

CVA 治疗原则与支气管哮喘治疗相同。大多数患者吸入小剂量糖皮质激素联合支气管舒张剂（$β_2$ 受体激动剂或氨茶碱等）即可，或用两者的复方制剂如布地奈德/福莫特罗、氟替卡松/沙美持罗，必要时可短期口服小剂量糖皮质激素治疗。治疗时间不少于 8 周。有报道抗白三烯受体拮抗剂治疗 CVA 有效，但观察例数较少。对于多数患者而言，如果不进行规范的治疗，多年以后可发展成为典型哮喘；积极规范治疗，CVA 患者生活质量一般不受影响，可以正常的工作和生活。

（二）上气道咳嗽综合征（UACS）

1.定义与发病机制

由各种鼻部、咽部、喉部疾病引起咳嗽为主要表现的疾病总称为 UCAS，是急、慢性咳嗽的常见病因。既往常将鼻部疾病引起的慢性咳嗽称之为鼻后滴流综合征（postnasal drip syndrome，PNDS），但除了鼻部疾病外，UACS 还常与咽喉部的疾病有关，如变应性或非变应性咽炎、喉炎、咽喉部新生物、慢性扁桃体炎等。因此，2006 年美国咳嗽诊治指南建议用 UACS 替代 PNDS。目前 UACS 引发咳嗽的机制尚未完全明确，临床相关研究已证实主要是由于机械刺激作用于上呼吸道的咳嗽反射传入支所致。可能的机制包括：①鼻腔或鼻窦的分泌物逆流到咽、喉部，从而刺激了该区域的咳嗽感受器。②UACS 患者的咳嗽反射的敏感性增加。③一些物理或化学刺激物直接刺激咳嗽反射的传入神经，增强了咳嗽中枢的反应。④分泌物的微量吸入下呼吸道，刺激下呼吸道的咳嗽感受器诱发。我国广州呼吸病研究所最新的流行病学调查资料显示，UACS 是第二大最常见的慢性咳嗽病因（占 18.6%）。

2.临床表现

（1）主要症状：阵发性咳嗽、咳痰，以白天咳嗽为主；鼻塞、鼻腔分泌物增加、鼻音重；频繁清嗓、咽喉部瘙痒、咽后黏液附着、鼻后滴流感。变应性鼻炎表现为鼻痒、打喷嚏、流水样涕、眼痒等。鼻窦炎表现为黏液脓性或脓性涕，可有疼痛（面部痛、牙痛、头痛）、嗅觉障碍等。变应性咽炎以咽痒、阵发性刺激性咳嗽为主要特征。非变应性咽炎常有咽痛、咽部异物感或烧灼感。喉部炎症、新生物通常伴有声音嘶哑。

（2）体征：变应性鼻炎的鼻黏膜主要表现为苍白或水肿，鼻道及鼻腔底可见清涕或黏涕。非变应性鼻炎鼻黏膜多表现为黏膜肥厚或充血样改变，部分患者口咽部黏膜可见卵石样改变或咽后壁附有黏脓性分泌物。

3.辅助检查

慢性鼻窦炎影像学表现为鼻窦黏膜增厚、鼻窦内出现液平面等。咳嗽具有季节性或提示与接触特异性的变应原（如花粉、尘螨）有关时，变应原检查有助于诊断。

4.诊断

UACS/PNDS 涉及鼻、鼻窦、咽、喉等多种基础疾病，症状及体征差异较大，且很多无特异性，难以单纯通过病史及体格检查做出明确诊断，针对基础疾病治疗能有效缓解咳嗽时方能明确诊断，并注意有无合并下气道疾病、GERC 等复合病因的情况。诊断线索包括：

（1）发作性或持续性咳嗽，以白天咳嗽为主，入睡后较少咳嗽。

（2）鼻痒、鼻塞、打喷嚏、鼻后滴流感和（或）咽后壁黏液附着感。

（3）有鼻炎、鼻窦炎、鼻息肉或慢性咽喉炎等病史。

（4）检查发现咽后壁有黏液附着、鹅卵石样观。

（5）经针对性治疗后咳嗽缓解。

5.治疗

治疗应依据导致患者 UACS/PNDS 的基础疾病而定。病因明确者需要进行针对性治疗，病因不明者，可进行经验性诊断性药物治疗。

（1）非变应性鼻炎：伴有鼻塞、鼻后滴流者，治疗首选第一代抗组胺剂和减充血剂，也可使用中枢性镇咳药或复方止咳制剂（如复方甲氧那明等），大多数患者在初始治疗后数日至两周内产生疗效；使用抗胆碱能药物（如异丙托溴铵等）鼻腔吸入治疗也有一定疗效。

（2）变应性鼻炎：首选鼻腔吸入糖皮质激素和口服抗组胺药治疗，丙酸倍氯米松（每侧鼻孔 $50\mu g$/次）或等同剂量的其他吸入糖皮质激素（如布地奈德、莫米松等），每日 1～2 次。各种抗组胺药对变应性鼻炎的治疗均有效果，首选无镇静作用的第二代抗组胺药，如氯雷他定等。避免或减少接触变应原有助于减轻变应性鼻炎的症状。必要时可加用白三烯受体拮抗剂，可短期鼻用或口服减充血剂等。症状较重、常规药物治疗效果不佳者，特异性变应原免疫治疗可能有效，但起效时间较长。

（3）细菌性鼻窦炎：多为混合性感染，抗感染是重要治疗措施，抗菌谱应覆盖革兰阳性菌、阴性菌及厌氧菌，急性患者应用不少于 2 周，慢性患者建议酌情延长使用时间，常用药物为阿莫西林/克拉维酸、头孢类或喹诺酮类抗生素。长期低剂量大环内酯类抗生素对慢性鼻窦炎具有治疗作用。同时联合鼻吸入糖皮质激素，疗程 3 个月以上。减充血剂可减轻鼻黏膜充血水肿，有利于分泌物的引流，鼻喷剂疗程一般 <1 周。建议联合使用第一代抗组胺药加用减充血剂，疗程 2～3 周。内科治疗效果不佳时，建议咨询专科医师，必要时可经鼻内镜手术治疗。

（三）嗜酸细胞性支气管炎（EB）

1.定义与发病机制

一种以气道嗜酸粒细胞浸润为特征的非哮喘性支气管炎，患者肺通气功能正常，无气道高反应性，主要表现为慢性刺激性咳嗽，对糖皮质激素治疗反应良好。该病病因尚未明确，发病可能与过敏因素有关，但临床发现仅有部分患者存在变应性因素，与吸入性过敏源如尘螨、花粉、真菌孢子等以及职业接触史有关，与吸烟没有确切关系。临床上针对气道炎症研究的主要方法包括诱导痰、支气管肺泡灌洗以及支气管一肺活检。诱导痰检查主要反映大气道的炎症变化，支气管肺泡灌洗液主要反映外周气道炎症的变化，支气管黏膜活检（主要通过纤维支气管镜行支气管黏膜活检）目前被认为是反映气道黏膜炎症变化最可靠的方法。众多研究显示 EB 与支气管哮喘的气道炎症病理特点相似，主要炎症细胞均包括嗜酸粒细胞、肥大细胞等，而临床表现却有明显差别，这可能与炎症细胞的密度和活性状态、气道反应水平以及炎症部位不同有关。EB 的气道炎症程度相对于哮喘更轻且范围局限。有研究发现哮喘患者的肥大细胞在黏膜和黏膜下层以及气道平滑肌层浸润数量明显增加，而 EB 患者的肥大细胞浸润主要位于黏膜和黏膜下层，提示这可能是导致 EB 与哮喘不同临床表现的一个重要机制。我国广州呼吸病研究所最新的流行病学调查资料显示，EB 是第三大最常见的慢性咳嗽病因（占 17.3%）。

2.临床表现

本病可发生于任何年龄,多见于青壮年,男性多于女性。主要症状为慢性刺激性咳嗽,而且常是患者唯一的临床症状。一般为干咳或咳少许白色黏液痰,可在白天或夜间咳嗽。部分患者对油烟、灰尘、异味或冷空气比较敏感,常为咳嗽的诱发因素;部分患者可伴有过敏性鼻炎、皮肤湿疹等其他系统过敏性疾病的表现。患者元气喘、呼吸困难等症状;肺通气功能及呼气峰流速变异率正常,无气道高反应性的证据;外周血嗜酸粒细胞数量多元异常;呼出气 NO水平增高,但不能用以与哮喘等慢性气道炎症鉴别。

3.诊断

EB 的临床表现缺乏特征性,部分表现类似 CVA,体格检查无异常发现,诊断主要依靠诱导痰细胞学检查。具体标准如下:

(1)慢性咳嗽,多为刺激性干咳或伴少量黏痰。

(2)X 线胸片正常。

(3)肺通气功能正常,气道高反应性检测阴性,呼气峰流速日间变异率正常。

(4)诱导痰细胞学检查嗜酸粒细胞比例≥2.5%。

(5)排除其他嗜酸粒细胞增多性疾病。

(6)口服或吸入糖皮质激素有效。

4.治疗

EB 对糖皮质激素治疗反应良好,治疗后咳嗽症状很快消失或明显减轻,诱导痰中嗜酸粒细胞数量也会明显下降。通常采用吸入糖皮质激素治疗,二丙酸倍氯米松(每次 250~500μg)或等效剂量的其他糖皮质激素,每日 2 次,持续应用 4 周以上,但总的治疗时间尚无定论。初始治疗可联合应用泼尼松口服,每日 10~20mg,持续 3~5d。多数患者治疗后症状消失,部分患者会出现复发,大多预后良好,偶有患者发展成为支气管哮喘。咳嗽复发患者应注意有无持续接触变应原或合并 GERC、UACS 等慢性咳嗽疾病。

(四)胃食管反流性咳嗽(GERC)

1.定义与发病机制

因胃、十二指肠内容物反流进入食管,导致以咳嗽为主要表现的临床综合征,称为胃食管反流性咳嗽(GERC),属于胃食管反流性疾病(gastroesophageal reflux disease)的一种特殊类型,是慢性咳嗽的常见原因。正常人也可存在一定程度的反流,通常出现在饱餐后,反流时间<1h/24h 且没有任何反流症状称为生理性 GER。GERD 与多种呼吸系统疾病关系密切,反流和误吸会刺激咽喉部或气道黏膜,引起气道痉挛,诱发哮喘、咽喉炎、肺炎及肺脓肿等多种呼吸系统疾病。GERD 在欧美国家十分常见,人群中有 7%~15%的患者有胃食管反流症状,而我国 GERD 的发病率则相对较低。GERD 包括反流性食管炎(reflux esophagitis,RE)、非糜烂性反流病(nonerosive reflux disease,NERD,又称为内镜阴性的胃食管反流病)和 Barrett 食管(barrett esophagus,BE),其中以 NERD 最为常见,临床上引发 GERC 的也主要是 NERD。与欧美国家不同,在我国由于 GERD 的发病率较低,GERC 在慢性咳嗽中所占的比例也较低。根据我国广州呼吸病研究所最新的流行病学调查资料,GREC 是第五大最常见的慢性咳嗽病因(占 4.6%)。因该病常与其他慢性咳嗽疾病混杂,诊断条件要求较高,诊断过程较为复杂,加

之很多临床医师对此病的认识不足,在临床上极易误诊或漏诊。

GERD 的发病机制主要与以下多种因素有关,包括:①食管抗反流功能下降:目前认为一过性食管下段括约肌松弛(transit lower esophageal sphincter relaxation,TLESR)是引起胃食管反流的主要因素。②食管清除能力下降。③食管黏膜屏障功能受损。④胃排空延迟等。

有多种因素可以加重或诱发 GERD,包括药物因素:①口服糖皮质激素。②口服茶碱类药物。③钙通道阻滞剂。④硝酸酯类药物。⑤吗啡和哌替啶。⑥前列腺素类。⑦阿屈膦酸盐类(治疗骨质疏松的药物)。⑧口服抗胆碱能类药物等。还有生活方式:如吸烟、饮酒和咖啡因,以及进食高脂食品、巧克力、辛辣等刺激性食品、酸性饮料等。此外,剧烈咳嗽和运动、肥胖、妊娠、多种呼吸系统疾病,如支气管哮喘、睡眠呼吸暂停综合征等,以及长期胃肠减压、硬皮病、糖尿病、腹膜透析等,都可加重或诱发 GERD。

GERC 与 GERD 相关联的发病机制主要涉及以下方面:

(1)微量误吸:GERD 可导致微量的胃液或十二指肠液进入咽喉或气管,尤其是胃酸,对气管和喉部的刺激作用比食管更严重;除胃酸外,少数患者还与胆汁反流有关。

(2)食管-支气管反射与气道神经源性炎症:目前认为这一机制在 GERC 起主要作用。24h 食管 pH 监测发现大部分 GERC 患者仅存在食管下段反流,仅有少数人发生近端反流和误吸,因此不能仅以微量酸吸入来解释 GERC。气管与食管胚胎发育期起源于同一部位(前肠),有共同的神经支配,反流物流经食管的部位分布有咳嗽相关的受体,当反流发生时,刺激迷走神经反射性地引起支气管反应。可能的机制包括:①沿迷走神经刺激咳嗽中枢。②神经冲动直接传递到气管,刺激咳嗽感受器。③神经冲动沿迷走神经传出纤维从脑内传到下呼吸道,引起黏液分泌增加或释放神经肽类物质,这些物质,直接刺激呼吸道咳嗽感受器,并可产生神经源性炎症,释放的炎症介质反作用于迷走神经再不断产生神经肽类物质,导致神经源性炎症加重,反复刺激咳嗽感受器产生和加重咳嗽。

2.临床表现

GERC 的临床表现分为两部分。

(1)典型反流症状:主要表现为胃灼热(胸骨后烧灼感)、反酸、嗳气、胸骨后胸闷和胸痛等,可向后背放射,严重者酷似心绞痛,多在餐后或平卧时出现。

(2)呼吸道症状:在出现反流症状的同时,发生反复的咳嗽,可与进食和体位有明显的关系。咳嗽大多为干咳或咳少量白色黏痰,进食酸性、油腻食物容易诱发或加重咳嗽。患者在睡眠中可因反流刺激而呛醒甚至有窒息感,严重影响患者的睡眠质量。有不少患者伴有类似咽喉炎的症状,如咽喉部异物感、咽喉灼痛、声音嘶哑等表现。需要注意的是有不少 GERC 患者没有典型的反流症状,而仅以咳嗽作为唯一的表现。

3.辅助检查

(1)内镜检查:内镜检查是诊断 RE 的重要方法,但对于无黏膜糜烂的 NERD 无诊断价值,也不能确定反流与咳嗽的相关性。

(2)24h 食管 pH 值监测:24h 食管 pH 值监测被公认为诊断 GERD 的"金标准",是目前判断胃食管反流的最常用和最有效的方法,但不能检测非酸性反流。食管正常 pH 为 5.5~7.0,pH<4.0 时提示存在酸反流。以 Demeester 积分及其 6 项参数作为判断指标,即 24h 内:①食

管 pH<4 占总监测时间百分比。②最长反流时间。③反流大于 5min 的次数。④24h 食管 pH<4 的次数。⑤直立位 pH<4 的百分时间。⑥仰卧位 pH<4 的百分时间。24h 食管 pH 监测系统可以实时记录反流相关症状,同时计算 Demeester 积分,还可获得反流与咳嗽症状的相关概率(symptom association probability,SAP),确定反流与咳嗽的关系,这是目前诊断 GERC 最敏感、最特异的方法。但该方法不能检测非酸反流如胆汁反流,或者酸反流合并碱反流,因此结果阴性不能排除 GERC 诊断。非酸性反流常采用食管腔内阻抗或胆红素监测。最终确诊 GERC 需要根据抗反流治疗疗效来判断。

4.诊断

诊断标准如下。

(1)慢性咳嗽,可伴有反流症状。

(2)24h 食管 pH 监测 Demeester 积分≥12.70 和(或)SAP≥75%。

(3)抗反流治疗后咳嗽明显减轻或消失。

但需要注意,少部分合并或以非酸反流(如胆汁反流)为主的患者,其食管 pH 监测结果未必异常,此类患者可通过食管阻抗检测或胆汁反流监测协助诊断。目前抗反流治疗有效被认为是诊断 GERC 的最重要的标准,对于许多没有食管 pH 值监测的单位或经济条件有限的慢性咳嗽患者,具有以下指征者可考虑进行诊断性治疗:①患者有明显的进食相关的咳嗽,如餐后咳嗽、进食咳嗽等。②患者伴有典型的胃灼热、反酸等反流症状。③排除 CVA、UACS 及 EB 等疾病,或按这些疾病治疗效果不佳。服用标准剂量质子泵抑制剂(如奥美拉唑 20mg,每日 2 次),治疗时间不少于 8 周。抗反流治疗后咳嗽消失或显著缓解,可以临床诊断 GERC。在诊断和治疗 GERC 的同时,需注意是否合并有 CVA、EB 及 UACS 等其他常见的慢性咳嗽病因。

5.治疗

(1)调整生活方式:体重超重患者应减肥,避免过饱和睡前进食,避免进食酸性、油腻食物,避免饮用咖啡类饮料及吸烟。

(2)制酸药:常选用质子泵抑制剂(如奥美拉唑、兰索拉唑、雷贝拉唑及埃索美拉唑等)或 H2 受体拮抗剂(雷尼替丁或其他类似药物),以质子泵抑制剂效果为佳。

(3)促胃动力药:如有胃排空障碍者可使用多潘立酮等。单用制酸剂效果不佳者,加用促胃动力药可能有效。

(4)胃黏膜保护剂:如硫糖铝、枸橼酸铋、达喜等可通过增强黏膜屏障功能发挥作用,而且对于非酸反流有一定的疗效。

临床药物治疗常为联合用药,单一使用药物疗效差别大。内科治疗时间要求 3 个月以上,一般需 2～4 周方显疗效。咳嗽症状消失以后建议继续治疗 3 个月,再逐步停药。上述治疗疗效欠佳时,应考虑药物剂量及疗程是否足够,或是否存在复合病因。必要时咨询相关专科医师共同研究治疗方案,少数内科治疗失败的严重反流患者,抗反流手术治疗可能有效,因术后并发症及复发等问题,应严格把握手术指征。

（五）变应性咳嗽（AC）

1.定义

临床上某些慢性咳嗽患者，具有一些特应症的因素，抗组胺药物及糖皮质激素治疗有效，但不能诊断为支气管哮喘、变应性鼻炎或 EB，将此类咳嗽定义为变应性咳嗽。其与变应性咽喉炎、UACS 及感染后咳嗽的关系、发病机制等有待进一步明确。该疾病由日本学者定义，目前只有日本和我国承认该诊断；但定义有所差别。日本定义的 AC 包含有 NAEB，因此在日本的慢性咳嗽指南中 AC 是最主要的慢性咳嗽病因。根据我国广州呼吸病研究所最新的流行病学调查资料，AC 是第四大最常见的慢性咳嗽病因（占 13.2%）。

2.临床表现

AC 常表现为刺激性干咳，多为阵发性，白天或夜间均可咳嗽，油烟、灰尘、冷空气、讲话等容易诱发咳嗽，常伴有咽喉发痒。辅助检查：肺通气功能正常，支气管激发试验阴性；诱导痰细胞学检查嗜酸粒细胞比例不高；呼出气 NO 正常；变应原皮试检查常呈阳性；血清总 IgE 或特异性 IgE 常增高；咳嗽敏感性增高。

3.诊断标准

目前尚无公认的标准，以下标准供参考：慢性咳嗽，多为刺激性干咳；肺通气功能正常，气道高反应性阴性；具有下列指征之一：①有过敏性疾病史或过敏物质接触史。②变应原皮试阳性。③血清总 IgE 或特异性 IgE 增高。④咳嗽敏感性增高。

4.治疗

对抗组胺药物治疗有一定效果，大约 60% 的患者治疗有效，但抗组胺药物治疗往往不能完全消除咳嗽，临床上常常加入糖皮质激素治疗，首选吸入性糖皮质激素。咳嗽剧烈或不适合使用吸入性糖皮质激素者，可短期（1 周左右）口服糖皮质激素，泼尼松 20～30mg/d。抗白三烯类药物孟鲁司特治疗无效。本病预后良好，对肺功能影响不大，但易复发。

（六）气管-支气管结核

气管-支气管结核是发生在气管-支气管黏膜或黏膜下层的结核病，过去国内习惯称为支气管内膜结核。气管-支气管结核在慢性咳嗽病因中所占的比例尚不清楚，女性发病率高于男性；患者大多为青中年，且多合并有肺内结核，也有不少患者仅表现为单纯性支气管结核。其主要症状为慢性咳嗽，干咳或仅有少量黏痰；常有反复咯血；可伴有低热、盗汗、消瘦等结核中毒症状；有些患者咳嗽是唯一的临床表现，查体有时可闻及局限性吸气相干啰音。X 线胸片常无明显异常改变。该病在国内并不罕见，临床上极易误诊及漏诊。

对怀疑气管-支气管结核的患者应首先进行普通痰涂片找抗酸杆菌。部分患者结核分枝杆菌培养可阳性。X 线胸片的直接征象不多，可见气管、主支气管的管壁增厚、管腔狭窄或阻塞等病变。CT 特别是高分辨率 CT 显示支气管病变征象较 X 线胸片更为敏感，尤其能显示叶以下支气管的病变，可以间接提示诊断。支气管镜检查是确诊气管-支气管结核的主要手段，镜下常规刷检和组织活检阳性率高。治疗原则与肺结核相同，需要进行规范化的全身抗结核治疗。诊断时间和治疗时机是决定预后的关键因素，早期以炎性浸润为主，疗效明显，如出现肉芽肿增殖或纤维瘢痕组织形成，疗效不佳，易出现支气管狭窄、肺不张及反复的肺部感染。

(七)ACEI 诱发的咳嗽

ACEI 是目前治疗各类高血压疾患的主要用药。咳嗽是服用 ACEI 类降压药物的常见不良反应,发生率在 10%~30%,占慢性咳嗽病因的 1%~3%。其中,亚洲人群咳嗽发病率要高于欧美,女性多于男性。ACEI 诱发的咳嗽以阵发性干咳为主,咳嗽与剂量无关;咳嗽发生时间与用药时间关系不定,通常在服药 1 周左右出现,短则服药后数小时即发作,长则治疗后数周或数月才出现;停用 ACEI 后咳嗽可以缓解,但再次服药后,咳嗽可重新出现甚至加重。诊断要点:①目前在服用 ACEI。②停药后咳嗽明显减轻或消失可以确诊,通常停药 4 周后咳嗽基本消失。可用血管紧张素Ⅱ受体拮抗剂替代 ACEI 类药物。

(八)其他引起慢性咳嗽的原因

如慢性支气管炎、支气管扩张症、肺间质纤维化、结节病、肺癌等,虽可有慢性咳嗽,但严格而言不属于影像学阴性的慢性咳嗽范畴。因具有其相应的或特征性的临床表现,临床易于诊断。

四、慢性咳嗽病因诊断程序

慢性咳嗽的病因诊断应遵循以下几条原则:

(1)重视病史,包括耳鼻咽喉和消化系统疾病病史。

(2)根据病史选择有关检查,由简单到复杂。

(3)先检查常见病,后少见病。

(4)诊断和治疗应同步或顺序进行。如不具备检查条件时,可根据临床特征进行诊断性治疗,并根据治疗反应确定咳嗽病因,治疗无效时再选择有关检查。治疗部分有效,但未完全缓解时,应除外复合病因。

慢性咳嗽病因诊断程序如下。

(1)详细询问病史和查体:有时病史可直接提示相应病因,通过病史询问缩小诊断范围。内容应包括:吸烟史、暴露于环境刺激因素或正在服用 ACEI 类药物。有特殊职业接触史应注意职业性咳嗽的可能。

(2)X 线胸片:建议将 X 线胸片作为慢性咳嗽患者的常规检查。X 线胸片有明显病变者,可根据病变的形态、性质选择进一步检查。X 线胸片无明显病变者,如有吸烟、环境刺激物暴露或服用 ACEI,则戒烟、脱离刺激物接触或停药观察 4 周。若咳嗽仍未缓解或无上述诱发因素者,则进入下一步诊断程序。

(3)肺功能检查:首先进行通气功能检查,如果存在明确的阻塞性通气功能障碍(FEV$_1$ 低于 70%正常预计值),则进行支气管舒张试验判断气道阻塞的可逆性;如果 FEV$_1$ 高于 70%正常预计值,可通过支气管激发试验检测是否存在气道高反应性。24h 峰流速变异率测定有助于哮喘的诊断与鉴别。通气功能正常、支气管激发试验阴性,有条件者应进行诱导痰细胞学检查,以帮助诊断 EB。

(4)病史存在鼻后滴流或频繁清喉时,可先按 UACS/PNDS 治疗,联合使用第一代抗组胺药和减充血剂。对变应性鼻炎可鼻腔局部使用糖皮质激素。治疗 1~2 周症状无改善者,可摄鼻窦 CT 或行鼻咽镜检查。

(5)如上述检查无异常,或患者伴有反流相关症状,有条件者可考虑进行 24h 食管 pH 监测。无条件进行 pH 监测且高度怀疑者可进行经验性治疗。

(6)怀疑变应性咳嗽者,可行变应原皮试、血清 IgE 和咳嗽敏感性检测。

(7)通过上述检查仍不能确诊,或经验治疗后仍继续咳嗽者,应考虑做肺部高分辨率 CT、支气管镜和心脏等方面检查,以除外支气管扩张症、肺间质病变、支气管结核、肿瘤、支气管异物及左心功能不全等少见的肺内及肺外疾病。

(8)经相应治疗后咳嗽缓解,病因诊断方能确立。但需注意部分患者可同时存在多种病因。若治疗后患者咳嗽症状仅部分缓解,应考虑是否同时合并其他病因。

五、慢性咳嗽的经验性治疗

上述诊断流程是慢性咳嗽诊断治疗的基础,可减少治疗的盲目性,提高治疗成功率。但病因诊断需要一定的设备和技术条件,在很多条件有限的医院或经济条件有限的患者难于实施。因此,经验性治疗可以作为一种替代措施。

慢性咳嗽的经验性治疗主要应遵循以下六条原则。

(1)治疗必须是针对慢性咳嗽的常见病因。国内外研究结果显示,慢性咳嗽的常见病因为CVA、UACS/PNDS、EB、AC 和 GERC 等。

(2)根据病史推测可能的慢性咳嗽病因。如患者的主要表现为夜间刺激性咳嗽,则可先按CVA 治疗;咳嗽伴有明显反酸、暖气、胃灼热者,则考虑按 GERC 治疗;如感冒后继发咳嗽迁延不愈,可按感染后咳嗽进行处理。咳嗽伴流涕、鼻塞、鼻痒、频繁清喉、鼻后滴流感者,先按UACS/PNDS 进行治疗。

(3)推荐使用覆盖范围较广、价格适中的复方制剂进行经验治疗,如美敏伪麻溶液、复方甲氧那明等,这些制剂对 UACS/PNDS、变应性咳嗽、感染后咳嗽等均有一定的治疗作用。怀疑CVA 及 EB 者(排除 GERD 者),可予小剂量口服糖皮质激素 3~5d,然后予吸入性糖皮质激素联合|32 受体激动剂治疗。

(4)咳嗽、咳脓痰或流脓鼻涕者可用抗生素治疗。多数慢性咳嗽病因与感染病因无关,经验治疗时应避免滥用抗生素。

(5)UACS、CVA、EB 或 AC 的经验性治疗常为 1~2 周,GERC 至少 2~4 周。口服糖皮质激素一般不超过 1 周。经验治疗有效者,继续按相应咳嗽病因的标准化治疗方案进行治疗。

(6)经验性治疗无效者,应及时到有条件的医院进行相关检查明确病因。密切随访,避免漏诊早期支气管恶性肿瘤、结核和其他肺部疾病。

虽然我国在慢性咳嗽方面的研究起步较晚,但疾病资源丰富。在借鉴欧美研究经验的同时,结合近几年国内的病因诊断、流行病学等相关研究结果,我国医学界也已陆续推出了两版咳嗽诊治指南,对于提高慢性咳嗽诊治水平意义重大。慢性咳嗽规范化诊治在很大程度上减少了患者的就诊时间和频率,降低医疗费用,节约医疗资源。我国人口众多,医疗资源有限,诊治水平极不均衡,大多数慢性咳嗽患者在基层医院就诊,慢性咳嗽规范化诊治工作的普及仍然任重道远。

第五节　肺　癌

　　肺癌是我国最常见的恶性肿瘤之一,亦是世界范围内肿瘤死亡的首位原因。我国 2002 年世界人口调整肺癌男性发病率为 42.4/10 万,死亡率为 33.21/10 万;女性调整发病率为 19.0/10 万,死亡率为 13.45/10 万。

　　肺癌又称原发性支气管肺癌,指的是源于支气管黏膜上皮的恶性肿瘤,生长在叶、段支气管开口以上的肿瘤称为中央型肺癌;位于段以下支气管的肺癌称为周围型肺癌。生长在气管或其分叉处的为气管癌,比较少见。根据生物学特性和组织学类型,肺癌可分为非小细胞肺癌(NSCLC)和小细胞肺癌(SCLC)两大类,前者包括鳞癌、腺癌、大细胞肺癌和鳞腺癌。肺癌患者中 80％～85％ 为 NSCLC,且多数患者在初次诊断时已处于晚期(Ⅲb/Ⅳ期),80％ 的肺癌在诊断后的 1 年内死亡。如果不予以相应的治疗,晚期 NSCLC 的中位生存期只有 5～6 个月,患者 1 年生存率不到 10％。

一、诊断

　　肺癌疗效得不到有效提高的主要障碍是诊断时疾病往往已处于晚期,提高早期诊断率对提高患者预后非常重要。临床医师应具有高度警惕性,详细采集病史,对肺癌症状、体征、影像学检查有一定经验,及时进行细胞学及纤支镜等相关检查,可使 80％～90％ 的肺癌患者得到确诊。

(一)早期肺癌的症状和体征

　　应对具有以下临床特征的患者,尤其是年龄大于 40 岁,有吸烟史的患者,尽早进行相应检查并做出相应诊断和鉴别诊断:①持续 2 周以上的持续性咳嗽,治疗无效。②原有慢性呼吸道疾病,近期出现咳嗽性质改变。③单侧局限性哮鸣音,不因咳嗽改变。④反复同一部位肺炎,特别是肺段肺炎。⑤原因不明的肺脓肿,无异物吸入史和中毒症状,抗生素治疗效果差。⑥原因不明的关节疼痛及杵状指(趾)。⑦影像学发现局限性肺气肿,肺段或肺叶不张,相同支气管有可疑狭窄。⑧孤立性圆形、类圆形病灶和单侧肺门阴影增大、增浓。⑨原有稳定性肺结核病灶,其他部位出现新病灶,抗结核治疗后病灶反而增大或形成空洞,痰结核菌阴性。⑩不明原因的迁移性、栓塞性下肢静脉炎。

(二)影像学检查

　　有 5％～10％ 的肺癌患者可无任何症状,单凭 X 线检查发现肺部病灶。怀疑肺癌的患者应常规进行胸部正侧位片检查,胸部正侧位片检查是发现、诊断肺癌和提供治疗参考的重要基本方法。对于胸部正侧位片疑诊肺癌的患者,应常规进行胸部 CT 检查。与 X 线相比,胸部 CT 的优点在于能发现小于 1cm 和常规胸片难于发现的位于重叠部位的肺部病变,判断肺癌与周围组织器官的关系,对肺门尤其是纵隔淋巴结的显示也比常规 X 线检查更好。胸部 CT 检查目前已成为估计肺癌胸内侵犯程度及范围的常规方法,尤其是在肺癌的分期上,更有无可替代的作用。其他部位包括脑、肝、肾上腺的 CT 或 MRI 检查,主要目的用于明确肺癌的远处转移,一般是在临床有怀疑转移时或进行术前分期才进行检查。临床诊断为肺上沟瘤,建议行脊柱十胸廓入口的 MRI 检查,以了解锁骨下动脉和椎动脉与肿瘤的解剖关系。

（三）细胞学检查

痰细胞学检查对肺癌的诊断有很大帮助,如果收集痰标本得当,3 次以上的系列痰标本可使中央型肺癌的诊断率达到 80%,周围型肺癌的诊断率达到 50%。另外,纤支镜检查时的灌洗物、刷检物.浅表淋巴结穿刺,经皮或经纤支镜穿刺标本的细胞学检查也可对诊断提供重要帮助。对于有胸腔积液的患者,可行胸腔穿刺抽液后,离心沉淀涂片找癌细胞。

（四）纤维支气管镜检查

已被广泛用于肺癌的诊断。对于纤支镜可见的支气管内病变,刷检的诊断率可达 92%,活检的诊断率可达 93%。其缺点在于得到的标本量少,特别是在处理黏膜下病变时,常不能取得恶性细胞。经纤维支气管镜针吸活检（TBNA）作为纤维支气管镜的重要辅助检查手段,具有创伤小、使用便捷、阳性率高的特点,可对气管周围、隆突下和肺门旁淋巴结进行活检,同时对黏膜下病变、肺周围结节和肿块的支气管内病变进行活检,其运用在一定程度上可减少创伤大、费用高的纵隔镜和开胸活检的必要性。经支气管镜肺活检（TBLB）可显著提高周围型肺癌的诊断率,对于病变直径大于 4cm,诊断率可达到 50%～80%,对于直径小于 2cm 的病变,诊断率仅有 20%左右。支气管肺泡灌洗液（BAL）中收集的脱落细胞对于弥漫型和周围型肺癌的诊断亦有较大的价值。经纤维支气管镜腔内超声（EUS）是将微型超声探头通过纤支镜进入支气管管腔,通过实时超声扫描,获得管壁层次的组织学特征及周围邻近器官的超声图像,有助于精确定位并提高诊断水平。目前联合两者的支气管内镜超声一透壁针吸活检（EBUS-TBNA）已经被证实在疾病分期和纵隔病灶诊断方面具有一定的优势。还可通过血卟啉荧光纤支镜或自发荧光检查来定位诊断肉眼未能观察到的原位癌或隐形肺癌。

（五）针吸细胞学检查

可在超声波、X 线或 CT 引导下进行经皮或经纤支镜进行针吸细胞学检查。

1.浅表淋巴结针吸细胞学检查

可在局麻下对体表肿大或怀疑转移的淋巴结进行针吸细胞学检查。特别是质地硬、活动度差的淋巴结可得到很高的诊断率。

2.经皮针吸细胞学检查

对于病变靠近胸壁者可在超声或 CT 引导下进行穿刺针吸或活检。同样,由于取得的活检组织量少,可出现假阴性结果。可重复检查以提高阳性率。对于高度疑似恶变的患者,应重复多次活检,直到病理支持或排除恶性病变。经皮针吸细胞学检查的常见并发症为气胸,发生率为 25%～30%,处理同自发性气胸。

3.经纤支镜针吸细胞学检查

对于周围型病变和气管、支气管旁淋巴结肿大或肿块,可经纤支镜针吸细胞学检查,与TBLB 合用时,可将中央型肺癌的诊断率提高到 95%,以弥补活检钳对于黏膜下病变的不足之处。

（六）其他活组织检查

可手术摘除浅表淋巴结判断有无肿瘤转移及明确肿瘤病理类型,以明确肿瘤分期。纵隔镜检查被认为是评估纵隔淋巴结是否转移的金标准,通过纵隔镜检查明确有无纵隔淋巴结转移,对判断手术切除肿瘤可能性颇有帮助。胸腔镜下胸膜活检或肺活检也可明确病理类型。

对于高度疑恶的患者,经上述检查方法或临床经验性治疗无效的,不能明确诊断的,应及时剖胸探查,以免失去手术切除机会。

(七)核医学检查

某些核素,如^{67}镓(^{67}Ga)-枸橼酸、^{169}镱(^{169}Yb)-枸橼酸、^{57}钴(^{57}Co)-博来霉素、^{113}铟(^{113}In)-博来霉素,或^{99m}锝(^{99m}Tc)-博来霉素等有亲肿瘤特性,在正常和非肿瘤部位聚集较少,可以此来鉴别肺部肿瘤的良恶性,但特异性差,诊断价值有限。正电子发射断层成像(PET)能对生命分子 18F-FDG(荧光脱氧葡萄糖)直接成像,利用正常组织与肿瘤组织的代谢差异对肿瘤做出诊断,其借助 SUV 值的量化分析及高分辨 CT 形态学特点,可明显提高肺癌的确诊率。一般来说,SUV≥2.5 的患者高度疑恶。与 CT 相比,PET 具有更高的敏感性和特异性,已被用于评估肿瘤侵犯范围,对肺癌进行更精确的分期,属于既能定位又能定性的检查。对于怀疑淋巴结转移或远处转移者建议做此项检查,对于 PET/CT 扫描纵隔淋巴结阳性,需经病理证实。而对于怀疑骨转移的患者,如果不能做 PET/CT 则应做骨扫描。

(八)肿瘤标志物检查

部分肺癌患者的血清和切除的肿瘤组织中,含有一种或多种生物活性物质,如激素、酶、抗原和癌胚抗原等。其中癌胚抗原(CEA)在 30%～70%肺癌患者中异常升高,肺腺癌中阳性率更是高达 60%～80%,小细胞肺癌患者亦有 20%～60%出现异常升高,可用于判断疾病预后及对治疗的应答。神经特异性烯醇化酶(NSE)在小细胞肺癌中的阳性率可达 40%～100%,敏感性为 70%,且与肿瘤的分期、肿瘤负荷密切相关,可考虑作为小细胞肺癌的血清标志物,亦可作为评价治疗效果的指标。鳞癌相关抗原(SCC)和细胞角蛋白 19 片段(CY211)对于诊断及鉴别诊断、疗效评估亦有所帮助,但其敏感性不高。胸水中的肿瘤标志物的诊断价值有时高于血清检查。

(九)免疫组化染色

免疫组化在鉴别原发性肺腺癌和转移性肺腺癌、鉴别恶性胸膜间皮瘤和肺腺癌、确定肿瘤的神经内分泌状况方面极具价值。癌胚抗原(CEA)、B72.3、Ber-EP4 和 MOC31 在胸膜间皮瘤染色阴性,而腺癌染色为阳性。胸膜间皮瘤对 WT-1、钙结合素、D2-40 和角蛋白 5/6 染色敏感,呈特异性表达。TTF-1 是 NKX2 基因家族中的一个包含同源结构域的核转录蛋白,大部分原发性肺腺癌 TTF-1 阳性,而肺的转移性腺癌 TTF-1 阳性,而肺的转移性腺癌 TTF-1 通常为阴性。原发性肺腺癌通常 CK7$^+$ 而 CK20$^-$,结直肠腺癌肺转移 CK7$^-$ 而 CK20$^+$,两者可鉴别。CDX－2 是转移性肠道肿瘤的一个高度特异和敏感的标记物,可用于鉴别原发肺癌和胃肠道肿瘤肺转移。检测嗜铬素和突触素可用于诊断肺的神经内分泌肿瘤,所有的典型和不典型类癌均为嗜铬素和突触素染色阳性,而小细胞肺癌中 25%染色为阳性。

二、分期

肺癌的分期对制订治疗方案和判断预后极为重要。TNM 分期系统独立的基于疾病解剖学程度,反映的是病变的解剖部位,大小,肺外生长情况,有无局部、肺门和纵隔淋巴结的转移和远处脏器的转移。

关于 SCLC 的分期,由于确诊时大部分患者已达到晚期,故 TNM 分期系统很少应用,目前较多采用的局限和广泛两期分类(表 1-8)。局限期指肿瘤局限于一侧胸腔内,包括有锁骨上和前斜角肌淋巴结转移的患者,但无明显上腔静脉压迫、声带麻痹和胸腔积液。对局限期 SCLC 应进一步按 TNM 分期进行临床分期,以能更准确地对不同期别的患者给予个体化的综合治疗。广泛期则指超出上述范围者。

表 1-8 UICC 肺癌 TNM 分期与临床分期(2009 年)

隐匿期	$T_x N_0 M_0$
0 期	$T_{is} N_0 M_0$
I A 期	$T_1 N_0 M_0$
I B 期	$T_{2a} N_0 M_0$
II A 期	$T_{2b} N_0 M_0$,$T_1 N_1 M_0$,$T_{2a} N_1 M_0$
II B 期	$T_{2b} N_1 M_0$,$T_3 N_0 M_0$
III A 期	$T_{1\sim2} N_2 M_0$,$T_3 N_{1\sim2} M_0$,$T_4 N_{0\sim1} M_0$
III B 期	$T_4 N_2 M_0$,$T_{any} N_3 M_0$
IV 期	$T_{any} N_{any} M_1$

三、治疗

肺癌的治疗应根据患者的身体状况、肿瘤的具体部位、病理类型、侵犯范围(病期)和发展趋向,结合细胞分子生物学的改变,有计划地、合理地应用现有的有效的多学科综合治疗手段,制订个体化治疗方案,以最适合的经济费用取得最好的治疗效果,最大限度地改善患者的生活质量。

(一)NSCLC

1.早期(I 期和 II 期)NSCLC

(1)手术切除:根治性手术是早期 NSCLC 患者的首选治疗手段。对于隐形肺癌患者详细检查确定肿瘤部位再决定手术方式。I 期($T_1 N_0 M_0$ I A 期和 $T_1 N_0 M_0$ I B 期)肺癌首选治疗为肺叶切除加肺门纵隔淋巴结清扫术。切缘阳性的不完全性切除 I 期肺癌,应再次手术。II 期($T_1 N_1 M_0$ II A 期和 $T_2 N_1 M_0$、$T_3 N_0 M_0$ II B 期)肺癌的治疗方法仍以手术为主,可行肺叶切除、双叶切除或全肺切除术加肺门纵隔淋巴结清扫术等。肺功能较差不能耐受肺叶切除者考虑更小范围的切除。对于完全切除的 N_1 II 期肺癌,推荐辅助化疗。T_3 II 期肺癌的特点是没有淋巴结转移、原发性肿瘤有外侵但有可能切除无须重建,按其外侵范围将其分为 4 类:侵犯胸壁、侵犯纵隔、侵及距隆突<2cm 的主支气管和肺上沟瘤(pancoast)。T_3 II 期肺癌仍以手术切除为主要手段。如果侵犯胸壁或纵隔或接近气管的 T_3 II 期肺癌术前评价可切除,首选治疗方法为包括受侵软组织在内的肺叶或全肺切除和纵隔淋巴结清扫。肺上沟瘤位置较为特殊,肿瘤若直接侵犯脊柱或椎管、臂丛神经上干(颈 8 或以上)或包绕锁骨下动脉为 T_4,否则为 T_3。T_3 期肺上沟瘤应在同步化放疗后行手术切除,并序贯辅助化疗。

对于 I 期和 II 期纵隔淋巴结阴性而不能手术者,可行根治性放疗或局限性手术切除。局限性手术切除包括肺段切除术(首选)或楔形切除术,仅用于三类特殊人群:①可保留肺组织很少或者因其他重要并发症而不能接受根治术。②周围型结节≤2cm,并至少符合组织学类型为单纯细支气管肺泡癌或 CT 显示结节毛玻璃样改变≥50%中的一项。③影像学随诊证实肿瘤倍增时间≥400d。对于切缘阳性的患者建议再次手术,否则应给予放疗联合化疗。

(2)放疗和化疗:完全性切除的 IA 期及非高危 IB 期肺癌,无须辅助化疗或放疗,而肿瘤直径>4cm 的 IB 期应考虑辅助化疗。TA 期术后切缘阳性的患者应首选再次手术。对肿瘤>4cm、脏层胸膜受累、Nx(无法评价淋巴结状态)的高危ⅠB 期或ⅠB 期切缘阳性的患者,由于手术切缘距离肿瘤偏近,可能导致切除不充分,而 Nx 则提示淋巴结可能清扫不足,故应进行术后辅助化疗。

对于有不良因素(淋巴结清扫不充分、淋巴结囊外侵犯、多站淋巴结阳性以及切缘不足)并且切缘阴性的ⅡA、ⅡB 期患者应行同步放化疗。T_3Ⅱ期包括>7cm 的肿瘤、同一肺叶卫星结节以及直接侵犯胸壁或纵隔胸膜的 T3。对于病灶>7cm、同一肺叶中有分开的结节的Ⅱ期患者的治疗模式为完全性切除十术后辅助化疗。如果对于侵犯胸壁、纵隔或接近气管的 T_3Ⅱ期肺癌术前评价为不可切除,首选同期放化疗,2～3 个周期化疗和 40Gy 放疗后重新评估手术切除可能性,如果可切除则行手术,如果不可切除则继续放化疗。对部分基础条件差的患者无法行根治性手术,若能行根治性放疗或局限陛手术切除,可提高其 5 年生存率。

2.局部晚期 NSCLC(LANSCLC)的治疗

Ⅲ期肺癌也称局部晚期 NSCLC(LANSCLC),是指已有纵隔淋巴结转移(N_2)或侵犯纵隔重要结构(T_4)或有锁骨上淋巴结转移(N_3)的非小细胞肺癌,包括 $T_3N_1M_0$、$T_{1\sim3}N_2M_0$、$T_{any}N_3M_0$、$T_4N_{any}M_0$ 患者。侵犯纵隔重要结构是指侵犯心包、心脏、大血管、食管和隆突的 NSCLC。局部晚期 NSCLC(LANSCLC)可从治疗角度分为可切除和不可切除两大类。

Ⅲ A 期 NSCLC 包括:$T_{1\sim2}N_2M_0$,$T_3N_{1\sim2}M_0$,$T_4N_{0\sim1}M_0$,具有手术根治的可能。其中同侧纵隔淋巴结转移(N_2)是Ⅲ期 NSCLC 主要的一个临床期别。N_2 淋巴结阳性包括两类,一为"偶然性"N_2 阳性,即术前未发现而在术后病理检查中发现阳性,此类患者称为"偶然性"Ⅲ A 期 NSCLC,应行术后辅助化疗序贯放疗,因其常可局部复发,应尽早行放疗。另一为术前即已评价为 N_2 阳性,可行新辅助化疗后手术切除,但诱导化放疗后外科切除并不能提高总体生存率,其中接受肺叶切除者生存率优于直接同步化放疗,但全肺切除者生存劣于直接同步化放疗。对肿瘤>7cm 的 $T_3N_2M_0$ 患者应在新辅助化放疗或诱导化疗后进行手术可能性评估,而对其他 $T_3N_2M_0$ 则推荐行根治性同步化放疗。而对 $T_4N_{0\sim1}$Ⅲ A 期患者,应由有经验的外科医生评价手术可能性,对可切除肿瘤的首选治疗手段为手术,也可选择术前行新辅助化放疗或化疗,以达到降期及减少潜在微转移、改善无病生存的目的。如为完全性切除,则应考虑第三代含铂方案的术后辅助化疗,化疗不宜超过 4 个周期;如切缘阳性,则应术后放疗和化疗。

不可切除的局部晚期 NSCLC 主要是指局部病灶太晚期(Ⅲ B 期)不适合手术切除或者患者心肺功能差不能耐受手术切除的Ⅲ期 NSCLC,其规范治疗方案为同步放化疗。其适应证包括:病理确诊、分期明确的 LANSCLC;PS 评分 0～1;年龄<70 岁、无胃溃疡、糖尿病、高血压;以往肿瘤史者需已无病生存超过 3 年;实验室检查:白细胞计数≥$1.8×10^9$/L,血小板≥$100×10^9$/L,血红蛋白≥100g/L,肺功能≥1.5L,肝功能 AST、ALT 均<2.5 倍正常值上限,胆红素

正常,肾功能正常。禁忌证包括:不稳定心绞痛;心肌梗死或心力衰竭且 6 个月内住院;急性细菌、真菌感染;慢性阻塞性肺病发作,且 3 个月内因此住院者;肝功能不全造成的黄疸、凝血障碍;对同步放化疗中的化疗药物过敏。同步放化疗的方案有:①顺铂 50mg/m²,d1、8、29、36,VP-1650mg/m²,d1~5,29~33,同步胸部放疗总剂量为 61 Gy。②顺铂 100mg/m²,d1、29,长春碱每周 5mg/m²,共 5 周,同步胸部放疗总剂量为 60 Gy。③卡铂 AUC=2,30min 以上,紫杉醇每周 45~50mg/m²,1h 以上,同步胸部放疗总剂量为 63 Gy/ 34 f,7 周完成。同步放化疗的疗效优于单纯放疗及序贯放化疗,但其毒副作用亦相应增加,

3.Ⅳ 期 NSCLC 的治疗

Ⅳ 期 NSCLC 的标准治疗方案是以化疗为主的综合治疗,治疗目的为延长生命,提高生活质量。

(1)手术切除:在伴有远处转移的 Ⅳ 期 NSCLC 患者中存在一个孤立性转移的亚型,对于肺癌孤立转移瘤患者来说,手术治疗无疑是改善预后的重要方式。①肺内转移:对侧肺或同侧肺其他肺叶的孤立结节,可分别按两个原发瘤各自的分期进行治疗。②脑转移:如未接受有效治疗,肺癌患者一旦发现脑转移,预后极差,目前治疗肺癌脑转移的一线方案仍为全颅放疗,但是大剂量全颅放疗后极易出现慢性神经损伤,且接受治疗后中位生存期也仅有 3~6 个月,全颅放疗给患者带来的生存受益实际有限。对于原发病灶已控制的肺癌脑转移患者,接受手术联合全颅放疗比单独全颅放疗,可明显延长患者的生存期。③肾上腺转移:肾上腺是肺癌常见的转移位置,发生率可达 18%~42%。由于即使使用 MRI 扫描或 PET-CT 扫描都很难对其良恶性进行鉴别,因此,对于可疑的肾上腺肿块影应在肺手术前进行组织病理学分析。对于孤立性肾上腺转移而肺部病变又为可切除的非小细胞肺癌,肾上腺病变应手术切除,而肺部原发病变则按分期治疗原则进行。由于放疗(三维适形放疗或 SBRT)或射频消融对于不能手术的肺癌可以带来积极的生存获益,对肾上腺转移灶的处理除手术之外尚可选择放疗或射频消融等治疗方法。

(2)化疗:对 PS≤2 分的 Ⅳ 期 NSCLC 患者,应当首选一线含铂两药联合方案,尤其是铂类联合第三代化疗药物包括:紫杉类(紫杉醇、多烯他赛)、长春瑞滨、依托泊苷、培美曲赛和吉西他滨,可进一步提高临床疗效,其总缓解率可达 50%,中位生存期可达 14.2 个月,1 年生存率达 30%~40%。对 PS>2 分的 Ⅳ 期 NSCLC 患者,并不能从联合化疗中获益,首选单药化疗或最佳支持治疗。常用的 NSCLS 化疗方案见表 1-9。

表 1-9 常用的非小细胞肺癌化疗方案

化疗方案	剂量(mg/m²)	用药时间	时间及周期
EP			
依托泊苷	100	d1-3	
顺铂	80	d1	Q28d * 4
NP			
长春瑞滨	25~30	d1,d8	
顺铂	75~80	d1	Q21d * 4

（续表）

化疗方案	剂量（mg/m²）	用药时间	时间及周期
TP			
紫杉醇	135(24h)~175(3h)	d1	
顺铂	75	d1	
或卡铂	AUC=5~6V	d1	Q21d*4
GP			
吉西他滨	1250	d1,d8	
顺铂	75	d1	
或卡铂	AUC=5~6	d1	Q21d*4
DP			
多西紫杉醇	75	d1	
顺铂	75	d1	
或卡铂	AUC=5~6	d1	Q21d*4
PP			
培美曲赛*	500	d1	
顺铂	75	d1	Q21d*4

* 用于腺癌、大细胞癌和 NSCLC NOS(组织学类型不明确者)，不适用于鳞癌患者。

以上含铂二药方案具有相似的客观缓解率和生存率，在毒性反应、使用方便性和费用上略有差异，临床医师可根据患者的情况施行个体化治疗。每化疗两个周期应评价肿瘤反应，对于缓解或稳定的患者可继续化疗，总疗程以 4~6 周期。延长治疗周期并不能改善生存期，反而增加毒副作用。化疗常见的毒副作用：①骨髓抑制：出现红细胞、白细胞、血小板一系或三系下降，可予以红细胞生成素、粒细胞集落刺激因子（或巨-粒细胞集落刺激因子）、IL-11 等对症处理，必要可输注红细胞悬液、单采血小板等。监测出血或感染的征象，并根据最低粒细胞计数调整化疗药物剂量。还可应用化疗保护剂（如：氨磷汀）以保护正常组织免于化疗药物的影响。②恶心、呕吐、食欲降低、腹泻等胃肠道不适：可予以 5-羟色胺受体拮抗剂、糖皮质激素、甲氧氯普胺（胃复安）等缓解症状，同时可予以甲羟孕酮改善食欲。③脏器功能损害：a.肾脏毒性：早期可无明显症状，尿素氮、肌酐升高往往是慢性或急性肾功能不全的征兆。使用大剂量的铂类药物治疗时，必须足量水化、碱化利尿以保护肾脏；b.肝脏毒性：轻者出现腹胀、恶心、食欲不振甚至黄疸等，严重者出现肝脏功能障碍；c.心脏毒性：可导致出现心肌损害，心律失常，严重者出现心力衰竭。④过敏反应：轻症表现为瘙痒、皮疹、药物热等，严重者表现为气管痉挛、呼吸困难和低血压等，故常于药物（如紫杉醇、多烯紫杉醇、培美曲赛等）静滴之前，应用地塞米松。

（3）维持治疗：晚期 NSCLC 的维持治疗是指 NSCLC 患者在完成标准周期化疗且疾病治疗已客观缓解或稳定后再接受的治疗。对于 NSCLC 患者接受 4~6 个周期的一线化疗方案后是观察随访还是维持治疗，成为近年关注焦点，维持治疗作为提高肺癌长期生存的一个新的重要手段已经引起了临床工作者的极大重视。维持治疗可分为两类：①继续维持治疗，指在一线治疗 4～6 个周期之后，如果无疾病进展，使用至少一种一线治疗曾用药物进行治疗。②换药维持治疗，指在一线治疗 4～6 个周期之后，若无疾病进展，使用另一种不包含在一线方案中的药物进行治疗。一般不推荐传统的细胞毒药物用于继续维持治疗。目前用于继续维持治疗药物包括：①贝伐珠单抗：须在 4～6 个周期含铂两药化疗联合贝伐珠单抗治疗后使用。②西妥昔单抗：须在 4～6 个周期顺铂十长春瑞滨联合西妥昔单抗治疗后使用。③培美曲塞：仅针对非鳞癌患者。用于换药维持治疗的药物包括：①培美曲塞：仅针对非鳞癌患者。②厄罗替尼：目前对于多西他赛用于维持治疗的分歧较大。

（4）靶向治疗：NSCLC 靶向治疗药物中研究最多的是表皮生长因子受体（EGFR）和血管内皮生长因子（VEGF）。以 EGFR 为靶点的靶向药物主要有两类：酪氨酸激酶抑制剂（TKI）和抗 EGFR 单克隆抗体，前者包括厄罗替尼和吉非替尼等；后者主要为西妥昔单抗。VEGF 类靶向治疗药物为 VEGF 单克隆抗体：贝伐单抗；而作用于 VEGFR 的 TKI 尚未进入临床。

1）EGFR-TKI：吉非替尼为首个用于临床的 EGFR-TKI，其单药治疗或联合化疗虽然可以改善复发的 NSCLC 患者的总体有效率，但并不能改善总体生存时间。吉非替尼可能较适宜作为晚期转移或复发的 NSCLC 患者的二线或三线治疗药物，尤其亚裔、非吸烟、腺癌、EGFR 突变（＋）的 NSCLC 患者可能获益更大。相比于吉非替尼，厄罗替尼单药治疗能够延长晚期转移或复发 NSCLC 患者的生存时间，且总体缓解率与其他二线化疗方案（如多西他赛、培美曲赛等）相似，但不良反应显著减小，可作为经至少一种化疗方案治疗失败的晚期 NSCLC 患者的二线或三线治疗药物或用于晚期 NSCLC 的维持治疗。其最常见不良反应为轻度皮疹和腹泻。厄罗替尼相关性皮疹的发生率为 70%，然而皮疹严重程度与疾病缓解率和患者生存时间有关，且皮疹越严重 MST 越长。

西妥昔单抗（cetuximab）为嵌合型抗 EGFR 单克隆抗体，西妥昔单抗联合 NP 方案可用于晚期 NSCLC 的一线治疗。不良反应主要为皮疹、腹泻和输液反应，其中皮疹的严重程度也和患者的生存时间成正相关，西妥昔单抗联合 NP 方案引起中性粒细胞减少性发热的发生率明显增高。

2）VEGF 单克隆抗体：目前批准用于临床的抗 VEGF 类靶向治疗药物为 VEGF 单克隆抗体，而作用于 VEGFR 的 TKI 尚未进入临床。贝伐单抗（bevacizumab）为抗 VEGF-A 的单克隆抗体，联合化疗用于 NSCLC 患者治疗的临床疗效已得到多项Ⅲ期临床研究的支持，贝伐单抗主要的不良反应包括高血压、蛋白尿、出血、中性粒细胞减少性发热、低钠血症、皮疹和头痛等，而出血（包括肺出血、胃肠道出血、中枢神经系统出血等）是其最严重的不良反应，鳞癌可能是严重肺出血的危险因素，贝伐单抗并不增加经治疗脑转移患者发生颅内出血的风险。贝伐单抗联合 PC 方案可作为非鳞癌 NSCLC 的一线治疗方案。

EGFR 和 VEGF 是调节肿瘤发生发展的两种不同途径。激活 EGFR 信号通路可诱导血管生成因子（包括 VEGF）生成，而 VEGF 途径活化却可导致 EGFR-TKI 耐药，同时抑制 VEGF 和 EGFR 可改善 EGFR 靶向药物的耐药。因此，抗 EGFR 和 VEGF 类靶向治疗药物联合应用可能发挥协同作用。目前研究最多的是贝伐单抗联合埃罗替尼用于晚期 NSCLC 患者，可以延长患者总体生存率和无疾病进展时间，且不良反应的发生率较低，并取得了令人鼓舞的结果。

3)多靶点 TKI:酪氨酸激酶不仅存在于 EGFR,也是癌细胞增生、浸润和转移等相关细胞信号通路的关键酶,在血管内皮细胞增生及肿瘤新生血管的生成过程中,酪氨酸激酶均起到关键的作用。多靶点 TKI 在肿瘤细胞和肿瘤血管生长不同环节抑制肿瘤生长和肿瘤微环境的形成。多靶点 TKI 有以下优点:①可口服给药。②半衰期较短,调整剂量方便,可减轻毒副反应。③可抑制多种信号通道的酪氨酸激酶活性,作用强于单克隆抗体。目前正在研究的用于 NLCLC 的多靶点 TKI 包括凡德他尼、索拉非尼、舒尼替尼和拉帕替尼等,多处于临床研究阶段。

分子靶向治疗药物显示了其在晚期 NSCLC 的治疗中良好的应用前景,但对其适应证仍有严格的限制,如:吉非替尼、埃罗替尼对于亚裔、非吸烟、腺癌、EGFR 突变(+)的 NSCLC 患者获益更大;贝伐单抗联合化疗用于晚期 NSCLC 的一线治疗适应证为非鳞癌、无咯血史、无未经治疗的中枢神经系统转移灶,而西妥昔单抗联合长春瑞滨/顺铂用于晚期 NSCLC 一线治疗的标准为Ⅲb/Ⅳ期、免疫组化检测的 EGFR 表达(≥1 个阳性肿瘤细胞)、≥18 岁、PS 评分 0～2、无明确的脑转移灶、既往未接受过化疗或抗 EGFR 治疗。随着临床研究不断深入,特别是肿瘤分子生物学的研究进展,基于生物学标志物或耐药基因检测的个体化治疗是今后非小细胞肺癌的主要治疗模式,其中尤以根据 EGFR 的基因检测指导Ⅳ期 NSCLC 的一线治疗最受瞩目:对于 EGFR 突变者,优先考虑 EGFR-TKI 治疗,而对于 EGFR 未突变者,则首选联合化疗。

(5)放疗:对有远处转移的Ⅳ期 NSCLC,放射治疗可作为原发灶或远处转移灶的姑息治疗方法。如果患者出现阻塞性肺炎、上呼吸道或上腔静脉阻塞症状应当考虑放疗,也可对无症状的患者给予预防性治疗,防治胸内病变进展(详见复发和转移性 NSCLC 的治疗)。

(6)复发和转移性 NSCLC 的治疗:对于化疗后出现复发或转移的 NSCLC 患者,应根据 PS 状态进行进一步分组。化疗期间疾病进展但 PS 评分≤2 分者,可考虑二线治疗方案:多西紫杉醇(75mg/m²,q3w)或培美曲赛(500mg/m²,q3w)单药治疗,或靶向治疗埃罗替尼、吉非替尼等。而对于 PS 评分>2 分者,则以采用最佳支持治疗为主,包括姑息性放疗、增进食欲、营养支持、维持内环境稳定、止痛治疗和心理社会支持等。在全身治疗基础上针对具体的局部情况选择恰当的局部治疗方法以求改善症状、提高生活质量。

1)肺癌所致的胸腔积液除进行全身化疗外,应当进行胸腔穿刺抽液,中等以上积液应考虑胸腔内置管引流。成功的胸腔内治疗的前提是尽量引流干净胸腔积液。目前胸腔内治疗的药物包括:化疗药物、细胞因子、细菌制剂和中药制剂等。常用方法是经胸腔穿刺排液后注入化疗药物,必要时可相隔 1 周再次注入。包括:顺铂、卡铂、博来霉素等。细菌制剂有短小棒状杆菌、假单胞菌注射液等;中药制剂有榄香烯、香菇多糖等。生物制剂的主要不良反应为胸痛、发热,少部分伴恶心呕吐等。亦可向胸腔内注射滑石粉、四环素等,其共同的特点是引起强烈的化学性胸膜炎而产生相应部分胸膜发生无菌性炎症,致使胸膜腔粘连闭锁。近年来也有用电视胸腔镜技术(VAST)及喷粉装置使滑石粉均匀覆盖于胸膜表面,进一步提高疗效。

2)肺内的转移性结节与恶性浆膜腔积液或其他脏器转移相比,预后明显不同,可手术切除,有治愈的可能。肺内的转移性结节可分为 3 种:与原发灶同一肺叶(T_3)、同侧肺但不同肺叶(T_4)以及对侧肺内转移(M_{1a})。对于前两者,如果原发灶可切除,应当考虑行手术治疗,对术后切缘阴性者行辅助化疗,对切缘阳性、能耐受者建议行同步化放疗。对于对侧肺内转移,可根据情况选择以下两种治疗模式之一。一为术前行新辅助治疗(包括诱导化放疗或诱导化疗),术后切缘阴性者可观察,或根据患者对术前化疗的敏感性和耐受性选择辅助化疗方案;切缘阳性者若术前未行放疗,术后应先行放疗,否则进行挽救化疗。另一为直接手术治疗,对术后切缘阴性者行辅助化疗,切缘阳性者则行同步化放疗序贯化疗。对于孤立性肺转移,如果原发灶和转移灶均可治愈,可按原发癌分别进行处理。

3)支气管阻塞的局部复发造成呼吸困难者,可考虑的治疗方法包括激光、支架、手术;近距离放疗;光动力学治疗。

4)上腔静脉阻塞的局部复发,可考虑外照射放疗或上腔静脉内置支架。

5)可切除的局部复发,可考虑再手术切除或外照射。

6)局部复发引起的严重血痰,可考虑外照射放疗;近距离放疗;激光治疗;光动力学治疗;支气管动脉栓塞;手术治疗。

7)多发脑转移可考虑姑息性全脑放疗。

8)全身骨转移可考虑姑息性外照射治疗和双磷酸盐药物治疗,必要时使用整形外科固定术。

9)远处转移伴局部症状可考虑局部的姑息性外照射。

10)孤立性转移灶可考虑手术切除或外照射。

4.支气管肺泡细胞癌

支气管肺泡细胞癌(bronchioloalveolar cell carcinoma,BAC)是一种特殊病理类型的非小细胞肺癌。病理上沿着肺泡结构鳞片状扩散,没有基质、血管和胸膜侵犯的肿瘤,被称为单纯的BAC,可分为非黏液型(60%~65%)、黏液型(20%~25%)和混合型(12%~14%)3种。具有支气管肺泡细胞癌特征但侵犯基质、脉管和胸膜的肺癌应归类为腺癌。因此,支气管肺泡细胞癌伴局部浸润,具有支气管肺泡细胞癌特征的腺癌实际上是腺癌的混合型亚型。影像学上,支气管肺泡细胞癌可分为:孤立型(单个周围型结节)、多结节病灶型(3个以上病灶)、肺炎型3种类型。

这3种病理类型的肺癌具有相似的临床过程,即相对较长的生存期、较高的胸内复发、较少的远处转移和容易发生第二原发性肺癌。非黏液型的BAC预后最好,黏液型BAC倾向形成卫星结节和肺炎型,预后差于非黏液型的BAC。具有支气管肺泡细胞癌成分的腺癌预后好于单纯的腺癌,而且支气管肺泡细胞癌成分越多,预后越好。治疗上,小于2cm的孤立型非浸润性BAC可为手术切除治疗。多结节病灶型支气管肺泡细胞癌可分为可切除和不可切除型两大类。如能完全切除,同一肺叶或同一侧肺的结节病灶型支气管肺泡细胞癌应积极地手术治疗。不宜手术的孤立型或局部复发的单病灶支气管肺泡细胞癌首选放疗。而对于不能手术切除的晚期支气管肺泡细胞癌,化疗仍是值得考虑的一线全身治疗方案,其对一线化疗方案的有效率低于其他类型的NSCLC,但生存期却好于其他类型的NSCLC,亦可采用EGFR-TKI靶向治疗。只有极少部分的BAC患者可能从肺移植中获益。

(二)SCLC

SCLC是一种恶性程度高、倍增时间短、生长速度快、远处转移早、预后极差的病理类型,占所有新发肺癌的16%~20%,且绝大多数患者为长期吸烟者。在发现时多已转移,难以通过外科手术根治,主要依赖化疗或放化疗综合治疗。未经治疗的SCLC的中位生存期为

6～17周,联合化放疗可以延长患者中位生存期至40～70周。无论是局限期还是广泛期SCLC,化疗都是其主要治疗手段。

1.手术切除

SCLC患者在接受手术之前,应行纵隔镜淋巴结活检术或其他的外科分期方法,以排除隐匿性N_2区淋巴结转移,手术方式为肺叶切除十纵隔淋巴结清扫术,如术后病理显示有纵隔淋巴结转移者,推荐全身化疗同时加纵隔野的放疗。临床分期为$T_{1～2}N_0M_0$ I 期的局限期小细胞肺癌,应首选手术切除,术后给予化放疗。 II 期SCLC患者先给予诱导同步放化疗,而后重新手术评估,如果疗效确切,可考虑手术。 III A 期患者如果考虑进一步手术,术前纵隔镜淋巴结活检术明确纵隔淋巴结有无转移,如果放化疗后N_2区淋巴结仍为阳性,则不应选择手术。对于常规放化疗后未获缓解的局限期SCLC,且可完全切除的,应手术切除。对于复合型SCLC或二次原发的SCLC可考虑手术切除。

2.化疗

(1)对于局限期SCLC,与无法接受治疗的患者相比,有效的联合化疗能提高患者的中位生存期4～5倍。目前最佳的联合化疗方案的总缓解率可达80%～90%,完全缓解率40%～50%,中位生存期可达20个月。对于广泛期SCLC,联合化疗方案的有效率大约为60%,中位生存期7～9个月,有效率和生存率均低于局限期SCLC。大多数SCLC患者在化疗后10～12个月内复发。目前依托泊苷联合铂类方案(EP方案)仍是治疗各期SCLC的标准方案,伊立替康、拓扑替康等新的细胞毒药物联合顺铂亦为SCLC的治疗提供新的方向(表1-10)。

表1-10 常用的小细胞肺癌化疗方案

化疗方案	剂量(mg/m²)	用药时间	时间及周期
EP			
依托泊苷(足叶乙苷)	80	d1-5	
顺铂	20	d1-5	Q21d * 4
VIP			
依托泊苷(足叶乙苷)	75	d1-4	
异环磷酰胺	1 200	d1-4	
顺铂	20	d1-4	Q21d * 4
CAV			
环磷酰胺	1000	d1	
多柔比星(阿霉素)	40～50	d1	
长春新碱	1	d1	Q21d * 6
CDE			
环磷酰胺	1000	d1	
表柔比星(表阿霉素)	50～60	d1	

（续表）

化疗方案	剂量（mg/m²）	用药时间	时间及周期
依托泊苷（足叶乙苷）	100	d1-4	Q21 d * 6
IP			
伊立替康	60	d1,8,15	
顺铂	60	d1	Q28d * 4

（2）复发 SCLC 的治疗：由于复发的 SCLC 预后差，减轻症状和保持生活质量是二线治疗的主要目的，但是延长生存时间仍为终极目标。要根据复发的 SCLC 患者 PS 状态和对一线治疗的敏感性，评估化疗耐受程度、一线治疗的累积毒性，权衡二线治疗对患者获益与风险，来制定个体化的治疗方案。大多数 SCLC 患者在化疗后 10～12 个月内复发。6 个月以内的复发被称为早期复发，对此类患者二线方案治疗是否有效存在较大争议。一般认为，3 个月以内复发，应考虑改换化疗方案，可选择异环磷酰胺、紫杉醇、多烯紫杉醇、吉西他滨。3～6 个月复发者，可选药物托泊替康、伊立替康、环磷酰胺/多柔比星/长春新碱、吉西他滨、紫杉类药物、口服依托泊苷、长春瑞滨。而对于 6 个月以后复发者称为晚期复发 SCLC，可考虑选用初始治疗有效的方案。对于一般状况差的患者考虑减量及加强支持治疗。

3.放疗

由于化疗并未明显提高长期生存率，局部病灶复发率高，且由于 SCLC 对放射线高度敏感，胸部放射治疗可以提高肿瘤的局部控制率，因此，局限期 SCLC 的标准治疗方案为同步放化疗。对于不适合手术的 $cT_{1\sim2}N_0$ Ⅰ 期的局限期 SCLC，应同步放化疗的治疗模式。除了 $cT_{1\sim2}N_0$ 以外的局限期 SCLC，如果 PS≤2，推荐同步放化疗的治疗模式。如果 PS＞2，推荐首选化疗，必要时加上放疗。传统的局限期 SCLC 的照射野包括整个化疗前的肿瘤范围以及肿瘤周围 1.5～2cm 的亚临床病变及肺门，纵隔区及双侧锁骨上淋巴结引流区。但由于放疗范围较大，容易产生正常组织的严重放射性损伤。随着现代影像学技术和计算机的高速发展，与三维放射治疗计划系统（TPS）的结合，可最大限度地精确设计适形照射野，尽可能避免正常组织的放射损伤。同步放化疗模式优于序贯放化疗，一般于化疗的第 1 周或第 2 周开始。放射治疗的剂量为 1.5 Gy，每日两次，总剂量为 45 Gy 或 1.8～2 Gy，每日 1 次，总剂量至少为 54 Gy。完全缓解的局限期 SCLC，推荐预防性全脑照射（PCI），剂量为 24 Gy/8 次～36 Gy/18 次。

对伴有局部症状如：上腔静脉阻塞综合征、骨转移或脊髓压迫的广泛期 SCLC，可在全身化疗的基础上联合局部放疗。远处转移灶完全缓解的广泛期 SCLC，应考虑行胸部原发灶的同期化放疗。对明确有颅脑转移者应给予全身化疗十全脑高剂量放疗（40Gy），但由于全脑照射可使患者神经系统损害和智力改变，尤其见于全脑高剂量放疗或每次放疗 4Gy 的患者，因此，对于无症状的颅脑转移者可在化疗结束后行全脑放疗。完全缓解的广泛期 SCLC 常规行预防性颅脑照射（PCI）。

4.靶向治疗

SCLC 一线治疗复发率高，且对于早期复发的患者缺乏标准的二线治疗方案，因此 SCLC

的分子靶向药物治疗是值得研究和探索的领域。正在研究的用于 SCLC 的靶向药物包括：①小分子酪氨酸激酶抑制剂：索拉非尼、伊马替尼、舒尼替尼、AZD2171。②血管生存抑制剂：贝伐单抗、沙利度胺。③Bcl-2 家族抗凋亡蛋白抑制剂：Bcl-2 家族抗凋亡蛋白之间的相互作用在线粒体凋亡途径中起着关键性调节作用，大约 80% 的 SCLC 有 Bcl-2 的过表达，抗凋亡蛋白的过表达可能和化疗耐药有关，抑制其活性可能增强化疗敏感性。目前在研的药物主要有：AT-101、ABT-263、GX15-070 等。但对于 SCLC 的靶向治疗，不管是局限期还是广泛期 SCLC 均未得出像 NSCLC 有意义的结论。

四、预后及疗效的评估

肿瘤的病理学类型、分期及患者的 PS 评分是临床上公认的评估患者预后和疗效预测指标。然而，随着肿瘤分子生物学的发展，传统的临床病理学特征可能仅是影响治疗选择的一项潜在因素，探索预测肿瘤预后或疗效的分子生物学标志才能更好地指导临床个体化治疗。

目前核苷酸剪切修复交叉互补组 1(ERCCl)、核糖核酸还原酶调节亚基 1(RRMl)、乳腺癌易感基因 1(BRCAl)、I3 Ⅲ-tubulin、表皮生长因子受体(EGFR)、K-RAS 基因、胸苷酸合成酶(TS)等已成为 NSCLC 的预后判断、疗效预测以及进行个体化治疗的重要分子标志物。ERCC1 基因是核苷酸切除修复环路中的重要基因，参与 DNA 的损伤识别和 DNA 链的切割，ERCC1 基因的过表达与顺铂耐药有关，ERCC1 低表达者对铂类的化疗反应好于过表达者，抑制 ERCC1 基因的表达可以减少细胞对顺铂-DNA 复合物的修复，降低细胞的耐药性。RRM1 是核苷酸还原酶的亚结构，核糖核酸还原成脱氧核糖核苷酸是 DNA 合成的重要步骤。RRM1 与吉西他滨耐药密切相关，RRMl mRNA 过表达可导致吉西他滨疗效下降。BRCA1 是第一个被发现的家族性乳腺癌易感基因，主要通过 DNA 修复、mRNA 转录、细胞周期调节以及蛋白泛素化等途径参与细胞的各种应答反应。BRCA1 高表达者肿瘤侵袭性强、对化疗效果差、预后差，且 BRCA1 的表达水平与顺铂敏感性呈负相关。紫杉醇和长春新碱是作用于微管的化疗药物，紫杉醇能增加微管的稳定性，长春新碱能降低微管的稳定性，两种药物都可影响微管的动力学，诱导细胞凋亡，微管的聚合状态影响紫杉醇及长春新碱与微管的结合。βⅢ-tubulin 表达水平与紫杉类药物抵抗密切相关，紫杉类药物对 βpⅢ-tubulin mRNA 低表达者化疗有效率高于过表达者；β Ⅲ-tubulin 低表达者在接受顺铂/长春新碱治疗的反应率较高，且无疾病进展时间和总生存时间均长于高表达者，提示 βⅢ-tubulin 可作为预测 NSCLC 患者对长春新碱疗效的重要指标。培美曲赛是一种新型抗叶酸代谢细胞毒药物，能竞争性抑制 TS、二氢叶酸还原酶等叶酸依赖性酶，造成叶酸代谢和核苷酸合成过程的异常，从而抑制肿瘤细胞的生长。胸苷酸合成酶(TS)在鳞癌的表达高于腺癌，而培美曲赛对于鳞癌的疗效低于肺腺癌，提示胸苷酸合成酶(TS)可作为培美曲赛的疗效预测指标。

EGFR-TKIs 已在晚期 NSCLC 患者中得到广泛的应用，但 EGFR-TKIs 临床应用的关键是如何选择合适的患者以获得更好的疗效，因此，评估患者是否具有特异性 EGFR 靶向药物的疗效预测指标尤为重要。EGFR 基因酪氨酸激酶段的突变，尤其是 19 和 21 外显子突变的 NSCLC 患者，对 EGFR-TKIs 可以显示出良好的效果，有效率达 70%～80%，野生型 EGFR 患者应用 EGFR-TKIs 反而增加疾病进展风险。北美洲和西欧 NSCLC 患者中 EGFR 突变的比例大约为 10%，而东亚的 NSCLC 患者有 30%～50% 发生 EGFR 突变，这也部分解释了亚裔患者从 EGFR-TKIs 治疗中获益更多的原因。多项研究显示亚裔、女性、不吸烟、腺癌患者更能从 EGFR-TKIs 中获益。EGFR 和 HER2 拷贝数增加、EGFR 蛋白表达增加，EGFR 基因突变和 pAKT 过度表达的患者有效率明显增高，但是只有 EGFR 基因拷贝数增加、EGFR 蛋白表达增加的患者可显著改善生存率。西妥昔单抗联合化疗，可明显改善荧光原位杂交技术 FISH(＋)患者的 PFS 和疾病控制率(DCR)，但其 OR 和 FISH(-)患者无明显差别。EGFR 和 K-RAS 突变在肺癌患者中相互排斥。K-RAS 基因突变与 TKI 耐药有关，对 K-ras 测序可能有助于选择患者接受 TKI 治疗，K-RAS 突变的患者接受埃罗替尼联合卡铂/紫杉醇治疗的生存时间明显短于单纯化疗组，提示 K-RAS 基因突变预示着临床疗效较差。因此，EGFR 基因突变、免疫组化检测(IHC)EGFR 蛋白的表达和 FISH(-)检测 EGFR 基因扩增可以作为 EGFR-TKIs 临床疗效的预测指标，而 K-RAS 基因突变预示着临床疗效较差。

由于 SCLC 生物学的复杂性，虽然在 SCLC 的疗效预测及判定预后的分子标志物方面亦进行了积极的探讨，并取得了一定的突破，但是尚未找到指导治疗的生物标志物。研究发现：ERCC1 基因低表达的局限期 SCLC 有显著的生存获益，而 Top02a 低表达者缓解率较高。另 SCLC 的 TS mRNA 表达水平明显高于 NSCLC，这可以解释培美曲赛治疗 SCLC 的阴性结果。

五、随访

治疗后肺癌患者随访时间安排为前两年每 3 个月 1 次，两年后每 6 个月 1 次直到 5 年，以后每年 1 次。随访内容应包括：病史和体检，特别是注意双锁骨上淋巴结情况，胸部 CT。每次随访都应进行吸烟状态评估，行戒烟宣教，从效价比角度，当患者出现症状时，才相应进行胸腹部的 CT、脑 CT 或 MRI、骨扫描、支气管镜等检查。

综上所述，随着肿瘤分子生物学研究的不断深入，肺癌的治疗手段和治疗理念已进入一个新的阶段，特别是根据肿瘤的病理学特征、分期、患者的 PS 评分及细胞的分子生物学改变，制订个体化的综合治疗方案成为今后研究和探索的方向。

第二章　循环系统疾病

第一节　急性心肌梗死

一、概述

心肌梗死（myocardial infarction，MI）是冠状动脉血供急剧减少或中断，使相应的心肌严重而持久地急性缺血所致的部分心肌急性坏死。心肌梗死最常见的病因是在冠状动脉粥样硬化病变的基础上继发血栓形成所致，其他非动脉粥样硬化的原因包括冠状动脉栓塞、主动脉夹层累及冠状动脉开口、冠状动脉炎、冠状动脉先天性畸形等。

心肌梗死在欧美国家常见。美国每年约有 110 万人发生心肌梗死，其中 45 万人为再梗死。心肌梗死在我国过去少见，近年逐渐增多，现患心肌梗死约 200 万人，每年新发 50 万人。其中城市多于农村，各地相比较以华北地区尤其是北京、天津两市最多。北京地区 16 所大中型医院每年收住院的急性心肌梗死病例，1991 年（1 492 例）病例数为 1972 年（604 例）的 2.47 倍。上海 10 所大医院 1989 年（300 例）病例数为 1970 年（78 例）的 3.84 倍。心肌梗死男性多于女性，国内资料比例在（1.9～5）∶1。患病年龄在 40 岁以上者占 87%～96.5%。女性发病较男性晚 10 年，男性患病的高峰年龄为 51～60 岁，女性则为 61～70 岁，随年龄增长男女比例的差别逐渐缩小。

二、发病机制

（一）斑块的稳定性

回顾分析急性心肌梗死患者梗死发病前的冠状动脉造影资料，68%的梗死相关血管发病的狭窄程度＜50%，86%的梗死相关血管发病前的狭窄程度＜70%，即心肌梗死并非在冠状动脉严重狭窄的基础上发生。1989 年 Muller 首次提出了"易损斑块（vulnerable plaque）"的概念，即在冠状动脉粥样硬化的基础上，粥样斑块不稳定、裂纹或破裂，使斑块内高度致血栓形成的物质暴露于血流中，引起血小板在受损表面黏附、活化、聚集，形成血栓，导致病变血管完全性或非完全性闭塞、导致临床急性心肌梗死的发病。易损（不稳定）斑块具有如下特征：脂质核较大，纤维帽较薄，含大量的巨噬细胞和 T 淋巴细胞，血管平滑肌细胞含量较少。

近年来的研究发现，导致粥样斑块破裂的机制如下：①斑块内 T-淋巴细胞通过合成细胞因子 γ 干扰素（interferon-γ）、抑制平滑肌细胞分泌间质胶原，使斑块纤维帽结构变薄。②斑块内巨噬细胞、肥大细胞可分泌基质金属蛋白酶（metalloproteinase）如胶原酶、凝胶酶、基质溶解酶等，加速纤维帽胶原的降解，使纤维帽变薄、更易破裂。③冠脉管腔内压力升高、血管张力增加或痉挛、心动过速时心室过度收缩和扩张所产生的剪切力，以及斑块滋养血管破裂均可诱发斑块与正常管壁交界处的部位破裂。

（二）血小板活化与聚集

在稳定型心绞痛患者中，也可能出现斑块破裂，甚至是多个斑块的破裂。对稳定型冠心病患者作血管内超声（IVUS）研究发现：在稳定型心绞痛患者中，约 1/3 的患者冠脉中存在多个易损斑块。斑块的破裂是急性心肌梗死发病的基础，而血小板的活化和聚集是触发血管内凝血的始动因子。由于不稳定动脉粥样斑块的破裂或表面溃烂，使内皮下基质暴露，与血小板表面受体结合，引发血小板的黏附和激活，继而形成富含血小板的血栓，同时凝血系统激活使已形成的血栓增大，部分或完全造成血管腔闭塞，最终发生急性心肌梗死。抗血小板治疗可以抑制血小板的黏附、聚集和释放功能，从而阻抑血栓形成，预防急性心肌梗死的发生。在 20 世纪 80～90 年代进行的一系列大规模临床试验结果显示：对于不稳定型心绞痛患者，使用阿司匹林可显著降低 50％～72％病死率及急性心肌梗死发生率。

二、再灌注治疗

20 世纪 60 年代对急性心肌梗死缺乏特异性治疗手段，病死率高达 30％；70 年代建立 CCU 后避免了一部分急性缺血性心律失常，尤其是心室颤动导致的死亡，使病死率降至 20％左右。但在以后的 20 年内无突破性进展，直至 80 年代末两个有关急性心肌梗死经静脉链激酶（SK）溶栓治疗的大规模临床研究表明，急性心肌梗死发病后 6h 内接受 SK 溶栓治疗可降低 30d 病死率 30％，急性心肌梗死再灌注治疗被临床广泛接受，成为 ST 段抬高型急性心肌梗死的主要治疗手段。

（一）经静脉溶栓

20 世纪 70 年代随着急性心肌梗死冠状动脉造影的普遍开展，临床普遍认识到冠状动脉内急性血栓形成是导致急性透壁性心肌梗死的原因。因此，从 70 年代末即有应用溶栓药物治疗急性心肌梗死的临床报道，但由于溶栓的时机、药物的剂量、注射的速度均是探索性的，导致结论大相径庭。1986 年第一个大规模的随机、单盲、多中心经静脉溶栓治疗临床研究 GISSI-1 得出了肯定性的结论。该临床试验入选胸痛发作 12h 以内的急性心肌梗死患者 11806 例，其心电图 ST 段抬高或降低，入选者随机分为 SK 治疗组（SK 150 万 IU 静滴 60min）和对照组。结果，14～21d 的病死率降低 18％，SK 组（10.7％）显著低于对照组（13.0％）（P＝0.000 2）；胸痛 th 以内治疗者，SK 组住院病死率为 8.2％，对照组 15.4％，病死率降低 47％（P＝0.0001）；ST 段降低的患者住院病死率，SK 组 20.5％，对照组 16.3％，无显著性差异。1 年内的总病死率，SK 组（17.2％）较对照组（19.0％）明显降低（P＝0.008）；但 ST 段下移者 1 年内的病死率，SK 组（34.0％）较对照组（24.2％）增加（P＝0.02）。该研究显示 SK 可降低心肌梗死患者 21d 内的病死率，且不增加严重合并症发生率，SK 组大出血和过敏性休克发生率很低（0.3％和 0.1％），脑卒中发生率低于 1％，再梗死和心包炎发生率高于对照组。

1988 年 ISIS-2 研究组报道了类似的结果。ISIS-2 为双盲、安慰剂对照试验，入选疑似心肌梗死症状发作 24h 以内患者 17000 余例，随机分为 SK 输注（150 万 IU，静滴 60min）加阿司匹林组（入选后立即阿司匹林 162.5mg 嚼服，然后每日 162.5mg 服用 1 个月）、SK 输注加安慰片剂组、安慰剂输注加阿司匹林组、安慰剂输注加安慰片剂组。主要终点事件为 35d 病死率，SK 加阿司匹林组（8.0％）较双安慰剂组（13.2％）降低 42％（P＜0.00001），两药合用组较 SK 单用组（10.4％，P＜0.0001）和阿司匹林单用组（10.7％，P＜0.001）均明显降低。服用阿司匹林患者 8587 例,阿司匹林安慰剂患者 8600 例,5 周的心血管病死率分别为 9.4％对 11.8％,阿司匹林降低死亡危险性 23％(2P＜0.00001)。亚组分析显示 SK 并不降低 ST 段正常和下移患者的病死率。SK 和对照组相比,低血压和心动过缓(10％对 2％)、变态反应(4.4％对 0.9％)、大出血(0.5％对 0.2％)、脑出血(n＝7 对 n＝0)和其他脑卒中(n＝20 对 n＝13)增加,再梗死增加(3.8％对 2.9％),但 SK 加阿司匹林较单用阿司匹林组再梗死无增加(1.8％对 1.9％)。说明 SK 或阿司匹林均降低 ST 段抬高患者 5 周的病死率,SK 所致的出血较多,阿司匹林显著降低非致死性再梗死和非致死性脑卒中的发生率。

1993 年 GUSTO 研究组报道了对比加速输注法(标准用法)重组组织型纤溶酶原激活剂(rt-PA)、SK 及两药合用对胸痛发作 6h 内急性心肌梗死的疗效,共入选 41021 例患者。rt-PA(100mg90min)用法为,15mg 静推,0.75mg/kg 静滴 30min,剂量不超过 50mg,最后 0.5mg/kg 静滴 1h,剂量不超过 35mg。SK 150 万 IU 静滴 th。两药联合为 rt-PA 90mg 和 SK 100 万 IU 静滴 90min。结果,30d 病死率 rt-PA(6.3％)较 SK(7.3％)下降 13.7％(P＜0.001)。严重出血发生率 rt-PA 和 SK 相等,卒中发生率 rt-PA(1.55％)似较 SK(1.31％)增加,但无显著性差异(P＝0.09)。一年内病死率 rt-PA(9.1％)仍较 SK(10.1)降低 10％(P＝0.003)。结果 rt-PA 加速静脉输注法在改善急性心肌梗死患者病死率方面明显优于 SK。

1.溶栓药物

均为外源性纤溶酶原激活剂,使纤溶酶原激活为纤溶酶、降解纤维蛋白及纤维蛋白原,溶解血栓。最初应用的溶栓药物主要是尿激酶(UK)和 SK,由于此两种药物导致系统性纤溶酶的激活,而产生出血现象。因此,开发出第二代纤维蛋白特异性的溶栓药物,如 rt-PA、茴香酰化纤溶酶原-链激酶激活剂复合物(anistreplase,APSAC)等。目前已研制出第三代新型溶栓剂,如 TNK-tPA,其特点是纤维蛋白特异性增强,抗纤溶酶原活化物抑制剂(PAI-I)活性增强,半衰期延长,便于弹丸式静脉注射使用。

(1)链激酶:链激酶是一种蛋白质,由 C 组 p 溶血性链球菌的培养液提纯精制而得,相对分子质量为 47000,血浆半衰期 18～33min。SK 不直接激活纤溶酶原,而是通过与纤溶酶原结合成链激酶—纤溶酶原复合物,此复合物使纤溶酶原转化为纤溶酶,溶解血栓及激活循环中纤溶系统。链激酶具有抗原性,如体内抗体滴度高,便可中和一部分 SK,因此输注 SK 可引起变态反应(2％～4％),发热、皮疹和低血压(4％～10％)。患者接受 SK 治疗后,体内抗 SK 抗体滴度迅速增加,可达到用药前 50～100 倍,故重复使用至少间隔 4 年。而基因重组链激酶,虽然不是从链霉菌中产生,但因具有完整的链激酶抗原性而无法避免上述副作用。用法:150 万 U 于 60min 内静脉滴注,配合低分子量肝素皮下注射,每日 2 次。

(2)尿激酶:从人新鲜尿中发现并分离纯化所得,在生理条件下,除纤溶酶原外,它没有其他底物,通过水解 Arg560-Val561 肽腱,将血液循环中大量存在的纤溶酶原激活为纤溶酶,进而由纤溶酶来降解血管中聚集凝结的血纤维蛋白。尿激酶有相对分子量为 54000 和 31600 两种,可直接激活纤溶酶原,半衰期 18～22min,但降解纤维蛋白原和凝血因子的作用可持续到 12～24h。UK 无抗原性,不引起变态反应。用法:150 万 U 于 30min 内静脉滴注,配合低分子量肝素皮下注射,每日 2 次。

急性心肌梗死尿激酶溶栓试验国外报道较少。国内有两项大规模临床试验。国家"八五"

攻关课题组,对 1138 例急性 ST 段抬高心肌梗死进行尿激酶溶栓试验,其中 1023 例发病 6h 以内的 AMI 患者分为:低剂量组(2.2 万 IU/kg)539 例和高剂量组(3.0 万 IU/kg)484 例,两组临床血管再通率为 67.3%和 67.8%,4 周病死率分别为 9.5%和 8.7%。轻度和重度出血并发症,低剂量组为 6.68%和 0.95%,高剂量组为 8.06%和 1.65%,无显著性差异;高剂量组 2 例发生致命性脑出血.认为 2.2 万 IU/kg 是安全有效的剂量。发病后 6~12h 的 AMI 患者 115 例(2.6 万 IU/kg)与发病 6h 内用药组相比,血管再通率低(40.0%对 67.5%,$P<0.001$),4 周病死率高(13.9%对 9.1%,但 $P>0.05$),重度心力衰竭发生率高(13.0%对 6.6%,$P<0.02$),说明尿激酶延迟治疗组疗效低于发病 6h 内治疗者。另一项大规模试验为尿激酶(天普洛欣)多中心试验,对 1406 例急性 ST 段抬高心肌梗死发病 12h 内患者,用尿激酶溶栓,其中 124 例行 90min 冠脉造影。结果,梗死血管临床再灌注率为 73.5%,90min 冠脉造影血管开通率为 72.6%,5 周病死率为 7.8%(109/1406),轻度出血 10.2%,中重度出血 0.43%,脑出血 0.50%。提示 UK 的合适剂量可能为 150 万 IU 左右,尿激酶治疗 AMI 有效。

(3)重组组织型纤溶酶原激活剂:组织型纤溶酶原激活剂(t-PA)是一种丝氨酸蛋白酶,相对分子质量 70000,半衰期 5min 左右,是人体内的一种纤溶解酶活化物,它与纤维蛋白结合,使血栓局部的纤溶酶原转化为纤溶酶,从而使血栓溶解。血管内皮细胞除生成纤溶酶原激活剂外,同时还生成一种快速作用的 t-PA 抑制剂,两者处于平衡状态。生理情况下,t-PA 具较弱的纤溶酶原激活作用,当结合纤维蛋白后,致构形变化,使 t-PA 与纤溶酶原结合力增加 600 倍,所以生理情况下 t-PA 具相对纤维特异性,溶栓的同时不引起全身纤溶激活状态。基因重组的组织型纤溶酶原激活剂(rt-PA)是一种相对分子质量为 65000 的糖蛋白,含 527 个氨基酸,其具有血栓溶解快,纤维蛋白特异性高及对生成时间较长的血栓仍有作用等特点。rt-PA 无抗原性,重复使用效价不降低,激活全身纤溶系统不显著。用法:国外较为普遍的用法为加速给药方案(即 GUSTO 方案),首先静脉注射 15mg,继之在 30min 内静脉滴注 0.75mg/kg(不超过 50mg),再在 60min 内静脉滴注 0.5mg/kg(不超 35mg)。给药前静脉注射肝素 5000U,继之以 1000U/h 的速率静脉滴注,以 aPTT 结果调整肝素给药剂量,使 aPTT 维持在 60~80 s。鉴于东西方人群凝血活性可能存在差异,以及我国脑出血发生率高于西方人群,我国进行的 TUCC 临床试验,应用 8mg rt-PA 静脉注射,42mg 静脉内滴注 90min,配合肝素静脉应用(方法同上),也取得较好疗效,90min 冠状动脉造影通畅率达到 79.3%。

2.溶栓治疗的适应证

①持续性胸痛超过 30min,含服硝酸甘油片症状不能缓解。两个或两个以上相邻导联 ST 段抬高(胸导联≥0.2mV,肢体导联≥0.1mV),或提示 AMI 病史伴左束支传导阻滞,起病时间<12h,年龄<75 岁(Ⅰ类适应证)。对前壁心肌梗死、低血压(收缩压<100mmHg)或心率增快(>100 次/min)患者治疗意义更大。②ST 段抬高,年龄≥75 岁。对这类患者,无论是否溶栓治疗,AMI 死亡的危险性均很大。尽管研究表明,对年龄≥75 岁的患者溶栓治疗降低病死率的程度低于 75 岁以下患者,治疗相对益处减少;但对年龄≥75 岁的 AMI 患者溶栓治疗每 1000 例患者仍可多挽救 10 人生命。因此,慎重权衡利弊后仍可考虑溶栓治疗(Ⅱa 类适应证)。③ST 段抬高,发病时间 12~24h,溶栓治疗收益不大,但在有进行性缺血性胸痛和广泛 ST 段抬高并经过选择的患者,仍可考虑溶栓治疗(Ⅱb 类适应证)。④高危心肌梗死,就诊时

收缩压＞180mmHg 和（或）舒张压＞110mmHg,这类患者颅内出血的危险性较大,应认真权衡溶栓治疗的益处与出血性卒中的危险性。对这些患者首先应镇痛、降低血压(如应用硝酸甘油静脉滴注、β受体阻滞剂等),将血压降至 150/90mmHg 时再行溶栓治疗,但是否能降低颅内出血的危险性尚未得到证实。对这类患者若有条件应考虑直接 PCI 或支架置入术(Ⅱb 类适应证)。⑤虽有 ST 段抬高,但起病时间＞24h,缺血性胸痛已消失者或仅有 ST 段压低者不主张溶栓治疗(Ⅲ类适应证)。

3.溶栓治疗禁忌证及注意事项

①既往任何时间发生过出血性脑卒中,一年内发生过缺血性脑卒中或脑血管事件。②颅内肿瘤。③近期(2～4 周)活动性内脏出血(月经除外)。④可疑主动脉夹层。⑤入院时严重且未控制的高血压(＞180/110mmHg)或慢性严重高血压病史。⑥目前正在使用治疗剂量的抗凝药[国际标准化比率(INR 2～3)],已知的出血倾向。⑦近期(2～4 周)创伤史,包括头部外伤、创伤性心肺复苏或较长时间(＞10min)的心肺复苏。⑧近期(2～3 周)外科大手术。⑨近期《2 周)在不能压迫部位的大血管穿刺。⑩曾使用链激酶(尤其 5d～2 年内使用者)或其过敏的患者,不能重复使用链激酶。⑧妊娠。⑥活动性消化性溃疡。

4.再灌注成功的评判

临床判断:①心电图抬高的 ST 段于 2h 内回降＞50％。②胸痛于 2h 内基本消失。③2h内出现再灌注性心律失常(短暂的加速性室性自主节律,房室或束支传导阻滞突然消失,或下后壁心肌梗死的患者出现一过性窦性心动过缓、窦房传导阻滞,或低血压状态。④血清 CK-MB峰值提前出现在发病 14h 内。具备上述四项中两项或以上者,考虑再通;但第②和③两项组合不能被判定为再通。

冠状动脉造影检查观察血管再通情况,通常采用 90min 冠状动脉造影所示血流 TIMI(thrombolysis in myocardial infarction)分级。

TIMI 0 级:梗死相关冠状动脉完全闭塞,远端无造影剂通过;

TIMI 1 级:少量造影剂通过血管阻塞处,但远端冠状动脉不显影;

TIMI 2 级:梗死相关冠状动脉完全显影但与正常血管相比血流较缓慢;

TIMI 3 级:梗死相关冠状动脉完全显影且血流正常。

根据 TIMI 分级达到 2、3 级者表明血管再通,但 2 级者通而不畅。

(二)直接经皮冠状动脉介入治疗(primary PCI)

急性心肌梗死早期溶栓治疗使血管再通,可明显降低病死率并改善幸存者左心室功能。但溶栓治疗有许多限制:在全部 AMI 患者中大约仅有 1/3 适宜并接受溶栓治疗,而不适宜溶栓治疗的患者其病死率大大高于适于溶栓的患者;不论应用何种溶栓剂、采用何种给药方法,其用药后 90min 通畅率最多达到 85％,达到 TIMI 3 级血流者至多 50％～55％;另外,溶栓治疗后由于残余狭窄的存在,15％～30％缺血复发;且 0.3％～1％发生颅内出血。由于以上限制,AMI 的介入性治疗近年来被较广泛应用并取得重要进展。

1983 年 Hartzler 等首先报道了 AMI 的直接 PCI,此后一系列报道证实 AMI 的直接 PCI有效、可行,其成功率可达 83％～97％。与溶栓治疗相比,直接 PCI 再通率高,残余狭窄轻,左心室射血分数(LVEF)较高,更明显地降低病死率,减少再梗死的发生,并减少出血并发症。

Weaver 等对 1985 年 1 月至 1996 年 3 月间的 10 个单中心和多中心的直接 PCI 与溶栓治疗的随机对照临床试验进行了汇总分析，共包括 2606 名患者，结果表明，1290 例直接 PCI 患者 30d 病死率（4.4%）显著低于 1 316 例溶栓治疗患者的病死率（6.5%），直接 PCI 减少死亡危险 34%（OR 0.66；95%CI 0.46～0.94，P=0.02）；直接 PCI 明显减少卒中的总发生率（0.7%vs2.0%，P=0.007）及出血性卒中的发生率（0.1vs1.1%，P<0.001）。该汇总分析结果表明，如果直接 PCI 的成功率能达到这些临床试验中所达到的高水平，对 AMI 患者直接 PCI 的效果优于溶栓治疗。直接 PCI 可明显降低 AMI 并发心源性休克的病死率。AMI 并发心源性休克时内科治疗的病死率高达 80%～90%，静脉溶栓治疗不能显著降低病死率，据 GISSI 研究 Killip Ⅳ级患者给予 SK 溶栓治疗病死率仍高达 70%，而直接 PCI 可使其病死率降至 50% 以下。

直接 PCI 的适应证：①在 ST 段抬高和新出现或怀疑新出现左束支传导阻滞的 AMI 患者，直接 PCI 作为溶栓治疗的替代治疗，但直接 PCI 必须由有经验的术者和相关医务人员在有适宜条件的导管室、于发病 12h 内实施，或虽超过 12h 但缺血症状仍持续时，对梗死相关动脉进行 PCI（Ⅰ类适应证）。②急性 ST 段抬高型心肌梗死或新出现左束支传导阻滞的 AMI 并发心源性休克患者，年龄<75 岁，AMI 发病在 36h 内，并且血管重建术可在休克发生 18h 内完成，应首选直接 PCI 治疗（Ⅰ类适应证）。③适宜再灌注治疗而有溶栓治疗禁忌证者，直接 PCI 可作为一种再灌注治疗手段（Ⅱa 类适应证）。④发病<3h 的，就诊至开始球囊扩张时间（door-to-balloon）减去就诊至溶栓治疗时间<1h，选择 PCI；>1h，则选择溶栓。

三、AMI 规范化治疗

（一）诊断与危险评估

AMI 疼痛通常在胸骨后或左胸部，可向左上臂、颌部、背部或肩部放射；有时疼痛部位不典型，可在上腹部、颈部、下颌等部位。疼痛常持续 20min 以上，通常呈剧烈的压榨性疼痛或紧迫、烧灼感，常伴有呼吸困难、出汗、恶心、呕吐或眩晕等症状。应注意非典型疼痛部位、无痛性心肌梗死和其他不典型表现，女性常表现为不典型胸痛，而老年人更多地表现为呼吸困难。要与急性肺动脉栓塞、急性主动脉夹层、急性心包炎及急性胸膜炎等引起的胸痛相鉴别。急诊科对疑诊 AMI 的患者应争取在 10min 内完成临床检查，描记 18 导联心电图（常规 12 导联加 V7～9，V3R～5R）并进行分析，对有适应证的患者在就诊后 30min 内开始溶栓治疗或 90min 内直接急诊 PCI 开通梗死相关血管。

急性、进展性或新近心肌梗死的诊断：新近坏死的生化标志物明显升高并且逐渐下降（肌钙蛋白），或迅速上升与回落（CK-MB），同时至少具有下列一项：①缺血症状。②心电图病理性 Q 波。③心电图提示缺血（ST 抬高或压低）。④冠状动脉介入治疗后。天冬氨酸转氨酶（AST）、肌酸激酶（CK）、肌酸激酶同工酶（CK-MB）为传统的诊断 AMI 的血清标记物，但应注意到一些疾病可能导致假阳性，如肝脏疾病（通常 ALT>AST）、心肌疾病、心肌炎、骨骼肌创伤、肺动脉栓塞、休克及糖尿病等疾病均可影响其特异性。肌红蛋白可迅速从梗死心肌释放而作为早期心肌标记物，但骨骼肌损伤可能影响其特异性，故早期检出肌红蛋白后，应再测定 CK-MB、肌钙蛋白（cTnI，cTnT）等更具心脏特异性的标记物予以证实。

（二）急性心肌梗死国际分型

Ⅰ型：因原发性冠状动脉病变，如动脉粥样硬化斑块破裂或内膜撕裂、夹层，导致急性心肌缺血、坏死。

Ⅱ型:因冠状动脉血氧供需失衡所导致的心肌缺血坏死,如冠状动脉痉挛、贫血、低血压等。

Ⅲ型:心脏猝死。

Ⅳa型:冠状动脉介入手术(PCI)相关的心肌梗死(TnT>3倍正常上限)。

Ⅳb型:冠状动脉支架内血栓导致的心肌梗死。

Ⅴ型:冠状动脉旁路手术(CABG)相关的心肌梗死(TnT>5倍正常上限)。

(三)治疗

1.阿司匹林

所有患者只要无禁忌证均应立即口服水溶性阿司匹林或嚼服肠溶阿司匹林150～300mg。以后50～150mg/d,终身服用。

2.氯吡格雷

所有患者只要无禁忌证均应立即口服氯吡格雷300～600mg,计划直接PCI的患者,建议口服600mg。以后75mg/d,至少服用12个月。

3.监测

持续心电、血压和血氧饱和度监测,及时发现和处理心律失常、血流动力学异常和低氧血症。

4.卧床休息

可降低心肌耗氧量,减少心肌损害。对血流动力学稳定且无并发症的AMI患者一般卧床休息1～3d,对病情不稳定及高危患者卧床时间应适当延长。

5.建立静脉通道

保持给药途径畅通。

6.镇痛

剧烈胸痛使患者交感神经过度兴奋,产生心动过速、血压升高和心肌收缩功能增强,从而增加心肌耗氧量,并易诱发快速性室性心律失常,应迅速给予有效镇痛剂。可给吗啡3mg静脉注射,必要时每5min重复1次,总量不宜超过15mg。副作用有恶心、呕吐、低血压和呼吸抑制。一旦出现呼吸抑制,可每隔3min静脉注射纳洛酮0.4mg(最多3次)以拮抗之。

7.吸氧

患者初起即使无并发症,也应给予鼻导管吸氧,以纠正因肺瘀血和肺通气/血流比例失调所致的缺氧。在严重左心衰竭、肺水肿和并有机械并发症的患者,多伴有严重低氧血症,需面罩加压给氧或气管插管并机械通气。

8.硝酸甘油

AMI患者只要无禁忌证通常使用硝酸甘油静脉滴注12～24h,然后改用口服硝酸酯制剂。在AMI并且有心力衰竭、大面积前壁梗死、持续性缺氧或高血压的患者发病后24～48h,应使用硝酸甘油静脉滴注。在有复发性心绞痛或持续性肺充血的患者可连续使用48h以上。硝酸甘油的副作用有头痛和反射性心动过速,严重时可产生低血压和心动过缓,加重心肌缺血,此时应立即停止给药、抬高下肢、快速输液和给予阿托品,严重低血压时可给多巴胺。硝酸甘油的禁忌证有低血压(收缩压<90mmHg)、严重心动过缓(<50 次/min)或心动过速(>100 次/min)。下壁伴右室梗死时,因更易出现低血压也应慎用。

静脉滴注硝酸甘油应从低剂量开始,即 $10\mu g/min$,可酌情逐渐增加剂量,每 5～10min 增加 5～10μg,直至症状控制、血压正常者动脉收缩压降低 10mmHg,或高血压患者动脉收缩压降低 30mmHg 为有效治疗剂量。最高剂量以不超过 $100\mu g/min$ 为宜,过高剂量可增加低血压的危险。静脉滴注二硝基异山梨酯的剂量范围为 2～7mg/h,开始剂量 $30\mu g/min$,观察 30min 以上,如无不良反应可逐渐加量。

9.抗凝治疗

凝血酶是使纤维蛋白原转变为纤维蛋白最终形成血栓的关键环节,因此抑制凝血酶至关重要。抑制途径包括抑制其生成(即抑制活化的因子 X)和直接灭活已形成的凝血酶。目前认为抑制生成较直接灭活在预防血栓形成方面更有效。肝素作为 AMI 溶栓治疗的辅助治疗,随溶栓制剂不同用法亦有不同。rt-PA 为选择性溶栓剂,半衰期短,对全身纤维蛋白原影响较小,血栓溶解后仍有再次血栓形成的可能,故需要与充分抗凝治疗相结合。溶栓前先静脉注射肝素 5000U 冲击量,继之以 1000U/h 维持静脉滴注48h,根据 aPTT 调整肝素剂量。48h 后改用皮下肝素 7500U,每日 2 次,治疗 2～3d。尿激酶和链激酶均为非选择性溶栓剂,对全身凝血系统影响很大,包括消耗因子 V 和Ⅷ,大量降解纤维蛋白原,因此溶栓期间不需要充分抗凝治疗,溶栓后开始测定 aPTT,待 aPTT 恢复到对照时间 2 倍以内时(约 70s)开始给予皮下肝素治疗。对于因就诊晚已失去溶栓治疗机会,临床未显示有自发再通情况,或虽经溶栓治疗临床判断梗死相关血管未能再通的患者,肝素静脉滴注治疗是否有利并无充分证据,相反对于大面积前壁心肌梗死的患者有增加心脏破裂的倾向。此情况下以采用皮下注射肝素治疗较为稳妥。

低分子量肝素为普通肝素的一个片段,平均相对分子质量在 4000～6500,其抗因子 X 的作用是普通肝素的 2～4 倍,但抗Ⅱa 的作用弱于后者。由于倍增效应,1 个分子因子 Xa 可以激活产生数十个分子的凝血酶,故从预防血栓形成的总效应方面低分子量肝素应优于普通肝素。国际多中心随机临床试验研究 ESSENCE、TIMI-11B、FRAXIS 研究已证明低分子量肝素在降低不稳定性心绞痛患者的心脏事件方面优于或者等于静脉滴注普通肝素。鉴于低分子肝素有应用方便、不需监测凝血时间、严重出血并发症低等优点,建议可用低分子量肝素代替普通肝素。

10.β 受体阻滞剂

通过减慢心率,降低体循环血压和减弱心肌收缩力来减少心肌耗氧量,在改善缺血区的氧供需失衡,缩小心肌梗死面积,降低急性期病死率方面有肯定疗效,无该药禁忌证的情况下应及早常规应用。常用的 β 受体阻滞剂为美托洛尔、阿替洛尔,前者常用剂量为 25～50mg,每日 2 次或 3 次,后者为 6.25-25mg,每日 2 次。用药需严密观察,使用剂量必须个体化。在较急的情况下,如前壁 AMI 伴剧烈胸痛或高血压者,β 受体阻滞剂亦可静脉使用,美托洛尔静脉注射剂量为 5mg/次,间隔 5min 后可再给予 1～2 次,继口服剂量维持。β 受体阻滞剂治疗的禁忌证为:①心率<60 次/min。②动脉收缩压<100mmHg。③中重度左心衰竭(KillipⅢ、Ⅳ级)。④二、三度房室传导阻滞或 PR 间期>0.24s。⑤严重慢性阻塞性肺部疾病或哮喘。⑥末梢循环灌注不良。相对禁忌证为：①哮喘病史。②周围血管疾病。③胰岛素依赖性糖尿病。

11.血管紧张素转换酶抑制剂(ACEI)

主要作用机制是通过影响心肌重塑、减轻心室过度扩张而减少充血性心力衰竭的发生率和病死率。几个大规模临床随机试验如 ISIS-4(心肌梗死存活者国际研究-4)、GISSI-3(意大利链激酶治疗急性心肌梗死研究-3)、SMILE(心肌梗死存活者长期评价)和 CCS-1(中国心脏研究-1)已确定 AMI 早期使用 ACEI 能降低病死率,尤其是前 6 周的病死率降低最显著,而前壁心肌梗死伴有左心室功能不全的患者获益最大。在无禁忌证的情况下,溶栓治疗后血压稳定即可开始使用 ACEI,使用的剂量和时限应视患者情况而定,一般来说,AMI 早期应从低剂量开始、逐渐增加剂量,例如初始给予卡托普利 6.25mg 作为试验剂量,一日内可加至 12.5mg 或 25mg,次日加至 12.5~25 rng,每日 2~3 次。对于 4~6 周后无并发症和无左心室功能障碍的患者,可停服 ACEI 制剂;若 AMI 特别是前壁心肌梗死合并左心功能不全,ACEI 治疗期应延长。因咳嗽等不良反应而不能耐受 ACEI 制剂者,可应用血管紧张素受体拮抗剂(ARB)替代。ACEI 的禁忌证:①急性期动脉收缩压<100mmHg。②临床出现严重肾功能衰竭(血肌酐>265mmol/L)。③有双侧肾动脉狭窄病史者。④对 ACEI 制剂过敏者。⑤妊娠、哺乳期妇女等。

12.他汀类药物

因急性冠脉综合征收住院治疗的患者,应在住院后立即或 24h 内进行血脂测定,并以此作为治疗的参考值。无论患者的基线血清总胆固醇(TC)和低密度脂蛋白胆固醇(LDL-C)值是多少,都应尽早给予他汀类药物治疗。原已服用降脂药物者,发生急性冠脉综合征时不必中止降脂治疗,除非出现禁忌证。MIRACL(myocardial ischemia reduction with aggressive cholesterol lowering)研究入选 3 086 例不稳定心绞痛或无 ST 段抬高的急性心肌梗死住院患者,于住院 96h 内随机分为阿托伐汀(80mg/d)治疗组和安慰剂组,平均观察 16 周。结果为主要联合终点(死亡、非致性心肌梗死、心肺复苏或再次发作心绞痛并观察证据需住院治疗率)发生的危险性阿托伐汀组(14.8%)比对照组(17.4%)降低 16%(P=0.048)。研究表明急性冠脉综合征患者早期应用他汀类药物治疗可显著减少心肌缺血事件再发。急性冠脉综合征时,应使用他汀类药物强化降脂,如无安全性方面的不利因素的情况下,用药目标是使 LDL-C 降至<1.8mmol/L(70mg/dl),或在原有基线上降低 40%。在住院期间开始药物治疗有两点明显的益处:①能调动患者坚持降脂治疗的积极性。②能使医生和患者自己更重视出院后的长期降脂治疗。

心脏保护研究(Heart Protection Study,HPS)入选 20 536 例发生心血管事件的高危成年人,血清 TC≥3.5mmol/L。随机给 40mgld 辛伐他汀或安慰剂。平均随访 5 年。结果与安慰剂组比,为辛伐他汀组全因死亡相对危险降低 13%,重大血管事件减少 24%,冠心病病死率降低 18%,非致命性心肌梗死和冠心病病死减少 27%,脑卒中减少 25%,血运重建术需求减少 24%,肌病、癌症发病率或因其他非心血管病住院均无明显增多。结论认为,对心血管高危险人群,TC>3.5mmol/L 者长期降低胆固醇治疗可获显著临床益处。

第二节 高血压

一、高血压的定义

大量的流行病学调查和临床研究证实,高血压是引起致死性和致残性心脑血管事件的最主要危险因素,例如脑卒中、心肌梗死、心力衰竭、肾衰竭等,血压水平越高,心血管不良事件的危险也越大。

有关高血压的诊断标准,国内外的学者已经争论了许多年。在自然人群中,动脉血压水平是随着年龄的增加而升高的,在正常和血压升高之间很难划出一个明确的界限。"正常血压"和"高血压"的分界线,只能人为地以一种实用的方法加以规定,理论上这个分界线应该是能区别有病和无病的最佳血压水平。目前主要是将流行病学调查资料、高血压人群的治疗随访数据,以及严格实施的降压药物临床随机对照试验结果,进行综合评估和相互印证,确定出在某一血压水平,高于此血压水平的人群接受降压治疗后,可以减少人群的心脑肾并发症,改善其预后,则这种血压水平就是高血压。因此,高血压的诊断标准并不是一成不变的。随着流行病学和临床研究不断发展与进步,在若干年后,再来评价原先采用的高血压诊断标准是否完善,常常重新修订血压分类的标准。目前国际和国内对血压的分类标准见表2-1~表2-3。

表 2-1 2007 年欧洲高血压学会(ESH)/鸥洲心脏病学会(ESC)血压水平的定义和分类

类别	收缩压(mmHg)	舒张压(mmHg)
理想血压	<120	<80
正常血压	120~129	80~84
正常高值血压	130~139	85~89
1 级高血压(轻度)	140~159	90~99
2 级高血压(中度)	160~179	100~109
3 级高血压(重度)	≥180	≥110
单纯收缩期高血压	≥140	<90

若患者的收缩压和舒张压分属不同级别时,则以较高的分级为准。舒张压<90mmHg 的单纯性收缩期高血压也可按照收缩压水平分为 1、2、3 级。

表 2-2 2003 年美国 JNC7 成人(≥18 岁)血压水平的定义和分类

类别	收缩压(mmHg)	舒张压(mmHg)
盘压分类	收缩压(mmHg)	舒张压(mmHg)
正常	<120	和 <80
高血压前期	120~139	或 80~89
1 期高血压	140~159	或 90~99
2 期高血压	≥160	或 ≥100

表 2-3 《中国高血压防治指南》(2005 年修订版)血压水平的定义和分类

类别	收缩压(mmHg)	舒张压(mmHg)
正常血压	<120	<80
正常高值	120～139	80～89
高血压:	≥140	≥90
1 级高血压(轻度)	140～159	90～99
2 级高血压(中度)	160～179	100～109
3 级高血压(重度)	≥180	≥110
单纯收缩期高血压	≥140	<90

若患者的收缩压和舒张压分属不同的级别时,则以较高的分级为准。单纯收缩期高血压也可以按照收缩压水平分为 1、2、3 级。

血压水平从 115/75mmHg 开始,心脏病和脑卒中的危险随着收缩压和舒张压的增高呈连续且几何级数的增加。当血压数值超过 140/90mmHg 时,治疗的获益将大于风险。《中国高血压防治指南》中的"正常高值"与美国 JNC7 中的"高血压病前期"相同,是对血压的一种新划分,指的是血压轻度升高达到 120/80mmHg 至 139/89mmHg 的状态,这种血压水平的患者今后发展到高血压的可能是血压低于 120/80mmLlg 者的 2 倍,并且与较低血压者相比,其心血管危险仍然成连续的对数线性增加的关系。血压 120/80mmHg 的心血管病死率低于 140/90mmHg 者,大约为后者的一半。

2009 年 11 月,美国高血压学会高血压写作组更新了高血压的定义及分类,提出按有高血压性心血管病(CVD)标志物及靶器官损害证据将高血压病划分为正常、1 期、2 期及 3 期,而无须考虑血压水平。该新定义认为高血压病是一种由多种病因相互作用所致、复杂的、进行性的心血管综合征,血压本质上是高血压病的一个生物标志。由于心脏、血管的功能与结构重塑,肾脏、脑组织损伤等脏器亚临床或临床表现,均可能发生在血压升高之前,若仅仅根据血压数值判断疾病的严重程度存在很大缺陷。新定义是对以往过度强调血压水平在高血压诊断和预后评估中意义的纠偏,是对高血压疾病本质的深入认识。但这种分期的目的在于病理生理上评价疾病的进展程度,提示未来高血压的防治趋势必定是越早越好。但在现实世界的临床实践中实用性不如高血压分级中的总体心血管危险评估,后者基于血压水平,结合靶器官损害或临床疾病状态,预测患者未来 10 年或更长时期内的心血管事件风险,并指导降压治疗策略选择以及其他危险因素的处理。

二、高血压病因及病理生理学

对 90%～95% 的高血压患者来说,无法明确存在单一的、可逆性致血压升高的病因,这些高血压患者即为原发性高血压。然而,绝大多数原发性高血压患者可确认存在稳定的行为因素——习惯性过多摄入能量、盐分和酒精,促进血压升高。其余 5%～10% 的高血压患者中,可确诊一种少见而明确的机制,即为继发性高血压。在器官系统水平,高血压是有关促进血管收缩和肾脏钠潴留的功能机制增强或血管舒张和肾脏钠排除的功能机制逐步丧失的结果。神经、激素以及血管等诸多机制均参与其中。越来越多的证据表明,神经激素的活化削弱血管功能(如内皮依赖的血管舒张)和结构(如内向重构),在高血压出现之前的早期发病中具有重要意义。

影响血压的最重要行为因素与饮食摄入热量和盐分有关。在各种人群中,高血压的患病率随体重指数呈线性增加。由于在发达国家和不发达国家均出现明显的肥胖流行,人们越来越多地关注代谢综合征,而代谢综合征常常合并高血压。代谢综合征指一组常见的临床表现簇:以高血压和腹部肥胖(男性肥胖类型)、胰岛素抵抗和葡萄糖耐量异常,以及以三酰甘油(甘油三酯)升高和高密度脂蛋白胆固醇低下为特点的血脂异常类型。Framingham 心脏研究中,新发高血压患者中肥胖高达 60%。体重增加导致高血压的机制尚未完全阐明,但是,已有大量证据显示,体重增加可致血浆容量扩张以及交感神经过度活化。一般认为,交感神经过度活化是为了代偿性消耗脂肪,但是,却引起周围血管收缩,肾脏的水钠潴留,以及血压升高。某些肥胖患者,睡眠呼吸暂停是高血压的重要原因。此类人群即使在清醒时段,由于反复的动脉血氧饱和度低下,使颈动脉窦化学感受器敏感性增高,导致持续性交感神经过度活化而致血压升高。

饮食中钠盐摄入是人类高血压的另一个关键行为因素。在全球 52 个不同地点完成 IN-TERSALT 研究显示,30 年里成人高血压发病与饮食中钠盐摄入一量呈紧密的线性相关。然而,不同个体间的血压对饮食钠盐负荷和限钠饮食的反应存在显著的差别,提示遗传背景在钠盐与血压关系中的重要性。

遗传学研究已经明确了数十个孟德尔型遗传基因可导致高血压或低血压。这些基因均与肾脏处理水盐代谢的机制相关,因而强烈-血管紧张素-醛固酮系统在人体血压调控中至关重要的地位。然而,所有确认的高血压孟德尔型仅占高血压患者中的极少数。目前几乎没有证据表明,任何这些基因单独或联合的微小变异,会对普通人群在日常环境中的血压升高产生增强或削弱的影响。不过,流行病学研究表明,家族内血压的相似性比在无关个体间更为明显,单卵双生子间的血压比双卵双生子间更相似,同一家庭内生物学子嗣间的血压比领养性子嗣间更相近。血压的家族聚集性中 70% 归咎于相同的基因而不是环境。尽管人类基因组图已经完成,但迄今为止,在全人群中有关血压变异的遗传因素尚未明了。

三、高血压的诊断策略

(一)血压测量方法

1. 诊所血压

诊所血压是最常用和最基本的血压检测方法,准确地测量诊所血压是高血压诊断以及评估患者心血管危险的基础。正确的测量方法是:患者取靠背坐位,赤裸手臂至于心脏水平,静息 5min 后至少测量 2 次。将袖带充气至桡动脉搏动消失的更高 20mmHg 左右,再以 3～5mmHg/秒的速度为袖带放气。每次就诊时至少测量 2 次以上血压值,相隔 1～2min 重复测量,取 2 次读数的平均值记录。如果收缩压或舒张压的 2 次读数相差 5mmHg 以上,应再次测量,取 3 次读数的平均值记录。取其平均值作为本次就诊时的血压水平并记录。在测量血压前 30min 内不能吸烟和饮用咖啡。

由于正常情况下人体血压在整个 24h 内变化明显,因此,高血压的诊断不可基于一次测量的血压水平升高而做出。应根据至少 2 次非同日就诊时血压水平来诊断是否为高血压,根据目前《中国高血压防治指南》,血压分为正常,正常高值,或高血压。当一个人的平均收缩压和舒张压—收缩压落入不同的血压分级时,采纳更高的分级。

2.家庭自测血压

具有独特优点,可重复性较好,且无白大衣效应。可用于评估血压水平及降压治疗的效果,增强患者对治疗的主动参与,改善治疗的依从性。在诊所外自我监测血压能使患者更关心自己的健康,并为医疗决策提供更好的日常血压估计。家庭自测血压在评价血压水平和指导降压治疗上已经成为诊所血压的重要补充。

推荐使用符合国际标准(BHS 和 AAMI)的上臂式全自动或半自动电子血压计,每个患者的家庭血压测量仪均须在诊所检查以确认其准确性。为了减少测量误差,还应该告知患者固定时段测量血压,并记录所有的测量值。当采用家庭血压自我监测时,血压读数的报告方式可采用每周或每月的平均值。绝大多数患者在诊所血压常常比家庭自测血压或家外日常生活中测量的血压更高一些。家庭自测血压 135/85mmHg 相当于诊所血压 140/90mmHg。

3.动态血压监测

自动测量患者在日常活动中整个 24h 的血压,包括睡眠的时候。应使用符合国际标准(BHS 和 AAMI)的监测仪。可用于诊断白大衣性高血压、隐蔽性高血压、顽固难治性高血压、发作性高血压或低血压,评估血压升高的严重程度。前瞻性转归研究证实,在不论是接受治疗的还是未接受治疗的高血压患者中,对预测致死和非致死性心肌梗死和脑卒中,动态血压监测优越于标准诊所血压测量。但是目前仍主要用于临床研究,例如评估心血管调节机制、预后意义、新药或治疗方案疗效考核等,不能取代诊所血压测量。

动态血压监测是发现夜间高血压的唯一方法。正常人血压在夜间睡眠时降低而在清晨唤醒开始活动后急剧升高。持续夜间高血压进一步增加了已经积聚于心血管系统上的血压负荷。与白天高血压或诊所高血压相比,夜间高血压预测心血管转归的能力更强。清晨血压急剧升高与脑卒中、心肌梗死和心脏猝死的发病高峰密切相关。因此,理想的降压药物治疗应该精确地将整个 24h 血压水平调整到正常状态,尤其是对那些高危患者。

诊所血压升高的患者中,家庭自测血压或动态血压监测正常者多达 1/3。"单纯诊所高血压"或"白大衣高血压"指的是:24h 血压测量完全正常(包括平均白天动态血压低于 130/80mmHg),而诊所血压升高且无靶器官损害。这种血压升高被认为是由于在诊所测量血压时一过性肾上腺反应的结果。多个大规模研究表明,在这样严格定义的白大衣高血压患者中,其 5 年病死率与诊所血压正常者无显著差别。

然而,很多患者并非纯粹的白大衣高血压。相反,常常表现为"白大衣加剧"了患者需要治疗的原有持续性动态或夜间高血压。另外一些患者,由于日常生活中的工作或家庭应激、吸烟或其他肾上腺刺激引起交感神经过度活化,导致日常血压升高,而当患者到诊所就诊时这些刺激已经消逝,故而诊所血压会低估动态血压水平。动态血压监测可以防止对这种"蒙面高血压"的漏诊和漏治,目前,高血压患者中 10% 为蒙面高血压,并且心血管危险明显增加(尽管诊所血压正常)。此外,在多达 30% 接受治疗的持续诊所血压升高患者中,动态血压监测如实记录血压足够或过度血压控制,避免过度治疗。

（二）高血压患者的心血管危险分层

绝大多数血压水平处于高血压病前期或高血压病诊断范围的患者均同时存在一种或更多的其他动脉粥样硬化危险因素。其他危险因素的合并存在可大大加剧收缩压水平升高导致心血管危险增加的强度。

《中国高血压防治指南》根据国际高血压流行病学资料以及可获得的我国心血管流行病学数据，总结了适合我国高血压患者心血管风险评估的危险分层。

低危组：男性年龄<55岁、女性年龄<65岁，高血压1级、无其他危险因素者，属低危组。典型情况下，10年随访中患者发生主要心血管事件的危险<15%。

中危组：高血压2级或1～2级同时有1～2个危险因素，患者应给予药物治疗，开始药物治疗前应经多长时间的观察，医生需予十分缜密的判断。典型情况下，该组患者随后10年内发生主要心血管事件的危险为15%～20%，若患者属高血压1级，兼有一种危险因素，10年内发生心血管事件危险约15%。

高危组：高血压水平属1级或2级，兼有3种或更多危险因素、兼患糖尿病或靶器官损害或高血压水平属3级但无其他危险因素患者属高危组。典型情况下，他们随后10年间发生主要心血管事件的危险为20%～30%。

很高危组：高血压3级同时有1种以上危险因素或兼患糖尿病或靶器官损害，或高血压1～3级并有临床相关疾病。典型情况下，随后10年间发生主要心血管事件的危险最高，达≥30%，应迅速开始最积极的治疗。

（三）排查继发性高血压（表2-4）

对90%～95%的高血压患者来说，无法明确存在单一的可逆性致血压升高的病因，即继发性高血压患者在高血压人群中只是少数。因此，如果对每个高血压患者均彻底排查继发性高血压的病因，耗费巨大，且效益/成本比很低。但是在两种情况下却是至关重要：①初次评估时发现患者存在必须进一步检查的线索。②高血压进展严重以至于多种药物强化治疗无效或者需要住院处理。

表 2-4　继发性高血压的评估指南

疑似诊断	临床线索	诊断性检测
肾实质性高血压	估测的 GFR<60mL/(min·1.73m²) 尿白蛋白/肌酐比值≥30mg/g	肾脏超声影像检查
肾血管疾病	新近血清肌酐升高，初次使用 ACEI 或 ARB 后血清肌酐显著升高，顽固性高血压，急性肺水肿，腹部杂音	磁共振成像或 CT 血管造影，介入性血管造影
主动脉缩窄	上肢脉搏>下肢脉搏，上肢血压>下肢血压，胸部杂音，胸部 X 线片肋骨凹陷	磁共振成像，主动脉造影

疑似诊断	临床线索	诊断性检测
原发性醛固酮增生症	低血钾，顽固性高血压	血浆肾素和醛固酮、24h尿钾、盐负荷后24h尿醛固酮和钾、肾上腺CT、肾上腺静脉取血
库欣综合征	中心性肥胖，广泛的皮肤淡紫纹，肌肉无力	血浆可的松，地塞米松使用后检测尿可的松，肾上腺CT
嗜铬细胞瘤	头痛，阵发性高血压，心悸，冷汗，面色苍白，糖尿病	血浆间羟肾上腺素和去甲肾上腺素，24h尿儿茶酚胺；肾上腺CT
呼吸睡眠暂停	H向亮的鼾声，白昼嗜睡，肥胖，项颈肥大	睡眠检查

CT：计算机断层扫描，GFR：肾小球滤过率。

四、高血压的治疗策略

治疗高血压的主要目的是最大限度地降低心血管发病和死亡的总危险。因此，在治疗高血压的同时，应全面干预患者所有可逆性危险因素（如吸烟、血脂异常或糖尿病），并适当处理患者同时存在的各种临床情况。危险因素越多，其程度越严重，若还兼有临床情况，主要心血管病的绝对危险就更高，干预和治疗这些危险因素的力度应越大。

（一）降压治疗的启动

对绝大多数高血压患者，一般接受终身抗高血压治疗的起始血压水平为140/90mmHg；对合并糖尿病或慢性肾病的高危患者，更低的血压水平130/80mmHg就应开始接受降压治疗；老年单纯收缩压≥150mmHg。

1.无并发症的高血压

目标血压＜140/90mmHg。

2.目标血压＜130/80mmHg的适应证

（1）糖尿病。

（2）慢性肾病：①肾小球滤过率＜60mL/（min·1.73m²）。②尿白蛋白/肌酐比值≥30mg/g。

3.其他应考虑目标血压＜130/80mm Hg的状况

（1）稳定性冠状动脉疾病。

（2）脑卒中或一过性脑缺血的二级预防。

（3）左心室肥厚。

（二）生活方式改变

在血压水平达到高血压出现之前，如果能够早期采取生活方式改变并持之以恒，那么肯定能预防数以百万计的新发高血压患者。然而，一旦高血压出现，那么终身服药即为有效治疗的基石，生活方式改变只能作为附加措施，而不能替代药物治疗。生活方式改变可以减少需要使用的药物，获得对相关心血管危险因素控制有益的影响，强化患者在控制血压中的主观能动性。

改善生活方式在任何时候对任何患者(包括血压为正常高值和需要药物治疗的患者)都是一种合理的治疗,其目的是降低血压、控制其他危险因素和并存临床情况。改善生活方式对降低血压和心血管危险的作用已得到广泛认可,所有患者都应采用,这些措施包括:戒烟;减轻体重,体重指数(kg/m²)应控制在 24 以下;节制饮酒,每日酒精摄入<25g;减少钠盐摄入一,每人每日食盐量不超过 6g;适当运动,每周 3~5 次,每次持续 20~60min 即可;多吃水果和蔬菜,减少食物中饱和脂肪酸的含量和脂肪总量,注意补充钾和钙;减轻精神压力,保持心理平衡。

(三)药物治疗

高血压的降压治疗目的是通过充分降低血压和减少相关代谢异常,以降低心血管事件和终末期肾病的危险,而不影响患者的生活质量。常常需要采取二药、三药或者更多不同种类药物的多药联合治疗方案,以达到目前推荐的血压控制目标,特别是在那些高危的患者中。低剂量固定药物联合可以发挥协同降压作用,最大程度减少副作用,并且降低药片数量以及药物费用。对大部分高血压患者,小剂量阿司匹林和降脂治疗应作为全面降低心血管危险策略的组成部分。

常用降压药物:目前推荐常用于初始降压并长期维持血压控制的药物主要有以下 5 类,即利尿药、β受体阻滞剂、血管紧张素转换酶抑制剂(ACEI)、血管紧张素 Ⅱ 受体阻滞剂(ARB)、长效钙离子拮抗剂。

其他可用于降压的药物种类还有直接肾素抑制剂(阿利吉仑),α肾上腺素能阻滞剂(哌唑嗪,多沙唑嗪、特拉唑嗪),中枢交感神经抑制剂(胍法辛,可乐定,甲基多巴)和直接血管扩张剂(米诺地尔和肼屈嗪)等。

大多数慢性高血压患者应该在 1~3 个月内逐渐降低血压至目标水平,这样对远期事件的减低有益。推荐应用长作用制剂,其作用可长达 24h,每日服用一次,这样可以减少血压的波动、降低主要心血管事件的发生危险和防治靶器官损害,并提高用药的依从性。强调长期有规律的抗高血压治疗,达到有效、平稳、长期控制的要求。临床实践中,给特定的患者选择最适合的降压药物应该基于两方面的考虑:①有效降低血压并能预防高血压并发症,同时副作用最少和花费最小。②同时治疗合并存在的心血管疾病(如心绞痛,心力衰竭)。

1.根据病情选择药物

(1)单纯高血压患者:人们一直期望能够给特定高血压患者以降压疗效最好而不良反应最少,并能最大幅度降低心血管危险的降压药物。目前仅有少量的资料提示可根据 DNA 顺序变化来确定某个个体患者的血压对某种特定药物特别敏感。然而,任何这些报道的作用均尚未足够有力来改变目前临床决策的制定。

根据血浆肾素(PRA)水平将高血压患者分为高、低肾素和中间肾素水平 3 组,并将降压药物分为两类,一类是 R 型降压药物,以拮抗肾素一血管紧张素一醛固酮系统为主要作用机制(包括 ACEI 和 β受体阻滞剂);另一类为 V 型药物,以缩减血容量为主要作用机制的药物(包括 CCB 和利尿剂)。Alderman 等的研究显示,与 V 型降压药物相比,R 型降压药物对低 PRA 患者的降压疗效明显较弱,发生升压反应(收缩压升高>10mmHg)的比例较高(11%对 5%);

无论低、中和高 PRA 水平的患者，V 型降压药物治疗的降压效果均一致，而 R 型药物仅对高 PRA 水平的高血压患者降压反应较好。另有研究表明，高血压患者的血浆肾素水平与不同种类药物降压效果有关，较高肾素水平者对 p 受体阻滞剂的降压效应明显，而较低肾素水平者对利尿剂的降压效应明显强于|3 受体阻滞剂。英国高血压学会主张对年轻高血压患者(年龄＜55 岁)以一种 ACE 抑制剂、ARB 或 β 受体阻滞剂("A"或"B"药物)为起始治疗，因为他们常常是高肾素性高血压；对老年或黑人高血压患者，选择一种 CCB 或利尿剂("C"或"D"药物)，这些患者常常为低肾素性高血压。

目前由于检测 PRA 的可及性以及重复性存在相当大问题，尚无法用于临床高血压患者初始药物的选择依据。但是，考虑年龄、地域饮食、疾病等特点，鉴于 CCB 或利尿剂类降压药物适用于各类 PRA 水平的患者，因此，V 型降压药物可作为常规初始治疗选择，在此基础上增加其他类型降压药物，疗效可能更好。

根据临床观察的结果，JNC7 建议噻嗪类利尿剂作为对大多数高血压患者效益/成本比最好的一线降压药物。对 2 级高血压患者起始即以两种药物治疗(其中一种必须为噻嗪类)。相比之下，欧洲高血压学会和《中国高血压防治指南》没有提出特定某类药物的推荐，其观点是最有效的药物是患者能耐受并坚持服用的那些药物。

(2)特殊高血压患者

1)老年人:HYVET 研究证实，即使年龄超过 80 岁的高血压患者接受利尿剂或(和)ACE 抑制剂治疗，以收缩压降低至＜150mmHg 为目标血压水平，结果显示，降压治疗显著降低心血管不良事件的风险:致死或非致死性卒中减少 30%，卒中所致的死亡下降 39%，全因死亡下降 21%，心源性死亡下降 23%，心力衰竭减少 64%。

2)冠心病:稳定性心绞痛时首选 β 受体阻滞剂或长作用钙拮抗剂或 ACE 抑制剂;急性冠脉综合征时选用 β 受体阻滞剂和 ACE 抑制剂;心肌梗死后患者用 ACE 抑制剂、β 受体阻滞剂和醛固酮拮抗剂。

3)心力衰竭:首选 ACE 抑制剂和 β 受体阻滞剂;亦可将 ACE 抑制剂、β 受体阻滞剂、ARB 和醛固酮受体拮抗剂与襻利尿剂合用。

4)糖尿病:首选 ACEI 或 ARB，必要时用钙拮抗剂、噻嗪类利尿剂、β 受体阻滞剂。

5)慢性肾病:ACEI、ARB 有利于防止肾病进展，为了最大程度保护肾功能，CCB 不应作为起始的降压药物，而应该在 ACE 抑制剂或 ARB 作为起始治疗后一起使用。重度患者可能须合用襻利尿剂。

2.血压水平过低的标准

以血管事件或死亡为终点的随机临床试验及有关降压试验的汇总分析，为高血压治疗提供了一系列证据。与安慰剂对照组比较，降压药治疗高血压患者，使血压降低 10~12mmHg/4~6mmHg 可使脑卒中相对危险减少 42%，冠脉事件减少 14%，总死亡减少 14%。降压治疗单纯收缩期高血压患者可使上述事件分别减少 30%、23% 和 13%。FEVER 研究是在中国完成的大规模随机临床试验，入选伴高危因素的高血压患者，在利尿剂应用基础上，随机用非洛地平或安慰剂治疗随访 4 年，结果非洛地平缓释片治疗组脑卒中事件相对危险明显下降;进一步证明降压目标应小于 140/90mmHg。在一定的范围内，降压治疗所能达到的血压水平越低,总的心脑血管事件的风险减少越显著。

2 型糖尿病患者血压高于 130/80mmHg 时,不良心血管事件发生率明显增高。HOT 研究表明,以分别舒张压<90mmHg,<85mmHg,<80mmHg 为降压目标值,三组患者间总体心血管事件危险降低相似,但在合并糖尿病患者中,舒张压<80mmHg 组的心血管事件发生率比舒张压<90mmHg 组降低 51%。因此,现行多种指南均推荐将 2 型糖尿病患者血压控制在 130/80mmHg 以下。ACCORD 研究降压试验是一项明确强化降压治疗能否减少糖尿病患者严重 CVD 事件风险性的随机对照研究,研究纳入 4 733 例伴有临床 CVD 或 CVD 危险因素的 2 型糖尿病患者,并将其随机分至强化降压治疗(目标血压<120mmHg 组,n=2362)或常规降压治疗(目标血压<140mmHg 组,n=2371)。结果表明,在平均随访 5 年的研究期间,强化治疗组的平均血压为 119mmHg,标准治疗组为 134mmHg。在平均随访 5 年后,与常规降压治疗组相比,强化治疗组不仅不能降低 2 型糖尿病患者主要复合终点事件发生率,强化治疗组的 77 例患者出现由血压降低所致的严重并发症,标准治疗组为 30 例。此外,强化治疗组的部分肾功能指标较差。强化治疗组脑卒中风险相对较低。ACCORD 降压试验结果提示试图将 2 型糖尿病患者血压降低至正常或接近正常水平并不会更多获益。

INVEST 研究事后分析入选 6 400 例高血压合并冠心病和糖尿病的患者,依据收缩压水平不同将患者分为极严格控制组(≤110mmHg)、严格控制组(110~129mmHg)、标准控制组(130~140mmHg)和未控制组(>140mmHg)。结果显示,与标准控制组相比,未控制组和极严格控制组的心肌梗死性死亡或脑卒中风险显著升高(OR 1.5;P<0.000 1;OR 2.1;P=0.005),而严格控制组不良心血管预后风险与标准控制组相似(OR 1.08;P=0.39)。这一结果显示,对糖尿病患者过度强化降压治疗并不能较标准治疗进一步降低心肌梗死和脑卒中,反而有增加全因死亡的风险。强烈提示高危高血压患者的降压治疗并非血压水平越低越好。

2009 年欧洲高血压学会对其高血压指南的再评价中反思了既往过度强调降压治疗追求更低血压水平的趋势,对降压范围进行了新的界定,提出对于高危人群,血压应控制在 130/80mmHg 以下,而且不应低于 120/70mmHg。

3.如何优化降压——降低血压变异性

血压变异性是指一定时间内血压波动的程度。通常以不同时间多次血压读数的标准差、变异系数,或独立于均值的变异系数等来表示。根据观察周期的长短,血压变异分为短时血压变异和长时血压变异,前者指 24h 内(通过动态血压监测)的血压变异性,后者指数周(家庭血压监测)或数月乃至数年(随访间)内的血压变异性。近期发表的 ASCOT-BPLA 研究 19 257 例高血压患者的血压数据分析考察了长时血压变异性,结果显示钙拮抗剂氨氯地平和 β 受体阻滞剂阿替洛尔对 BPV 具有截然不同的作用,至少部分地诠释了两种基础降压药物对脑卒中风险作用的差异。对受试对象为既往有短暂性脑缺血发作患者的 TIA 和 UK-TIA 研究数据分析显示,收缩压变异性越大,脑卒中风险越高。ASCOT—BPLA 研究的 BPV 分析同样显示,降压治疗后,相对于血压水平平均值,血压变异性具有更强的脑卒中和冠脉事件风险预测价值,随访期间收缩压变异性和最大收缩压是独立于平均收缩压的强预测因子。不同类降压药物对血压变异性的作用亦不同。另一项荟萃分析比较不同类别的降压药物对于收缩压变异性的影响,纳入了钙拮抗剂、ACE 抑制剂、血管紧张素受体拮抗剂及 β 受体阻滞剂、利尿剂等各种降压药物对收缩压标准差影响的所有 389 项随机对照研究进行汇总分析,与其他药物相比,钙拮抗剂可降低收缩压变异性:变异比为 0.81,95％可信区间为 0.76～0.86,P＜0.0001;与安慰剂相比,钙拮抗剂减少收缩压波动的作用最大。结果表明,钙拮抗剂组收缩压变异性最小,脑卒中风险最低,而几类药物的收缩压变异性无显著差异。

血压变异性有可能成为新的高血压诊断指标,亦可能成为预测心血管风险的另一指标,对心脑血管事件进行风险预测,并且还可用来选择降压药物。鉴于 CCB 类药物在降低血压变异性方面的优越性,建议＜55 岁的高血压患者也应将 CCB 类药物作为初始降压治疗药物的选择之一。

ASCOT-BPLA 研究针对高血压患者选用 2 种降压方案:一组给予钙拮抗剂氨氯地平联合血管紧张素转化酶抑制剂(ACEI)培哚普利;另一组给予 β 受体阻滞剂阿替洛尔联合利尿剂苄噻嗪。随访 5.5 年结果显示:β 受体阻滞剂联合利尿剂方案在血压的稳定性、预防脑卒中和心血管事件方面均劣于钙拮抗剂联合 ACEI。钙拮抗剂优于 β 受体阻滞剂,这可能相当大程度上归益于钙拮抗剂组患者血压变异性的降低。血压变异性与心肌梗死和其他冠状动脉事件的风险有直接关联。研究者最后提出今后降低血压变异性将成为治疗高血压病的主要目标,更多关注血压控制的平稳性,而不是仅仅关注血压降低的平均水平。

4.联合降压药物的优化选择

目前临床使用的抗高血压药物单独治疗所可能获得降压达标率不足 50％。在新近发表的 ASCOT 研究中,分别仅有 15％和 9％的高血压患者在接受单一钙拮抗剂氨氯地平或 β 受体阻滞剂阿替洛尔后达到血压控制目标。根据已有的临床资料,超过 60％的高血压患者需要至少 2 种以上的抗高血压药物联合治疗才能达到血压控制。

联合抗高血压药物治疗能够以分别较小的剂量获得与单一药物加倍剂量相似或更大的降压幅度,因而大大提高抗高血压药物治疗的降压达标率。在多个抗高血压药物的临床试验中,对轻中度(一级和二级)高血压患者,联合抗高血压药物的降压达标率均达到 70％以上;对重度(三级)高血压患者,能获得更好的疗效,降压幅度更大,血压控制达标率更高。同时,由于使用分别较小的剂量以及药物作用机制不同,临床不良反应发生率降低,长期接受治疗的安全性和耐受性显著提高。

ACCOMPLISH 研究是第一项研究联合药物在高血压初始治疗中疗效随机双盲前瞻性研究(n＝10704),该研究比较了贝那普利/氨氯地平和贝那普利/氢氯噻嗪联合治疗的降压效果及其对临床转归终点事件的影响。其初始剂量分别为 20mg/5mg 和 20mg/12.5mg,最大剂量为 40mg/10mg 和 40mg/25mg,比较了两组间的降压效果和心血管事件发病率和死亡率。

在接受研究规定的联合药物治疗 6 个月后,平均收缩压和基线时相比出现了较大幅度的下降,从 145.5/80.2mmHg 降至 132.5/74.3mmHg,血压达标率高达 73％,与之相对应的是基线时有高达 61.1％的患者收缩压≥140mmHg。近 92％的受试患者需要较大剂量的联合药物治疗。

可见,无论是 ACE 抑制剂联合利尿剂还是 ACE 抑制剂联合钙拮抗剂,均能获得良好的降压效果。即使对基线血压并不很高或已得到一定程度控制的高血压患者,在以 ACE 抑制剂为基础的联合降压治疗中,都能进一步获得更好的血压控制,降压达标率显著提高。

ASCOT 降压研究比较了阿替洛尔十苄氟噻嗪(噻嗪类利尿剂)与氨氯地平十培哚普利两种不同降压药物联合治疗策略对高血压患者的影响。研究结果显示,与阿替洛尔十苄氟噻嗪组患者相比,氨氯地平十培哚普利的降压作用更强,该组患者平均收缩压和舒张压分别比前者降低了 2.7mmHg 和 1.9mmHg;心脑血管死亡、心肌梗死和脑卒中减少了 23%,心血管原因的死亡减少了 24%;所有原因死亡率减少了 11%(P=0.025)。与既往降压药物临床研究中显示的平均收缩压降低 1mmHg 可使病死率降低 1%相比,ASCOT 研究中氨氯地平十培哚普利组总病死率减少 11%显然不是完全由平均收缩压降低 2.7mmHg 引起的。该研究提示,不同降压药物的联合治疗可带来临床转归获益的显著差别。ASCOT 研究中,各亚组患者,无论年龄、性别、是否吸烟、肥胖,是否存在左心室肥厚、糖尿病、血管疾病史、肾功能异常,以及是否有代谢综合征表现,都能从钙拮抗剂+ACE 抑制剂的联合降压药物治疗中获得一致的、更大的益处。因此,在降压药物的长期治疗过程中,在获得相似降压效果的基础上,使用 ACEI 或 ARB 进一步抑制 RAS 系统的活性,可获得更强的保护高血压患者、改善预后、延长患者寿命等重要益处。

无独有偶,ACCOMPLISH 研究结果发现无论是贝那普利十氢氯噻嗪,还是贝那普利十氨氯地平,血压控制率较基线的 37.2% 和 37.9%均有显著大幅度提高,分别达到 72.4% 和 75.4%,而两组间收缩压平均相差仅仅 0.9mmHg 时,钙拮抗剂+ACE 抑制剂组进一步显著降低心血管事件风险达 20%(P=0.000 2)。ACCOMPLISH 研究中氨氯地平十贝那普利的联合方案不仅达到了非常卓越的血压控制率,并且为高血压患者采用联合治疗减少心血管事件提供了更佳选择。

目前优先推荐 ACE 抑制剂或 ARB+钙拮抗剂以及 ACE 抑制剂或 ARB+利尿剂的联合。亦可采用 β 受体阻滞剂十利尿剂,钙拮抗剂十利尿剂,二氢吡啶类钙拮抗剂+β 受体阻滞剂,肾素抑制剂十利尿剂,肾素抑制剂+ARB,利尿剂十保钾利尿剂等。不建议下列联合:ACE 抑制剂+ARB,ACE 抑制剂或 ARB+β 受体阻滞剂,非二氢吡啶类钙拮抗剂+β 受体阻滞剂,中枢性降压药+β 受体阻滞剂。

5.高血压患者的调脂和抗血小板治疗

在采取抗高血压药物治疗以及生活方式改变的同时,应考虑使用低剂量阿司匹林(100mg)和降脂药物作为综合降低心血管危险的一部分,以获得更大的心血管危险降低。在接受治疗的高血压患者中,收缩压降低至<150mmHg 后,低剂量阿司匹林能降低心肌梗死达36%,而不增加颅内出血的危险。

对存在其他心血管危险因素,并且平均低密度脂蛋白胆固醇为 3.38mmol/L 中度高血压的患者,在抗高血压药物治疗方案的基础上,加用 10mg 阿托伐汀可减少 36%的致死性和非致死性心肌梗死,并且致死性和非致死性脑卒中减少 27%。因此,对此类患者必须给以他汀治疗,将其低密度脂蛋白胆固醇降低至目标值 2.6mmol/L 以下。

6.降压药物与新发糖尿病

肥胖和高血压均为糖尿病的强大危险因素,并且糖尿病进展将急剧增加高血压相关的心血管危险。已经有大量一致的证据表明,新发糖尿病的危险进一步受抗高血压药物种类的选择所影响。这种危险在使用大剂量噻嗪类利尿剂和标准剂量 p 受体阻滞剂,尤其是利尿剂与

β受体阻滞剂联合治疗后显著增大；钙拮抗剂可能不增加新发糖尿病的危险；而 ACE 抑制剂或血管紧张素受体拮抗剂以及 α 受体阻滞剂均能降低此危险。

　　然而，抗高血压药物相关的糖尿病发病率变化对心血管终点的重要性仍是一个争议颇大的题目。在 ALLHAT 试验里，不同药物治疗组间血糖水平的绝对差异很小，并且对噻嗪类利尿剂的降压所获心血管保护似乎没有不良影响。另一方面，大多数临床试验为期 5 年，而 5 年对考察新发糖尿病的心血管并发症可能为时过短，因为一般需要 20 年或者更长的时间糖尿病的心血管并发症才能表现出来。对高血压合并糖尿病前期的患者以及需要终身服用降压药物的年轻高血压患者，现在已有比传统的 β 受体阻滞剂与噻嗪类利尿剂联合更好的药物可供选用。，与其他降压药物相比，ARB 和 ACE 抑制剂具有更好的改善胰岛素抵抗作用。然而，DREAM 研究表明，与安慰剂相比，大剂量雷米普利（15mg/d）并不能降低糖耐量异常患者新发糖尿病的风险。与此相反，迄今为止规模最大的前瞻性糖尿病预防研究-NAVIGATOR（那格列奈和缬沙坦对糖耐量异常患者预后影响的研究）研究显示，在严格生活方式干预基础上，降压药物缬沙坦进一步降低糖耐量异常人群新发糖尿病风险 14%，显著降低空腹及糖负荷后 2h 血糖水平。NAVIGATOR 研究为缬沙坦改善胰岛素抵抗的作用提供了充分、坚实的循证医学证据。NAVIGATOR 研究证实，在采取了严格的治疗性生活方式改变的基础上，缬沙坦在长期降压治疗的同时，能够显著降低糖耐量异常患者新发糖尿病的风险。

第三节　血脂代谢紊乱

　　心血管病是我国死亡原因的第一位，除脑卒中高发外，近 20 年冠心病的发病率和死亡率逐步上升。国内外的研究表明：血清总胆固醇（TC）或低密度脂蛋白胆固醇（LDL-C）升高是冠心病和缺血性脑卒中的独立危险因素之一，因此，对血脂异常的防治已经成为我国防治动脉粥样硬化疾病的重要环节。

一、血脂代谢基本概念

（一）血脂与脂蛋白

　　血脂是血浆中的胆固醇（TC）、三酰甘油（甘油三酯，TG）和类脂如磷脂等的总称。与临床密切相关的是胆固醇和三酰甘油。人体内胆固醇主要以游离胆固醇及胆固醇酯的形式存在。胆固醇及三酰甘油必须与特殊的蛋白质即载脂蛋白（apo）结合形成脂蛋白，才能被运输至组织进行代谢。血浆脂蛋白成分包括乳糜微粒（CM）、极低密度脂蛋白（VLDL）、低密度脂蛋白（LDL）和高密度脂蛋白（HDL）。此外，还有一种是 LP(a)，它是利用免疫方法发现的一类特殊脂蛋白，其脂质成分类似 LDL，浓度主要与遗传有关。

　　乳糜微粒是血液中颗粒最大的脂蛋白。正常人空腹 12h 后，血清中无 CM。I.DL 是血液中胆固醇含量最多的脂蛋白，血清胆固醇浓度的升高与 LDL-C 水平呈平行关系，LDL 中的载脂蛋白以 apo B 为主。HDL 是颗粒最小的脂蛋白，以 apo A 为主，FIDL 能将胆固醇从周围组织转运到肝脏进行再循环或以胆酸形式排泄。

（二）血脂代谢紊乱及其致动脉粥样硬化作用

血脂代谢紊乱,是指 TC、TG 和低密度脂蛋白胆固醇(LDL-C)异常升高,同时高密度脂蛋白胆固醇(HDL-C)的异常降低也是一种常见的表现。近一个世纪的实验室和人体研究都发现了血脂与动脉粥样硬化形成的密切关系,其中 LDL-C 水平是致动脉粥样硬化的重要因素。目前血脂致动脉硬化的作用机制研究尚不完全,已证实的主要环节有以下几方面。

1.炎症

有充分证据表明,众多致动脉粥样硬化的危险因素都通过炎症改变动脉的生理特性,促进损伤的形成和进展。氧化改变的 LDL 及其组分激发炎症并促进动脉硬化这一理论已得到业界一致肯定,但目前对氧化改变的介质和生化基质基础研究尚不完全。除氧化改变 LDL 外,富含 TG 的脂蛋白也促进炎症的发展。

2.脂蛋白和动脉硬化的启动

对动脉硬化病理生理机制研究都以脂蛋白分子家族为中心,当 LDL 过多时,它可积聚于动脉管壁,单层的内皮细胞通透性增加是 LDL 原位积聚的原因之一,使局部损伤形成。形态学研究提示脂蛋白分子是与细胞外基质成分结合沉积于动脉粥样硬化内膜中。部分生化刺激物也会改变血管平滑肌细胞行为,促使内膜细胞外基质产生,为动脉硬化发生发展提供基础。不同分子大小 LDL 与细胞外基质结合能力有所不同,小而密 LDL 比大而疏 LDL 更能与动脉壁胶原多糖结合,小而密 LDL 更易在高三酰甘油和低 HDL 水平患者中积聚,后者常见于代谢综合征和糖尿病血脂异常患者,这也解释了为何在同等 LDL-C 水平的患者中,糖尿病患者动脉硬化损伤更重。除上述已确定的 LDL 种类与细胞外基质相互关系外,还有一些“酶类”也促进 LDL 分子在动脉内膜积聚,如脂蛋白酯酶可在 LDL 分子和细胞外基质结合中起桥梁作用、巨噬细胞可在动脉壁中合成脂蛋白酯酶、动脉粥样硬化局部磷脂酶过度分泌也是 LDL 分子与内膜胶原多糖结合增加、神经磷脂酶也促使 LDL 分子与胶原多糖结合。

3.高密度脂蛋白

大量流行病学证据证实 HDL 是动脉粥样硬化的保护因子。HDL 能转运富脂泡沫细胞中的脂质,新生不成熟的 HDL 分子通过转运胆固醇.成为成熟 HDL 分子。清除受体 BI(SR-BI)能在肝脏吸收由 HDL 转运而来的胆固醇。体外研究证实了 HDL 分子能介导富胆固醇细胞中的脂质外流,因此提示提高血浆 HDL 水平能促进胆固醇的逆向转运,从而有心血管保护作用。HDL 分子除有转运胆固醇作用外,它还是抗炎症和抗氧化蛋白的载体,有研究表明 HDL 分子能催化与 LDL 氧化相关的磷脂酶。动物体内研究也发现,输注 HDL 能限制损伤血管细胞黏附因子表达,支持 HDL 有抗炎症的作用。

4.脂质条纹形成

LDL 分子在动脉内膜的滞留和积聚启动了炎症过程,导致局部损伤形成。高脂血症的首个细胞外反应是白细胞聚集,动脉内皮细胞通常对白细胞有抵抗作用。但是,在氧化脂蛋白和炎症蛋白介质如细胞因子等的作用下,内皮细胞能改变其血管腔表面的结构,使其易与白细胞黏附。白细胞一旦与内皮细胞相黏附,即可在化学趋化信号作用下穿透进入内膜。除分子黏附外,高脂血症提高了动脉对单核细胞化学趋化因子的分泌。研究还发现,动脉粥样硬化处有肥大细胞聚集,肥大细胞产物可能促进致动脉硬化前体物质的产生、促进脂蛋白分子结构重建,使其致动脉硬化能力加强。单核细胞一旦在动脉内膜附着,就可转变为巨噬细胞,在动脉硬化斑块中,组织巨噬细胞即泡沫细胞特点是细胞内大量胆固醇积聚形成小滴状,组织学研究中表现为细胞质中有泡沫样物质。因此,炎症细胞在炎症介质介导下形成了早期动脉硬化标记——泡沫细胞。泡沫细胞在动脉损伤局部形成,即表现为脂质条纹。

5.血脂和动脉硬化损伤进展的关系

脂质条纹是动脉硬化的最初表现,如果永远如此,则不会引起临床很多并发症。动脉硬化损伤进展主要包括血管平滑肌细胞增生和复杂的细胞外基质的积聚,后者不仅包括蛋白多糖还包括胶原和弹力纤维。早期动脉硬化损伤处进展时,其各组分都呈特征性地分布,在典型的离心性动脉粥样硬化处,富含脂质的脂核表面由平滑肌细胞和细胞外胶原基质形成的纤维帽覆盖,脂核中存在巨噬泡沫细胞。胆固醇可以胆固醇酯或胆固醇单水化合物形式存在于斑块中,后者呈结晶状。

6.动脉硬化血栓形成

当动脉硬化进展时,主要的变化在于斑块中的脂核,巨噬细胞不仅增生,同时也凋亡,在凋亡的同时,细胞肿胀,促使富脂巨噬细胞释放其内容物至细胞间质,同时,斑块表面平滑肌细胞也出现凋亡,细胞群的修复能力下降,细胞外基质完整性出现严重破坏,脂核中的血栓前物质直接与血管腔内容物接触。原位血栓形成可因微血管出血所致。研究发现很多突然动脉阻塞事件并非发生于严重血管狭窄处,表明动脉粥样硬化斑块生理功能破坏是许多致死性冠脉栓塞和急性心梗的激发因素,而斑块纤维帽破裂是斑块生理功能破坏的最突出原因,这类斑块往往有大的脂核、大量炎症细胞聚集、纤维帽薄弱。斑块破裂后,血小板黏附于暴露的胶原,从而激发一系列的血栓形成过程。

(三)血脂代谢与心血管疾病

虽然既往研究表明低密度脂蛋白胆固醇增高致动脉硬化作用强,但近年来越来越多证据表明,高密度脂蛋白胆固醇的保护作用和富含甘油三酯的脂蛋白致动脉硬化作用也在疾病过程中起非常重要的作用。

1.胆固醇和心血管疾病

人体血浆胆固醇中 60% 为 LDL-C,30% 为 HDL-C,10% 为 VLDL-C,乳糜微粒仅在餐后出现,为 10~25mg/dl,根据餐中胆固醇含量而有所不同。MRFIT 研究人员报道,在筛选后的 356 222 例 35~57 岁无心梗史的男性人群中,每 5 岁为一组,发现血胆固醇水平和冠心病死亡率呈显著的线性相关,且年龄调整后的冠心病死亡,血胆固醇处于高四分位数的人群危险性是低四分位数人群的 3.4 倍,冠心病死亡归因中,46% 额外死亡归因于血胆固醇高于 4.68mmol/L(180mg/dl)。另有研究表明胆固醇水平下降 25% 或 LDL-C 水平下降 35% 可降低冠心病死亡率 49%。

2.高密度脂蛋白胆固醇与冠心病

观察性研究发现 HDL-C 水平与冠心病呈负相关。弗兰明翰研究中,无 LDL-C 水平增高患者中,低 HDL-C 水平与冠心病事件相关。研究观察到,HDL-C 在中位数水平(如男性 1.17mmol/L,女性 1.43mmol/L)以下,每下降 0.13mmol/L,则冠心病危险性增加 25%,而高于中位数水平者,冠心病风险性减少。

历时 2~5 年的冠脉造影研究(lipoprotein and coronary atherosclerosis study,LCAS)也发现低 HDL-C 水平者,冠脉及大隐静脉桥血管病变进展重。他汀类药物对低 HDL-C 患者也有效,虽然它提高 HDL-C 作用仅为中等,但在低 HDL-C 患者中减少动脉粥样硬化作用也很显著,同时能抑制炎症环境。

3.脂蛋白(α)

20 世纪 60 年代,研究就发现血浆脂蛋白(a)[Lp(a)]是冠心病的独立危险因素,但至今对其生理病理特点以及其在临床危险性评估中的作用尚不明了。Lp(a)结构复杂,包含有一种 LDL 状结构,与单一糖蛋白样的载脂蛋白 a(apo a)共价,apo a 具有多个三环类结构,与纤溶酶原的序列相似。因此 Lp(a)可能与动脉硬化和血栓栓塞有一定相关性。由于 apo a 三环序列数目有不同,造成 Lp(a)有不同大小的同工型,因此不同个体 Lp(a)结构大小差异大,临床检测有一定难度,建立标准化检测方法还有很多困难。人群中血浆 Lp(a)水平差异很大,主要原因与个体基因水平有关,环境因素和药物干预对其影响较小。虽然 Lp(a)还存在上述缺点,其测定值对检出冠心病高危患者进行及时治疗干预还是十分有价值的。

4.血脂正常范围

(1)我国人群的血脂范围:我国的队列研究分析显示我国人群的血脂正常及异常范围见表 2-5。

表 2-5 我国人群血脂正常范围

分层	TC	LDL-C	HDL-C	TG
合适范围	<5.18mmol/L (200mg/dl)	<3.37mmol/L (130mg/dl)	≥1.04mmol/ (40mg/dl)	<1.70mmol/L (150mg/dl)
边缘升高	5.18~6.19mmol/L (200~239mg/dl)	3.37~4.12mmol/L (130~159mg/dl)	1.70~2.25mmol/L (150~199mg/dl)	
升高	≥6.22mmol/L (240mg/dl)	≥4.14mmol/L (160mg/dl)	≥1.55mmol/L (60mg/dl)	≥2.26mmol/L (200mg/dl)
降低			<1.04mmol/L(40mg/dl)	

(2)美国成人血脂治疗指南推荐血脂参考标准:见表 2-6。

表 2-6 美国成人血脂治疗指南(ATPⅢ)推荐血脂各组分正常及异常标准(mg/dl)

低密度脂蛋白胆固醇	
<100	最佳
100~129	接近或超过最佳
120~159	临界增高
160~189	高
≥190	极高

（续表）

低密度脂蛋白胆固醇	
总胆固醇	
＜200	理想
200～239	临界增高
≥240	高
高密度脂蛋白胆固醇	
＜40	低
≥60	高

（3）美国血脂治疗指南（ATPⅢ）推荐血三酰甘油正常/异常分类及治疗目标见表 2-7。

表 2-7　美国血脂治疗指南（ATPⅢ）推荐血三酰甘油正常/异常分类及治疗目标

三酰甘油（mg/dl）	ATPⅢ 分类	主要治疗目标
＜150	正常	
150～199	临界增高	LDL 胆固醇达标
200～499	高	LDL 胆固醇达标
≥500	极高	降低甘油三酯，以防急性胰腺炎

二、血脂水平的冠心病危险性评估

大规模前瞻性流行病学研究表明,心血管病的危险性不仅取决于个体具有某一危险因素的严重程度,而且更取决于个体同时具有危险因素的数目,即危险因素的数目和严重程度共同决定了个体发生心血管病的危险程度。美国 ATPⅢ 指南根据个体的心血管疾病情况将其归为高危、中危和低危心血管风险,对不同危险程度个体的血脂进行不同程度的控制。与西方国家不同,中国流行病学研究提示高血压是中国人群动脉硬化的一个最重要因素,因此中国血脂治疗指南建议,按照有无冠心病及其等危症、有无高血压、其他心血管危险因素的多少,结合血脂水平来综合评估心血管病的发病危险,将我国人群进行危险性高低分类,见表 2-8。

表 2-8　美国 ATPⅢ 指南建议心血管危险分层

危险分层		10 年心血管风险
高危	冠心病 * 或冠心病等危症	＞20%
中危	2 个以上心血管危险因素	10%～20%
低危 V0～1 心血管危险因素	＜10%	

三、调脂治疗

1.调脂治疗对动脉硬化斑块的作用

研究显示,随着胆固醇水平和 LDL-C 水平的增加,缺血性心血管病危险性增高。而 HDL-C 水平越低,则缺血性心血管病危险性增加。我国的流行病学研究资料也表明,血脂异常时冠心病发病的危险性与西方人群相同,因此对我国患者进行血脂异常防治有着重要的公共卫生意义。

目前大量证据表明,斑块演变既可以从动脉硬化恶化方向发展,也可以从促进斑块生理功能改善方向发展,研究发现积极降脂治疗能使斑块含脂量下降,内膜纤维组织含量增加,同时因巨噬细胞积聚引起的炎症反应减少,炎症介质表达下降,调脂治疗还能抑制氧化应激产物生成,促进内皮细胞扩血管作用。有趣的是,研究证实斑块生理功能得到改善的同时不伴随血管固定狭窄处管径的改变。近期磁共振研究也发现,斑块容积改变同时,无血管管径的显著改善。上述研究结果提示降脂治疗能逆转斑块,改善狭窄;还能降低组织因子、炎症前介质等产生及活性。因此,研究的重点也从"逆转"斑块到"稳定"斑块。尽管抗动脉粥样硬化治疗中生活方式干预是最重要的基石,他汀类药物积极有效地降低临床事件、改善预后也使其在临床治疗中得到广泛应用,既能降低血脂水平,又有直接的抗炎症作用,这种作用可能独立于降 LDL 作用。

2.调脂治疗目标

血脂异常治疗最主要目的是为了防治动脉粥样硬化临床事件,以冠心病为主要代表,所以应根据已有冠心病或冠心病等危症以及有无心血管危险因素,结合血脂水平进行全面评价,以决定治疗措施及血脂的目标水平。

由于血脂异常与饮食和生活方式有密切关系,所以饮食治疗和改善生活方式是血脂异常治疗的基础措施。无论是否进行药物调脂治疗,都必须坚持饮食控制和生活方式调整。根据血脂异常的类型及治疗需要达到的目的,选择合适的调脂药物。在选择药物治疗时,需全面了解患者冠心病极其伴随的危险因素情况。调脂治疗应将降低 LDL-C 作为首要目标,根据不同危险人群,开始药物治疗的 LDL-C 水平以及需要达到的 LDL-C 目标值有较大不同。

我国人群血清的理想水平是 LDL-C＜1.7mmol/L（65mg/dl）,HDL-C≥1.04mmol/L（40mg/dl）。对于特殊的血脂异常类型,如轻、中度 TG 升高[2.26～5.63mmol/L（200～500mg]dl)]],LDL-C 仍为主要目标,非 HDL-C 达标为次要目标,非 HDL-C＝TC-HDL-C,其目标值为 LDL 目标值＋0.78mmol/L（30mg/dl）。重度高三酰甘油血症[≥5.65mmol/L（500mg/dl)],为防止急性胰腺炎的发生,首先应积极降低 TG。

3.调脂治疗原则

首诊发现血脂异常时,应立即开始必要的饮食控制和生活方式干预,6～8 周后,检测患者血脂水平,如果已达标或有明显改善,应继续饮食和生活方式干预。不能调脂达标者,应考虑加用药物治疗。

4.血脂治疗进展

美国 NCEP ATPⅢ公布后,陆续又有临床试验结果发表,如 HPS,PROSPER,ALLHAT-LIT,ASCOT-LIA,PROVE IT-TIMI 22 等,大量新证据的问世促使 2004 年公布了 ATPⅢ的

修订版,其主要内容如下。

(1)高危患者,推荐 LDL-C 的目标值为 2.6mmol/L(100mg/dl),对于极高危患者,可将 LDL-C 控制低于 1.82mmol/L(70mg/dl),即根据现有临床证据,对基线 LDL-C 低于 2.6mmol/L(100mg/dl)的极高危患者可进一步用药降低 LDL-C 至 1.82mm01/L(70mg/dl)以下。

(2)高危患者,若存在高甘油三酯或低 HDL-C 水平,可在应用降 LDL-C 药物同时加用贝特类药物或烟酸类药物。

(3)中度危险性患者(2个或以上危险因子,10年危险性为 10%~20%者),LDL-C 应控制于 3.38mmol/L(130mgldl)以下,不过根据近期研究结果,可建议 LDL-C 控制于 2.6mmol/L(100mg/dl)以下。因此,对于基线 LDL-C 在 2.6~3.35mmol/L(100~129mg/dl)的中危患者,可进一步用药降低 LDL-C。

(4)对已用降 LDL-C 药物治疗的患者,建议治疗的强度应至少使 LDL-C 下降 30%~40%。

(5)对高危或中高危伴有生活方式相关危险因子的患者(如肥胖、久坐生活方式、高三酰甘油或代谢综合征者),无论其 LDL-C 水平,都必须积极进行生活方式调整。

(6)对低危患者,近期临床研究未修改其治疗目标值。

四、血脂异常的药物治疗

临床上供选用的调脂药物可分为 5 类:①他汀类。②贝特类。③烟酸类。④胆固醇吸收抑制剂。⑤胆酸螯合剂。⑥其他。

(一)他汀类

他汀类(statins)为 HMG-CoA 还原酶抑制剂,具有竞争性抑制细胞内胆固醇合成早期过程中限速酶的活性,继而上调细胞表面 LDL 受体,加速血浆 LDL 的分解代谢,还可抑制肝脏 VLDL 的合成。因此,他汀类能显著降低 TC、LDL-C 和 apo-B 水平,同时也降低 TG 水平和轻度升高 HDL-C。此外,他汀类还可能具有抑制炎症反应,改善斑块稳定性,降低 C 反应蛋白。他汀类药物在发挥降脂作用前,就能快速发挥血管内皮细胞保护功能。随着 LDL-C 和 C 反应蛋白降低外,20 世纪后期,大量大规模临床试验陆续发表,他汀类药物治疗被证实在冠心病防治史上具有里程碑式的意义,除显著降低 LDL-C 外,冠心病患者死亡率和致残率明显下降。它众多额外有益作用是独立于其降 LDL-C 作用之外的。荟萃分析发现,应用他汀类药物每降低 1%LDL-C,则首发心脏事件风险下降 0.88%。

无论是一级预防(有危险因素患者预防血管事件)还是二级预防(已有血管事件发生者,预防再发事件),他汀类药物都有相似的作用。他汀类对男性或女性作用相似,对高龄人群的作用与其他年龄群相似,对糖尿病、高血压患者降低心血管事件作用尤其显著。在与活性药物进行对照的研究提示,更强有力降 LDL-C(更强作用他汀类药物或更大剂量的他汀类药物),能更显著降低心血管事件,安全性未受影响。

目前国内上市的他汀类药物有辛伐他汀、普伐他汀、氟伐他汀、阿托伐他汀、洛伐他汀和瑞舒伐他汀。他汀类药物降低 TC 和 LDL-C 的作用与剂量有相关性,但不呈直线相关关系,当剂量加倍时,其降低 TC 的幅度仅增加 5%,降低 LDL-C 的幅度增加 6%。他汀类药物不同剂量疗效比较见表 2-9。

表 2-9 部分他汀类药物降低 LDL-C 水平 30%～40%所需剂量

药物	剂量(mg/d)	LDL-C 降低(%)
阿托伐汀	10	39
洛伐他汀	40	31
普伐他汀	40	34
辛伐他汀	20～40	5～41
氟伐他汀	40～80	25～35
瑞舒伐他汀	5～10	39～45

大多数人对他汀类药物耐受性良好,仅 0.5%～2.0%病例发生肝酶升高,且呈剂量依赖性,由此引起肝功能进展恶化罕见。减量或停药肝酶可回落至正常。目前指南推荐,对他汀类药物引起肝脏丙氨酸转氨酶 3 倍以上增高,或结合胆红素增高并伴临床症状者,停用他汀类药物。对肝酶 1～3 倍增高的患者,需随访肝功能,无须停药。他汀类药物可引起肌病,包括肌痛、肌炎和横纹肌溶解。标准剂量他汀类药物治疗很少发生肌病,但剂量增大或与其他药物合用时,肌病发生率增加。

(二)贝特类

此类药物通过激活过氧化物酶增生体活化受体 a(PPARa),刺激脂蛋白酯酶(LPL)、apoA Ⅰ 和 apoA Ⅱ 基因的表达,增强 LPL 的脂解活性,有利于去除血液中富含 TG 的脂蛋白,降低血浆 TG 和提高 HDL-C 水平,促进胆固醇的逆向转运,并使 LDL 亚型由小而密颗粒向疏松颗粒转变。作为 PPARα 激动剂,贝特类药物也能降低炎症因子,如白介素-6,纤维蛋白原,C 反应蛋白和肿瘤坏死因子 α 等。

贝特类药物是一线的降低三酰甘油的药物,其降低三酰甘油的幅度与基线三酰甘油水平有关,平均降低空腹三酰甘油水平 30%～50%,它能升高高三酰甘油血症患者的低 HDL-C,但贝特类药物降低 LDL-C 能力低于他汀类药物,其降低高胆固醇血症患者 LDL-C 幅度为 10%～20%。高敏 CRP 是冠心病的独立危险因素,减肥、运动、阿司匹林、他汀类都被证实能降低 CRP,大量研究表明贝特类药物也能降低 CRP。脂蛋白相关磷脂酶 A2(LpPLA2)也被认为是血管性疾病的生物标记物之一,如脑卒中等,近期的研究发现贝特类药物降低 2 型糖尿病合并血脂异常患者 LpPLA2 水平与他汀类药物相似。代谢综合征患者血尿酸增高非常常见,后者也被认为是心血管疾病的独立预测因子,贝特类药物有降低尿酸作用(通过增加肾脏分泌)。

临床常用药物有非诺贝特、苯扎贝特、吉非贝齐。目前比较不同贝特类药物的临床研究较少,但已有资料表明推荐剂量的不同贝特类药物降低三酰甘油水平和增高 HDL-C 的能力相似。临床试验,如 HHS、VA-HIT 等研究都证实,贝特类药物可能延缓冠脉病变进展,降低主要冠脉事件。

对混合型高脂血症患者,20 世纪 80～90 年代曾用他汀类药物和非诺贝特合用,但发现此两类药物合用后肌病和横纹肌溶解危险性显著增加,因此尽管此两药合用降低 LDL-C 和 TG 的作用显著,但药代动力学有相互作用,吉诺贝特能使他汀类药物的曲线下最大浓度增高,肾脏清除减少,提示临床应谨慎合用,以防肌病发生。而非诺贝特与他汀类药物合用未发现有上述药代动力学改变,故近期的他汀—贝特类联用研究都选用了非诺贝特或非诺贝特酸,后者是非诺贝特的有效成分,它与他汀类合用降低三酰甘油、升高 HDL 作用优于单用他汀类,且促使 LDL 分子由小而密转化为中等到大而疏,研究未观察到单用他汀或他汀—贝特联用肌肉不良事件有差异。近期临床研究还提示非诺贝特与依折麦布合用调脂作用优于任一单药作用,且安全性良好。

贝特类药物常见不良反应为消化不良、胆石症等,也可引起肝酶升高和肌病。绝对禁忌证是严重肾病和严重肝病。

贝特类药物的临床应用指征:

(1)血三酰甘油>5.5mmol/L。

(2)男性、无冠心病史、非 HDL 胆固醇>5.2mmol/L(200mg/dl),尤其是 LDL/HDL>5 合并三酰甘油>2.2mmol/L,和(或)不能耐受他汀类药物。

(3)2 型糖尿病无心血管疾病,且不能耐受他汀类药物。

(4)男性有冠心史、低 HDL-C、LDL-C 接近达标,尤其是不能耐受他汀者。

(5)高危患者,血三酰甘油>2.2mmol/L 伴非 HDL-C 不达标者,可将他汀与非诺贝特合用。

(6)持续而严重的高三酰甘油血症,可联用烟酸和(或)omega-3 脂肪酸。

(三)烟酸

烟酸为 B 族维生素,当用量超过作为维生素作用的剂量时,可有明显的降脂作用,其降脂机制可能与抑制脂肪组织中的脂解和减少肝脏中 VLDL 合成和分泌有关。一系列研究表明,烟酸有显著降脂作用,在男性患者中,总胆固醇平均下降 8%～21%,三酰甘油下降 29%～55%,在女性患者中分别为 25%～26% 和 36%～59%。烟酸 4g/d,持续 6 周,血胆固醇下降 14%,三酰甘油下降约 26%,VLDL 胆固醇下降 47%,LDL 胆固醇下降 16%,Lp(a)下降 40%,HDL 水平显著上升。更需指出的是,调脂药物中,烟酸是唯一对 Lp(a)有强大作用的药物,它也是一个能强力降低高三酰甘油血症患者的三酰甘油水平,使胰腺炎并发症显著下降。

目前,烟酸在高脂血症中的治疗地位主要受 CDP(coronary drug project)研究结果影响,该研究是在 1966～1974 年间开展的多中心、5 个调脂药物的安慰剂对照随机双盲研究,受试者是有心电图证实的心梗患者,主要终点事件是全因死亡,平均随访 6.2 年,在烟酸 3g/d 与安慰剂对照的亚组研究中,全因死亡无显著差别(24.8%vs 25.9%,P＝NS),但烟酸组显著降低了非致死性心梗发生率(烟酸组 10.7%vs 安慰剂组 14.8%,P＝0.001)。烟酸组和安慰剂组在 5 年随访时全因死亡或冠心病死亡无显著差别,烟酸组心律失常、胃肠道反应等不良反应增加,用药依从性差。基于这些结果,当时的 CDP 研究者建议冠心病患者应谨慎应用烟酸类药物,但在此后的 8.8 年随访发现烟酸组全因死亡低于安慰剂组(52%vs 58.2%,P＝0.000 4),其中主要是冠心病死亡率较安慰剂组显著下降(36.5%vs 41.3%,P＝0.005)。因此,在以后的多年中,开展了一系列烟酸类药物抗动脉粥样硬化的前瞻性随机双盲临床研究,如 CLAS-I,CDP

等证实,烟酸能降低主要冠脉事件,延缓冠脉粥样硬化斑块的进展。在一项包含 11 个临床研究结果的荟萃分析中,比较了 5 个调脂药物(安慰剂、贝特类、他汀类、他汀-烟酸合用或烟酸/降 LDL-C 药物合用)对血脂各组分、冠脉狭窄腔径和心血管终点事件的影响,发现他汀类或贝特类药物单用能中等程度减缓狭窄进展,而他汀类与烟酸合用或烟酸与其他降 LDL-C 药物合用能有非常显著意义的冠脉狭窄逆转作用,尽管逆转程度非常轻微。

烟酸有速释和缓释两种剂型,速释剂不良反应明显,一般难以耐受。缓释型烟酸不良反应明显减轻,较易耐受。虽然烟酸能全面降低血脂中各组分,但其降 LDL-C 不如他汀类,故他汀类药物与烟酸合用时目前可以选择的一种治疗方法,每日一次固定剂量的他汀类药物(辛伐他汀或瑞舒法他汀)与缓释烟酸的复方制剂正在临床研发中。

烟酸的常见不良反应有颜面潮红、上消化道不适等。烟酸会引起胰岛素抵抗使空腹血糖增高约 5%,理论上,烟酸可能引起新发糖尿病增多,但在 CDP 研究中,烟酸并未引起新处方降糖药物或胰岛素制剂增多,近期的研究数据也提示糖尿病患者能安全应用烟酸类药物。缓释烟酸,一般每日两次用药,其肝毒性较速释制剂大,但每次 1g、每日 2 次用药还是安全的。烟酸可使其尿酸水平增高 10% 左右,主要是其竞争性地抑制肾小管分泌尿酸,在部分患者中会引起痛风。

(四)胆固醇吸收抑制剂

胆固醇吸收抑制剂依折麦布口服吸收迅速,广泛的结合成依折麦布—葡萄糖苷酸,作用于小肠细胞的刷状缘,有效地抑制胆固醇和植物固醇的吸收。由于减少胆固醇向肝脏的释放,促进肝脏 LDL 受体的合成,加速 LDL 的代谢。

依折麦布 II 期临床研究选择了轻中度高胆固醇血症患者[LDL-C 3.38～6.5mmol/L(130～250mg/dl)伴 TG≤3.85mmol/L(350mg/dl)],给予依折麦布 10mg/d,与安慰剂对照,治疗 12 周,发现 LDL-C 水平下降 17.3～28.5%,LDL-C 的下降在 2 周内出现,持续至 12 周,各年龄、种族和性别相似。此外,HDL-C 水平有轻度升高(2.3%～2.9%),不良事件发生率,包括肝酶与肌酶增高都与安慰剂相似。

尽管他汀类药物降 LDL-C 作用显著,仍有许多患者单用他汀类药物并不能获得 NCEP ATPIII 推荐的降脂目标,联合应用不同作用途径的药物能获得更有效的降 LDL-C 的效果。如依折麦布合用他汀(80mg)比单纯将他汀从 40mg 上调至 80mg 效果降 LDL-C 作用增强 4 倍。依折麦布与他汀合用的安全性和耐受性与单用他汀类药物相似,两类药物合用未见有临床意义的药物间药代动力学相互作用,因为依折麦布不通过肝脏细胞色素 P450 代谢。目前依折麦布与瑞舒伐他汀、辛伐他汀、普伐他汀和阿托伐他汀合用已得到美国 FDA 批准,低剂量他汀与依折麦布合用比他汀类药物剂量翻倍更有效,它能额外降低 14%～18%LDL-C,10%TG,上调 5%HDL-C。

依折麦布有明显调脂作用,但近年来陆续公布的以靶器官损害或心血管临床事件为观察终点的研究中,尚未发现其有降低心脏事件风险的作用。ARBITER6-HALTS 研究将已长期应用他汀类药物的患者随机分入依折麦布或烟酸组,结果发现烟酸组能显著降低颈动脉内中膜厚度,而依折麦布组患者颈动脉内中膜厚度则上升,且烟酸组主要心血管事件低于依折麦布组。ENHANCE 研究中,将已服用辛伐他汀 80mg/d 的家族性高胆固醇血症患者,加用依折

麦布 $10mg/d$,亦未发现有明显颈动脉内中膜厚度差异。而在 SANDS 研究中,依折麦布则显示有减缓颈动脉内中膜增厚的进展作用。根据目前证据对依折麦布临床疗效进行最终评价还为时过早,因为以颈动脉内中膜厚度作为心脏事件的替代终点还存争议。预计在 2012 年可完成的 IMPROVE-IT 研究,入选了 18 000 例 ACS 患者,采用辛伐他汀合并或不合并依折麦布治疗,以期达不同 LDL-C 靶目标水平,届时将得到更有力的关于依折麦布合并他汀类药物进一步降低 LDL-C 能否更好改善 ACS 患者心血管预后的信息。

有意义的是,在一个近期研究中,阿托伐汀与依折麦布合用比单用阿托伐汀提供额外的 10% 的 CRP 降低,提示此两药合用抗炎症作用加强,而 CRP 被认为是调脂药物保护动脉硬化的另一种可能机制。此外,研究还发现依折麦布有潜在的治疗其他心血管危险因素和疾病的可能性,如改善胰岛素敏感性、治疗非酒精性脂肪肝并降低这类患者发生胆石症的高风险性、协助治疗慢性肾衰和器官移植相关的血脂异常和心血管风险等。

依折麦布常见不良反应为头痛和恶心。

(五)胆酸螯合剂

胆酸螯合剂能通过阻断胆汁肠肝循环,降低肝脏合成 LDL-C,其单药治疗能降低 LDL-C 为 $5\%\sim30\%$,有剂量相关性。与他汀类药物合用,能降低 LDL-C 最大至 60%。临床试验证实它有抑制动脉硬化、减少心血管事件的作用。但其给药需大量多次使用,临床用药不方便,且易致胃肠道副作用,因此目前仅把胆酸螯合剂作为高胆固醇血症的二线用药,或患者因安全性需要时考虑,如儿童或拟怀孕妇女。常用的胆酸螯合剂有考来烯胺(cholestyramiine)和考来替泊(colestipol)。此类药物因不吸收,故安全性很好。常见不良反应主要是胃肠道反应,如便秘,可发生在 $10\%\sim30\%$ 用药患者中。胆酸螯合剂可加重高三酰甘油血症,在 $TG>4.4mmol/L(400mg/dl)$ 患者中,禁止单用胆酸螯合剂。对基线 TG 正常的患者,胆酸螯合剂升高 TG 作用微弱,但基线 $TG>2.2mmol/L(200mg/dl)$ 者,胆酸螯合剂会引起 TG 明显升高。

(六)其他

普罗布考:此药通过掺入大脂蛋白颗粒中影响脂蛋白代谢,产生调脂作用。可使血浆 TC 降低 $20\%\sim25\%$,LDL-C 降低 $5\%\sim15\%$,而 HDL-C 也明显降低(可达 25%)。普罗布考还有抗氧化作用。常见副作用包括恶心、腹泻和消化不良等。

五、治疗过程的随访

高血脂患者,饮食与生活方式调整 $3\sim6$ 个月应复查血脂水平,对不能调脂达标的患者,应开始药物治疗,药物治疗开始后 $4\sim8$ 周复查血脂及 ALT、AST 和 CK,如能达到目标值,逐步改为 $6\sim12$ 个月复查一次,对不能达标者,应调整药物剂量或种类,再经 $4\sim8$ 周复查。饮食控制和调脂药物治疗必须长期坚持,才能获得临床益处,对高危的心血管病患者,调脂治疗更应积极。

六、特殊人群的调脂治疗

(一)糖尿病

众所周知,胰岛素抵抗是糖尿病的重要标记,而胰岛素抵抗与异常血脂及脂蛋白代谢紧密联系。大量证据证实,血脂异常通常与胰岛素抵抗同时存在,甚至有些患者尚未出现高血糖或糖耐量异常时,血脂已有明显异常,与无胰岛素抵抗患者相比较,其血脂异常表现为低 HDL-C

伴高 TG 水平,且小而密 LDL 分子比例增加,而总胆固醇水平与无胰岛素抵抗者相似。除上述空腹血脂状态异常外,胰岛素抵抗和 2 型糖尿病患者都存在餐后血脂代谢异常,其餐后血脂异常的严重程度与其空腹 TG 水平密切相关。目前众多研究都提示这样一个趋势,LDL 目标越低,心血管终点事件下降越明显,如 TNT 研究、IDEAL 研究和 PROVEIT-TIMI22 研究等都证实了他汀类剂量加大,LDL 水平越低,主要或次要心血管终点事件显著减少。TNT 研究中,有代谢综合征患者强力降脂能得到与非代谢综合征者相似的临床益处,但在各治疗组内,有代谢综合征者心血管事件发生率大于无代谢综合征者。在以糖尿病为对象的 CARDS(the collaborative atorvastatin diabetes study)研究中,不管基线胆固醇水平,阿托伐汀应用都有降低主要心血管事件的作用。

普通人群及糖尿病患者群中,无论是一级还是二级预防,LDL-C 控制仍是调脂治疗的主要目标,但在高危患者中,HDL-C 和 TG 越来越得到重视。NCEP ATPⅢ建议,代谢综合征患者的血脂异常定义为 TG 大于 1.65mmol/L、HDL-C 低于 1.04mmol/L(男性)和 1.3mmol/L(女性),当 TG 中重度增高(2.2~5.5mmol/L),非 HDL-C 必须作为次要治疗目标,应控制于 LDL-C 目标值+0.78mmol/L,LDL-C 目标根据不同危险程度有所不同。当 TG<2.2mmol/L 时,治疗应以提高低 HDL-C 为主。

美国糖尿病协会(ADA)关于成人糖尿病血脂治疗的目标见表 2-10。

表 2-10　美国糖尿病协会(ADA)关于成人糖尿病血脂治疗目标

治疗目标
LDL-C
无明显心血管疾病者
主要目标是 LDL-C<2.6mmol/L(100mg/dl)
对 40 岁以上患者,无论基线 LDL 水平,都需应用他汀类药物降低 LDL-C 30%~40%
有明显心血管疾病者
他汀类药物治疗,降低 LDL-C 30%~40%
可选择:大剂量他汀治疗,LDL-C<1.82mmol/L(70mg/dl)
降低 TG<1.65mmol/L(150mg/dl)
提高 HDL-C>40mg/dl;女性患者提高 HDL-C>1.3mmol/L(50mg/dl)
治疗建议
医学营养治疗
超重或肥胖患者减肥
减少饮食摄入总脂肪量(<30%总热量),饱和脂肪(<7%总热量),反式脂肪酸(微量);胆固醇<200mg/d
增加运动
戒烟
药物治疗　他汀类治疗降低 LDL-C
贝特类治疗降低 TG,提高 HDL-C
为达到调脂目标,他汀类药物可和其他种类药物联合治疗

（二）高龄

高龄患者血脂异常非常普遍，尤其是高龄女性患者，TC/HDL 比值是老年人群中冠心病事件的重要预测因子之一，随着年龄增大，男性患者其比值有所下降，而女性患者上升，80 岁以上，男女性比值相当。高龄患者血脂各组分在冠心病预防中的作用曾经有过争议，如美国的 Framinghamheartstudy 没有发现 70 岁以上人群 TC 和冠心病全因死亡显著相关，这导致部分学者不鼓励高龄患者采用调脂治疗进行一级预防，但 Framingham 研究中，TC 在高龄女性患者中仍是冠心病的预测因子，且高龄人群冠心病归因危险度明显上升，与年轻人群相比，血脂干预对降低整体心血管疾病有重要作用，大量研究也证实了高龄人群血脂各组分异常是冠心病和心血管疾病的重要危险因素，尤其是 TC/HDL 比值。

生活方式调整在高龄人群中仍具保护作用。高龄人群一般活动量减少，且体脂含量增加，高血压者增多，因此正规的 CRET 方案（cardiac rehabilitation and exercise training program）能使高龄人群明显得益。观察性研究如 LDShospital/university of utah cohort study、CHS 研究，以及一些随机对照研究都表明高龄患者采用他汀类药物进行一级或二级预防的可显著获益。CHS 研究中 1 250 女性、664 例男性 65 岁以上无冠心病史者，平均随访 7.3 年，他汀类药物治疗能使心血管事件下降 56%，全因死亡下降 44%。随机对照研究证实，高龄患者采用他汀类药物治疗，有较年轻患者相似或更加有益的降低心血管事件作用。

尽管他汀类药物在高龄人群中应用安全性和耐受性较好，但以下因素可使高龄患者易于出现他汀类药物相关的不良事件，如女性、低体重、多系统疾病（尤其是慢性肾病和糖尿病）、围手术期、过量酒精摄入、脂肪肝、甲状腺功能减退以及多种药物同用。

除他汀类药物外，其他药物（如依折麦布，烟酸和贝特类）也能用于高龄患者，单用，或在极高危患者中联合用药，以期达到降脂目标。

（三）急性冠脉综合征（ACS）

急性冠脉综合征包括不稳定型心绞痛和急性心肌梗死，尽管目前药物和介入治疗获得很大进展，但这类患者仍有早期复发缺血事件的极高危险性，其 6 个月的死亡或复发非致死性心梗的危险性接近 10%。很长一段时间，降脂药物被认为是降低心血管事件的一项长期治疗措施，直至近年来，研究发现 ACS 患者积极降脂治疗对近期预后也有很大改善。

ACS 后，他汀类药物的早期抗炎症作用显得非常重要，临床资料显示，冠脉粥样硬化处炎症反应加重，它不局限于"犯罪"病变处，而且广泛扩散于各冠状动脉内。ACS 后循环内的炎症标记物如 CRP，LpPLA2 等显著升高，且与不良预后相关。体外和体内研究都发现他汀类药物有快速抗炎症作用。动脉硬化与冠脉内皮功能损害相关，而高脂血症进一步损害内皮功能。他汀类药物可通过上调内皮细胞一氧化氮合成酶部分改善内皮功能，同时促进循环中内皮祖细胞修复被损害的内皮细胞，它的这些作用是独立于降 LDL-C 作用外的。他汀类药物还有抗血栓形成作用，高脂血症可促进血小板激活，改变细胞内 pH 值，减少一氧化氮合成，增加组织因子释放，他汀类药物短期治疗即能纠正上述异常。

ACS 后早期应用他汀类药物的临床证据来源于观察性研究和一些随机对照研究。2 万名瑞士 AMI 患者出院随访 1 年，在经 42 个协变量校正后，出院时被处方他汀类药物者较未被处方他汀类药物者死亡率降低（相对危险度 0.75，P＝0.001）。还有大量证据证实，住院期间开始他汀类治疗能降低住院期间心血管事件,一项研究中,AMI 住院 24h 内开始他汀类药物治疗者,住院期间死亡的危险性较未用他汀类药物者显著降低(相对危险度 0.46)。三项大规模研究为 ACS 后早期应用他汀类药物提供强力的临床证据,MIRACL 研究采用大剂量他汀类药物(阿托伐汀 80mg/d)与安慰剂对照,随访 4 个月,主要终点事件(死亡、再发心梗、心脏骤停或再发不稳定心绞痛)发生率分别为 14.6% 和 17.2%(P=0.048),分析提示,ACS 早期采用大剂量他汀类药物治疗 4 个月,每 38 例患者中能预防 1 例死亡或再发心梗;PROVE-IT 研究比较大剂量他汀类药物(阿托伐汀 80mg/d)与中等剂量(普伐他汀 40mg/d),随访 2 年,终点事件(死亡、卒中、不稳定心绞痛和计划外的冠脉血运重建)发生率分别为 22.4% 和 26.3%,P=0.005,统计学显著差异在治疗 6 个月后即开始体现;A to Z 研究分二阶段开展,先将中等强度他汀类药物(辛伐他汀 40mg/d)与安慰剂对照 4 个月,接着将高剂量他汀类药物(辛伐他汀 80mg/d)与低剂量他汀类药物(辛伐他汀 20mg/d),随访 2 年,在 4 个月安慰剂对照期间,中高剂量他汀类药物未显示有显著临床益处,但在后期 2 年治疗中,高剂量他汀类药物组事件发生率显著低于低剂量组。因此 A to Z 研究也支持 AGS 后大剂量他汀类药物治疗的有效性。这些大剂量他汀类药物治疗 ACS 的有效性并非完全源于 LDL-C 水平的降低,抗炎症作用在他汀类药物早期疗效中也非常重要。因上述研究结果的问世,美国国家胆固醇教育计划推荐对心血管事件发生极高危患者,可将 LDL-C 控制低于 1.82mmol/L(70mg/dl)。

第四节　心律失常

正常心律起源于窦房结,成人频率 60～100 次/min。心律失常是指心脏激动的起源、频率、节律、传导速度和传导顺序等的异常。多数情况下,心律失常不是一种独立的疾病,而是众多心脏或非心脏疾病或生理情况下导致的心肌细胞电生理异常。少数情况下,以综合征的形式出现,如预激综合征、病态窦房结综合征、长 QT 综合征、短 QT 综合征等。

一、心律失常的分类

心律失常分类方法较多,尚未完全统一。根据不同的临床情况和标准有不同的分类方法。按心律失常发生的原理及心电图可分为 3 类,见表 2-11。

按心律失常发作时心率的快慢可分为快速性和缓慢性心律失常。按发作时血流动力学是否稳定及临床表现分为:①血流动力学稳定:无症状或轻微症状。②血流动力学不稳定:晕厥前兆(头昏、头晕、乏力或虚脱、黑蒙)、晕厥、心脏骤停。其中"血流动力学不稳定"虽在广泛使用但尚没有严格定义,一般的含义是:心律失常伴有低血压和组织灌注不足,如不及时治疗可能导致休克或心脏骤停。按预后可分为良性和恶性或良性、潜在致命性和致命性。按遗传可分为先天性和获得性心律失常。根据病因可分为冠心病、高血压病、先天性心脏病、心肌病(扩张型心肌病、肥厚型心肌病、致心律失常性右室心肌病)、心脏瓣膜病等。总之,上述分类方法分别或联合应用,有助于依据心律失常的发生原理、频率、严重程度及其病因指导临床医生选择恰当的治疗方案。

表 2-11　按心律失常发生原理及心电图的分类

（一）冲动起源异常

　　1.窦性心律失常：窦性心动过速；窦性心动过缓；窦性心律不齐；窦性停搏；窦房阻滞

　　2.异位心律

（1）被动性异位心律：逸搏（房性、房室交界性、室性）；逸搏心律（房性、房室交界性、室性）

（2）主动性异位心律：期前收缩（房性、房室交界性、室性）；心动过速（室上性、室性）；心房扑动、心房颤动；心室扑动、心室颤动

（二）冲动传导异常

　　1.生理性：干扰及房室分离

　　2.心脏传导阻滞：窦房传导阻滞；心房内传导阻滞；房室传导阻滞；心室内传导阻滞（左、右束支及左束支分支传导阻滞）

　　3.房室间传导途径异常：预激综合征

（三）激动起源失常伴传导失常：异位心律、反复心律、并行心律

二、心律失常的病因

心律失常可见于各种器质性心脏病，其中以冠状动脉粥样硬化性心脏病、心肌病、心肌炎和风湿性心脏病多见，尤其在发生心力衰竭或急性心肌梗死时。发生在健康者或自主神经功能失调患者中的心律失常也不少见，也可见于非心源性疾病如慢性阻塞性肺病、急性胰腺炎、急性脑血管病、甲状腺功能亢进、甲状腺功能减退等，其他常见的病因有电解质紊乱、麻醉、低温、缺氧、胸腔或心脏手术、药物的致心律失常、电击伤、中暑等。部分患者病因不明。

三、心律失常的诊断步骤

（一）病史和体格检查

病史通常能提供足够的信息帮助建立初步的诊断。询问病史时应详细了解发作时患者的感受、心率、节律、每次发作的起止与持续时间、发作的诱因、频率、治疗经过（用过何种药物，药物治疗效果）等。发作时的伴随症状，如有无低血压、昏厥或近乎昏厥、抽搐、心绞痛或心力衰竭等表现。同时需了解患者的既往史，是否有冠心病、高血压、心肌病等。体格检查有助于发现相关病因的体征、心律失常的某些特征及心律失常对血流动力状态的影响。

（二）辅助检查

心电图是诊断心律失常最重要的一项非侵入性检查技术，应记录 12 导联心电图、24h 动态心电图或其他心电监测装置。其他的诊断和评估方法有心电向量图、心脏电生理检查、运动试验、心室晚电位、直立倾斜试验、心率变异性、QT 间期和 QT 离散度等。对于某些特殊患者，基因检测也是诊断的重要组成部分。

四、抗心律失常药物的分类

抗快速性心律失常药物目前广泛使用的是改良的 Vaughan Williams 分类，见表 2-12。该分类方法未对地高辛和腺苷进行分类。

表 2-12 抗心律失常药物的 Vaugham Williams 分类

分类	药理作用	常用药物
I 类	膜通道稳定剂	
Ia	阻滞钠通道、延缓复极、延长动作电位	奎尼丁、普鲁卡因胺、丙吡胺、安他唑啉等
Ib	钾通道促进、加速复极、缩短动作电位	利多卡因、苯妥英钠、美西律、莫雷西嗪等
Ic	减慢除极、对动作电位影响不大	普罗帕酮、莫雷西嗪、西苯唑啉、恩卡尼、氟卡尼、劳卡尼等
II 类	β 受体阻滞剂	普萘洛尔、噻吗洛尔等
	β₁ 受体阻滞剂	美托洛尔、阿替洛尔、比索洛尔、艾司洛尔等
III 类	延长动作电位时程	胺碘酮、索他洛尔、伊布利特、溴苄铵等
IV 类	钙通道阻滞剂	维拉帕米、地尔硫䓬等

腺苷的作用比较复杂,在心脏主要通过心肌细胞腺苷 A1 受体发挥作用,腺苷的直接效应是激活位于心房、窦房结和房室结细胞的外向钾离子流,引起细胞膜超极化,导致窦房结冲动发放速率降低以及一过性房室传导阻滞。腺苷还可通过抑制细胞内环腺苷酸的生成而间接发挥作用。这些离子通道在心室肌细胞无分布,因此腺苷对心室肌无作用。一种抗心律失常药物的作用可能不是单一的,如胺碘酮同时表现 I、II、III、IV 类的作用,还能阻滞 α、β 受体;普鲁卡因胺属 Ia 类,但它的活性代谢产物 N2 乙酰普乙酰卡尼(NAPA)具 III 类作用;奎尼丁同时兼具 I、III 类的作用。

抗缓慢性心律失常药物主要可分为以下 3 类:13 肾上腺素能受体兴奋剂包括异丙肾上腺素、沙丁胺醇(舒喘灵)、麻黄碱、肾上腺素等;M 胆碱受体阻滞剂包括阿托品、普鲁苯辛、山莨菪碱(654-2)等;非特异性兴奋、传导促进剂包括糖皮质激素、乳酸钠、氨茶碱、硝苯地平、甲状腺素等。

抗心律失常药物除其治疗作用外,也有产生不良反应的危险,这些不良反应可以分为促心律失常(proarrythmia)、其他心血管作用如心动过缓或心力衰竭及其他非心血管作用。抗心律失常治疗尤其是长期治疗会有一定的风险,有些可能很高,故在治疗过程中应考虑下列情况:确定治疗是否受益、确定治疗的终点、最大限度地减少风险或治疗的风险不能大于获益、确定治疗的需求、考虑其他的替代治疗。

抗心律失常药物目前仍然是心律失常的基本治疗,药物治疗的地位如下。①控制急性发作:房颤复律、控制室率、终止室上性心动过速、室性心动过速等。②辅助电复律治疗,减少电复律后心律失常的复发。③未接受 ICD、消融治疗的替代治疗,或已置人 ICD 或已接受消融治疗的补充治疗(消融后复发、ICD 后频发放电)。④不危及生命但构成症状的心律失常的治疗。

五、心律失常的治疗

对心律失常患者的治疗,首先要有正确的心电图诊断,进一步确定引起心律失常的可能病因。心律失常是否需要治疗取决于患者的症状、基础心脏疾病的严重程度、心律失常的严重程度、对血流动力学的影响及诱因等。治疗的目的是缓解或消除心律失常引起的症状,纠正心律失常引起的血流动力学障碍,阻止心律失常对心脏及人体的进一步损害,延长患者生命。治疗措施选择取决于对心律失常病因和机制的理解,对心律失常带来的风险和治疗风险得益比的评估。

心律失常治疗原则包括:①原发疾病和诱因的治疗。②发作时终止心律失常,维持正常或接近正常的血液循环状态,减轻或消除症状,预防复发和猝死。③治疗措施有药物治疗、非药物治疗,包括电学治疗(电复律、起搏器、消融)和外科手术治疗。

以下简要介绍常见和部分特殊类型心律失常的治疗。

(一)室上性心动过速

室上性心动过速(简称室上速)大多属阵发性,可见于无器质性心脏病及有器质性心脏病患者。室上速发生的主要电生理基础是折返,少数为自律性异常增高或触发活动异常引起,折返可以发生在心脏的任何部位,如窦房结、房室结、心房和旁路等。

1.终止急性发作

对发作时无明显血流动力学障碍的患者,有些可通过刺激迷走神经如颈动脉窦按摩、咽喉刺激、冷水浸脸、屏气等终止心动过速。抗心律失常药物的选择取决于临床医生对该药的熟悉程度,可选用静脉抗心律失常药物,如普罗帕酮、维拉帕米、地尔硫革、艾司洛尔、美托洛尔、腺苷和胺碘酮等。若血流动力学不稳定,最有效的处理方法是直流电转复。

2.预防复发

长期预防用药远不如终止发作简单,对正常心脏结构患者,若发作不频繁,发作时血流动力学影响较小者,可以不长期使用预防复发的药物;对发作频繁影响正常生活和工作、发作时产生明显血流动力学障碍、使原有心脏病症状加重或恶化者,首先考虑射频消融根治,不接受手术者才考虑药物治疗。

(二)心房颤动(房颤)

房颤是最常见的持续性心律失常,发生率随年龄而增加,人群流行病学资料表明大于65岁的发病率可达6%,男性较女性稍高,房颤对临床的危害主要是增加血栓栓塞的危险,近10年来心房颤动的治疗取得了重大的发展。2006年ACC/AHA/ESC心房颤动治疗指南将房颤分为阵发性房颤(可自行转复窦性心律)、持续性房颤(持续时间常大于7d,干预后可转复窦性心律)、永久性房颤(不能转复窦性心律)。2010年ESC首次公布的心房颤动治疗指南在原3P框架上将房颤分为5类:首次诊断的房颤(第一次确诊房颤,与房颤持续时间及相关症状无关)、阵发性房颤(持续<7d)、持续性房颤(7d~1年)、长程持续性房颤(long-standing persistent AF)(持续时间超过1年,拟采用节律控制治疗策略,即导管消融治疗)、永久性房颤。该新指南还提出了无症状房颤的概念,指房颤发生时不伴任何症状,仅偶尔在心电图检查或发生房颤相关并发症时才诊断的房颤。房颤患者治疗的目标是缓解症状、减少住院、减少心血管事件、提高生存率和生活质量,不再单纯追求严格控制心室率和恢复窦性心律。评价房颤患者临床症状的严重性推荐使用欧洲心律学会EHRA(European heart rhythm association)分级,见表2-13。根据患者个体风险/效益比来决定维持窦性心律或控制心室率。

表 2-13　房颤相关症状的 EHRA 分级

等级	相关症状
I	无症状
II	轻微症状,正常日常活动不受限制
III	症状重,影响正常的日常活动
IV	致残性症状,不能维持正常的日常活动

1.节律控制

节律控制包括两个内容:一是恢复窦性心律,二是减少房颤复发,维持窦性心律。维持窦性心律的优点是:缓解症状、提高生活质量、减少脑卒中的危险、减轻或消除心房结构和电的重构。缺点是:可选择的药物有限、抗心律失常药物(AAD)不良反应大、维持窦性心律的比例较低,总体疗效不佳。

转复新发房颤(<48h)主要依据血流动力学是否稳定,不稳定者采用电复律立即纠正,稳定者可选胺碘酮、普罗帕酮、伊布利特等。持续时间大于 48h 或发作时间不明确的房颤患者,都应在抗凝前提下进行复律和维持窦律,或在复律前先接受超声心动图检查明确是否有血栓存在,一般药物可选胺碘酮、决奈达隆(dronedarone)、普罗帕酮、氟卡尼、伊布利特、索他洛尔、维纳卡兰(vernakalant)等。

由于胺碘酮在长期使用中常引起较严重的心外毒副作用,这限制了它在房颤治疗中的长期应用。荟萃分析表明,胺碘酮治疗的 1～2 年内,因药物不良反应导致的停药率高达 23%。决奈达隆是在胺碘酮分子结构上移去含碘部分,加入硫酰基构成的,其抗心律失常作用与胺碘酮相似,脂溶性低,口服后更快达到稳定的血药浓度,用药 5～7d 达到稳态血浆浓度,主要经粪便排出,对甲状腺功能几乎没有影响,主要的不良反应是恶心、呕吐、腹泻等胃肠道反应和血肌酐水平的增高。决奈达隆通过 CYP3A4 代谢,影响 CYP3A4 代谢的药物均能影响决奈达隆的代谢,酮康唑、伊曲康唑、伏立康唑、克拉霉素、泰立霉素通常被禁忌与其合用。地尔硫革、维拉帕米具有中效 CYP3A4 抑制作用,如需合用,应从低剂量给药,与他汀类辛伐他汀、洛伐他汀、阿托伐汀合用时应注意他汀类的肌肉毒性,与地高辛合用时能使地高辛浓度增加 2.5 倍,应对地高辛浓度进行监测。与胺碘酮相比,决奈达隆的促心律失常作用尤其是引起尖端扭转性室速的危险更小。目前的临床研究结果显示其长期治疗维持窦性心律的有效率为 35% 左右,而胺碘酮的有效率为 60% 以上。决奈达隆治疗房颤的临床研究主要包括 DAFNE(决奈达隆房颤电复律后治疗研究)、ADONIS 研究(美国—澳大利亚—非洲决奈达隆治疗房颤或房扑维持窦律研究)、EURIDIS(欧洲决奈达隆治疗房颤或房扑维持窦律研究)、ERATO(决奈达隆控制心室率的有效性和安全性研究)ANDROMEDA(决奈达隆治疗中重度心衰心律失常研究)、A-THENA(决奈达隆预防房颤患者住院或死亡研究)。DAFNE 研究开始于 2003 年,是第一个有关决奈达隆前瞻性、随机、双盲、安慰剂对照的临床试验,旨在评价房颤复律后使用不同剂量决奈达隆对房颤复发的影响,入选的持续性房颤患者 270 例,多数合并高血压、缺血性心肌病和心衰等器质性心脏病,给予决奈达隆(400mg,2 次/d)或安慰剂 5～7d 的治疗,对不能转复为窦律的患者予电复律治疗,然后继续分别服用决奈达隆或安慰剂 6 个月,结果表明决奈达隆(400mg,2 次/d)和安慰剂组的第一次房颤复发的中位数时间分别是 60d 和 5.3d,6 个月时窦性心律维持率分别是 35% 和 10%。与决奈达隆(400mg,2 次/d)相比,决奈达隆(600mg,2 次/d 和 800mg,2 次/d)房颤复发率未能进一步降低,但副作用和停药的发生率明显增加,800mg 组 QTc 明显延长,但未有尖端扭转性室速的发生。ADONIS 和 EURIDIS 研究为随机、双盲、安慰剂对照的Ⅲ期临床研究,目的是评价房颤患者经电复律、药物,或自行复律后用决奈达隆维持窦律的疗效,随访时间 10～12 个月,主要研究终点是首次房颤复发时间,次要终点为房颤复发时的心室率。ADONIS 研究表明决奈达隆组和安慰剂组首次房颤复发的平均时间分别是 158d 和 59d,房颤复发率两组分别是 61.1% 和 72.8%,首次房颤复发时心室率两组分别是 104.6±27.1 次/min 和 116.6±31.9 次/min,两组不良反应发生率相似;EURIDIS 研究表明决奈达隆组和安慰剂组首次房颤复发的平均时间分别是 96d 和 41d,房颤复发率两组分别是 65% 和 75%,首次房颤复发时心室率两组分别是 102.3±24.7 次/min 和 117.5±29.1 次/min,两组不良反应发生率相似,但这两项研究均排除了左心功能障碍的患者。ERATO 研究是对 ADONIS 和 EURIDIS 研究的补充,研究对象为使用 β 受体阻滞剂、钙离子拮抗剂、地高辛等传统药物心室率控制不佳的永久性房颤患者,在原药物治疗基础上加用决奈达隆 400mg,2 次/d,结果表明治疗 14d 时,决奈达隆组比安慰剂组 24h 平均心室率减少 11.7 次/min,达到最大运动量时心室率减少 24.5 次/min,但运动耐量未出现减少。治疗 6 个月时,决奈达隆组仍显著减少 24h 平均心室率和最大运动心室率,并且耐受性良好,未出现明显的器官毒性和促心律失常作用。ANDROMEDA 研究评估了充血性心力衰竭和左心功能不全患者对决奈达隆的耐受性,因发现决奈达隆可显著增加患者的病死率而提前中止,原因可能是决奈达隆增加患者血清肌酐水平,另外可能与不恰当停止服用 ACEI 或 ARB 药物有关。ATHENA 研究是目前最大的评估抗心律失常药物安全性的临床试验,共入选 4 628 例阵发性或持续性房颤/房扑患者,主要终点是心血管疾病住院或任何原因导致的死亡,平均随访 21 个月。与安慰剂组相比,决奈达隆组显著降低心血管疾病住院率(39.4%:31.9%),减少心血管病病死率(3.9%:2.7%)。决奈达隆已于 2009 年 7 月通过美国 FDA 认证,用于阵发性或持续性房颤/房扑的治疗,批准用于心功能Ⅰ、Ⅱ级的心力衰竭患者,对 NYHA 心功能Ⅲ、Ⅳ级的心力衰竭和 4 周内有失代偿心力衰竭发作的患者禁用决奈达隆。但 DIONYSOS 研究及一些荟萃分析表明:决奈达隆尽管副作用较小,但临床疗效不如胺碘酮,而且对心功能不全的患者要慎用,故决奈达隆可能尚无法完全取代胺碘酮。

维纳卡兰(vernakalant)是心房选择性多通道阻滞剂,属Ⅲ类抗心律失常药,有静脉和口服两种剂型,经肝细胞 P450 2D6 同工酶代谢,随尿液排出体外,半衰期约 2h。对心率、血压影响不大,临床研究显示对于新近发作的房颤经静脉急性中止、转复成功率较高,安全性较好,静脉用药方法:3mg/kg,10min 静脉推注,如果未转复窦性心律,15min 后再给予 2mg/kg,10min 静脉推注。根据 AVRO STUDY 试验,90min 内胺碘酮转复率 5.2%(6/116 例),vernakalant 转复率 51.7%(60/116 例),且无尖端扭转性室性心动过速、心室颤动或多形性室性心动过速、持续性室性心动过速发生。口服疗效和安全性的评价正在进行中。美国 FDA 和欧洲人用药品委员会(CHMP)已批准其静脉注射剂用于房颤的治疗,目前推荐用于房颤发作时间≤7d 的非手术患者和心脏手术后发生房颤时间≤3d的患者。主要不良反应为恶心、打喷嚏和味觉障碍。

2.心室率控制

心房颤动节律控制随访研究（AFFIRM）共入选4060例年龄大于65岁的房颤患者,平均随访3.5年,结果显示与应用抗心律失常药物进行节律控制相比,一级终点事件死亡率两组间无统计学差异(P=0.06),但心室率控制组可以轻微降低死亡率,而节律控制组死亡率有增加趋势,卒中的发生率两者没有区别,节律控制组7.3%,心室率控制组5.7%。荟萃分析(包括AFFIRM、HOT、CAFe、STAF、PIAF和RACE对比心室率控制和节律控制策略的研究)结果显示,心室率控制和节律控制两组全因性病死率分别是13.0%和14.6%(P=0.09),两组间差异无统计学意义,但心室率控制可能更好。另一项国际多中心观察性研究Record-AF注册研究再次验证了房颤节律和室率控制疗效相当。5604例心房颤患者入选,人选标准为年龄≥18岁、房颤病史<1年,适合药物治疗,除外手术后房颤和由可逆性病因所诱发的房颤患者,随访1年。主要复合终点为治疗成功率和主要不良心脏事件[心血管死亡、心肌梗死、卒中、因短暂脑缺血(TIA)发作住院治疗等]发生率。治疗成功指满意维持窦性心律或控制心率、未发生主要不良心脏事件且无须更改治疗方案。结果显示节律控制组治疗成功的比值(OR)为1.67,临床因素(冠心病、心力衰竭、年龄>75岁,卒中或TIA病史)是治疗失败的预测因素;主要不良心脏事件发生率与临床因素相关,而与治疗策略无关;房颤患者节律控制或心率控制主要不良事件发生率相似(17% vs 18%)。故最新的观点认为窦性心律强化控制并不能改善病死率;而心室率的良好控制或许有益。控制心室率的优点是:①控制心室率能显著减轻症状,部分患者可消除症状。②与心律转复相比,控制心室率较易达到。③很少或不会引致窒息性心律失常作用。缺点是:①心室率不规则,部分患者仍有症状。②快速心室率被控制后血流动力学状态虽会得到改善,但不规则心室率与规则(窦性)心室率相比,后者的血流动力学状态更好些。③少数患者为维持适当心室率所需用的药物可能引起很慢的心室率,需要置入永久性起搏器。④房颤持续存在有脑卒中高危因素的患者需华法林抗凝治疗。心室率控制的目标是静息时为60~80次/min,中等程度活动时为90~115次/min。另一项宽松控制心室率与严格控制心室率的前瞻性、多中心、随机开放试验RACE Ⅱ研究表明:宽松控制心室率与严格控制心室率疗效相当,且未增加死亡及严重并发症的风险。宽松控制心率,即静息时心率控制在110次/min以下,严格控制心室率,即静息时心率控制在80次/min以下,中等运动时心率控制在110次/min以下。对永久性房颤患者如无症状或症状能耐受,把心率控制在110次/min以下即可;但如有症状或心脏扩大,则采取严格控制心率。严格控制心率者应采用动态心电图评估它的安全性,以避免产生严重窦性心动过缓。β受体阻滞剂、非二氢吡啶类药物(地尔硫革、维拉帕米)和地高辛仍然是控制心室率的首选药物,地高辛是心力衰竭伴房颤的首选药物。对慢性阻塞性肺部疾病者多选用地尔硫革或维拉帕米。

3.药物预防血栓栓塞

房颤是卒中和血栓形成的主要原因,但房颤患者卒中的风险并不一致,因此对房颤患者应进行卒中风险的评估,以进一步采用相应的抗血栓治疗。2006年AHA/ACC/ESC房颤治疗指南血栓栓塞危险采用CHADS2(cardiac failure,hypertension,age,diabetes,stroke×2)评分,5 项是:心力衰竭 1 分,高血压 1 分,年龄≥75 岁 1 分,糖尿病 1 分,卒中或 TIA 2 分,积分≥2 分为中高危患者。低危因素是女性、年龄 65～74 岁、冠心病;中等危险因素是年龄≥75 岁、心力衰竭 LVEF≤35%、高血压、糖尿病;高危因素是既往卒中、TIA 血栓栓塞史、二尖瓣狭窄、人工心脏瓣膜。2006 年 AHA/ACC/ESC 房颤治疗指南血栓栓塞建议见表 2-14。

表 2-14　AHA/ACC/ESC 房颤抗栓治疗(2006 年)

危险因素	推荐治疗
无危险因素 CHADS2＝0	阿司匹林 81～325mg/d
1 项中度危险因素 CHADS2＝1	阿司匹林 81～325mg/d 或 华法林(INR 2.0～3.0)
任何高危因素或 ＞1 项中度危险因素 CHADS$_2$≥2 或二尖瓣狭窄	华法林(INR 2.0～3.0)
人工瓣膜	华法林(INR 2.5～3.5)

2010 年 ESC 房颤治疗指南提出了新的更详细的评分系统见表 2-15(CHA$_2$DS$_2$-VASc),在 CHADS 基础上增加了血管疾病、年龄 65～74 岁、性别女性 3 个危险因素,同时将年龄大于 75 岁积分由 1 分改为 2 分,最高积分为 9 分。

表 2-15　CHA$_2$DS$_2$-VASc 评分表

标记	血栓危险因素	计分
C	充血性心力衰竭(心衰)/左心室功能不全	1
H	高血压	1
A	年龄≥75 岁	2
D	糖尿病	1
S	卒中/短暂脑缺血/血栓栓塞	2
V	血管疾病*	1
A	年龄 65～74 岁	1
S	性别(女)	1

注:总分最高为 9 分。

*陈旧生心肌梗死,外周动脉疾病,主动脉斑块。

对非瓣膜性房颤患者,卒中和血栓栓塞形成的危险因素分为主要危险因素和临床相关的非主要危险因素。主要危险因素是既往卒中、TIA、血栓栓塞史,临床相关非主要危险因素是心力衰竭或中、重度左心室收缩功能减退 LVEF＜40%、高血压病、糖尿病、年龄 65～74 岁、女性、血管疾病。房颤患者预防性抗栓治疗策略见表 2-16。

表 2-16 房颤预防性抗栓治疗策略

危险分层	CHA$_2$DS$_2$-VASc 评分	推荐治疗
1 个主要危险因素或 2 个以上临床相关非主要危险因素	≥2	OAC
1 个临床相关非主要危险因素	1	OAC 或阿司匹林 75~325mg/d
无危险因素	0	阿司匹林 75~325mg/d 或不处理

OAC:口服抗凝剂。

由于房颤患者发生血栓栓塞的风险明显增高,故抗栓治疗是房颤治疗中的重要环节,只要没有抗凝治疗禁忌证,都应接受抗凝治疗。现阶段抗凝治疗主要是抗凝剂华法林和抗血小板药阿司匹林、氯吡格雷等。对使用华法林者,将 INR 控制在 2~3。由于应用华法林较阿司匹林使严重脑出血事件增加 1.7 倍左右,为保证华法林用药的安全性和有效性,需定期监测 INR 来调整华法林的剂量。高龄是房颤的高危因素,老年患者又是房颤的主要人群,作为高出血风险的老年人尤其是大于 75 岁者,是否可以采用更低的 INR 治疗窗?日本一项比较实际临床情况下老年房颤患者采用低强度华法林的研究表明 INR 1.5~2.5 对老年房颤患者安全有效。目前发表的研究支持有中到高危卒中风险的房颤患者口服华法林抗凝治疗,但不适合有极高出血风险的患者。

电复律或药物复律均可导致栓塞,提前抗凝治疗有可能减少栓塞的风险,目前的建议是对房颤持续时间不明或持续时间大于 48h 的患者,在复律前 3 周及复律后 4 周使用华法林,推荐INR 达到 2.0~3.0 后复律,对高危患者复律后应长期进行抗凝治疗。另一种方法是复律前行食管超声心动图检查,若未发现左心房血栓,静脉应用肝素后可进行复律。对房颤持续时间小于 48h 者,复律前给予肝素治疗,若无危险因素,复律后不需长期进行口服抗凝治疗。

由于华法林治疗窗口窄,需定期测定 INR,出血发生率高,患者依从性差,研究者一直致力于开发新的抗凝药以期能取代华法林,目前 2 种新药达比加群(dabigatran)和利伐沙班(rivaroxaban)有较大应用前景。

达比加群是凝血酶的直接抑制物,临床应用时无须常规检测。由 44 个国家超过 900 家单位参加,共入选 18 113 例房颤合并 1 个脑卒中危险因素患者进行了为期 2 年的非劣效性随机临床研究(RELY),患者平均年龄 71 岁,男性占 63.6%,将患者随机分为 3 组,分别接受控制良好的华法林治疗(INR 2.0~3.0)、达比加群 110mg,bid、达比加群 150mg,bid 治疗,华法林是开放标签,两个剂量的达比加群按照双盲设计,完成随访的患者比率达 99.9%,仅 20 例失访。结果表明,达比加群每次 110mg,每日 2 次,与对照组华法林的预防卒中和全身性栓塞效果相当,而大出血发生率减少 20%(P=0.003);达比加群每次 150mg,每日 2 次,能显著降低房颤患者脑卒中和栓塞性疾病发生的风险达 34%(P<0.001),预防效果优于华法林,而其大出血发生率与华法林相当。达比加群是成为继阿司匹林、氯吡格雷、华法林等之后治疗房颤的最有前景的抗栓新药,2010 年 10 月美国 FDA 批准达比加群用于房颤卒中的预防。

利伐沙班是口服 Xa 因子抑制剂,对血小板聚集及 II 因子没有直接作用,无须做常规临床抗凝监测。2009 年 6 月在中国与全球同步上市,商品名为拜瑞妥。利伐沙班房颤卒中预防的

Ⅲ期临床研究(ROCKET AF)结果在 2010 年 11 月 AHA 年会上公布。该研究共纳入来自 45 个国家 110 个中心的 14264 例非瓣膜性心脏病导致的房颤患者,随机分为利伐沙班组(20mg, qd)和华法林组(INR 2.0～3.0),结果表明利伐沙班疗效显著优于华法林,使卒中和非中枢神经系统栓塞事件的发生率下降 21%,出血事件和不良反应发生率和华法林相当,利伐沙班较华法林显著降低颅内出血和致死性出血的发生率。这一研究结论提示利伐沙班可替代华法林用于具有中、重度卒中风险的房颤患者。

房颤患者在开始抗凝治疗前应进行出血风险评估,对出血风险高者无论给予阿司匹林或华法林治疗均应谨慎。2010 年 ESC 新指南除对卒中危险性进行评估外,也对出血的风险进行了考虑,为评估出血风险,推荐使用 HAS-BLED 出血风险评分(表 2-17),HAS-BLED 评分 ≥3 者为出血高风险,抗凝治疗需谨慎,需低剂量和勤随访。

表 2-17 HAS-BLED 出血风险评分

标记	危险因素	计分
H	高血压	1
A	异常肝肾功能各记 1 分	1 或 2
S	卒中	1
B	出血	1
L	INR 不稳定,偏高	1
E	老年(>65 岁)	1
D	药物、饮酒各记 1 分	1 或 2

高血压指收缩压>160mmHg;总分最高为 9 分。

4.左心耳封堵术

对非瓣膜性房颤患者,其左心房血栓 90%以上在左心耳。左心耳封堵术于 2001 年首先始于动物实验,后在人体身上进行研究。已在临床使用的有 PLAATO 和 WATCHMAN 左心耳封堵器装置,初步证实左心耳封堵术是安全可行的,但由于价格昂贵等因素,厂家已于 2006 年停止生产 PLAATO 装置。2005 年进行的 PROTECT-AF 研究评价了使用 WATCH-MAN 左心耳封堵器和华法林对非瓣膜性房颤患者的临床疗效,共入组 707 例患者,以 2∶1 比例随机分配到封堵器组和华法林组,2009 年公布的初步研究结果表明左心耳封堵术在有中度危险的脑卒中患者中有与华法林相当的预防卒中的效果,但有较高的手术并发症,需要治疗的心包积液达 5%。目前安全性是阻碍该技术在临床推广使用的主要问题,美国 FDA 只批准 WATCHMAN 封堵器用于临床研究。作为一项新技术随着器械的改良和置入经验的积累相信会得到更广泛的接受和认同。该技术对于有高危卒中和出血风险、不适宜服用华法林的房颤患者有更好的获益/风险比,是合理的,可能是一项有效的治疗方法。这一技术今后需解决的问题:更大的样本证实其可靠性及安全性;观察左心耳封堵后能否长期预防房颤患者栓塞并发症的出现,因为左心耳并非房颤患者血栓的唯一来源;对心脏功能以及内分泌的长期影响尚不明确。

5.外科手术

外科手术治疗房颤已经有 20 年历史。目前 Cox 迷宫术已经发展到Ⅲ型。经典外科迷宫术的主要缺陷是技术难度较大、手术时间和体外循环时间较长,创伤性较大,广泛开展这一技术有一定困难。现在的发展趋势是手术消融(surgical ablation),在心脏外科手术时应用各种能量在心房内消融,消融的径线根据Ⅲ型迷宫术的切口径线和经导管消融的径线来设计,在保证房颤治疗有效性的同时可缩短手术时间、减少手术创伤,降低并发症的发生率。房颤外科治疗的主要适应证包括:需行其他心脏手术的房颤、导管消融失败的症状性房颤。

6.射频消融

目前房颤消融病例逐年增多,对已接受合理药物治疗后仍有明显症状的患者,可考虑导管消融治疗。但对具体患者而言,在消融之前需考虑:患者的状态、房颤类型、病史、心房大小,合并的心血管疾病的严重程度、左心房是否存在血栓,能否接受抗心律失常药物及患者的个人意愿等,同时需考虑消融个体的实际获益和可能的并发症。ThermCool AF 研究表明在随访的 5年中,63%接受射频消融治疗的患者和 17%接受抗心律失常药物治疗的患者未复发房性心律失常,射频消融显著降低房颤复发。Cappato 的第二次房颤导管消融全球调查(调查包括北美、欧洲、亚洲和澳大利亚 16 309 例房颤患者)结果是阵发性房颤成功率为 83.2%,持续性房颤成功率为 75.0%,永久性房颤成功率为 72.3%;总的并发症为 4.54%。证实导管消融安全有效,能提高窦性心律的维持率。导管消融目前存在的问题是远期预后不一致。

目前房颤消融治疗主要适应证如下。

(1)房扑通常推荐消融治疗,若在消融前记录到房颤,或在消融时发生房颤,则房颤也列入消融范围,为Ⅰ类适应证、B 级证据水平。

(2)阵发性房颤有症状,既往抗心律失常药物治疗无效,应考虑消融治疗,为Ⅱa 类适应证、A 级证据水平。

(3)有症状的持续性房颤,药物治疗无效,应选择消融治疗,为Ⅱa 类适应证、B 级证据水平。

(4)持续性房颤有症状,药物治疗无效,但持续时间已久,消融治疗为Ⅱb 类适应证、C 级证据水平。

(5)心衰的房颤患者,已接受包括胺碘酮在内的药物治疗,但不能缓解症状,消融治疗为Ⅱb 类适应证、B 级证据水平。

(6)无器质性心脏病有症状的阵发性房颤,在没有应用抗心律失常药物治疗之前就接受导管消融,仅作Ⅱb 类适应证、B 级证据水平。

当前射频消融治疗房颤的主流术式是环肺静脉大环电隔离术(circumferential radio frequency ablation of pulmonary vem isolation),又称解剖指导下的左心房线性消融或左心房基质改良术,由仿迷宫术发展而来。在 CARTO 或者 ENSITE3000 标测系统指导下重建肺静脉和心房的模拟三维图像,然后行环形线性消融;辅助心房关键部位(如三尖瓣峡部、左房顶部、冠状静脉窦口等)的线性消融、咖啡电位消融以及心房迷走神经节点消融。环肺静脉电隔离术是利用射频电流、消融肺静脉与心房之间存在的电连接突破点(break-through),形成肺静脉与心房之间的完全电隔离,即肺静脉内的自发性电活动不能传导至心房。消融终点是肺静脉电位(PVP)完全消失,处于电静止状态;或者肺静脉内虽有电活动,但其节律和频率与心房的电活动无关。现有的临床资料显示:该术式对阵发性房颤的效果较好,单次消融的成功率在50%～70%,对复发患者行2～3次消融后根治率为70%～80%。存在的问题是:①肺静脉在解剖上变异较大,消融导管始终位于肺静脉开口处有一定难度。②避免因手术造成连续、透壁的损伤仍有难度。③术后复发率较高,大于30%。因心房结构复杂,对术者的操作技术要求较高,许多部位导管仍难以到达,最终难以形成连续的消融径线。为此,近期发展了一些新技术以提高房颤的消融成功率,包括:房颤的冷冻消融(利用冷冻球囊充盈液氮完成肺静脉口隔离)、超声球囊消融术(利用超声波在肺静脉口形成永久性损伤)、心脏电机械标测系统(NOGA)指导下的机械手消融(利用 NOGA 系统、依靠计算机从体外引导特殊导管、在左房内完成线性消融)等方法,尽管这些方法还不成熟,但展示了临床应用的广阔前景。

7.其他

ACEI、ARB、他汀类、醛固酮拮抗剂、多不饱和脂肪酸等在维持窦性心律、控制房颤复发中可能具有作用。故对一些特定的人群,如高血压、冠心病、心力衰竭患者,这些药物可能可以作为房颤的一级预防以及维持窦性心律、防止复发的用药。

(三)室性期前收缩

室性期前收缩,简称室性早搏,可见于器质性心脏病和健康人,其预后意义因不同的心脏情况有很大差异,应对患者进行危险分层。近年的临床观察研究发现一小部分频发室早的患者可诱发心肌病,但频发室早引起心肌病的确切机制尚不清楚,推测的原因是长期频发室早可能导致心肌能量储备耗竭,心内膜下至心外膜下血流比异常,从而使冠状动脉血流引起心肌缺血,细胞外基质重构,β肾上腺素反应性降低,自由基氧化应激损伤,最终引起心功能不全。24h室性早搏数占总心搏数比例达多少时可引起心肌病的临界值尚需进一步研究,单次24h心电图检查不能真实反映心律失常负荷。有学者认为24h室早总数超过5000次有引起心肌病的可能;另有研究者认为当24h室早总数/总心搏比例超过20%时才会诱发心肌病;但亦有研究者发现24h室早总数/总心搏为4%时(其中42%为二联律,无连续5个以上室早)也可诱发心肌病。故应根据危险分层,制定个体化的治疗方案以改善室早患者的生存状况和生活质量。

(1)经详细检查确诊不伴有器质性心脏病的室性早搏,即使24h动态心电图监测属于频发或少数多形、成对、成串的,其预后一般也良好,不一定给予常规抗心律失常药物治疗。首先应去除患者的诱因,对精神紧张和焦虑者可给予镇静剂或小剂量β受体阻滞剂,以缓解患者的症状。对一些心理压力大症状严重,影响正常生活者,可考虑使用抗心律失常药(如美西律、普罗帕酮、胺碘酮等)。

(2)经详细检查确诊伴有器质性心脏病的室性早搏,特别是复杂(多形、成对、成串)同时伴有心功能不全者,一般预后较差。根据病史、室性早搏的复杂程度、左心室射血分数,并参考信号平均心电图和心率变异性分析进行危险分层。越是高危的患者越要加强治疗。在治疗原发疾病,控制诱因的基础上,可选用β受体阻滞剂及合适的抗心律失常药。我国学者证实,对非心肌梗死的器质性心脏病患者,普罗帕酮、美西律和莫雷西嗪是有效且比较安全的。对心肌梗死后的患者,β受体阻滞剂是目前唯一既可以抑制室性期前收缩,又可以降低死亡率的药物。

胺碘酮对治疗伴有冠心病的室性期前收缩虽然比较安全,但欧洲心肌梗死胺碘酮研究(EMIAT)和加拿大胺碘酮心肌梗死心律失常研究(CAMIAT)都未能证实胺碘酮可以降低总死亡率。

(3)对疑频发室早导致心功能减退、引起心肌病的患者,可考虑射频消融进行根治治疗(成功率高达80%),2009年欧洲和美国心律失常学会已把室早诱发的心肌病列为射频消融的适应证。医生也可以在射频手术前给予β受体阻滞剂或抗心律失常药,如果患者室早明显减少,心肌功能有明显改善,可选择继续药物。多数情况下,射频消融术前医生无法确定频发室早是否是心力衰竭的直接原因,故消融术后应定期随访,进一步确定室早和心力衰竭的关系。虽然射频消融可以改善和恢复这一人群的心功能,但能否降低其死亡率是一个有待研究的临床问题。

(四)室性心动过速

指异位激动起源于希氏束分叉以下的一组快速性心律失常,频率100～250次/min,自发的至少连续3个,心电程序刺激至少连续6个室性搏动。持续性室速指发作持续时间大于30 s,或未达30 s但已发生血流动力学障碍。非持续性室速指发作持续时间小于30 s。室性心动过速发作时症状可以轻微,也可以表现为严重的血流动力学障碍(晕厥、心脏停搏)。根据QRS波形特征将室性心动过速分为单形性和多形性;根据起源部位分右室流出道室速、左室流出道室速、分支性室速;根据对药物的敏感性分维拉帕米敏感性室速和腺苷敏感性室速;基础心脏病分致心律失常性右室心肌病室速、缺血性室速等。在临床实践中,常把两类结合起来分为单形性持续性和非持续性室速;多形性持续性和非持续性室速。室速的分类很多,各有优缺点,这从一个侧面反映了室性心动过速的复杂性。在室性心动过速(VT)中,器质性心脏病占85%～90%,其中常见的是心肌梗死及心肌病。特发性室速是指排除了存在明显器质性心脏病的患者所发生的室速。治疗应根据患者的心脏疾病背景、室速的类型及发作时血流动力学状态选择治疗方案。

1.急性发作时的治疗

(1)对血流动力学不稳定的VT患者,应采用电复律迅速终止发作,开始选150～200 J,有时情况紧急时可直接选300～360 J。对表现为反复或持续性VT的患者,静脉使用胺碘酮较其他抗心律失常药通常更有效。对伴发电风暴的患者β受体阻滞剂有效,必要时可静脉应用。当VT患者存在心肌缺血、电解质紊乱、低血压、缺氧、致心律失常药物等病因或诱因时,应尽早纠正。

(2)对血流动力学稳定的VT患者,可先静脉应用利多卡因、普鲁卡因胺、胺碘酮等终止发作,无效时可电复律。

2.长期的治疗

长期治疗的目的是在原发疾病治疗基础上应用抗心律失常的药物或非药物治疗的方法,达到根治或减少室速发作。

(1)药物治疗:心肌梗死后抗心律失常药物预防室速发生应首选β受体阻滞剂,如LVEF明显降低<35%者应选用胺碘酮,如胺碘酮不耐受,可考虑选用索他洛尔等其他抗心律失常药物。无器质性心脏病基础的特发性室速通常预后良好,猝死在这些患者中罕见。β受体阻滞

剂或钙通道阻滞剂[和(或)Ic类药物]用于右室起源的特发性室速常有效。

(2)置入式自动复律除颤器(ICD)治疗:1980年第一台ICD试用于临床,1985年获得美国FDA批准在临床正式应用。ICD应用可能的适应证及禁忌证如下。

1)Ⅰ类:①室颤或血流动力学不稳定的持续室速引起的心搏骤停存活者,经过仔细评估明确原因且完全排除可逆因素后。②合并自发持续室速的器质性心搏病患者,无论血流动力学是否稳定。③不明原因的晕厥患者,伴随电生理检查诱发的临床相关血流动力学术稳定持续室速或室颤。④心肌梗死所致LVEF<35%,且心肌梗死40d以上,NYHAⅡ或Ⅲ级。⑤NYHAⅡ或Ⅲ级,LVEF≤35%的非缺血性心肌病。⑥心肌梗死所致LVEF<30%,且心肌梗死40d以上,NYHAⅠ级。⑦心肌梗死所致非持续室速,LVEF<40%且电生理检查诱发出室颤或持续室速。

2)Ⅱa类:①原因不明的晕厥,伴显著的左心室功能障碍的非缺血性心肌病。②心室功能正常或接近正常的持续室速。③肥厚性心肌病,有一项以上心脏性猝死主要危险因素。④致心律失常性右心室发育不良心肌病,有一项以上心脏性猝死主要危险因素。⑤服用β受体阻滞剂期间有晕厥和(或)室速的长QT综合征。⑥在院外等待心脏移植。⑦有晕厥史的Brugada综合征。⑧没有引起心脏骤停,但有明确室速记录的Brugada综合征。⑨服用β受体阻滞剂期间有晕厥和(或)记录到持续室速的儿茶酚胺敏感的多形性室速。⑩心脏肉瘤病、巨细胞心肌炎或Chagas疾病。

3)Ⅱb类:①LVEF≤35%且NYHAⅠ级的非缺血性心肌病。②有心脏性猝死危险因素的长QT综合征患者。③合并严重器质性心脏病的晕厥患者,全面的有创和无创检查不能明确病因的情况下。④有猝死史的家族性心肌病患者。⑤左心室心肌致密化不全患者。

4)Ⅲ类:①满足以上Ⅰ、Ⅱa和Ⅱb类指征,但患者不能以较好的功能状态生存1年以上。②连续不断或发作频繁的室速或室颤患者。③存在明显的精神疾病,且可能由于ICD植入而加重,或不能进行系统随访。④NYHAⅣ级,不适合心脏移植或心脏再同步化(CRT)治疗的顽固性心力衰竭。⑤不合并器质性心脏病的不明原因晕厥患者,且无诱发的室性心律失常。⑥手术或导管消融(如预激综合征合并快房颤所致的室颤、特发性室速,或无器质性心脏病的分支相关性室速)可治愈的室颤或室速患者。⑦无器质性心脏病患者,由完全可逆因素(如电解质紊乱、药物或创伤)引起的室性快速性心律失常。

ICD局限性主要有以下几个方面:①清醒时电击,患者极度痛苦,轻者产生恐惧,重者精神失常。②价格贵,蓄电量和电击次数有限,不适合儿童和心律失常频繁发作者。③由室上性心律失常、误感知T波和肌电干扰等触发不适当电击。④发生导线断裂、移位、穿孔和感染等并发症。⑤因机械故障、不适当电击诱发室颤,电风暴时电击程序结束等因素,约5%的患者ICD未能防治心脏性猝死。

在我国的临床实践中,虽可根据ACC/AHA/HRS指南选择ICD治疗,但也不是唯一的选择,可结合患者的临床和经济情况,权衡药物、消融、外科手术和ICD治疗的风险和受益,选择一种最适合该患者的治疗方案。

(3)外科手术:室速的外科治疗主要是经手术切除室壁瘤或室速起源病灶组织,或切断折返环以消除室速。应用最广泛的是室速起源部位的心内膜做1～2cm深的切口以切断折返环,手术后通常也需合并应用抗心律失常药物。限制手术治疗广泛应用的主要问题是手术死亡率可高达 14％,因此,只作为二线治疗手段。此外,有报道对肥厚型心肌病的肥厚室间隔切除可能有效。

(4)导管消融:主要用于室速反复发作、药物难以控制、无明显器质性心脏病的特发性室速患者。最适合消融治疗的室速类型是:起源于右室流出道的室速;起源于左室近室间隔部位的室速。这两种室速的成功率可达 90％以上。对冠心病特别是陈旧性心肌梗死所致的室速患者,一般认为适用于药物不能控制频繁发作和已置入 ICD,但室速反复发作致 ICD 频繁放电。对这类患者即使在有经验的治疗中心报道的成功率也只有 60％～70％。

总之,在确定治疗方案前,应首先明确室速的类型,其次应考虑有无基础心脏疾病、心功能状态、发作时临床症状的严重程度及是否存在可逆性病因。对临床预后意义不明确者,可行电生理检查,如能诱发出持续性室速或室颤者,是 ICD 治疗的适应证。

(五)尖端扭转性室性心动过速

是一种特殊类型的多形性室速,于 1966 年由法国学者 Dessertenne 提出,典型的心电图特征是 QRS 波群的波幅和波形围绕等电线位扭转。可由多种原因导致,有较高的潜在致命性。多见于 QT 延长者,可以是先天性,也可以是后天获得性,少数尖端扭转性室速患者 QT 间期正常。多数学者认为不伴 QT 间期延长者应称为多形性室速。

QTc 异常延长目前尚无统一的国人标准,目前采用 ACC/AHA 推荐的 QTc 异常延长的标准,即不论男性或女性,QTc>500ms 都属于明显异常。

先天性长 QT 综合征(LQTS)是控制离子通道的基因异常所致,其缺陷的离子通道主要为钠通道、钾通道和钙通道,常染色体显性遗传是最常见的遗传形式,称为 Romano-Ward 综合征(RWS),后代患病的概率为 50％。迄今已发现 14 个亚型,其中 12 个引起 Romano-Ward 综合征,致病基因分别是 KCNQl(LQT1)、KCNH2(LQT2)、SCN5A(LQT3)、Ankyrin-B(LQT4)、KCNE1(LQT5)、KCNE2(LQT6)、KCNJ2(LQT7)、Cav l. 2(LQT8)、CAV3.(LQT9)、SCN4B(LQT10)、AKAPC)(LQT11)和 SNTAl(LQT12);2 个引起伴耳聋的 Jervel and Lange-Nielsen 综合征(JLN),有 1 200 多种不同的基因突变,大部分基因突变在编码钾离子通道的基因上。LQTl-3 占 90％～95％,LQT1 患者的心脏事件常由体力应激诱发,特别是潜水和游泳,LQT2 患者的心脏事件大部分由情绪应激诱发,突然的声音刺激对 LQT2 患者极其危险,LQT3 患者的猝死常发生在睡眠中。LQTl-3 和 LQT7 已确认存在基因特异性复极波波形。成人 LQT1 典型心电图的特征为基底部宽大,迟发出现或正常出现(最常见)的形态正常的单形性 T 波。LQT2 典型心电图特征为双峰 T 波,双峰 T 波可显著也可不显著。LQT3 典型心电图特征为延迟出现的高尖/双相性 T 波。LQT7 典型心电图特征为异常的 T-U 波,频发室早和双向性室速常见,但室性心律失常只起源于左室。大多数 LQTS 的心律失常表现为"全或无"形式,其特征性表现是尖端扭转性室速(TdP)。LQTl-3 患者从出生到 40 岁,其发生心脏骤停或猝死的累积概率为 5％～8％。LQT7 尽管较易发生心律失常,但其病死率较低,为 3％～5％。JLN 综合征患者 QT 间期比 RWS 综合征患者要长,发生晕厥、心律失常和心脏性猝死等恶性事件的概率较高。

获得性长 QT 综合征可由低钾、低镁、各种原因引起的严重的心动过缓、心肌缺血、心力衰竭、脑血管意外、脑炎、蛛网膜下腔出血、脑炎、创伤性脑损伤、低体温等引起,也可由药物引起以 Ia、Ic 类抗心律失常药物、抗组胺药阿司咪唑、三环抗抑郁药、胃肠动力学药西沙比利、抗真菌药酮康唑和氟康唑等,部分患者找不到原因。

治疗方法如下。

1.先天性长 QT 综合征

避免使用延长 QT 间期的药物,包括非心血管药物,避免基因特异性情景和环境刺激。不论是否有症状或猝死家族史,均应使用 β 受体阻滞剂,尽可能达到患者最大耐受剂量,LQT1 对 β 受体阻滞剂反应性最好,依从性是有效治疗的关键。对于口服 β 受体阻滞剂后心动过缓诱发尖端扭转型室速或者因为心动过缓不能耐受治疗的患者,建议植入心脏起搏器。对发生过心脏骤停的幸存者建议安装 ICD。对已使用足量 β 受体阻滞剂仍有晕厥发作者,或已植入 ICD 但仍有反复发作晕厥或心脏骤停且 β 受体阻滞剂无效或不能耐受时,可考虑左侧第 4~5 交感神经节切除术。

2.发作期紧急治疗措施

寻找并处理 QT 延长的原因:如纠正低血钾、低血镁停用一切可能引起或加重 QT 延长的药物,并进行连续的 QTc 间期监测。对血流动力学稳定者可采用药物终止心动过速,如硫酸镁 1~2g 加入 5% 葡萄糖液稀释至 10mL,5~20min 注入,如发作仍持续,必要时可再重复一次,然后硫酸镁持续静脉滴注(2g 硫酸镁加入 100~250mL 液体中,以 2~20mg/min 速度静滴),也可试用利多卡因或苯妥英钠稀释后静注;对血流动力学不稳定者,应电复律转复,对频率较快、QRS 形态严重畸形的尖端扭转性室速患者,同步电复律常难以奏效,可采用室颤的复律方法。对心动过缓和明显长间隙依赖者可通过心脏起搏、异丙肾上腺素、阿托品等提高心率以缩短 QT 间期,预防心律失常进一步加重。

(六)缓慢性心律失常

缓慢性心律失常是临床常见的心律失常,大致分为窦房结功能失调和房室传导阻滞两大类。窦房结功能失调包括窦性心动过缓、窦性停搏、窦房传导阻滞、心动过缓—心动过速综合征。房室传导阻滞包括一度、二度、三度房室传导阻滞。缓慢性心律失常可见于各种器质性心脏病,也可由传导系统的退行性变、迷走神经兴奋、药物作用、心脏外科手术损伤、射频手术并发症、甲状腺功能减退、电解质紊乱、尿毒症等原因引起。

1.病因治疗

首先应尽可能明确病因,如急性心肌梗死引起应尽早进行冠状动脉血运重建;外科手术或射频损伤所致,可试用激素以减轻充血和水肿。

2.药物治疗

无症状者暂时无须治疗,注意随访。出现心动过缓症状者可以试用阿托品、麻黄碱或异丙肾上腺素暂时提高心率,避免使用任何可能加重传导阻滞和减慢心率的药物,如地高辛、β 受体阻滞剂、维拉帕米等。临床上一度或二度 I 型房室传导阻滞一般不需起搏器治疗。

3.植入永久心脏起搏器

药物治疗可作为临时的应急治疗措施,起搏治疗是有症状患者的主要治疗措施。对永久起搏治疗的关键点是看患者是否有症状,对无症状的患者是否进行永久起搏治疗的原则是清醒状态下有超过 3s 的长间隙或低于 40 次的室性逸搏心律。对伴有二度Ⅱ型房室传导阻滞的患者,推荐行电生理检查确定传导阻滞是否位于结下,如位于结下考虑起搏器治疗,但大多数二度Ⅱ型房室传导阻滞尤其是 QRS 波增宽者,多为结下阻滞,起搏器治疗是必需的。

1)窦房结功能障碍永久起搏器植入适应证如下。

Ⅰ类适应证:①窦房结功能障碍表现为症状性心动过缓,包括频繁的有症状的窦性停搏。②因窦房结变时性不良而引起症状者。③由于某些疾病必须使用某些类型和剂量的药物治疗,而这些药物又可引起或加重窦性心动过缓并产生症状者。

Ⅱ类适应证

Ⅱa类:①自发或药物诱发的窦房结功能不良,心率<40 次/min,虽有心动过缓的症状,但未证实症状与所发生的心动过缓有关。②不明原因晕厥,合并窦房结功能不良或经电生理检查发现有窦房结功能不良。

Ⅱb类:清醒状态下心率长期低于 40 次/min,但症状轻微。

2)成人获得性完全性房室阻滞永久性起搏器植入适应证如下。

Ⅰ类适应证:①任何阻滞部位的三度和高度房室阻滞伴下列情况之一者。a.有房室阻滞所致的症状性心动过缓(包括心力衰竭)或继发于房室阻滞的室性心律失常。b.需要药物治疗其他心律失常或其他疾病,而所用药物可导致症状性心动过缓。c.虽无临床症状,但业已证实心室停搏>3 s 或清醒状态时逸搏心率≤40 次/min,或逸搏心律起搏点在房室结以下者。d.射频消融房室交界区导致的三度和高度房室传导阻滞。e.心脏外科手术后发生的不可逆性房室阻滞。f.神经肌源性疾病(肌发育不良、克塞综合征等)伴发的房室阻滞,无论是否有症状,因为传导阻滞随时会加重。g 清醒状态下无症状的房颤和心动过缓者,有 1 次或更多至少 5s 的长间歇。②任何阻滞部位和类型的二度房室阻滞产生的症状性心动过缓。③无心肌缺血情况下运动时的二度或三度房室阻滞。

Ⅱ类适应证

Ⅱa类:①成人无症状的持续性三度房室阻滞,清醒时平均心室率>40 次/min,不伴有心脏增大。②无症状的二度Ⅱ型房室阻滞,心电图表现为窄 QRS 波。若为宽 QRS 波包括右束支阻滞则应列为工类适应证。③无症状性二度Ⅰ型房室阻滞,因其他情况行电生理检查发现阻滞部位在希氏束内或以下水平。④一度或二度房室阻滞伴有类似起搏器综合征的临床表现。

Ⅱb类:①神经肌源性疾病(肌发育不良、克塞综合征等)伴发的任何程度的房室传导阻滞,无论是否有症状,因为传导阻滞随时会加重。②某种药物或药物中毒导致的房室阻滞,停药后可改善者。③清醒状态下无症状的房颤和心动过缓者,出现多次 3s 以上的长间歇。

3)心肌梗死急性期后永久性起搏器植入适应证如下。

Ⅰ类适应证:①急性心肌梗死后持续存在的希氏-浦肯野系统内的二度房室阻滞伴交替性束支阻滞,或希氏-浦肯野系统内或其远端的三度房室阻滞。②房室结以下的一过性高二度或三度房室阻滞,伴束支阻滞者。如果阻滞部位不明确则应进行电生理检查。③持续和有症状的二度或三度房室阻滞。

Ⅱ类适应证

Ⅱb类：房室结水平的持续性二度或三度房室阻滞，无论有无症状。

4.生物起搏

人工心脏起搏器应用于临床已半个多世纪，挽救了无数患者的生命，但也存在诸多缺陷，因此寻求更加符合人体需求的生物起搏器是当前研究的热点之一，但尚处于动物实验阶段。心脏生物起搏指用细胞分子生物学及相关技术对受损自律性节律点或特殊传导系统细胞进行修复或替代，从而恢复心脏起搏和传导功能。目前研究较多的是干细胞移植生物起搏，主要采用胚胎干细胞和成人间叶干细胞移植。干细胞移植应用于临床的过程中，有许多问题有待解决：干细胞移植的促心律失常不良反应；伦理问题；如何精确地控制干细胞分化为起搏细胞？移植细胞的寿命和存活数量如何？移植细胞发挥起搏作用长期稳定性如何？移植后是否发生免疫反应？是否会导致肿瘤如畸胎瘤？若为异体细胞移植则存在排异反应；成熟的心脏起搏细胞对移植部位的适应性差等等，虽然干细胞移植起搏心脏存在很多问题未解决，但前景令人神往，一旦生物起搏器有突破性进展，能成功应用于临床，将造福于需要心脏起搏治疗的广大患者。

第三章　血液系统疾病

第一节　非霍奇金淋巴瘤

淋巴瘤是一组异质性的淋巴造血系统恶性疾病,病理学上分为霍奇金淋巴瘤和非霍奇金淋巴瘤(non-Hodgkin's lymphoma,NHL)。约85％的淋巴瘤为NHL,NHL又可进一步分为多种亚型,每种亚型具有特定的流行病学、形态学、免疫学和细胞遗传学特征,其临床表现、对治疗的反应和预后也不尽相同。

关于NHL的诊断标准经历了几个阶段,1982年淋巴瘤诊断的工作分类标准被广大医师接受,此时淋巴瘤的诊断主要依赖于病理形态学及疾病的生物学行为;20世纪90年代提出了改良的欧美淋巴瘤分类标准(REAL),在病理形态学诊断的基础上引入了免疫学和遗传学的特征,对不同亚型的NHL进行分类诊断,2001年世界卫生组织在REAL分类的基础上,对于淋巴瘤的分类诊断进一步细化,根据细胞来源不同,将NHL分为B、T和NK细胞来源,并于2008年再次进行了修订,从而更加全面地反映NHL的全貌,并为疾病的治疗和预后的判断提供了更多循证依据。

一、流行病学

NHL是一类常见的血液肿瘤,约占所有肿瘤的4％,较霍奇金淋巴瘤常见。国外的文献报道NHL的发病率在近30余年上升了一倍,这可能与诊断水平的提高、HIV感染等有关,但主要原因目前不详。上海的资料显示NHL的发病率男女存在差别,男性为4.66110万,女性为3.19/10万。不同亚型发病率也有不同,如原发纵隔大B细胞淋巴瘤、甲状腺NHL等更常见于女性。

NHL的中位发病年龄在50岁以上,总的发病率随年龄的增加而增加,年龄>65岁者,发病率为87.2/10万,少数高危亚型,如淋巴母细胞性淋巴瘤、Burkitt淋巴瘤等最常见于儿童和青少年。

二、病因与危险因素

目前的研究显示一系列环境因素和遗传因素可能与NHL的发病有关,但是不同组织学亚型NHL危险因素既有共性也有异质性。非随机的细胞与分子遗传学异常在NHL许多类型的发病过程中可能发挥重要作用,表现出特征性的组织学异常,并与某些免疫表型有关,详见后述。目前与NHL发病有关的因素主要有以下几个方面。

(一)病毒感染

某些病毒与NHL的发病有关,可能由于病毒可诱导抗原刺激和细胞因子调节异常,导致B或T细胞的刺激、增殖失调,而导致淋巴瘤产生。目前发现的与淋巴瘤相关的病毒如下:

①EB 病毒：是一种 DNA 病毒，与 Burkitt 淋巴瘤、霍奇金淋巴瘤、免疫缺陷基础上（如 HIV 感染、器官移植等）发生的淋巴瘤和鼻窦淋巴瘤发病有关。②人类 T 细胞淋巴瘤病毒 I 型（HTLV-1）：感染主要发生于日本及加勒比岛的某些区域的人群，约 5% 的携带者最终发生成人 T 细胞白血病/淋巴瘤。③丙肝病毒（HCV）：与克隆性的 B 细胞增殖及某些亚型的淋巴瘤（如淋巴浆细胞淋巴瘤、华氏巨球蛋白血症等）发病有关。④卡波西肉瘤相关病毒（KSHV）：与 HIV 感染者所患淋巴瘤及多中心性 Castleman 病有关。

（二）细菌感染

伯氏疏螺旋体感染与原发皮肤 B 细胞淋巴瘤有关，有研究发现应用抗生素清除伯氏疏螺旋体可以使原发边缘区 B 细胞淋巴瘤得到临床和组织学缓解；幽门螺杆菌（HP）与原发于胃肠道的淋巴瘤有关，尤其胃 MALT 淋巴瘤。空肠弯曲菌与免疫增殖性小肠病有关。

（三）环境因素

与 NHL 发病有关的环境因素包括化学物品（如杀虫剂、除草剂、有机溶剂、有机化学物、粉尘、染发剂等）、化疗和放射线暴露等。有研究显示杀虫剂与 t(14;18) 阳性的 NHL 发生有关。

（四）免疫异常

先天性免疫缺陷、获得性免疫缺陷及治疗性免疫缺陷者 NHL 的发病率明显增高，而且多有淋巴结结外受累，尤其胃肠道，具有侵袭性的组织学特征；6% 艾滋病患者发生原发中枢神经系统淋巴瘤。一些自身免疫病患者出现慢性炎症，可促进 MALT 增生，使得患者易于随之发生淋巴系肿瘤。非热带口炎性腹泻和炎症性肠病尤其克罗恩病患者胃肠道淋巴瘤的发病风险增加；系统性红斑狼疮和类风湿关节炎与 B 细胞淋巴瘤有关，Sjogren 综合征与弥散大 B 细胞性淋巴瘤、边缘区淋巴瘤发病有关；接受放/化疗的患者发生淋巴瘤的风险增加。此外，先天性免疫异常也是 NHL 发病的危险因素，如 X 连锁淋巴增殖综合征、严重联合免疫缺陷等。

三、临床表现

NHL 是一组异质性肿瘤，常起源于淋巴组织，如淋巴结、脾脏、骨髓，但可发生于几乎任何组织，淋巴结外受累占 NHL 的 20%～30%（其中外周 T 细胞淋巴瘤占 80%）。NHL 的临床表现取决于多方面的因素，如病变部位、肿瘤生长的速度、受累脏器的功能异常、对病变周围组织、器官的压迫等。浅表淋巴结无痛性肿大是最典型的表现之一，淋巴结外受累的临床表现取决于病灶的大小及压迫周围器官、脏器受累程度等。最常受累及的结外部位包括胃肠道（包括 Waldeyer 环）、皮肤、鼻窦、泌尿生殖道、甲状腺和中枢神经系统等。某些特定类型的 NHL 具有特殊的临床特征，如淋巴母细胞性淋巴瘤常表现为前上纵隔肿块、上腔静脉综合征、脑膜病变及脑神经麻痹等表现，Burkitt 淋巴瘤常表现为腹部巨大肿块和肠梗阻症状，后腹膜淋巴结巨大肿块压迫输尿管可导致肾盂积水。

此外，有些患者可出现 B 症状（表 3-1），B 症状一般见于进展期或终末期的 NHL。疾病进展时，患者常感疲乏、乏力，一旦骨髓受累，可出现血细胞减少。

表 3-1 改良的 Ann Arbor 分期系统

分期	标准
I	累及单个淋巴结区域或结外淋巴组织(如脾脏、胸腺、Waldeyer 环)(I_E)
II	累及横隔同侧 2 个或多个淋巴结区域(纵隔作为一个淋巴结区域,单侧肺门淋巴结应该看作一个区域,如果两侧均有淋巴结受累,应分为 II 期)或局部结外淋巴组织和一个或多个淋巴结区域(II_E)
III	累及横隔两侧的淋巴结区域或伴有局灶性的结外淋巴组织(III_E)
IV	弥漫累及一个或多个淋巴结外器官或部位

A:无症状;B:至少存在如下症状之一:在分期以前 6 个月内,不能以其他原因解释的体重下降 10% 以上,或不能以其他原因解释的持续或反复发热,体温超过 38℃,或反复盗汗(湿透睡衣)。

四、诊断

(一)病理学检查

NHL 的诊断应包括三方面的内容:是否是淋巴瘤及哪种亚型的 NHL? 哪些部位受到累及? 临床分期? NHL 的病理学诊断包括组织形态学、免疫学(包括免疫酶标、流式细胞术)、细胞遗传学和分子遗传学检查,几种方法的联合应用大大提高了 NHL 诊断的准确性,并为治疗方案的选择和预后判断提供了非常有价值的信息。

NHL 确诊主要依赖于病理学上仔细评估淋巴结结构或正常组织结构是否破坏及是否伴有淋巴瘤细胞浸润,因此如果患者存在浅表淋巴结肿大且疑为淋巴瘤,则活检是必需的检查。单纯细针穿刺不能确定诊断,价值不大;对于浅表无明显淋巴结肿大,深部如后腹膜等处有肿块者,可考虑在影像学引导下行粗针穿刺,即使如此,粗针穿刺对于 NHL 诊断的价值也有限,对于诊断不明者可考虑行剖腹探查。30%～35%成年 NHL 患者以淋巴结外部位的病变为首发表现,最常见为胃肠道,一旦疑为淋巴造血系统肿瘤存在,则应进行结外组织的活检检查。

NHL 是一组异质性淋巴增殖性肿瘤,每种病理学亚型具有不同的组织和细胞形态学特征,淋巴结、骨髓或结外组织中的淋巴瘤细胞可表现为小细胞,也可表现为中等大小或大细胞,病变的淋巴结结构破坏,包膜受累。在病理形态学基础上,进行免疫酶标检查,有助于进一步确定肿瘤细胞的来源,如 Bcl-2 表达可鉴别滤泡性淋巴瘤和反应性滤泡增生,CD30 表达提示间变大细胞性淋巴瘤,但也可见于多数霍奇金淋巴瘤。免疫组织化学染色不仅有助于疾病的确诊,而且有利于淋巴瘤各个亚型的分型,对于疗效和预后判断具有重要意义。

染色体易位和分子重排在许多淋巴瘤的发病机制中发挥了重要作用,与淋巴瘤的组织学类型和免疫表型有关,细胞遗传学异常有多种表现,其中较为常见的有以下几种:t(14;18)(q32;q21)是与 NHL 相关的最常见的染色体异常,见于 85% 的滤泡性淋巴瘤、28% 高度恶性淋巴瘤;t(11;14)(q13;q32)对于诊断套细胞性淋巴瘤具有重要价值,这种易位导致 bcl-1(cyclin Dl/PRAD l)过度表达,bcl-1 是位于染色体 llq13 上的细胞周期调节子;8q24 易位导致 c-myc 基因调节异常,见于 Burkitt 淋巴瘤和与 HIV 相关的淋巴瘤;t(2;5)(p23;q35)见于大多数间变大细胞淋巴瘤;t(11;18)(q21;q21)和 t(1;14)(p22;132)这两种染色体易位与黏膜相关淋巴组织(MALT)滞巴瘤有关,尤以前者多见。

(二)常规的实验室检查

实验室检查对于判断 NHL 累及范围、是否存在并发症、肿瘤负荷及疾病预后等具有重要价值。常见的血液学检查项目及意义如下。

1.血常规检查

可出现贫血,主要见于患者骨髓受累及、继发于非霍奇金淋巴瘤的自身免疫性溶血性贫血(尤以小淋巴细胞淋巴瘤/慢性淋巴细胞白血病多见)、失血、慢性病性贫血等。由于骨髓浸润或自身免疫性异常,还可导致血小板减少、白细胞减少或全血细胞减少;部分患者可出现淋巴细胞增多,外周血出现肿瘤细胞等。

2.生化检查

①乳酸脱氢酶(LDH)反映肿瘤负荷,LDH 增高提示预后不佳,β_2 微球蛋白增高也提示预后不良。②肝功能检查:当肝脏受累、肿瘤高代谢或慢性炎症存在时可出现肝功能异常。③血电解质:高钙血症主要见于成人 T 细胞淋巴瘤/白血病(ATLL)。血尿酸、钾、磷、钙可反映治疗时是否发生了肿瘤溶解综合征。

3.免疫学检查

NHL 患者可出现单克隆 γ 病、Coombs 试验阳性(尤其 SLL/CLL)和低 γ 球蛋白血症;某些亚型的 NHL 如淋巴浆细胞性淋巴瘤、小淋巴细胞淋巴瘤/慢性淋巴细胞白血病及边缘区淋巴瘤等可并发单克隆免疫球蛋白血症,可行血清蛋白电泳或免疫固定电泳检测,尤其后者是判断是否存在单克隆免疫球蛋白的可靠指标。

4.血清病毒学检查

应该做 HIV 的血清学检测,尤其病理学类型为弥散大细胞性淋巴瘤(免疫母细胞型)、原发中枢神经系统淋巴瘤等,对于 ATLL 需作 HTKV-1 血清学检测。

(三)影像学检查

影像学检查对于判断疾病累及范围、判断肿瘤负荷及预后具有重要价值。

1.CT

做颈部、胸腔、腹腔和盆腔 CT 检查,以了解这些部位有元淋巴结肿大、有无肝脾肿大或受累及,因此最常用于 NHL 初诊时疾病的分期、疗效的判断及其后的随访。

2.胸部 X 线检查

约 1/4 NHL 患者可有阳性发现,对于了解纵隔、肺门有无淋巴结肿大、有无胸腔、心包积液及是否存在肺实质受累等具有一定的价值。

3.核素骨扫描检查

一般只用于骨痛和(或)碱性磷酸酶增高的患者,骨骼损害尤其见于弥散大 B 细胞淋巴瘤及成人 T 细胞性淋巴瘤。

4.PET/CT

不仅可用于 NHL 确诊后病变范围的判断,而且对于其后疗效的评价具有重要价值,它不仅可以较其他影像学检查更为灵敏的检出病变部位,而且可以判断病变组织的增生活力,对于疾病早期复发的诊断、区别微小残留病灶与局部坏死或纤维化也具有重要意义,它较 CT 检查具有更好的诊断预测值。

5.B 超检查

对于判断浅表淋巴结的大小、性质等具有一定的价值。如对于男性患者一侧睾丸受 NHL 累及,应同时做对侧的睾丸超声检查。

6.心脏超声检查

对于考虑应用蒽环类药物进行化疗的患者,应进行心脏超声检查,当左心室射血分数低于 50％的患者,不宜应用蒽环类药物。

7.MRI 检查

对于原发中枢神经系统淋巴瘤、淋巴瘤累及脑膜、脊柱旁或椎体的患者,应做头颅和脊柱的 MRI 检查。

(四)其他检查

做淋巴结、骨髓和外周血的免疫学分型,有助于疾病的进一步确诊,尤其在形态学表现不典型而诊断不能确定时。此外,免疫学分型等检查对于病变累及范围的评估也有一定价值。骨髓穿刺涂片和活检病理学检查的主要目的是了解骨髓是否受累,为判别疾病的分期提供证据。骨髓受累常为局灶性病变,淋巴瘤细胞浸润骨小梁、小梁旁、骨髓间质,少数患者骨髓则表现为弥漫性浸润,骨髓活检病理形态学结合免疫酶标检查对于诊断具有重要价值。总的来说,骨髓穿刺涂片和骨髓活检是评价 NHL 病变累及的范围是必需的(要求骨髓活检组织标本的长度在 2cm 以上)。

当患者出现如下表现时应作腰穿脑脊液检查:①弥漫侵袭性 NHL 伴骨髓、硬膜外、睾丸、鼻旁窦、鼻咽部受累或 2 个以上的结外病变。②高度恶性的淋巴母细胞性淋巴瘤。③Burkitt 淋巴瘤。④HIV 相关的淋巴瘤。⑤原发中枢神经系统淋巴瘤。⑥具有神经系统症状、体征的淋巴瘤。

五、鉴别诊断

NHL 的确诊依赖于适当的组织学活检及病理诊断,临床上出现局灶或全身性淋巴结肿大疑为 NHL 时,需与进行必要的鉴别诊断,常见需要鉴别的疾患如下:

1.反应性淋巴结肿大

(1)传染性单核细胞增多症。

(2)感染所致良性淋巴结受累或反应性滤泡增生,如结核、细菌、真菌、病毒等,结缔组织病也可导致类似改变。

2.肿瘤性疾病累及淋巴结

(1)实体肿瘤:实体肿瘤向淋巴结转移。

(2)其他血液系统肿瘤或淋巴增殖性疾病,如粒细胞肉瘤、Castleman 病等。

六、疾病分期

临床分期对于 NHL 治疗方案的选择和预后判断具有重要意义,目前常用 Cotswold 改良的 AnnArbor 分期系统,将疾病分为 4 期(表 3-1),脾脏和 Waldeyer's 环分别作为一个淋巴结区;Ⅳ 期为结外病变,主要为骨髓、肺、骨骼或肝脏受累。结合症状、体征、影像学检查和骨髓活检等资料进行分期,根据有无全身症状分组。PET-CT 检查为准确分期提供有益的帮助。

七、NHL 相关并发症

(1)血细胞减少:表现为贫血、白细胞减少、血小板减少,可系淋巴瘤累及骨髓所致,某些亚型的 NHL(SLL/CLL)可继发自身免疫性溶血性贫血,从而导致贫血。

(2)出血:可由继发性血小板减少、DIC 或 NHL 累及血管所致。

(3)感染:继发于白细胞减少,尤其粒细胞缺乏症时易于继发感染。

(4)心包积液、心律失常:当 NHL 侵犯心包或心肌时可出现心包积液、心律失常的症状或心衰表现。

(5)呼吸困难:当 NHL 累及胸膜出现胸腔积液或纵隔巨大占位和(或)肺实质受累时,患者可出现呼吸困难的表现,症状的严重程度与疾病的进展速度有关,当 NHL 缓慢进展时,呼吸困难症状相对较轻。

(6)上腔静脉综合征:当纵隔出现巨大肿块,压迫静脉回流时,可出现上腔静脉综合征的表现。

(7)脊髓受压:NHL 侵犯脊柱时,病灶可压迫脊髓或直接累及脊髓而出现相关症状和体征。

(8)神经系统症状:当原发中枢神经系统淋巴瘤或系统性 NHL 侵犯中枢或脑神经时,可出现颅高压或脑神经损害的表现。

(9)消化系统:当胃肠道受累时,可表现为梗阻、穿孔、出血,可在化疗前、化疗过程中或其后出现。

(10)疼痛:NHL 侵犯某些部位可出现剧烈疼痛,如骨膜等。

(11)白细胞增多:当 NHL 进展为白血病期时或在化疗过程中应用肾上腺皮质激素时可出现。

八、治疗

非霍奇金淋巴瘤治疗方案的选择取决于肿瘤的病理组织学类型(来源于 B、T 或 NK 细胞)、疾病分期、患者年龄、体能状态、症状等多方面因素。现就几种常见类型的 NHL 治疗方法进行阐述。

(一)滤泡性淋巴瘤(follicular lymphoma,FL)

病变可累及淋巴结和结外组织,多数患者可出现骨髓受累及,腹腔或后腹膜淋巴结肿大而无浅表淋巴结肿大的患者也不少见。FL 在生物学上存在异质性,因此,临床表现呈多样性,一些患者可存活 10 年以上,而部分患者迅速进展为难治性或转化为更为侵袭性的淋巴瘤,最终有 30%～50% 的患者发生病理学转化。一般情况下对治疗有效,但疾病反复复发,治疗方面的进展尤其以利妥昔单抗的应用,使得患者的预后得到很大的改善,中位生存时间达 10 年以上。

将反应性滤泡增生与滤泡性淋巴瘤进行鉴别非常重要,因为前者是良性疾病,前者的形态学特征、滤泡内 Bcl-2(-)和滤泡间细胞无 CD10 和(或)Bcl-6 蛋白表达可与滤泡性淋巴瘤进行鉴别。按照肿瘤滤泡内中心母细胞的数量可将滤泡性淋巴瘤进行分级。3 级滤泡性淋巴瘤即以前所称的滤泡大细胞淋巴瘤,现在可分为 2 种亚型:3a 级特征性表现为滤泡内混合中心细胞和中心母细胞,而 3b 级只有中心母细胞而无残留中心细胞。滤泡性淋巴瘤的肿瘤性淋巴细胞表达全 B 标记 CD19、CD20、CD22 和 CD79,还表达生发中心抗原(包括 CD10 和 Bcl-6)。多数滤泡性淋巴瘤表达 Bcl-2 蛋白,这与 t(14;18)(q32;q21)高度相关,后者是该病的遗传学标记。伴 bcl-6 重排而无 t(14;18)(q32;q21)的 3b 级滤泡性淋巴瘤与弥散大 B 细胞性淋巴瘤更为密切。

1.早期滤泡性淋巴瘤的治疗

对于 I、Ⅱ期滤泡性淋巴瘤应用放疗,可使患者长期无进展生存。对于 I 期和 ⅡA 期非巨块型患者,推荐的放疗剂量为 30Gy,巨块型的放疗剂量为 36Gy,经过放疗可使患者的疾病无复发率增加。多数接受放疗的患者随着时间的推移,在放疗照射野之外可能复发,因此扩大放射野照射可提高治疗的有效率。但接受扩大放射野照射的患者与接受病灶部位照射者相比,长期生存无显著差异。此外,对于此类患者也可采用观察、单纯应用利妥昔单抗或者利妥昔单抗联合化疗的措施。

2.进展期滤泡性淋巴瘤的治疗

(1)观察和等待:对于无症状性滤泡性淋巴瘤的标准治疗是观察与等待,当出现临床症状、血细胞减少或重要脏器功能受损时,则需要治疗。多项随机对照临床试验显示对于无症状性进展期滤泡性淋巴瘤立即给予化疗与观察等待比较,最终的结局无明显差异。从观察到需要全身给药治疗的中位时间是 2.6 年。一项关于观察等待与利妥昔单抗治疗疗效比较的Ⅲ期临床试验尚在进行中,目前还没有明确结论。

(2)放疗:对于Ⅲ~Ⅳ期的滤泡性淋巴瘤患者,放疗可迅速缓解局部病灶所引起的症状,4Gy 分 2 次照射局部病灶,缓解症状的有效率约为 80%,患者可以很好耐受。全身放疗仅用于骨髓移植的预处理。

(3)利妥昔单抗:对于有治疗指征的患者有多种方案可供选择,包括单药或多药化疗、单克隆抗体、放射免疫治疗、化疗联合免疫治疗、肿瘤疫苗等,近年来还有一些新药可供选择,包括硼替佐米、苯达莫司汀等。对于复发、难治的滤泡性淋巴瘤应用利妥昔单抗治疗的有效率近 50%,中位有效持续时间达 1 年,而未经治疗的患者,应用利妥昔单抗的总有效率达 80%,中位无进展时间 18 个月。此外,应用利妥昔单抗维持治疗,可以延长无进展生存的时间,尤其对于未曾应用过利妥昔单抗治疗的患者。对于接受 CHOP 或 R-CHOP 方案化疗的患者应用利妥昔单抗维持治疗也可延长无进展生存时间,但是否带来总生存时间的延长尚需进一步研究。

(4)干扰素:干扰素联合化疗或仅用于化疗后的维持治疗已得到广泛的研究,多数研究发现干扰素可以延长缓解的时间,但不能提高总生存时间。也有研究认为干扰素不能延长无进展生存和总生存时间,且鉴于其不良反应,而导致临床应用受限。目前德国的一项研究比较标准剂量和大剂量干扰素用于维持治疗的疗效研究正在进行中。

(5)化疗联合或不联合利妥昔单抗:较多的研究显示对于进展期滤泡性淋巴瘤单药与多药化疗的结果没有明显差异。以氟达拉滨为基础的多药化疗方案与其他方案相比并未延长缓解持续的时间。FND 方案(氟达拉滨、米托蒽醌、地塞米松)的应用与继发性骨髓增生异常综合征、急性白血病的发生有关。有研究发现 R-CHOP 方案可带来较高的缓解率和持续的缓解时间。一项比较单纯化疗与化疗联合利妥昔单抗的Ⅲ期临床试验显示无论是总有效率还是无疾病生存时间免疫化疗组均优于对照组。

(6)新药:最近一项Ⅱ期临床试验显示硼替佐米对套细胞淋巴瘤和滤泡性淋巴瘤均有抗肿瘤活性,硼替佐米与其他化疗药物的联合应用目前还在研究中。苯达莫司汀是一种新型烷化剂,对利妥昔单抗敏感和耐药的惰性淋巴瘤均有效,已被美国 FDA 批准用于对利妥昔单抗耐药的复发性滤泡性淋巴瘤的治疗。此外,最近的研究也显示苯达莫司汀联合硼替佐米治疗滤泡性淋巴瘤的疗效与 R-CHOP 相当。

(7)造血干细胞移植:一项意大利的研究显示:对于此前未经治疗的滤泡性淋巴瘤患者,给予 R-CHOP 方案化疗的长期生存率与含利妥昔单抗的大剂量化疗联合自体造血干细胞移植没有差别,后者继发骨髓增生异常的发生率增加,但自体造血干细胞移植组无进展生存率高于单纯化疗组;对于 R-CHOP 方案化疗后疾病进展者采用自体造血干细胞移植可取得良好疗效。对于年轻患者、病变广泛和(或)骨髓受累及且有 HLA 相合的同胞供者,采用异基因造血干细胞移植,复发率较低,但治疗相关的死亡率和病死率较高,减低剂量的预处理方案与清髓的标准预处理方案相比,在减少毒性反应的同时是否仍能保持较低复发率目前还不清楚。

总之,滤泡性淋巴瘤可供选择的治疗方案很多,当患者无症状或无治疗指征时,可观察等待,R-CHOP 推荐用于该病的治疗方案之一,对于有严重并发症者,可选择单用利妥昔单抗治疗,放射免疫治疗是疾病复发时一个很好的选择方案,而移植主要用于多次复发患者。

(二)慢性淋巴细胞白血病/小淋巴细胞淋巴瘤(CLL/SLL)

并非所有 CLL/SLL 都需要治疗,对于无治疗指征的患者仅需要随访、观察即可。当患者出现如下情况之一时有治疗指征:①明显的疾病相关症状:乏力、盗汗、体重减轻、非感染性发热。②较为严重的脏器功能受损。③出现大块性病灶,如脾肿大(肋缘下大于 6cm)、淋巴结肿大>10cm。④淋巴细胞的倍增时间<6 个月。⑤进行性贫血。⑥进行性血小板减少。

当患者有治疗指征时,根据细胞遗传学的结果进行分层治疗:①当伴有 17p-(>20%的细胞)时,可选择 FCR 方案(氟达拉滨、环磷酰胺、利妥昔单抗)、FR 方案(氟达拉滨、利妥昔单抗)、大剂量甲泼尼龙十利妥昔单抗、阿仑单抗或苯达莫司汀等作为一线治疗方案。②当不伴17p-时,患者的治疗方案选择又分为 3 种情况:①患者基础情况差伴其他严重并发症不能耐受嘌呤类似物时,选择苯丁酸氮芥(瘤可然)±泼尼松、单用利妥昔单抗或类固醇激素冲击治疗。②年龄在 70 岁以上的患者,可供选择的方案包括瘤可然±泼尼松、苯达莫司汀、烷化剂为基础的化疗(如 COP 方案)、阿仑单抗、利妥昔单抗、FR 方案等。③年龄<70 岁且无明显并发症存在时,可优先选择免疫化疗如 FCR、FR 或 PCR(喷司他丁、环磷酰胺、利妥昔单抗)等方案或单药治疗如苯达莫司汀、氟达拉滨、阿仑单抗等。

总之,以烷化剂为基础联合利妥昔单抗、嘌呤类似物联合利妥昔单抗的治疗方案已经成为SLL 的常用治疗方案,但与滤泡性淋巴瘤相比,单用利妥昔单抗治疗 SLL/CLL 的疗效欠佳。阿仑单抗是治疗 CLL 非常有效的药物,但是用于治疗累及淋巴结病变的疗效不及外周血和骨髓均受累者。自体和异基因造血干细胞移植仅适于复发年轻、体能状态良好的患者。由于存在显著的个体差异性,临床上应根据不同临床特征选择适当的治疗方案。

(三)弥散大 B 细胞淋巴瘤

1.早期弥散大 B 细胞淋巴瘤的治疗

无论是年轻患者还是老年患者,利妥昔单抗联合 CHOP(R-CHOP)方案化疗均较 CHOP

方案化疗取得更好的疗效。对于临床上处于Ⅰ~Ⅱ期（AnnArbor 分期标准）患者，多数研究推荐在 3～4 个疗程化疗后，加用局部放疗。一项 ECOG 研究显示 8 个疗程化疗联合放疗，10年无进展生存率为 57%，而单纯化疗组为 46%（P＝0.04），总生存率两组差别不大（64% vs 60%）。Miller 等研究显示 3 个疗程化疗联合放疗 5 年无进展生存率 77%，对照组为 8 个疗程 CHOP 方案化疗，5 年无进展生存率为 64%，2 组 5 年总生存率分别为 82% vs 72%。对于 IPI 评分很低的患者 5 年生存率为 94%，具有 1 项不利预后因素者为 70%，具有 3 项不良预后因素者为 50%。对于接受 R-CHOP 化疗得到完全缓解的患者是否需要巩固性放疗，尚无明确结论，目前德国的一项研究正在此问题进行评估。

目前对于非巨块的ⅠA～ⅡA 期患者，多数研究者同意 3～4 个疗程 R-CHOP 方案化疗和受累部位局部放疗作为初始治疗选择。对于巨块型患者，一般至少给予 6 个疗程 R-CHOP 方案化疗，并在完成化疗后给予 30～36Gy 放疗，放射野包括受累的淋巴结区或结外病变部位，以及淋巴液汇集区。某些病变部位或潜在的化疗并发症可能会改变治疗计划。如头颈部淋巴瘤一般选择单纯化疗，以免放疗引起急性黏膜炎、腮腺损伤所致口干，当然采用精确放疗技术可以减少上述的并发症。对于胃肠道淋巴瘤尤其有穿孔高危因素或危及生命的大出血者，可行手术完全切除，术后给予化疗，但对于多数胃肠道淋巴瘤患者，给予化疗及随后局部放疗即可，这样可使胃得以保存以维持较好的生活质量。

2.进展期弥漫大 B 细胞淋巴瘤的治疗

对于进展期（Ⅲ～Ⅳ期）患者，目前标准的治疗方案是 R-CHOP 方案化疗 6～8 个疗程或完全缓解后巩固性化疗 2 个疗程以上，该方案的治疗有效率达 80% 以上，50%～60% 患者可达到完全缓解。对于已经应用利妥昔单抗化疗的患者，再应用它维持治疗没有益处。对于没有达到完全缓解或复发患者，选择自体或异基因造血干细胞移植可使生存期延长，但在干细胞移植前对于治疗无反应者预后差。高危患者采用自体造血干细胞移植的价值存在争议，对于复发难治患者应用非清髓异基因造血干细胞移植的疗效，目前尚在评估中。有研究者认为对于进展期患者在化疗完成后，如果局部仍有残留病灶，建议加用放疗。对于发病时局部存在巨大肿块的患者，化疗结束后行放疗也利于控制肿瘤，但是对于放疗的利弊应进行权衡。

（四）套细胞性淋巴瘤

应用 CHOP 或 R-CHOP 方案化疗治疗套细胞淋巴瘤具有一定疗效，但疾病常复发，中位生存时间短，最近的研究显示在完全缓解后行干细胞移植较常规化疗疗效好。自体造血干细胞移植后复发者可行异基因造血干细胞移植挽救。本病目前没有标准治疗，更为强烈的化疗（如 R-hyper-CVAD）可使患者获得长期缓解。最近的资料显示利妥昔单抗联合苯达莫司汀治疗套细胞淋巴瘤复发获得很高的有效率。此外，雷那度胺治疗套细胞淋巴瘤也具有一定疗效。总之，套细胞淋巴瘤的总体预后较前已有明显改进。

（五）伯基特淋巴瘤

一旦确诊，应立即治疗。由于伯基特淋巴瘤易于发生肿瘤溶解综合征，因此，必须在治疗开始前即应给予大量水化、碱化以预防该并发症，同时应用别嘌醇减少尿酸产生，对于发生严重肿瘤溶解综合征患者，必要时需行血液透析。

伯基特淋巴瘤的治疗方案包括蒽环类化疗药及分段使用环磷酰胺在内的化疗，常用的方案有 hyper-CVAD(环磷酰胺、长春新碱、多柔比星、地塞米松/甲氨蝶呤、阿糖胞苷)、CODOX-M/IVAC(环磷酰胺、长春新碱、多柔比星、甲氨蝶呤/异环磷酰胺、依托泊苷、阿糖胞苷),并予以腰穿鞘注化疗药物以预防、治疗中枢神经系统病变。儿童患者约 80% 可以治愈,但对于成年患者疗效相对较差,40%～60% 患者可以无病生存 5 年。在 hyper-CVAD 基础上加用利妥昔单抗可显著改善患者预后。关于中枢神经系统预防性治疗,一般给予 4～6 个疗程 MTX 鞘注,尤其鼻窦或睾丸受累及者。

(六)原发纵隔大 B 细胞淋巴瘤

多见于年轻女性,表现为纵隔肿块,并侵及周围组织,包括胸膜、胸壁、肺、心包,结外受累部位包括肺、肾上腺、肝和肾脏。当纵隔肿块巨大压迫周围组织尤其大血管时,可出现上腔静脉综合征。本病的临床结局差异较大,部分患者预后良好,而有些患者在接受传统 CHOP 方案化疗及放疗后疗效不佳,当患者存在巨大肿块、LDH 增高等特征时是预后不良的表现,IPI 用于判断本病预后有一定价值。虽然放疗可以是初始治疗的一部分,但并非对所有患者均是必要的。总体治疗是以蒽环类药物为基础的化疗联合利妥昔单抗治疗,对于巨块型患者可考虑加用放疗,但是否一定需要加用放疗没有随机对照研究的数据。PET/CT 的结果对于决定是否需要加用放疗具有一定参考价值。

(七)原发中枢神经系统淋巴瘤

这是一种罕见的 NHL,病变局限于中枢神经系统,组织学表现与系统性 NHL 无法区分。40% 患者有软脑膜受累的证据,15% 患者有视觉异常。立体定向穿刺病理学检查是确诊本病的一个重要步骤。切除病灶不能改善生存,决定预后的 2 个重要预后因素是年龄(>50 岁)和体能状态(Karnofsky 体能评分<70)。单纯行全颅放疗的中位生存时间 10～15 个月,5 年生存率 3%～4%。对于初次治疗患者标准的治疗方案是大剂量甲氨蝶呤(每疗程至少 2500mg/m²)单独使用或联合其他可以透过血脑屏障的药物(长春新碱、丙卡巴胺、大剂量阿糖胞苷),可使中位生存时间提高到 50～60 个月。化疗疗程结束后可考虑进行全颅放疗,但可能发生迟发性神经毒性,尤其年龄在 60 岁以上者,应予关注。对于复发、难治患者,在疾病控制后进行自体或异基因造血干细胞移植,可以延长部分患者的生存时间。

(八)外周 T 细胞淋巴瘤,非特指型

这是最常见的 T 细胞淋巴瘤,占 T 细胞淋巴瘤的 50%～60%,主要见于成年人,中位发病年龄 61 岁。大多数 T 细胞 NHL 的治疗方案参照侵袭性 B 细胞淋巴瘤进行治疗,主要为以蒽环类药物为基础的 CHOP 方案化疗,其他用于 T 细胞淋巴瘤试验性治疗的药物包括嘌呤类或嘧啶类似物、地尼白霉素、维 A 酸/干扰素的联合治疗。10-脱氮氨基蝶呤对于复发、难治性外周 T 细胞淋巴瘤患者的治疗具有较好疗效。

(九)血管免疫母细胞性 T 细胞性淋巴瘤(AITL)

既往称伴有异常球蛋白血症的血管免疫母细胞性淋巴结病,是较常见的 T 细胞淋巴瘤,占 T 细胞淋巴瘤的 15%～20%。AITL 肿瘤细胞为成熟的滤泡辅助细胞 CD4＋T 细胞,平均发病年龄 57～65 岁,在确诊时多数患者已处于疾病的Ⅲ～Ⅳ期,常表现为全身症状、淋巴结受累、脏器肿大、B 症状(50%～70%)、皮疹、瘙痒、胸腔积液、关节炎、嗜酸粒细胞增多和各种免疫学异常。临床过程为侵袭性,以蒽环类药物为基础的化疗可使 50%～70% 的患者达到完全

缓解,但长期生存的患者仅为 10%~30%。一些无对照的研究显示免疫抑制治疗如小剂量甲氨蝶呤/泼尼松、嘌呤类似物等治疗有效,环孢素用于复发患者有效,也有一些关于沙利度胺联合肾上腺皮质激素有效治疗 AITL 的报道。

(十)结外 NK/T 细胞淋巴瘤,鼻型

在亚洲和秘鲁的发病率较西方国家多见,常发生于 50 岁以上的男性,与 EB 病毒感染相关,典型表现为淋巴结外受累,病变常较局限,分期为 I/II 期,但疾病呈侵袭性,易于累及鼻腔和鼻窦,也可累及皮肤、胃肠道、睾丸、肾脏、上呼吸道,罕见病例可累及眼睛和眼眶。推荐的治疗方案包括以多柔比星为基础的化疗(III~IV 期患者至少 6 个疗程)联合受累部位放疗(至少 50Gy)和腰穿预防性鞘注,对于病变局限的早期患者化疗基础上加用放疗的益处尚未得到证实。出现全身病变者的预后较差,5 年生存率为 20%~25%。近年来的研究显示左门冬酰胺酶联合其他化疗药物用于本病的治疗有一定疗效。

(十一)HIV 相关淋巴瘤

见于 HIV 感染者,组织学上表现为侵袭性,出现临床症状时已处于疾病的进展期,结外累及很常见,主要表现为胃肠道、中枢神经系统病灶或多发软组织肿块。一些患者表现为原发中枢神经系统淋巴瘤。不良预后因素包括 LDH 增高、巨大肿块、结外病变、CD4 细胞数<100/L。目前的治疗方案是在抗病毒的基础上进行常规化疗,包括 R-CHOP 和 R-EPOCH(利妥昔单抗、依托泊苷、长春新碱、环磷酰胺和多柔比星)方案,疗效与其他组织学和临床表现相似的淋巴瘤患者相当。腰穿鞘注化疗药物用于预防、治疗中枢神经系统受累。

九、外科手术治疗

外科手术多用于淋巴瘤诊断时的活组织检查,取材供病理学检查,在某些特定情况下,考虑手术治疗如胃肠道 NHL,尤其病灶局限或有出现梗阻、穿孔、大出血风险时;睾丸切除是睾丸淋巴瘤起始治疗的一部分。在多数情况下,手术治疗改善患者的预后。

十、化疗及其他治疗相关并发症

可表现为血细胞减少(贫血、血小板减少、中性粒细胞减少)、恶心、呕吐、感染、乏力、脱水、心脏毒性(蒽环类药物的应用)、导管相关性感染、导管相关性血栓形成、继发第二肿瘤等。尤其肿瘤溶解综合征在某些肿瘤的初始治疗时应引起重视,它常发生于高危、巨块型 NHL 应用敏感化疗药物时出现,表现为高尿酸血症、高磷血症、高钾血症、低钙血症和肾衰竭。高钾血症可发生心搏骤停而导致患者死亡,因此在化疗前应进行充分的水化、碱化及别嘌醇治疗,计算液体的出入量,反复监测血清电解质、尿酸、肌酐的水平,必要时行血液透析。拉布立酶是一种重组的尿酸氧化酶,目前已用于预防和治疗高尿酸血症。

十一、长期生存患者的随访

对于弥漫侵袭性 NHL 患者在达到完全缓解后 2 年内多数可能复发,因此,每 2~3 个月应进行体检和实验室检查,在确诊后的 2 年内每半年进行一次 CT 或 PET/CT 检查。然而,必须意识到诊断患者复发多数情况下是由于出现了相关的临床症状,而不是单纯的临床监测和随访。尽早发现疾病复发非常重要,因为可尽快进行治疗,必要时采用大剂量化疗和干细胞移植。

十二、预后

NHL 患者的预后取决于肿瘤的生物学特征、分期、肿块大小、年龄等,肿瘤的生物学性状和患者个体因素决定疾病的转归。反映肿瘤生长和侵袭性的临床指标包括肿瘤大小、血清乳酸脱氢酶(LDH)、血清 β_2 微球蛋白、受累及的淋巴结和结外的区域、骨髓是否受累等,此外还包括患者自身对肿瘤的反应如体能状态、B 症状等。目前用于判断疾病预后的指标有两大类:一类是根据临床资料进行预测和判断,而另一类则以免疫和分子检测的指标作为判断预后的指标。

根据临床特征来判断 NHL 预后最常用的是国际预后指数(IPI)或滤泡性淋巴瘤预后指数(FLIPI),这些指标已广泛应用于弥漫大 B 细胞淋巴瘤或滤泡性淋巴瘤预后的判断。IPI 是由美国、欧洲和加拿大的研究机构和中心建立起来的关于预后的评价标准,当年龄(≥60 岁)、Ann Arbor 分期(Ⅲ/Ⅳ期)、LDH 水平(大于正常上限)、结外受累部位的数量(≥2)及体能状态(performance status,ECOG 评分 2 分以上)的积分较高时,预后较差。IPI 主要用于侵袭性NHL 的预后判断,但对于低度恶性淋巴瘤和套细胞淋巴瘤的预后判断也有一定价值。IPI 对于复发、难治性弥漫大 B 细胞淋巴瘤接受自体造血干细胞移植者的预后判断也有一定价值。在利妥昔单抗应用于临床之后,无高危因素的弥漫大 B 细胞性淋巴瘤患者 5 年总生存率达到94%,而有 3~5 个高危因素的患者 5 年生存率仅为 55%;此外,近年滤泡性淋巴瘤(FL)的国际预后指数(FLIPI)积分建立起来并在临床上应用,其判断 FL 预后较 IPI 更为准确。FLIPI包括年龄(>60 岁)、Ann Arbor 分期(Ⅲ~Ⅳ期)、血红蛋白(120g/L)、受累及的淋巴结区域(>4)及血清 LDH 水平(超过正常范围),据此将分为低危(0-1 不良预后因素)、中危(2 个不良因素)和高危(3 或以上的不良预后因素)。

近年来一些免疫和分子指标也相继用于评估 NHL 的预后,一些肿瘤标记物如 bcl-2、bcl-6 蛋白的表达及 cDNA 芯片检测为判断预后提供有用的信息。一般而言,侵袭性 T/NK 细胞淋巴瘤的预后比 B 细胞淋巴瘤预后差(ALK 阳性间变大细胞淋巴瘤除外);Ki-67 是反映细胞核增殖的标记,对于弥漫大 B 细胞淋巴瘤和套细胞性淋巴瘤而言,Ki-67 增殖指数增高,提示预后不佳;此外,在细胞遗传学方面,存在 1,7,17 号染色体异常的 NHL 患者预后较没有这些异常者差。应用基因芯片技术可将弥漫大 B 细胞性淋巴瘤(DLBCL)分为 3 种特征性亚型:生发中心 B 样(germinal center Blike,GCB)DLBCL、激活 B 样(activated B-like)DLBCL 和 3 型DLBCL。在利妥昔单抗应用临床之前,GCB-DLBCL 总的生存显著好于另外两种亚型,但在应用利妥昔单抗后这种预后的差异已经不明显了。

总之,随着基础和临床研究的不断深入,NHL 的亚型分类将更加精细,一方面增加了临床医师对于这类疾病的认识、掌握的难度,但另一方面为患同类疾病的不同患者的个体化治疗提供了客观的依据,也为疾病预后判断提供强有力的工具。

第二节　血液干细胞的临床应用

干细胞是现代生物医学研究中发展较为迅速的一个领域,从干细胞的研究中可以了解机体是如何从一个细胞发展成功能性的组织器官、健康的功能性细胞如何替代老化病态的细胞以及某些干细胞相关疾病的发展进程。干细胞根据其来源可以分为胚胎干细胞和成体干细胞；根据其分化潜能可以分为全能性、多能性和定向干细胞；根据其疾病的性质还可分为正常干细胞和疾病来源（肿瘤）干细胞。其中血液来源的干细胞是各种干细胞中研究得较为透彻、临床应用较为成功的成体干细胞，主要由造血干/祖细胞和基质干/祖细胞两种，利用造血干细胞重建患者的造血和免疫功能的技术已日渐成熟。

一、造血干细胞移植

在实施清髓或非清髓预处理方案后植入造血干/祖细胞、重建患者的造血和免疫功能的方法，称为造血干细胞移植。在临床应用至今已有 70 多年历史，全世界每年有成千上万的患者接受造血干细胞移植术，现已作为骨髓衰竭症、髓系或淋系肿瘤、免疫缺陷以及一些遗传性代谢疾病的治疗手段。根据造血干细胞的来源不同，可分为自身造血干细胞移植（auto-HCT）和异基因造血干细胞移植（allo-HCT）。造血干细胞移植治疗的适应证见表 3-2。

表 3-2 造血干细胞移植的适应证

非肿瘤性疾病
再生障碍性贫血
Faconi 贫血
Daimond-Blackfan 综合征
镰状细胞贫血
地中海贫血
阵发性睡眠性血红蛋白尿
原发性骨髓纤维化
遗传性中性粒细胞缺乏症
Cheduak-Higashi 综合征
免疫缺陷症
其他
肿瘤性疾病
急性非淋巴细胞白血病
急性淋巴细胞白血病
毛细胞白血病
骨髓增生异常综合征
慢性髓细胞白血病
慢性淋巴细胞白血病
霍奇金淋巴瘤
非霍奇金淋巴瘤
多发性骨髓瘤
实体瘤

(一)造血干细胞

1.定义

能长期重建各系(包括髓系和淋系)造血、具有自我更新和多系多向分化这两个干细胞特征的细胞称为造血干细胞(HSC)。在小鼠模型中,只有中长期培养启动细胞(long-term cultureinitiating cells,LTC-IC)才是真正的造血干细胞,其他能形成各系集落的细胞、如 CFU-GM、CFU-E、BFU-E、CFU-MEG 等都只是具有一定分化能力的祖细胞。

目前认为,小鼠骨髓中 Sca-1$^+$ c-kit$^+$ Lin$^-$ 细胞群(KLS 细胞)是造血干细胞。在人源细胞中,CD34$^+$ 或 CD133$^+$ 细胞群中具有造血重建功能的干细胞。造血干细胞内的醛脱氢酶水平较高、具有泵出 Rhodamine、Hoechst33342 等荧光染料而不被染色的特性。虽然小鼠的造血干细胞不一定表达 CD34,但是人 CD34 细胞群中是否具有造血干细胞,目前尚未有定论。

CD34 是表达在造血干细胞和血管内皮细胞表面的一种跨膜糖蛋白,随着细胞分化程度的文化,造血细胞表面 CD34 的表达水平也会出现相应的变化。CD34 在正常人骨髓中的阳性率是 1%～5%、细胞因子动员后的外周血中仅为 1%、胎肝中占 2%～10%。CD34 对造血细胞的作用未明,现作为 HSC 的表面标记多用于对造血干细胞的鉴定和分选,在 CD34$^+$ 细胞分选的基础上再纯化系特异性标记阴性细胞(DR-、CD33-、CD38-、CD71-、B-、T-)可以获得纯度更高的造血干细胞,还有文献报道 Thy-1^{low} c-kit^{low} Rhodamine123^{low} CD133$^+$ 是人源造血干细胞的表面标记。人造血代细胞的特征性标记见表 3-3。

表 3-3 人造血干细胞标记

A.细胞表面标记

阳性

    CD34

    CD133

    醛脱氢酶

弱阳性

    Thy-1(CDw90),c-kit

阴性

    CD38,CD33,T 细胞表面标记,B 细胞表面标记,CD71,HLA-DR

B.染料泵出能力

    Rhodamine123,Hoechst33342

2.来源

(1)骨髓:骨髓是传统意义上异基因或自身造血干细胞移植时干细胞取材的来源。在局麻或全身麻醉的情况下,可以同时在双侧髂后进行 50～100 次粗针穿刺抽吸骨髓液。目前认为,对供者来说,采髓量在 10～15mL/kg(供者体重)以下属安全范围;而对受者来说,获得长期稳定植入的移植物有核细胞数至少需要 2×10^8/kg(受者体重)。

骨髓液采集的并发症很少,大约 70% 的骨髓供者都在供髓后 2 周内恢复,严重并发症的发生率为 1.2%,大多与神经、肌肉和骨骼的机械损伤有关,一般多在 6 周内恢复。

（2）外周血：正常情况下，外周血中造血干细胞的比例非常低，但是，化疗、集落刺激因子、某些化学趋化因子抑制剂可以将骨髓中的干细胞动员至外周血。动员至外周血的干细胞经血细胞分离机采集，植入受者体内同样也具有造血重建能力，称为外周造血祖细胞。目前临床应用的外周造血干细胞动员剂有粒系集落刺激因子（G-CSF）、粒一单集落刺激因子（GM-CSF）、白介素-3（IL-3）、IL-6、IL-8、促血小板生长因子（TPO）、CXCR4 同型抑制剂 AMD3100、细胞黏附分子 VLA-4 单抗等。

单用 G-CSF 或 G-CSF 联合化疗是目前最常用的 HSC 动员方法，副作用的发生率仅为 1% 以下，脾破裂等重症并发症的发生率仅万分之一，而且随着各种预防措施的增强，该并发症的发生率正逐渐减少。理论上来说，健康供者应用细胞因子有增加罹患白血病的风险，但是，文献报道，对短期使用 G-CSF 的健康供者持续随访 9 年，没有发现有延迟副作用的风险。

移植前根据受者体重计数单位千克体重植入的 $CD34^+$ 细胞绝对数有助于估计外周造血祖细胞的量，许多文献报道，输注的 $CD34^+$ 细胞数达到 $>2\times10^6$/kg（受者体重）可以获得理想植入。在某些肿瘤患者，如果依靠化疗＋G-CSF 的方法无法达到所需的 $CD34^+$ 细胞数，可以联合 G-CSF＋AMD3100 动员直至获得理想的细胞数。研究表明，经 AMD3100 动员的移植物同样也能获得稳定植入。有趣的是，有研究发现，下丘脑的生理活动可以调节骨髓微环境中 CXCL12 的表达，从而调节 HSC 的释放，在下午或夜间采集所获取的 $CD34^+$ 细胞数要明显高于上午采集者。

（3）脐血：胎儿分娩时从胎盘脐静脉中采集的脐血富含造血干细胞，而且，这些细胞的免疫源性低，对 HLA 配合的要求低，适用于那些难以发现 HLA 相合供者的患者；此外，脐血冻存前都经过严格的检测和资料储存，搜索时不需要耗费大量时间，对急需移植治疗的患者较为有利。但是，由于单份脐血总量有限，应用在成人时可能不能满足有效植入所需的细胞数或导致植活延迟，因此，脐血移植更适用于儿童患者。有研究表明，若植入的脐血细胞数 $<1.7\times10^7$/kg（受者体重），因植入失败而导致非复发性死亡（NRM）的比例明显上升。因此，如果选择脐血移植，即使细胞数足够、HLA 配合率较理想，也需要进行脐血备份，以备植入失败所需。

（4）外周血和骨髓造血干细胞的比较：对于自身造血干细胞移植，通过外周血采集动员后干细胞的方法和骨髓采集相比有许多优点：干细胞采集时对患者的损伤小、易于获得植活所需的细胞数、移植后中性粒细胞和血小板恢复快等。但是，异基因造血干细胞移植时究竟选择哪种干细胞采集方法，则有不同意见。接受 PBSCT 的造血恢复比骨髓移植快，但在外周血采集物中的 T 细胞数量比骨髓采集物中的 T 细胞数增加 10 倍以上，这些增加的 T 细胞是否会导致严重的移植物抗宿主病（GVHD），目前尚未有统一的定论。一些研究表明，外周造血干细胞移植与传统骨髓移植相比，重症 GVHD 的发生并无增高，而且 G-CSF 具有诱导免疫耐受的作用；而对于慢性 GVHD 的发生率，研究结果不尽相同，部分学者认为两者之间并无差别，但也有报道认为，外周造血干细胞移植的慢性 GVHD 发生率有增高趋势。

（二）移植分类

根据 HSC 来源的不同可将造血干细胞移植分为不同的类别（表 3-4）。

1.异基因造血干细胞移植（allo-HCT）

Allo-HCT 是最复杂的一种造血干细胞移植术，术前准备过程长，并发症多，NRM 发生率高,术后需严密监测的时间长。临床对 Allo-HCT 的选择需依据疾病种类和缓解情况、患者的状态、预后、是否有合适供者等因素决定。HLA 配型完全相合的同胞供者或通过骨髓库配合的无关供者是 Allo-HCT 适宜的供者选择,而且,骨髓或 G-CSF 动员后的 PBPC 是最理想的干细胞来源。

表 3-4 造血干细胞移植时的干细胞来源

和受者关系		MHC(HLA) 相合度	相会的单倍体数	mHC * 相合度	HSC 来源
同基因(Syngeneic)	同卵双生	完全相合	2	完全相合	骨髓或外周血
异基因(Allogeneic)	同胞	完全相合	2	部分相合	骨髓、外周血、脐血
	同胞、父母、子女	0~3 个位点不合	1	部分相合	骨髓、外周血、脐血
	无关供者	完全相合、1~2 个位点不合	0	不相合	骨髓、外周血
	无关供者	0~3 个位点不合	0	不相合	脐血
自身(Autologous)	患者自己				骨髓、外周血

* mHC:次要组织相容性抗原(minorhistocompatibility complex)

对于肿瘤患者来说,除了重建造血以外,Allo-HCT 的另一个重要作用是供者来源的免疫细胞对肿瘤细胞的识别和杀灭,称移植物抗肿瘤作用(GVT)。但是,供受者之间的免疫屏障也是 Allo-HCT 最大的障碍。研究表明,能够阻碍供者细胞植活的免疫细胞主要是受者体内的 T 细胞和 NK 细胞。为克服受者的免疫排斥、帮助供者 HCT 植活,患者在接受移植之前需经过包括放疗、化疗在内的复杂的预处理过程;移植物中所含的 T 细胞有助于植活;有些临床试验正在研究 T 细胞单抗、单抗连放射性核素或定量输注供者 T 淋巴细胞以帮助植活。

Allo-HCT 需要进行严格的 HLA 位点检测,包括 HLA-A、HLA-B、HLA-C、HLA-DRB1、和 HLA-DQB1。多数临床试验结果证实,如果患者有 HLA 完全相合的同胞供者,PBPCT 的造血恢复快、肿瘤复发率低,但慢性 GVHD 的发生率较 BMT 高。因此,不同疾病背景可以选择不同的干细胞来源,肿瘤患者可考虑行 PBPCT,而非肿瘤性疾病患者可选择 BMT。如果患者没有 HLA 完全相合的干细胞供者,可从父母、同胞兄妹或子女中选择供者行半相合移植,但是这种移植方式发生重症 GVHD、移植物被排斥和移植相关死亡率明显增高。移植转归和 HLA 位点相合程度有关,只有一个位点不合的半相合移植,GVHD 的发生率增高、但复发率低,因此总体生存率和 HLA 完全相合的同胞供者相近;2~3 个位点不合的半相合移植总体生存率明显低于 HLA 完全相合的无关供者移植。去除移植物中的 T 细胞可以减轻 GVHD 的严重度,但移植物被排斥机会增大、免疫重建差,容易复发。有文献报道,半相合 HCT 后早期应用大剂量 CTX 可以预防重症 GVHD,但对免疫重建和预防慢性 GVHD 的效果有待进一步随访。

在第一例 HLA 相合无关供者移植成功之后,世界各地都建立了各种造血干细胞数据库,全世界已有 HLA-A、B 位点资料的潜在供者>1000 万例。选择无关供者时需要检测 HLA-A、B、C、DRB1、DQ 位点,对于 A、B、C、DRB1 位点的相合程度对 GVHD 和长期无病生存有关。GVHD 的发生率约为 70%,高于 HLA 完全相合的同胞供者移植 35%～40% 的比例,移植后 5 年无病生存率和 HLA 相合同胞供者移植相仿;此外,HLA-DPB1 位点不合和 HCT 预后不良有关。因此,对于 HCT 的供者选择,首选 HLA 完全相合的同胞供者,其次是 HLA 完全相合的无关供者,然后才考虑其他干细胞来源。

此外脐血也是另一种异基因造血干细胞来源。脐血来源丰富,是无关供者骨髓库的补充,有效植活所需的有核细胞数低于传统骨髓移植和外周造血干细胞移植,移植物受 EB 病毒和 CMV 病毒感染率低。脐血移植 GVHD 的发生率低,即使有 2～3 个位点不合仍可进行移植。脐血移植最大的缺陷是单份脐血量少,造血恢复慢,移植物易被排斥。研究表明,在急性白血病的儿童中进行脐血移植,发生急慢性 GVHD 的比例略低于 HLA 相合同胞移植,究其原因可能和脐血细胞免疫活性比成体细胞低有关。虽然脐血较适合于儿童患者,但近来也有在成人进行脐血移植成功的报道。为克服脐血中有核细胞数少的不足,有学者尝试进行双份甚至多份脐血的移植,移植后近期效果优于单份移植,但长期效果有待进一步观察。若在成人应用脐血移植,还可适当降低预处理强度,以减少移植相关死亡。

2.自身造血干细胞移植(auto-HCT)

Auto-HCT 是取自患者自身的骨髓或动员后的外周血干细胞进行移植的方法,对许多肿瘤性患者来说,是在清髓预处理方案后进行的自身造血干细胞解救治疗,适用于急性髓细胞白血病、非霍奇金淋巴瘤、霍奇金淋巴瘤、骨髓瘤等。移植物中肿瘤细胞污染是自身移植的一大缺陷,目前临床应用较多的移植物净化方法有使用单克隆抗体、化疗或移植物体外培养等方法以去除可能的肿瘤细胞污染。自身移植的常见并发症主要由预处理中的放化疗引起的重要脏器功能损害,也有发生皮肤或胃肠道的假 GVHD 的报道,但较罕见。

(三)预处理方案

HCT 前患者需要行一系列的放、化疗和免疫抑制治疗,以期成功的造血干细胞植入。理想的清髓性预处理方案需满足以下几个条件:可以减低肿瘤负荷;可以抑制宿主免疫功能、防止移植物被排斥;其他非血液系统毒性反应可耐受。

国际上最先使用的预处理方案是单用全身照射(TBI)或联合 CTX 的方法,此后有的报道将 CTX 替代为 VP16、Ara-C、美法仑;或 CTX＋TBI＋其他化疗方案;或 CTX＋其他化疗方案;或白消安(BU),或卡莫司汀＋CTX＋VP16 等。在清髓性预处理方案中尚未有大宗的系列报道分析各种方法的优缺点,有些研究发现预处理方案越强,移植后复发率降低,但伴随有移植并发症发生率和移植相关死亡率增高的风险。例如,联合 CTX＋BU 的方案被认为是 CTX＋TBI 的替代方案,但是接受 CTX＋BU 的患者肝静脉阻塞综合征的发生率增高,因此,预处理过程中可以通过监测 CTX 和 BU 的血药浓度以调整剂量,希望达到能杀灭肿瘤细胞、但又无严重毒副作用的理想水平。对于那些已经有较强免疫抑制,且原发病不是肿瘤性疾病的患者,预处理方案中可以不需要很强的化疗或放疗,CTX 联合抗胸腺细胞球蛋白可以获得良好植入。但是,对那些移植前长期输血维持的患者,对供者次要组织相容性抗原的免疫反应性也较强,这种患者的预处理方案需要适当加强。

在老年患者中,过强的预处理方案常伴随着严重的毒副作用、移植相关死亡率增加、住院时间延长等情况,人们开始了非清髓性预处理的尝试并获得成功。在此基础上也更新了一些关于 HCT 的理解:随着移植物抗宿主反应的发生,干细胞可以在受者骨髓为其自身创立新的空间,因此,清髓性的预处理并不一定必需;移植后抑制宿主抗移植物活性可以帮助植活。非清髓预处理方案基本可以分为两种,一种只是一定程度上的减量预处理,移植前患者仍需要使用细胞毒药物以防止移植物被排斥,在植活前患者仍会有严重的造血抑制、植活后出现完全嵌合的现象;另一种方案以免疫抑制为主,患者仅出现中等度的造血抑制,植活初期可出现混合性的嵌合体,且持续一定时间后才转为完全嵌合。非清髓干细胞移植后可以观察 GVT/GVL 的效果,尤其适合那些惰性的血液系统恶性肿瘤,如慢粒、慢淋、原因不明的髓样化生和低度恶性的淋巴瘤。也有学者尝试先进行大剂量化疗联合自身造血干细胞移植,以减低肿瘤负荷或诱导缓解后再进行非清髓移植,通过 GVL/GVT 作用以巩固长期缓解的疗效。在一项回顾性研究中,清髓移植和非清髓移植的总体生存率没有明显差别,但非清髓移植组的复发率高于清髓移植组。

(四)移植相关并发症

1.药物相关的毒副作用

预处理相关的毒副作用和骨髓抑制的强度、细胞毒性药物的选择、移植前患者的状态以及移植后免疫抑制剂的使用有关,主要有口腔黏膜炎症、肾功能损害、间质性肺炎、肝窦阻塞综合征(SOS)等。适当减轻预处理剂量可以减少相关毒副作用。此外,上皮细胞生长因子和熊去氧胆酸、血浆纤溶酶原激活剂等有助于减少口腔黏膜炎症和 SOS 的发生。

2.GVHD

GVHD 是供体淋巴细胞在免疫缺陷的宿主体内植入且无法清除时,供体淋巴细胞识别不同的组织相容性抗原、进而对宿主细胞攻击的一种免疫反应,皮肤、肝脏和胃肠道是 GVH 反应最常发生的器官。白种人、黑人、爱尔兰等人种发生 GVHD 的比例比亚洲人高。

GVH 反应最初攻击的靶细胞是上皮干细胞,受累器官常发生淋巴细胞浸润和细胞凋亡加速,淋巴结生发中心消失,淋巴结和外周血中 $CD4^+$:$CD8^+$ 细胞比例异常,IL-1、IL-2、IL-10 和肿瘤坏死因子(TNF)等与 GVHD 的严重程度有关。根据发生时间的先后可以将 GVHD 分为急、慢性两种,急性 GVHD 一般在移植后 3 个月内发生,而 3 个月后发生的多属于慢性 GVHD。GVHD 的严重程度和 HLA 的配合度直接相关,此外,还与次要组织相容性抗原不合、性别不合(女性供者)、TBI 剂量以及预防措施等有关。

急性 GVHD 常最先累及手掌和足底,可表现为痒性或痛性皮疹,重症患者可能出现疱状皮损,易与药物所致的皮肤坏死混淆;胃肠道发生 GVHD 时常伴有恶心、呕吐、腹部痉挛性疼痛、腹泻、消化道出血以及肠梗阻等;而肝 GVHD 时常见梗阻性黄疸。免疫抑制剂治疗和去 T 细胞是预防急性 GVHD 发生的主要措施。MTX 联合环孢素或 FK-506 是许多移植中心选用的预防药物,FK-506 对预防急性 GVHD 的效果优于环孢素。其他预防性药物还有肾上腺皮质激素、骁悉等。去 T 的方法有应用单克隆抗体、血液分离机分离以及植入去除 T 细胞的干细胞液等,而植入去 T 移植物还与移植物被排斥、感染、移植后发生淋巴增殖性疾病以及复发有关,长期无病生存和使用免疫抑制剂的预防措施没有明显差异。肾上腺皮质激素(泼尼松 $2g/kg \cdot d$)和 ATG 是治疗急性 GVHD 最常用的措施,增大激素剂量并不一定减轻 GVHD。此外,有研究表明,CD5 特异的抗 T 免疫毒素、IL-2Ra 的单克隆抗体 Dacizumab(赛呢哌)等可以增强其他抗 GVHD 措施的疗效、延长患者的生存时间。此外,西罗莫司、CD147 单抗、喷司他汀(脱氧助间型霉素)、补骨脂素十紫外光照射(PUVA)等对急性 GVHD 都有一定疗效。生长抑素类似物(奥曲肽)等可以治疗肠道 GVHD 导致的大量腹泻。

慢性 GVHD 常以皮损起病,初期表现类似扁平苔藓、可逐渐进展为全身性硬皮病、角膜结膜炎、口腔黏膜炎、食管或阴道狭窄、肠功能异常、慢性肝功能异常(AKP 增高、黄疸)以及消耗症群。长期的皮损、血小板持续减少以及进展型起病是预后不良的因素。单用或联合环孢素、激素治疗是最常用的治疗慢性 GVHD 的方法。此外,还可尝试体外循环光子疗法、PUVA 和熊去氧胆酸治疗的方法,一般延续 3～5 年后可以逐步停药。

3.感染

移植患者由于接受大剂量的预处理、长期的免疫抑制治疗、输血治疗等因素,发生条件致病性病原体感染的机会明显增加,病原体可以是细菌、真菌和病毒等。移植初期发生的感染往往和中性粒细胞缺乏有关,后期发生的感染则常因 T、B 淋巴细胞功能缺陷所致。此外,放化疗预处理、病毒感染和 GVHD 所致的黏膜受损也是感染的重要因素。

在移植后病毒感染的病例中,巨细胞病毒(CMV)是一种重要的病原。血清 CMV 检查阳性的患者 allo-HCT 后 CMV 感染的发生率达 70%;血清检查阴性的患者,输入未检测的血液成分后,CMV 感染的发生率为 30%。因此,对于血清检查阴性的患者,建议对输入的血液成分也进行 CMV 检测。初始 CMV 感染可能无明显症状,但一旦发生病毒血症,则进展至 CMV 肺炎或胃肠炎的机会明显增加。CMV 肺炎的病死率>50%,治疗可予更昔洛韦和静脉输注丙种球蛋白治疗。对于 CMV-DNA 检测阳性的患者可预先使用更昔洛韦或磷卡萘替预防 CMV 相关并发症的发生,尤其对长期使用泼尼松(>1mg/kg)等激素药治疗 GVHD 的患者,更应警惕 CMV 感染的发生。

(五)移植后功能重建

1.移植物抗肿瘤效应

异基因 HCT,尤其是非清髓移植中,来源于异体的免疫监视是杀灭肿瘤细胞的重要原因之一。GVL/GVT 效应一般在移植后 2～3 个月才出现,因此对肿瘤性疾病应再移植前尽可能控制原发病。GVL/GVT 作用最初是在对 GVHD 的研究中发现的。移植后有 GVHD 的患者肿瘤复发率低。1990 年,Kolb 对 3 例移植后复发的 CML 患者进行供者淋巴细胞输注(DLI)可获得再次缓解的疗效。DLI 后 GVHD 和骨髓抑制的发生率分别为 41% 和 34%,再次输入的 CD3＋细胞数是决定 GVL/GVT 作用和诱发 GVHD 的关键因素,而有效分离 GVHD 和 GVL/GVT 效应是获取 HCT 最大疗效的途径。某些 mHC 具有造血特异性,肿瘤细胞表面具有肿瘤特异性抗原,这些组织特异性或肿瘤特异性抗原可以作为细胞免疫治疗的作用靶,在不增强 GVHD 的前提下诱导异基因的 T 细胞产生 GVL/GVT 效应。目前有些研究已成功分离 mHC 分子的肽链和序列分析,而且特异性针对造血相关 mHC 分子的细胞毒 T 细胞(CTL)克隆的体外实验已获成功。这些细胞在体外研究中可以杀灭 AML 和 ALL 患者的白血病细胞,能够阻止白血病细胞在小鼠体内的植入和存活,为未来针对性的诱导 GVL/GVT 作用提供了实验依据。

2.免疫重建

移植的预处理方案使体液免疫和细胞免疫都受损，而且这种状况可能持续数月至数年。自身移植后，NK 细胞活性的恢复需要 1 个月、B 细胞和 CD8＋T 细胞的恢复需要 3～6 个月、而 CD4J-T 细胞需要 1～2 年才逐渐恢复。供者来源的免疫重建和移植疗效（GVL/GVT）和移植相关并发症（GVHD）有关。在那些长期生存的患者中可以观察到重建的供者源性造血和免疫功能。一般情况下，长期无病生存的患者多有供者嵌合、97％以上造血功能由供者来源细胞提供，免疫功能恢复正常或接近正常。

HCT 后输注供者 T 细胞可以产生过继免疫效果，可以应用在 GVL 和过继免疫治疗 CMV 感染时，但需警惕 GVHD 的发生，而且过激免疫治疗前仍需要免疫抑制，这在一定程度上抑制了过激免疫的临床应用。而且，有文献报道，过继免疫治疗后可能将供者的一些免疫性疾病转移至受者，受者在移植后发生和供者一致的免疫性疾病，如过敏性疾病（哮喘、过敏性鼻炎）、重症肌无力、牛皮癣、自身免疫性甲状腺炎等。

（六）未来展望

HCT 后，尤其是 allo-HCT 后复杂的免疫反应、GVHD 的发生机制、GVL 作用的发生和作用靶的效应机制都将是未来的研究热点。就 GVHD 而言，除了已知的效应 T 细胞的作用，在动物实验中已经证实其他 T 细胞亚群（如调节性 T 细胞）可以有效地控制 GVHD 发生的程度，也激发了人们将其进一步应用在临床研究中的兴趣。

此外，在 auto-或 allo-HCT 后如何利用不同的细胞群、细胞因子和疫苗而减少复发；在控制 GVHD 的基础上拓宽 allo-HCT 的适应证也是未来的发展方向。研究表明，当血液中存在供者嵌合体时，植入同一供者的实体器官发生排斥的现象减少，联合造血干细胞移植和实体器官移植可能造福于其他无血液系统恶性疾患的患者。

再者，将动员后或直接采集的骨髓液分选为不同的细胞成分，根据患者的原发病和临床状态进行成分移植也是未来的研究方向。

二、其他血液干细胞移植

骨髓间充质干细胞（mesenchymal stem cell，MSC），又称骨髓间质细胞、多能性骨髓间质细胞（multipotent mesenchymal stromal cell），是一群骨髓来源的、能分化为多种中胚层系功能细胞（如成骨细胞、脂肪细胞、软骨细胞）的祖细胞。此外，间充质细胞还可能分化为非中胚层系细胞，如神经元、肝细胞等，但关于这方面的报道并不一致。分离和鉴定 MSC 的工作首先得归功于俄罗斯和英国的科学家。近来，MSC 由于在再生医学方面的应用前景，正越来越受到广泛关注，但大多还处于探索阶段。

（一）MSC 的特性

MSC 是一种纺锤状、形态和成纤维细胞相类似的细胞，原代细胞培养时先成集落状生长，称为成纤维集落（CFU-f）。细胞不表达 CD34、CD45、CD14 等造血细胞表面标记，但表达 Stro-1、CD29、CD73、CD90、CD105、CD166 和 CD44，不同的分化状态和不同的培养方法获取的 MSC 的表面标记可能不同。研究表明，最原始的贴壁法分选的 MSC 成分不一，且不能避免造血细胞的污染。还有利用不同的单抗组合分选 MSC 的研究，如 STRO-1$^+$/CD106$^+$ or STRO-1$^+$/CD146$^+$ 以及 CD271、CD18、SSEA-4 等，但是迄今为止，MSC 还没有一种特异性的分选方法,对于它的性质鉴定也多建立在其多向分化的基础上,即成骨分化、成脂分化和成软骨分化等。

(二)针对 MSC 的转化医学研究

对 hMSC 的应用基于对其生物学特性的了解以及如何应用已知特性进行细胞分离、扩增和进一步分化为可提供临床治疗的细胞种类。在转化医学领域,对 MSC 的研究包括以下几个方面。

1.对具有干细胞特性的 hMSC 单一组群的识别

要分离多潜能的、单一组分的 hMSC,需要解决其表面标记的识别问题。虽然 MSC 表达一些表面标记,但这些标记没有特异性,也无法区分干细胞和普通的间质细胞。有些研究小组研究了不同分化状态的 MSC 的膜蛋白谱,发现 CD71、CD105、CD166、CD44、Thy1、CD29、CD63 在 MSC 中的表达较一致,而随着细胞向某一系列的分化,许多膜蛋白的表达有升高或降低的趋势,未来的研究应集中在如何应用表面标记分离和识别不同状态的 MSC。

2.长期体外培养时 MSC 的老化和增殖受限

细胞治疗的临床应用需要解决具有一致的表型、稳定的功能的足量细胞的问题,MSC 的长期体外培养后其增殖能力受限,最终表现为生长阻滞,称为再生老化。体外培养时的再生老化可能和 DNA 损伤、异常蛋白或线粒体变异的积累,以及端粒酶活性降低等有关。此外,MSC 供者的年龄也是影响因素之一,年轻供者的 MSC 增殖能力强于老年供者。目前有些研究小组正致力于通过增强端粒酶活性、利用细胞因子、低氧或三维培养等方法改进 MSC 的再生老化问题。

3.MSC 的定向分化

MSC 的多向分化能力,如成骨、成软骨分化是其临床应用的基础,考虑到 MSC 体内分化的不可控、潜在的成瘤性等问题,目前认为预先将 MSC 定向分化后再植入患者体内的方法可能较为安全,这就涉及如何在体外将 MSC 定向分化的问题。现有的文献报道多集中在两个方面:①遗传学修饰:通过上调某一分化途径中的转录因子进行调控,如成骨分化途径中的core-binding factor 1/Runx 2、53 0strix;成脂分化途径的 PPARg2 或成软骨分化途径的 Sox9等。②微环境修饰:MSC 的分化状态和细胞所处的微环境(干细胞龛)有关,在这种方法中,MSC 的体外培养常和细胞因子、细胞外基质、激素等不同组分组合,定向诱导 MSC 向某一系列分化。

4.MSC 的植入方法

MSC 的植入方法和造血干细胞移植方法相近,如何增加 MSC 在骨髓或骨组织中的植活是 MSC 成功应用于再生医学的一大挑战。正常个体中有极少量的 MSC,但这些出现在血循环中的 MSC 说明 MSC 可能和造血干细胞一样,也可以归巢至目标组织进而参加组织修复。但是,研究发现,如果组织无损伤,血循环中的 MSC 很难跨越血管屏障,经外周血管输入的MSC 大部分停留在肺毛细血管中。因此,如何介导 MSC 的迁移和归巢是未来亟待解决的问题。

(三)MSC 目前在临床的应用

MSC 潜在的应用领域包括:局部注射、血循环移植、联合干细胞移植和基因治疗以及组织工程应用。

1.MSC 的局部注射

动物实验的研究证实 MSC 可用于治疗某些骨骼缺陷的疾病,也有应用体外扩增的自身 MSC 治疗骨折后愈合不佳以及软骨缺陷的个例报道;近来,利用 MSC 联合血管内皮细胞、造血干细胞等治疗某些缺血性疾病、慢性皮肤溃疡等的报道。但是,这些治疗方法都需要足够样本数量的随机临床试验进行验证。

2.MSC 经血循环移植

MSC 的低免疫源性使通过血循环植入异基因 MSC 成为可能,通过 MSC 的免疫调节作用降低异基因造血干细胞移植后 GVHD 的效应正引起广泛重视。此外,也有报道通过外周静脉或官内植入异基因 MSC 治疗小儿成骨发育不全的个例报道。同样,植入的 MSC 如何归巢和植活、大样本的随机临床对照试验对疗效的验证是未来这一方法的研究方向。

3.干细胞治疗联合基因治疗

干细胞的高增殖能力和多向分化能力使干细胞具有成体细胞无法比拟的优点,因此,将基因修饰后携带某一基因或蛋白的 MSC 植入器官或组织,期望这些修饰后的 MSC 在宿主器官或组织中植活,从而获得特殊的治疗效应是这一疗法的指导思想。在一个关于血友病治疗动物实验中,转入Ⅷ因子基因的 MSC 表现出长久的植活效应,受者鼠血清中的Ⅷ因子活性可以达到治疗水平,说明这一方法具有一定的应用前景。

4.组织工程

组织工程可能为那些无法找到免疫吻合器官供者的患者提供替代的治疗手段。通过组织工程的手段,可以将患者自身的细胞种植在生物材料上生长并形成某些特殊的组织,进而应用于临床治疗。由于 MSC 较易获取、容易进行体外扩增及其多向分化能力,它是组织工程较理想的种子细胞。未来这一领域的发展需要组织工程学、细胞生物学和临床医学的合作。

三、结语

干细胞的应用和它的增殖、分化能力紧密相连。血液干细胞由于其易于获取和移植,不需要特殊的组织空间结构等优点,在临床应用中走在其他组织干细胞的前列。但是,干细胞的应用还需要解决许多问题,如组织相容性、如何获得足够数量的细胞数、细胞的归巢和植活以及功能再生等,只有解决了这一系列的问题,干细胞才能在再生医学领域得到更广泛的应用,这也是未来干细胞研究的发展方向。

第三节　原发性中枢神经系统淋巴瘤

原发性中枢神经系统淋巴瘤(primary central nervous system lymphoma,PCNSL)是指患者诊断时肿瘤局限于大脑、小脑、脑干、眼、软脑膜和脊髓等中枢神经系统部位,尚未发现累及中枢神经系统以外部位的淋巴瘤。Bailely 于 1929 年首先报道了 2 例,由于当时对疾病的本质认识不足,作者称其为"颅内软脑膜起源的肉瘤性肿瘤"。以后随着淋巴瘤病理分类的不断改进,PCNSL 被归类于结外淋巴瘤的一种类型。2008 年新修订的 WHO 造血和淋巴组织肿瘤分类方案将其作为一种独立的疾病实体列出,命名为中枢神经系统原发性弥散性大 B 细胞淋巴瘤(primary diffuse large B-celllymphoma of the CNS)。

一、发病率

PCNSL 是一种较为少见的恶性肿瘤,占非霍奇金淋巴瘤(NHL)的 2%～3%。占所有中枢神经系统恶性肿瘤的 2.7%。但在过去的 30 年间,在美国等地的发病率有迅速上升的趋势,特别是在 HIV 感染患者中,PCNSL 发病率达到总体人群的 3 600 倍。但值得注意的是,非艾滋病相关 PCNSL 的发病率在同期的挪威(1.34/100 万)、加拿大 Alberta 省(0.178/100 万～1.631/100 万)、丹麦西部地区(1.56/100 万)、苏格兰东南部地区(男性 2.3/100 万、女性 1.7/100 万)、中国香港(1.03/100 万)以及印度北部地区保持稳定状态,这是否表明 PCNSL 的发病存在地域差异目前尚难下结论。

在非免疫缺陷人群中 PCNSL 发病的中位年龄为 53～57 岁,男：女为 1.2：1.0;而免疫缺陷人群中发病的中位年龄为 31～35 岁,男：女为 7.38：1。

二、病因

除了 AIDS 患者外,器官移植患者由于使用大剂量的免疫抑制剂也是 PCNSL 的高发人群。此外,免疫缺陷或异常患者如先天性毛细血管扩张症、Wiskott-Aldrich 综合征、类风湿关节炎、SLE、干燥综合征、重症肌无力、结节病及血管炎都是发病的重要危险因素。

已有的研究显示,EBV 似乎在免疫受损患者 PCNSL 的发生中有重要作用。EBV 基因组存在于 95% 免疫受损患者的肿瘤细胞中,但也存在于 0～20% 免疫活性正常的患者中。PCR 检测脑脊液的 EBV DNA 对 AIDS 相关 PCNSI 的诊断具有高度特异性(100%)和敏感性(80%),但免疫组化检测尸检病理标本的阳性率较低。

三、病理组织学

1.部位

大约 60%PCNSL 为幕上肿瘤,包括额叶(15%)、颞叶(8%)、顶叶(7%)、枕叶(3%)基底节/脑室周围区(10%)、胼胝体(5%)、后颅凹(13%)和脊髓(1%)。有 25%～50%(60%～85% 为 AIDS 和器官移植患者)是多发。30%～40%患者继发脑膜播散,原发性脑膜淋巴瘤占 8%,原发性硬脑膜和硬膜外淋巴瘤非常罕见。眼淋巴瘤占 15%～20%。6%～10%发生远处转移。复旦大学附属华山医院 2002 年报道的资料显示,107 例患者中以额叶为主者 93 例,以颞叶为主者 17 例,以顶叶为主者 5 例,枕叶 4 例,胼胝体 7 例,基底节 12 例,脑室和前中颅底各 2 例,小脑 8 例,脊髓胸段 3 例,其中多发性病灶者 19 例。幕上比幕下多发,大脑前半部比后半部多发。

2.病理学特点

无论是免疫功能正常还是缺陷的 PCNSL 大体病理标本外形相似。肿瘤大小可有差异,但大多数直径超过 2cm,而且局限。病变部位坚实、同源、中央坏死,呈棕色或灰褐色,出血区可为黄色。病灶与周围脑组织的分界变异较大。有类似于胶质瘤者,也有因弥漫浸润被描述为"淋巴细胞增生性脑病"。在 AIDS 患者,有报道坏死区域类似于脑弓形虫病。脑膜淋巴瘤可以与脑膜瘤和脑膜炎相似。

低倍镜下，PCNSL 细胞具有以血管为中心浸润的特点。肿瘤细胞围绕脑血管形成囊套。以小丛或单个细胞形式由血管向脑实质浸润。所有 PCNSL 都显示弥漫浸润的特点，未见有滤泡形成病例报道。当肿瘤细胞汇合在一起时，可发生地图状坏死，大片凝固状坏死组织内可见岛状分布的残存瘤细胞围绕在血管周围。复旦大学附属华山医院根据 107 例 PCNSL 分析结果将组织形态特点归纳为以下几个特征：①小瘤灶或大肿瘤周围部分瘤细胞常聚集在血管周围，形成袖套状结构。②融合成大肿瘤的中央部分瘤细胞多呈弥漫排列，尚能找到血管周围聚集的残迹。③在弥散成片的瘤组织中散在分布吞噬细胞，呈"满天星"图像，但无典型滤泡形成。④中央坏死灶常残留血管和星形胶质细胞瘢痕。⑤瘤组织中央和边缘有不等量的小淋巴细胞散在分布。⑥瘤周脑组织有严重水肿、软化，出现大片格子细胞和炎症反应。⑦在肿瘤周边网状纤维增多，形成渔网状，围绕单个瘤细胞，若肿瘤累及脑膜则网状纤维和胶原纤维均呈纤维化状增多。

国外报道约 98％PCNSL 起源于 B 细胞，表达全 B 标志物，如 CD20 和 CD79a。病理分型大部分为大 B 细胞性淋巴瘤。但不同的研究对中枢神经系统好发淋巴瘤的亚型报道不一，亚洲地区 T 细胞淋巴瘤的比例似乎要高于西方国家。但笔者最近总结分析 2003 年 5 月～2006 年 12 月收治的 71 例病例均为 B 细胞性；免疫酶标：LCA、L26、CD79α 阳性率 100％（71/71），MIB-1＞80％者 24 例，部分病例表达 T 淋巴细胞相关抗原 UCHL1、胶质细胞抗原 GFAP、组织巨噬细胞抗原 KP-1 等。

原发性中枢神经系统霍奇金淋巴瘤也偶有报道。

3.细胞和分子遗传学特点

利用比较基因杂交的方法对 PCNSL 的染色体不平衡变化进行检测，发现染色体获得异常比缺失异常更常见。获得多发生于 12、1、18 和 7 号染色体。最常见的缺失是 6q（50％和 47％），明显高于中枢神经系统以外部位淋巴瘤的缺失比例。提示在 6q 上可能存在与 PCNSL 发病相关基因。支持这一看法的是同样也发生在"免疫禁区"的睾丸淋巴瘤中 6q 缺失率也高达 58％。

近期的研究还表明，PCNSL 中多为生发中心细胞型 DLBCL，表达 bcl-6 和 CD10。但也有学者研究认为，PCNSL 具有 GCB 和 ABC 亚型的交叉特征：大多数 DLBCL 同时表达 ABC 亚型标志 MUM-1 和 GCB 亚型标志 bcl-6。TP53 突变在 PCNSL 罕见，而系统性淋巴瘤的突变率可达 20％～40％。B 细胞生长因子白介素-4 在 PCNSL 肿瘤相关的内皮细胞异位表达，而正常脑组织和恶性星形细胞肿瘤的血管系统均不表达白介素-4。

四、临床与实验室检查

1.临床表现

临床上 表现主要取决于淋巴瘤发生于中枢神经系统的部位。灶性的神经损害症状最为常见（70％），其次是神经精神症状（43％），颅内压增高的体征如头痛、恶心、呕吐占 33％，癫痫发作占 14％，眼部症状占 4％。PCNSL 伴有免疫缺陷患者以颅内压增高、个性改变、神经和精神症状更为多见。

笔者总结的 71 例中表现为颅内压增高者，头痛头晕 54 例（76.1％）、恶心呕吐 19 例（26.8％）、视物模糊 2 例（12.8％）。临床症状还包括嗜睡、记忆力减退、性格改变等。局灶性神经系统损害体征包括肢体无力 36 例(50.7％)、视力及视野改变 5 例(7.0％)、偏瘫 2 例(2.8％)、眼睑下垂 2 例(2.8％)。其他还包括不完全失语、耳鸣、癫痫大发作、晕厥、肢体抽搐及大小便障碍等。另外,因食欲缺乏就诊发现 1 例(1.4％)。71 例中有 B 症状者仅 2 例。

2.放射影像学检查

PCNSL 头颅 CT 检查表现为脑内深部的单个或多个高密度肿块,多呈类圆形或分叶状,边界比较清楚。接近脑膜的密度,但无脑膜瘤整齐光滑之边缘。少数情况下肿瘤可沿室管幕下扩散,表现为脑室壁多发性等密度或低密度影,造影可增强。PCNSL一般不出现钙化、出血及囊肿的特征。

MRI 检查表现为 T1 和 T2 时间均延长,在 Tl 加权图像上显示为低信号,与周围的水肿带信号强度相仿。在 T2 加权图像上为高信号,或信号强度不一。MRI 对病变范围及周围水肿显示优于 CT。

我们分析 2004 年 3 月~2006 年 12 月经病理证实的 37 例 PCNSL 患者 MRI 资料显示,病灶单发 24 例,多发 13 例。病灶多位于脑室周围深部脑组织内及额、颞、枕、顶叶,其中 2 例病灶累及周围骨质。病灶多为类圆形,另有 2 例为分叶状。21 例病灶周围有明显低密度水肿区,多呈片状,仅 1 例呈树枝状水肿区。信号特点:T1WI 低信号占 95.8％,T2WI 均为高信号,2 例可见囊变坏死、钙化。除 1 例增强后不明显强化外,其余明显强化病灶中均匀强化及不均匀强化者各占 50％。17 例有占位效应(45.9％),压迫脑室或致中线移位。

也有利用生长抑素新生物与淋巴瘤的免疫亲和进行标记后用闪烁显像如 ECT、单光子发射计算机体层摄影(SPECT)等方法显示肿瘤。有文献报道[123]I-IMPSPECT 可用来诊断 PC-NSL,但目前获取病变组织作病理学和免疫学检查仍是明确诊断的最可靠方法。笔者报道的 71 例在病理学确诊前,影像学诊断为 PCNSL 仅 4 例(5.6％),多数误诊为胶质瘤、转移瘤、脑膜瘤及脑室管膜瘤。

3.脑脊液检查

PCNSL 累及脑脊髓或脑室周围,常引起脑脊液成分变化,或致瘤细胞脱落入脑脊液。85％的患者脑脊液蛋白升高,约 50％的患者能检出肿瘤细胞,与艾滋病相关的 PCNSL 约79％~83％的脑脊液中表 EB 病毒的决定族核心抗原。

4.定向活检术

PCNSL 最终确诊依赖于病理检查,立体定向活检术因其创伤小而逐步代替颅骨切开术。不足之处是立体定向活检术所取的标本都非常小,难以获得足量的组织开展细胞分子生物学的各项研究。

五、诊断

与系统性淋巴瘤一样,PCNSL 的确诊与分型有赖于病理学和免疫组化的检查,若能辅以分子遗传学检测,则可使诊断与分型的正确率更高。在病理及免疫组化等诊断的基础上,要对患者作详尽的全身检查,确定肿瘤仅局限于中枢神经系统。

六、治疗

1.手术治疗

由于本病具有浸润的特点,往往在诊断时就已弥散。因此,单纯手术治疗,即使是显微镜下根治,也不能延长患者的生存时间。手术的意义主要是获取病理标本。由于开颅手术可引起神经损害,近来趋向于用立体定向活检术代替颅骨切开术。

2.放射治疗

PCNSL 对放疗极为敏感。全脑或脊髓放疗后大多数患者能取得完全缓解,但缓解期较短。无免疫功能缺陷的患者为 10～14 个月。

全脑照射剂量达到 40Gy 的患者生存期较长,但超过 50Gy 并不能延长患者的生存时间。目前一般认为 PCNSL 的最佳放疗方法为全脑照射 40Gy,然后缩野加量,使肿瘤量达到 45Gy,超过此剂量不能提高局部控制率或延长患者生存时间,但却增加脑坏死的危险性。

由于 PCNSL 主要在中枢神经系统内扩散,因此有人建议应行脊髓照射。但多数作者的研究表明加脊髓照射并不能延长患者的生存时间。但对脑脊液有肿瘤细胞或肿瘤侵及脑室壁时,可作为全脊髓照射的适应证。

对于眼淋巴瘤,即使是单侧,也应照射双眼,并应照射大脑后 2/3,剂量为 35～45Gy。

3.化疗

Fine 等 1993 年通过回顾性研究证明了单用化疗治疗 PCNSL 与单用放疗比较提高了患者的中位生存期(16～29 个月)。以后有越来越多的证据表明,化疗能延长患者的生存时间。由于存在血-脑屏障,使得亲水性药物难于进入肿瘤组织,所以在设计化疗方案时,必须加入能够克服血脑屏障的药物,如 HD-MTX、HD-Ara-C、丙卡巴胺、亚硝脲类、噻替哌及拓扑替康等。众多文献资料表明,高剂量 MTX($>1g/m^2$)的疗效较为肯定,国外文献报道最大剂量可高达 $8g/m^2$,老年患者酌情减量,总体来说耐受性较好。2010 年美国 NCCN 治疗指南的推荐剂量为$\geqslant 3.5g/m^2$,但静脉高剂量 MTX($3g/m^2$)治疗只能使脑脊液中有效药物浓度维持在 24h 以内,而鞘内注射 MTX 能使蛛网膜下腔有效药物浓度维持 48h 以上。由于以前报道疗效较好的治疗方案中大多含有鞘内化疗,但同时也发现鞘内化疗可使感染、出血、蛛网膜炎及脑白质病的发生率显著增高,因此目前对 PCNSL 患者是否需要鞘内化疗尚未达成共识。一般认为应根据患者的具体情况(MTX 的剂量和治疗反应、方案中其他药物对血脑屏障的穿透能力等)而定。

Mead 等在 1998 年报道单用放疗的 15 例和先用放疗然后应用标准剂量 CHOP 方案化疗的 38 例患者,两组中位生存时间均为 14 个月,提示 CHOP 方案化疗对 PCNSL 无明显疗效。

近年还有大剂量阿糖胞苷(HD-Ara-C)与 HD-MTX 联合应用获得提高疗效的临床试验报道。

目前较普遍的观点认为,对 PCNSL 的治疗如考虑放化疗联合治疗的策略,应采取先化疗然后全脑放疗的顺序。如颠倒此顺序,则有可能降低疗效。

4.挽救治疗

PCNSL 患者经治疗达到 CR 后,约有 50% 的患者可在 1～2 年内复发。复发部位多为原病灶(65%),多灶复发少见,颅外病灶更为少见(<7%)。5 年无病生存者约有半数在 13 年内复发。另 PCNSL 患者一线治疗失败率为 35%～60%。这些难治与复发病例如不积极治疗,中位生存期仅为 2 个月。对于仅接受过化疗的患者 WBRT 可作为有效的挽救治疗措施,总反应率达 60% 以上。Herrlinger 等采用 PCV 方案治疗 7 例 HD-MTX±放疗后复发的患者,4

例 CR,2 例 PR。替莫唑胺(temozolomide)是一种口服的能通过血脑屏障的二代烷化剂,FDA 已批准用于神经胶质瘤的治疗。Reni 等采用替莫唑胺单药治疗(每日 150mg/m²),连服 5d, 28d 为 1 周期,治疗 23 例,总 CR 5 例,PR1 例。毒副反应为轻度恶心、乏力和神经毒性症状。 Enting 等将替莫唑胺与 CCNU 及 VCR 组成联合化疗方案,疗效明显提高。拓扑替康(topo-tecan)是 DNA 拓扑异构酶 I 抑制剂,能透过血脑屏障,用于复发与难治 PCNSL 患者的常用剂量为 1.5mg/m²,连续 5d。总体反应率在 33% 左右(表 3-5)。

表 3-5　PCNSL 不含 Mcx 的挽救化疗方案

作者及年份	方案	病例数	ORR(%)	1 年 OS(%)
Herrlinger,2000	PCZ,CCNU,VCR	7	86	57
Arellano-Rodrigo,2003	Ara-C;VP16, ifosfamide	16	37	41
Enting,2004	temozolomide,CCNU,VCR	15	53	55
Reni,2004	temozolomide	23	26	38
Fischer,2006	topotecan	27	33	–

5.单克隆抗体治疗

由于 PCNSL 多数 CD20 表达阳性,抗 CD20 单克隆抗体有望成为一种新的治疗手段,但抗 CD20 单克隆抗体属生物大分子物质,静脉给药透过血脑屏障的浓度约为血浆浓度的 1‰。 Pels 等于 2004 年总结报道采用不同途径(静脉、脑室内、鞘内)注射抗 CD20 单克隆抗体 rituximab 治疗 6 例复发的中枢神经系统淋巴瘤(PCNSL 4 例,DLBCL 和 Burkitt 淋巴瘤中枢神经系统侵犯各 1 例),结果显示,rituximab 对软脑膜病变的疗效显著,而对脑实质病灶疗效不明显。2008 年 Shah 等报道的一项临床试验结果显示,采用 rituximab 500mg/m² 联合 MTX 3.5g/m²、PCB、VCR、Ara-C＋WBRT 作为一线治疗方案,接受治疗的 30 例患者中 78% 获 CR,随访 37 个月,中位 OS 为≥37 个月,中位 PFS 为 40 个月。日本学者报道 rituximab 用于缓解后患者的维持治疗能延长其 OS,但因病例数较少,结论有待进一步验证。2008 年 NCCN 已将 rituximab 列为 PCNSL 二线治疗药物,2010 年则调整为一线联合治疗药物。

此外,有报道 90 Y-Ibritumomab(Zevalin)联合替莫唑胺在治疗复发患者中获得成功的个案报道。人源化重组抗黏附分子 VLA-4 单抗 Natalizumab 于 2005 年在美国被批准用于多发性硬化症和克罗恩病的治疗,但是否对 PCNSL 亦有效尚存在争议。

6.自体造血干细胞移植

由于缺乏大宗病例的对照研究,目前尚难对自体造血干细胞移植(ASCT)治疗 PCNSL 的疗效做出客观评估。Abrey 等报道 14 例 PCNSL 患者经大剂量 MTX 和 Ara-C 化疗获 CR 或 PR 后,采用 EBAM 方案(卡氮芥、VP16、Ara-C 和马法兰)预处理,不加全颅放疗,自体造血干细胞移植后 3 年整体中位无事件存活率仅为 25%。Illerhaus 等 2006 年报道 23 例患者采用 BCNU、thiotepa 加 WBRT 的预处理方案,总缓解率达 100%,3 年整体存活率为 69%。现认为含有能透过血脑屏障的 thiotepa 和 busulfan 的预处理方案疗效要优于 EBAM。Soussain 等报道 20 例复发和难治 PCNSL 及眼淋巴瘤患者,采用 thiotepa-busulfan-cyclophosphamide

及自体造血干细胞移植,16 例达 CR,3 年整体存活率为 64%,3 年无事件存活达 53%。但年龄超过 60 岁的患者神经毒性和治疗相关发生率和死亡率相对较高。

七、预后

PCNSL 倘若仅给予对症治疗,中位生存时间为 2～3 个月。短期的糖皮质激素治疗 15%～25% 的肿瘤发生明显缩小,但多数患者只能持续数周。放疗早期作为 PCNSL 的标准治疗措施,单独治疗的存活时间为 12～16 个月,仅 3%～4% 的患者可获长期生存。过去 10 年间化疗与放疗联合应用,已使中位生存期提高达 42 个月,5 年存活率为 22%～40%。

年龄是否≤60 岁、体能状态、化疗早期能否获 CR 是决定预后的重要因素。肿瘤的部位及受侵程度也与预后有关。最近研究表明肿瘤组织表达 Bcl-6 的患者生存期明显较阴性者延长。

第四节　骨髓增生异常综合征

骨髓增生异常综合征(myelodysplastic syndrome,MDS)是一组异质性的髓系肿瘤,特点是髓系细胞分化、成熟异常,造血功能衰竭,伴有外周血细胞减少和红系、粒系、巨核细胞系一系或多系形态学发育异常,以及具有向急性髓系白血病(AML)转化的高风险。由于 MDS 极大的异质性和复杂性,给 MDS 的诊断、分型及治疗策略的选择与确定带来了极大的困难和挑战。

一、骨髓增生异常综合征的诊断和分型标准

MDS 的诊断和分型标准经历了漫长、曲折而又日趋合理的发展过程(表 3-6),一个世纪前提出难治性贫血的概念,半个世纪前提出白血病前期的概念,因为发现有一部分患者可以转变为白血病(转白)。1982 年法-美-英协作组(FAB)提出 FAB 分型,完全依靠骨髓细胞形态学标准来诊断 MDS。2001 年 WHO 标准纳入了染色体的指标,2007 年维也纳标准首次提出多指标综合诊断的思想,2008 年 WHO 分型进一步提出 MDS 分型的修订,在此过程中,MDS 的诊断理念发生了由单一指标向多指标综合诊断的质的改变,其分型亦更加趋于合理。

表 3-6　MDS 概念和诊断的历史回顾

时间	概念和诊断标准
一个世纪前	MDS 以难治性贫血被认识
1907 年	提出最早描述 MDS 的术语:假性再生障碍性贫血(anemia,pseudoaplastic)
1938 年	100 例难治性贫血的病例分析发表
1949 年	Hamilton-Paterson 提出白血病前期性贫血(preleukemia anemia)
1953 年	Block 等将此概念扩展到多系血细胞减少者,报道了 12 例多系血细胞减少者进展为急性白血病

（续表）

时间	概念和诊断标准
1976 年	总结 preleukemia anemia 特点为：外周血细胞减少，骨髓高增生，前体细胞成熟紊乱，最终向 AML 转化
1982 年	FAB 协作组提出 MDS 名词和两个类型：难治性贫血伴原始细胞增多（RAEB）、慢性粒单核细胞白血病（CMML）
1997 年	提出以 FAB 协作组的 MDS 分型为基础的国际预后指数系统（International Prognostic-Scoring System，IPSS）
2001 年	WHO 以形态学、分子生物学及遗传学为基础对 MDS 分型
2005 年	WPSS（WHO-based prognostic scoring system，WPSS）预后指数系统提出
2007 年	MDS 维也纳诊断标准发表
2008 年	WHO 对 MDS 诊断分型做出修订

1.MDS 的诊断流程

MDS 的诊断没有"金标准"，需要排除很多可以引起继发性病态造血的疾病后才可以确诊，需要检测的项目见表3-7。约 20% 的 MDS 患者有理化、毒物基础史，特别是苯等化合物，要注意询问。大于 60% 的 MDS 患者外周血涂片中可以发现幼粒、幼红细胞，所以每例患者均应该行外周血涂片分类。染色体的检查对 MDS 疾病诊断、判断预后、指导治疗均有重要意义，应该每例均查，必要时可以增加 FISH 检查，FISH 检测探针至少包括 5q31、CEP7、7q31、CEP8、20q、CEPY、p53。MDS 染色体异常率为 40%～50%，其中 RAEB 亚型最高，可达 54%。国内报道常见的染色体异常依次为：+8（12.7%）、复杂核型（9.0%）、染色体易位（7.8%）、-20q（6.6%）、-7/-7q（5.2%）、-5/-5q（4.2%）、-Y（2.4%）.+8 和-20q 多见于 RCMD 亚型，复杂核型和-7/-7q 多见于 RAEB 亚型。染色体异常分布频率与西方国家报道有较大差异，西方报道染色体异常中最常见的依次为-5/-5q、-7/-7q、+8、11q 异常、12 p/12q 异常、13q 异常、i(17q)、-20q、-Y。

表 3-7　MDS 的诊断流程

项目	需要强调的内容
1.病史	反复出现的感染、出血或瘀斑；化疗或放射线接触史；患有 MDS 或 AML 的家族史；输血史
2.体检	皮肤黏膜苍白、黄染、瘀斑；淋巴结、肝脏、脾脏肿大等
3.外周血计数及涂片	血细胞减少，注意中性粒细胞绝对值、网织红细胞计数、有无大红细胞，注意有无单核细胞增多、血小板增多、幼稚细胞
4.血清铁蛋白、维生素 B_{12}、叶酸水平	
5.促红细胞生成水平素（EPO）	没有输血前检测 EPO 水平

（续表）

项目	需要强调的内容
6.骨髓检查（包括铁染色）	
7.骨髓活检	
8.骨髓染色体分析	
9.基因检测	JAK2 突变、PDGFR 基因重组
10.排除继发性病态造血（发育异常）	巨幼细胞贫血；各种感染，包括人类免疫缺陷病毒（HIV）感染；酒精中毒；化疗；阵发性睡眠性血红蛋白尿（PNH）；大颗粒淋巴细胞白血病（LGL）等

骨髓病理活检是骨髓涂片的必要补充，对诊断有无骨髓纤维化，有无幼稚细胞异常定位（ALIP）现象，有无原始细胞增多，巨核细胞形态异常，与再生障碍性贫血鉴别，是否低增生性MDS 等都有重要意义。是否为低增生性 MDS，由患者年龄校正的标准确定：骨髓组织切片中造血组织面积缩小，年龄 60 岁以下造血组织＜30％，60 岁以上者＜20％，即可诊断为低增生性 MDS。所有怀疑 MDS 的患者均应进行免疫组织化学（immunohistochemical，IHC）标志检测，最少要包括：CD34（造血祖细胞），巨核细胞标志（CD31、CD42 或 CD61）和髓系抗原（CD117、MPO）。诊断有困难，或鉴别诊断需要还可以增加其他组织化学抗体。未成熟祖细胞的异常定位（atypical localization of immature progenitor，ALIP）在 MDS 的诊断和预后中有一定作用。2007 年维也纳标准建议将"CD34＋祖细胞多灶性集聚"与"CD34 祖细胞 ALIP"合并为"CD34＋祖细胞多灶性集聚"（multifocal accumulation of CD34＋ progenitor cells），而取消 ALIP 这一名称。

2.MDS 最低诊断标准

由于 MDS 的诊断标准不易掌握，容易误诊，2007 维维也纳 MDS 工作会议经讨论一致提出一个 MDS 最低诊断标准，见表3-8。MDS 首先满足 2 个必要条件：持续血细胞减少和排除其他疾患。MDS 确诊必须满足 2 个必要条件和 1 个确定条件。若不符合任何"确定条件"，但患者显示有髓系疾患，则需参考"辅助条件"，以帮助确定患者是否有 MDS，或是存在"高度疑似 MDS（HS-MDS）"。如果在某些医院没有条件做"辅助条件"中的检测，对可疑患者应多次随访并反复定期监测，以便确立 MDS 的诊断。该诊断标准特异度高，但敏感度低，换言之，不易误诊，但可能漏诊。

西方国家报道常见的与 MDS 相关的异常染色体核型包括:-7/7q-、-5/5q-、-13/13q-、11q-、12p-/t(12p)及平衡性易位如 t(11;16)、t(3;21)、t(1;3)、t(2;11)等。须注意的是，2008 年WHO 分型中指出＋8、20q-和-Y 3 种核型异常对于 MDS 的特异性尚不足，因此如果只存在该3 种异常之一，而又不满足形态学诊断标准时，尚不足以诊断患者为 MDS，只能诊断为HS-MDS。

表 3-8　MDS 最低诊断标准

A.必要条件(下面 2 个条件必须同时具备,缺一不可):

①下列细胞系别中一系或多系持续性减少(≥6 个月),如有染色体异常,可以<6 个月:血红蛋白(Hb<110g/L);中性粒细胞(ANC<1.5×10⁹/L);巨核细胞(PLT<100×10⁹/L)

②排除其他可以导致血细胞减少或发育异常的所有其他造血组织或非造血组织疾病

B.确定条件:

①骨髓涂片中红细胞系、中性粒细胞系或巨核细胞系任何一系细胞中≥10%有发育异常,或环状铁粒幼细胞≥15%

②骨髓涂片中原始细胞占到 5%~19%

③典型的染色体异常(常规核型分析法或 FISH)

C.辅助条件(用于符合必要条件,但未达到确定标准,但临床呈典型 MDS 表现者,如输血依赖的大细胞贫血):

①流式细胞术检测骨髓细胞表型,明确显示有单克隆红系和(或)髓系细胞群

②人类雄激素受体基因(HUMARA)分析、基因芯片谱型或基因点突变分析(如 RAS 突变)显示有单克隆细胞群的明确分子标志

③CFU 检测骨髓和(或)循环中祖细胞集落(±集丛)形成显著而持久性减少

维也纳会议还提出"意义未定的特发性血细胞减少"(idiopathic cytopenia of undetermined significance,ICUS)的术语。其定义是①髓系细胞中一系或多系血细胞减少,持续≥6 个月:红细胞(Hb<110g/L);中性粒细胞(ANC<1.5×10⁹/L)和(或)巨核细胞(PLT<100×10⁹/L)。②经全面检查,不能达到 MDS 最低诊断标准。③排除一切能引起血细胞减少的原因。患者有持续血细胞减少,但尚缺乏形态学或细胞遗传学证据而不能确诊,暂时诊断为 ICUS,密切随访,观察血象、骨髓、细胞遗传学的变化,及时纠正和完善诊断。

3.2008 年 WHO 分型诊断标准

在 2001 年 WHO 分型的基础上进行完善,提出了骨髓细胞形态学和细胞遗传学结合的 2008 年 WHO 分型标准。骨髓细胞 1 系或多系发育异常是重要的诊断依据,但如何客观地判断发育异常(病态造血)是一件困难的事情。常见的病态造血如下:①红系:核异常:核出芽、核间桥、核碎裂、多核红细胞、巨幼样变。胞质:环状铁粒幼细胞、空泡、PAS 阳性。②粒一单核系:假性 Pelger-Huet 样畸形,核分叶过多,胞质颗粒过少。③巨核系:低分叶小巨核、不分叶巨核细胞、多核多分裂核的巨核细胞。要求至少计数 200 个外周血涂片细胞,500 个骨髓细胞,25 个巨核细胞。

二、预后积分系统

MDS 诊断后要进行预后分级,有利于治疗决策。现在较公认仍是 1997 年 MDS 国际工作组提出的 MDS 国际预后积分系统(IPSS),其根据约 800 例仅输血支持的 MDS 患者自然转归分析,发现细胞遗传学异常、骨髓中原始细胞数量及血细胞减少程度是影响 MDS 患者 AML 转化和生存期的独立预后因素。低危 O 分;中危-1(lnt-1)0.5~1 分;中危-2(Int-2)1.5~2 分;高危≥2.5 分,见表 3-9。低危、Irit-1、Int-2、高危 MDS 的中位生存期分别为 5.7、3.5、1.2 和 0.4

年,且随年龄增高缩短;25%AML 转化率则分别为 9.4、3.3、1.1 和 0.2 年,亦与年龄相关。

表 3-9 MDS 国际预后积分系统(IPSS)

预后变量	标准	积分
骨髓原始细胞	<5%	0
	5%~10%	0.5
	11%~19%	1.5
	20%~30%	2.0
染色体核型	好(正常,-Y,5q-,20q-)	0
	中(其余异常)	0.5
	差[复杂(≥3 个异常)或 7 号染色体异常]	1.0
血细胞减少	0 或 1 系	0
	2 或 3 系	0.5

血细胞减少:中性粒细胞 $<1.8\times10^9/L$,血红蛋白 $<100g/L$,血小板 $<100\times10^9/L$。

低危 0 分;中危-1(Int-1)0.5~1 分;中危-2(Int-2)1.5~2 分;高危≥2.5 分。

IPSS 是基于 FAB 分型标准而定的,是否适用于所有的 WHO 分型还不清楚。有人提出 WHO 分型预后积分系统(WPSS),见表 3-10,以 WHO 亚型代替 IPSS 中的原始细胞比例,输血依赖(每 8 周最少输注 1 单位的成分血)代替血细胞减少,染色体改变与 IPSS 相同。WPSS 将输血作为一个重要预后变量,因为有研究表明低危组输血依赖者预后不良。WPSS 预后分为 5 组:极低危组(0 分)、低危组(1 分)、中危组(2 分)、高危组(3 分)、极高危组(5~6 分)。WPSS 预后评分系统中突出了输血依赖的地位,WPSS 不仅和 IPSS 一样可以判断初诊 MDS 的预后,而且能够在 MDS 病程中进行评价,包括造血干细胞移植后,以及继发性 MDS 进行预后测评,给临床判断提供信息。

表 3-10 MDS 的 WHO 为基础的预后积分系统(WPSS)

预后变量	标准	积分
骨髓原始细胞	RA,RAS,5q-	0
	RCMD,RCMD-RS	1.0
	RAEB-1	2.0
	RAEB-2	3.0
染色体核型	好(正常,-Y,5q-,20q-)	0
	中(其余异常)	1.0
	差[复杂(≥3 个异常)或 7 号染色体异常]	2.0
输血依赖	否	0
	是	1.0

输血依赖指在过去的 4 个月中每 8 周最少输注 1 单位的成分血。

极低危组(0 分)、低危组(1 分)、中危组(2 分)、高危组(3 分)、极高危组(5~6 分)。

三、治疗

根据患者的预后分级和患者的年龄、体能状态来选择治疗方法。低危组患者(低或中危-1),治疗以支持治疗为主,主要目的是控制 MDS 症状、预防感染出血和提高生活质量。高危患者(中危-2 或高危),治疗目的是尽量防止转白,延长生存期,以化疗或骨髓移植为主。依照强度 MDS 治疗总的可分 3 大类:支持治疗,低强度治疗和高强度治疗。具体治疗可参照美国 NCCN 指南(www.nccc.org)。

1.支持治疗

包括输血、促红细胞生成素(Epo)、粒细胞集落刺激因子(G-CSF)或粒-巨噬细胞集落刺激因子(GM-CSF)。这是目前大多数高龄 MDS、低危 MDS 所采用治疗。

(1)输血:除 MDS 自身疾病原因导致贫血以外,其他多种因素可加重贫血,如营养不良、出血、溶血和感染等。在改善贫血的过程中,这些因素均应得到处理。一般在血红蛋白<60g/L,伴有明显贫血症状,如头晕、心慌、食欲减退等难以耐受时输注。老年人可以适当放宽输血指征。输血量以能改善患者贫血症状,缓解缺氧状态为宜,无需将血红蛋白水平纠正至正常值。血小板<10×10^9/L 或有明显出血倾向时,可以输注血小板浓缩液。

(2)细胞因子:血清 EPO 水平低的 MDS 患者应用重组人(rHu)EPO 对贫血有一定的疗效,剂量为 30000~60000U/周,有效率约为 37%,其中原先未输过血的患者和治疗前血清 EPO 水平<150~200U/L 患者效果更佳。G-CSF,GM-CSF 和 rHuEPO 联合治疗可提高反应率,EPO 和 G-CSF 之间有协同作用。RAS 有明显高的反应率,其次为 RA 和 RAEB。G-CSF 可用于治疗伴反复感染的严重粒细胞减少的患者。但在非反复或耐药感染粒细胞减少的患者经验性单用 G-CSF 并不推荐。

(3)祛铁治疗:每单位血中含铁 200~250mg,长期输血者平均每日多出铁 0.4~0.5mg/(kg·d),大概在 10~20 次输注后患者出现铁超负荷。2007 年意大利 MDS 会议上制定的指南建议,患者血清铁蛋白(SF)到达 1000μg/L,和(或)每月接受 2U 红细胞输注一年以上时,则应启动祛铁治疗,而 SF 水平则至少每 3 个月检测一次。

目前常用的评价铁负荷的方法有:①血清铁蛋白测定,检测容易,能间接反应机体铁负荷,血清铁蛋白水平>2500μg/L 与心力衰竭显著相关。但血清铁蛋白水平波动较大,易受感染、炎症、肿瘤、肝病及酗酒等影响。②肝活检,是诊断血色病的"金标准",能直接测定肝脏铁含量,可以定量,特异性、敏感性好,提供肝组织学和病理学改变结果。但肝活检有创伤,需要有经验临床医师进行。③超导量子干涉仪(superconducting quantum interference device, soUID)和磁共振成像(MRI),铁蛋白和含铁血黄素是肝组织内的常磁性物质,可以通过 SQUID 测定出。MRI 则能通过 T1 *、T2 * 信号改变情况,评价心脏和肝脏的铁含量,T2 * 值缩短表明器官铁含量增加。

去铁胺(deferoxamine,DFO;商品名 Desferal,得斯芬):DFO 是 20 世纪 70 年代即投入临床使用的祛铁药物。常规用法为:20~50mg/(kg·d),每日 12h 持续皮下注射或静脉微泵注射,为了方便患者,也可以每 12h 1 次皮下注射,每周用 5d,可以多次重复使用,直至 SF<1000μg/L。用法复杂和疗程较长,因此致使部分患者治疗依从性差,常因为不能耐受持续静脉给药方式而不能接受有效的祛铁治疗。此外,DFO 不能去除细胞内的铁,也不能大量转移

出转铁蛋白结合的铁,因此对于心脏的祛铁效果不理想;同时该药治疗后导致听觉、视觉和神经系统障碍等方面的副作用也限制了该药的临床使用。

去铁酮(deferiprone,DFP;商品名 Ferriprox,奥贝安可):DFP 是多种口服螯合剂中被证实与 DFO 皮下注射疗效相当的一种口服药物,临床上常用于单用或与 DFO 联用治疗铁过载。DFP 能增加泌尿系统铁的排泄,同时通过 MRI T2 * 检测证实在清除心脏过量铁方面DFP 的效果优于 DFO,能减轻心脏铁负荷,改善心室功能,有效减少心脏事件的发生。DFP 及其铁结合物的血浆清除半衰期为 47～134min,因此需要 1 日服用 3 次;其主要的副作用有粒细胞减少症、骨和肌肉疼痛、胃肠道反应以及锌缺乏等,均能通过停药或对症处理予以逆转。临床证实 DFP 与 DFO 联用疗效更好,其方法为:DFP[80～110mg](kg·d),白天用、＋DFO[40～60mg/(kg·d),晚上用,每周至少 3 次],此种联用方法的毒副作用较单用并无差异。

去铁斯若(deferasirox,DFS;商品名 Exjade)DFS 是一种新上市的口服祛铁药物,其优点为能清除游离铁、细胞内铁,并能阻止心肌细胞摄取铁,直接从心肌细胞去除多余的铁,使得血浆中非转铁蛋白持续减少;半衰期长达 8～16h,因此可每日服用 1 次即可。研究发现 20～30mg/(kg·d)的 DFS 与 DFO[至少 35mg/(kg·d),每周 5d],在治疗肝铁负荷高的患者中疗效相当。临床上最常见的副作用为皮疹、转氨酶、肌酐增高以及恶心和腹痛等消化道症状。皮疹可随着治疗的延续而消退;转氨酶高多提示 DFS 的用量不够和肝铁浓度上升,增加 DFS 用量可能会有效;肌酐增高则多提示 DFS 应该减量以减小肾脏功能的损害。

2.免疫抑制治疗

研究发现 MDS 患者早期(低危或中危 1 型患者)T 细胞克隆扩增和激活造成的骨髓微环境的免疫损伤是 MDS 早期重要发病机制之一。扩增 T 细胞不但直接抑制正常造血细胞诱导其凋亡,并可诱导一系列免疫细胞活化及抑制造血细胞的细胞因子释放,基于以上试验研究,抑制 T 细胞克隆扩增对部分 MDS 患者尤其低危者有治疗作用。采用抗胸腺细胞球蛋白(ATG)、环孢素(CsA)或两者联合的反应率为 15%-90%。低危组、年龄＜60 岁、仅需要短期输血、＋8 染色体异常、骨髓增生低下和 HLA-DR15 表型(＋)对治疗反应较好。国际 MDS 危险工作组报道免疫抑制治疗 MDS 患者血液学反应率 67%,平均缓解期 4 年。

3.表观遗传学药物

将调节表观遗传手段应用到 MDS 的治疗中,主要的治疗手段包括 DNA 去甲基化、组蛋白乙酰化等。目前,有两种低甲基化制剂在临床使用,分别是 5-氮杂胞苷和 5-脱氧氮杂胞苷(地西他滨)。美国食品和药品管理局(FDA)于 2004 年 5 月批准 5-氮杂胞苷用于低危和高危MDS 患者的治疗,批准的剂量为 75mg/(m² · d),经皮下给药,每 28d 持续 7d。在 2007 年 1月,FDA 又批准了 5-氮杂胞苷的静脉给药形式,患者每 4 周给予 1 次治疗,75mg/(m² · d),×5d。5d 治疗方案与 7d 或 10d 的治疗方案疗效类似。

地西他滨是另一种结构上与 5-氮杂胞苷类似的核苷类似物,且具有更强大的低甲基化功能。现在认为最佳的地西他滨的用药方案是:20mg/m²,静脉注射,5d,4 周为 1 个疗程。

除了 DNA 甲基化,组蛋白乙酰化在基因转录调节中也起重要作用。去乙酰化会诱导一种基因抑制的状态。这些反应是由组蛋白乙酰转移酶(histone acetyltransferases,HAT)和组蛋白去乙酰酶(histone deacetylases,HDAC)所介导的。使用 HDAC 抑制剂可诱导一种更活化的状态,从而引起基因表达。HDAC 抑制剂分为:小分子羧化物(如:VPA)、异羟肟酸(如:NVP-LAK974)、苯酰胺类(如:MS275)、环氧酮类、环状肽类和杂合分子类。由于 DNA 甲基化和组蛋白去乙酰化存在交叉反应并可协同抑制某些基因表达,DNA 甲基化抑制剂和HDAC 抑制剂联用也是治疗 MDS 的新方法之一。

4.免疫调节治疗

免疫调节药物治疗的基础是观察到这类药物有细胞因子调节和改变骨髓微环境的作用。另外,发现 MDS 骨髓中微血管密度高、新生血管形成增多,且 MDS 的早期髓系细胞可以见到血管内皮生长因子(VEGF)受体表达增高。沙利度胺(thallidomide)是第一个被应用的药物,但因为反应率低,长期应用耐受性差,多数患者因不良反应,如乏力、便秘、神经毒性和嗜睡,以及疾病进展而退出应用。现沙利度胺已很少应用于 MDS 治疗。

沙利度胺衍生物 CC5013-(Lenalidomide,雷那度胺),避免沙利度胺的神经毒性同时保留了很好的免疫调节作用,其抑制肿瘤坏死因子(TNF)等炎症因子和血管新生作用,促 T 淋巴细胞、自然杀伤(NK)细胞活化较沙利度胺更强。雷那度胺治疗 MDS 特别是伴 5q-的输血依赖性 MDS 患者有效。雷那度胺疗效与患者的年龄、病程、FAB 分型、IPSS 评分、既往治疗无关,而与细胞遗传学类型明显相关。5q-组、核型正常组、其他染色体异常组红系有效率分别为83%、57%、12%。雷那度胺 10mg/dx21d,休息 1 周,持续 2 年治疗,结果 67%脱离输血,平均血红蛋白升高 54g/L,完全细胞遗传学缓解(CCR)和部分缓解(PR)分别为 45%和 28%。雷那度胺主要不良反应是中性粒细胞减少和血小板减少。总的来说,雷那度胺对 5q-综合征、红细胞输注量少于 4U/8 周、IPSS 低危、年龄<70 岁、ECOG 积分较低的患者效果较好。

5.高强度治疗

包括细胞毒性药物(化疗)及异基因造血干细胞移植,主要用于年轻 MDS 患者及高危或进展的 MDS 治疗中。细胞毒化疗药物清除 MDS 恶性克隆,恢复正常多克隆造血,是高危组MDS 较常用的治疗方法。根据化疗药物剂量不同将化疗分为标准剂量/大剂量强化疗和小剂量化疗 2 种。

标准剂量/大剂量强化疗方案通常由 Ara-C 联合蒽环类抗生素、拓扑异构酶抑制剂或氟达拉滨中的 1 种或 2 种以上组成。虽然不同化疗方案诱导缓解率各家报道不同(15%～64%),但总体讲要低于初治 AML 患者的诱导缓解率,治疗相关病死率亦较高(可高达 20%以上)。有研究根据患者年龄>60 岁、机体状况差、骨髓增生低下 3 种危险因素分别将化疗剂量减低为标准量的 80%(有 1 种危险因素)、60%(有 2 种及以上危险因素)。结果显示标准剂量化疗组与 80%剂量组和 60%剂量组之间的 CR 率无统计学差异。虽然化疗剂量不同,60 岁以上组与 60 岁以下组总的生存期和无病生存期差异均无统计学意义,提示患者应根据个体化原则采用合适剂量,以减低早期死亡率而不影响缓解率和生存率。

由于 MDS 多见于老年人群,机体状况较差或常伴有诸如慢性肺病、心血管病及糖尿病等不适于强化疗的因素,因此小剂量化疗为这些患者延长生存期,改善生活质量提供了一种治疗方法。常用的方案有:CAG[阿柔比星 10mg/d×8d,Ara-C 10mg/m² 皮下注射 12h×14d,G-CSF 300μg/d,第 1 日起(白细胞>20×10⁹/L 时停用)]。HAG 方案[高三尖杉酯碱 2mg×8d,Ara-C 10mg/m² 皮下注射 12hX14d,G-CSF 300μg/d,第 1 日起(白细胞>20×10⁹/L 时停用)]。

异基因造血干细胞移植是唯一可能治愈 MDS 的手段,移植后患者长期无事件生存的概率为 32%～54%。与移植后预后较好相关的因素有年龄小、病程短、HLA 配型相合程度高、骨髓原始细胞＜10% 及低危核型等。IPSS 评分亦是提示移植后效果的重要参数,与 IPSS 评分低危/中危-1、中危-2、高危相对应的移植后 5 年无事件生存率分别为 60%、36%、28%。关于对移植时机选择上,对 IPSS 评分低危,中危-1 患者,研究表明延迟至疾病进展时进行移植可获得最大总体生存率。

第五节 大颗粒淋巴细胞白血病

一、大颗粒淋巴细胞白血病的分类

大颗粒淋巴细胞(large granular lymphocytes,LGLs)是具有独特形态学特征的淋巴细胞亚群,占正常成人外周血单个核细胞的 10%～15%。LGLs 中 85% 起源于 CD3⁻ 的 NK 细胞系列,其余 15% 起源于 CD3⁺ 的 T 细胞系列。两者都能介导 MHC 限制性细胞毒作用。大颗粒淋巴细胞白血病(LGL leukemian)等首先由 Loughran 于 1985 年作为一种侵犯外周血、骨髓及脾脏的慢性克隆性疾病进行描述后逐渐引起人们的重视。1993 年作者将克隆性 LGL 疾病统一命名为大颗粒淋巴细胞白血病(large granular lymphocyte leukemia,LGLL)。2001 年 WHO 造血与淋巴系统肿瘤分类标准[以下简称 WHO(2001)分类]根据细胞系列的不同将 LGLL 分为 T 细胞大颗粒淋巴细胞白血病(T-cell large granular lymphocytic leukemia,T-LGLL)和侵袭性 NK 细胞白血病(aggressive NK-cell leukemia)。2008 年新修订的 WHO 造血和淋巴组织分类标准[以下简称 WHO(2008)分类]在此基础上又增加了慢性 NK 细胞淋巴增生症(chronic lymphoproliferative disorders of NK cells)这一新的暂行实体(provisional entity)。侵袭性 T 细胞大颗粒淋巴细胞白血病(aggressive T-cell LGL leukemia)由于文献报道的病例数较少,尚未作为独立的实体列入 WHO(2008)分类之中,仅在 T 细胞大颗粒淋巴细胞白血病章节中作为其变异现象有所提及。

二、NK 细胞的发育分化途径与相关肿瘤的关系

迄今为止,人们对于正常 NK 细胞发育分化途径的认识要远远落后于对其他两类淋巴细胞(T 和 B 淋巴细胞)的认识。目前公认的经典的 NK 细胞生成模式为:骨髓中 CD34＋的造血干细胞分化为髓系祖细胞和淋系祖细胞,由淋系祖细胞再分化成 B 细胞、T 细胞、树突细胞和自然杀伤(NK)细胞。淋系祖细胞分化成 NK 细胞共分 5 个阶段:第一阶段为 NK 祖细胞(NK cell progenitor),第二阶段为 NK 前体细胞(precursor NK cell),第三阶段为未成熟 NK 细胞(immature NK cell),第四和第五阶段为成熟 NK 细胞(mature NK cell)(图 3-1)。虽然第四和第五阶段均为成熟 NK 细胞,但两者在细胞免疫表型、所在位置及功能方面均有不同。第四阶段成熟 NK 细胞 CD56 强阳性,CD16 弱阳性或阴性,主要存在于淋巴结和扁桃体,分泌大量的细胞因子,如 IFNY、TNFa 和粒一单核细胞集落刺激因子,不能介导抗体依赖的细胞介导的细胞病毒作用(ADCC)。而第五阶段成熟 NK 细胞 CD56 弱阳性,CD16 强阳性,主要存

在于外周血和脾脏,分泌少量的细胞因子,主要介导 ADCC。Oshimi 等建议将 NK 细胞肿瘤按照其起源分为两类五型。第一类为前体 NK 细胞肿瘤,包括以下二型:起源于第一和第二阶段的髓系/NK 前体细胞急性白血病、起源于第三阶段的前体 NK-淋巴母细胞白血病/淋巴瘤(precursor NK-lymphoblastic leukemia/lymphoma);第二类为成熟 NK 细胞肿瘤,包括起源于第四和第五阶段的侵袭性 NK 细胞白血病(aggressive NK cell leukemia)、鼻型 NK 细胞淋巴瘤(nasal-type NK-cell lymphoma)以及起源于第五阶段的慢性 NK 淋巴细胞增多症(chronic NK-cell lymphocytosis)(图 3-1)。WHO(2001)分类中仅描述了"NK 母细胞淋巴瘤""侵袭性 NK 细胞白血病"和"结外 NK/T 细胞淋巴瘤,鼻型"3 种 NK 细胞肿瘤,并归入"成熟 T 细胞和 NK 细胞肿瘤"分类中,而未对其他类型的 NK 细胞肿瘤进行阐述。随着对 NK 细胞肿瘤起源认识的逐步深入,WHO(2008)分类将"NK 母细胞淋巴瘤"(表达 CD4 和 CD56)重新命名为母细胞性浆细胞样树突状细胞肿瘤(blastic plasmacytoid denrritic cell neoplasm).归入"急性髓细胞白血病和相关髓系肿瘤"大类之中。而 NK 细胞肿瘤分类中除列出原有的"侵袭性 NK 细胞白血病"和"结外 NK/T 细胞淋巴瘤,鼻型"外,新增了慢性 NK 细胞淋巴增生症,至于其他 NK 细胞肿瘤只是在系列不明的急性白血病(acute leukemias of ambiguous lineage)章节中略作讨论。

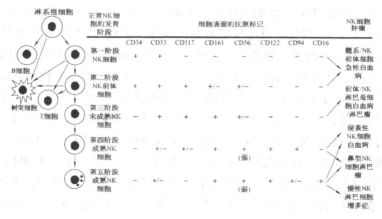

图 3-1　NK 细胞的发育分化途径与相关肿瘤的关系

近期有学者对上述经典的血细胞生成模式提出质疑,他们通过小鼠胎儿实验提出了一种新的以髓系为基础的血细胞生成模式,即骨髓中的造血干细胞最初分化为髓系—红系样共同祖细胞和髓系—淋巴样共同祖细胞,髓系—淋巴样共同祖细胞再分别经髓系-T 和髓系-B 阶段发育成 T 祖细胞和 B 祖细胞。在成年鼠的研究中还发现,胸腺中已丧失向 B 细胞分化潜能的祖细胞仍保留向巨噬细胞、T 细胞、NK 细胞及树突细胞发育的潜能,这种祖细胞被作者称之为巨噬细胞-T 祖细胞(macrophage-T progenitor)。根据这一新的血细胞生成模式,NK 细胞淋巴母细胞白血病/淋巴瘤也有可能是起源于巨噬细胞-T 祖细胞阶段。

三、大颗粒淋巴细胞白血病的临床特点与治疗策略

1.T 细胞大颗粒淋巴细胞白血病

T 细胞大颗粒淋巴细胞白血病(T-LGLL)占成熟淋巴细胞白血病患者的 2%～3%,在西方国家占所有大颗粒淋巴细胞白血病病例数的 85%左右。其病因尚未完全阐明,部分患者发

病可能与 HTLV-Ⅰ/Ⅱ反转录病毒感染有关。由于本病常与某些自身免疫病同时存在,故推测多数患者的病因为长期内源性自身抗原刺激之故。另有体外研究显示细胞内的信号传导途径如 FAS/FAS-L、磷脂酰肌醇-3 激酶(PI3K)、丝裂原活化蛋白激酶/细胞内信号调控激酶(MAPK/ERK)调控紊乱导致白血病性 LGLs 凋亡抑制也与疾病发生有关。

发病中位数年龄 60 岁,25 岁前发病<3%,73%的患者年龄范围在 45~75 岁。男女发病数大致相等。起病缓慢,呈惰性过程。大约有 60%的患者在病程中逐步出现临床症状。80%的患者可发生中性粒细胞减少;大约 45%的患者中性粒细胞绝对值<0.5×10⁹/L。中性粒细胞减少的发生机制可能与 FAS/FAS-L 诱导粒细胞成熟前凋亡、抗体或免疫复合物介导的中性粒细胞破坏、脾功能亢进以及大颗粒白血病细胞在骨髓中对髓系祖细胞的直接抑制所致。继发于中性粒细胞减少的反复细菌感染常为本病最早出现的临床表现,感染部位多为黏膜与皮肤。48%的患者存在贫血,最常见的原因是纯红再障。20%的患者可出现血小板计数减少。20%~50%的患者有脾肿大,但淋巴结累及并不常见。B 症状也相当罕见,但慢性疲劳常见。类风湿关节炎可见于 25%~35%的患者,由于多数患者病程较长,呈良性经过,因此亦有人认为临床所谓的 Felty 综合征(脾大、中性粒细胞减少、类风湿关节炎三联征)与 T-LGLL 只不过是同一疾病的不同阶段而已。遗传学研究证明两者 HLA-DR4 单体型均较普通人群为高以及1/3 的 Felty 综合征患者存在 T 细胞克隆性扩增的事实也支持这一推断。另有报道 27%的患者可发生 Sjogren 综合征,其他自身免疫病如系统性红斑狼疮、桥本甲状腺炎则相对较少见。

40%~60%的患者可检测到包括类风湿因子、抗核抗体在内的多种自身抗体和血清循环免疫复合物,高丙种球蛋白血症蛋白也甚为常见,其机制可能与恶性大颗粒淋巴细胞产生促凋亡物质及促炎症细胞因子导致 B 细胞的功能调控紊乱有关。此外,本病合并骨髓增生异常综合征、再生障碍性贫血、阵发性睡眠性血红蛋白尿症及无巨核细胞性血小板减少性紫癜等骨髓衰竭性疾病也有偶有报道,提示 T-LGLL 与这些疾病存在病因相关性。体检时重要的阳性体征常为中等程度的脾肿大。血常规检查示中性粒细胞减少,外周血大颗粒淋巴细胞一般应>2×10⁹/L。大颗粒淋巴细胞的典型的形态学特点是中等至丰富的胞质,胞质含有细致或粗糙的嗜天青颗粒,超微结构检查显示这些嗜天青颗粒为平行的管状排列。嗜天青颗粒中含有一些能使细胞溶解的蛋白质如穿孔素核粒酶 B。然而,即使在同一患者的大颗粒淋巴细胞颗粒也并非完全一致,部分细胞的颗粒可以粗大,而另一部分细胞则细小,甚至有的细胞没有嗜天青颗粒。核仁一般偏离中心。

骨髓检查除发现较多与血片类似的大颗粒淋巴细胞外,骨髓活检显示大颗粒淋巴细胞主要为间质性浸润,罕见结节状生长方式。大约 50%的病例可见造血组分正常或减少,但在保留造血部位,血细胞组分轻度增高。骨髓网状纤维轻至中等度增生。粒细胞系列常有成熟障碍。

脾脏红髓及髓索有 LGL 浸润,浆细胞亦多见。肝脏可有肝窦浸润,并累及汇管区。

T-LGLL 典型的免疫表型为共同表达 CD3⁺CD8⁺CD57⁺,大多数病例亦表达 TCRαβ。罕见的免疫表型有 CD3⁺CD4⁺CD8⁺CD57⁺TCRαβ⁺;CD3⁺CD4⁺CD8⁻CD57⁺TCRαβ⁺;CD3⁺CD4⁻CD8⁻CD57⁺TCRγδ⁺。CD5 和 CD7 表达通常减弱或消失,这一点可有助于与反应性大颗粒淋巴细胞增多相鉴别。超过 50%的患者 NK 细胞相关 MHCⅠ型受体 CD94/NKG2 和 KIR

家族检测阳性,而且 KIR 阳性病例通常一致表达单一形式的异构体,这进一步表明增殖细胞的单克隆特性。此外,T-LGL 还表达细胞毒效应蛋白 TIA1、粒酶 B 和粒酶 M。

为了证明 T-LGL 是否起源于单一克隆,国外近年尝试一些新的分子生物学方法并取得一定进展。如采用 Southern blotting 检测 TCRβ 基因限制性片段长度多态性(RFLP)、PCR 检测 TCRγ 基因重排、RT-PCR 分析 vβ 谱系已成为 T 细胞恶性肿瘤诊断的最常用技术。最近研制成功的直接抗 Vβ 谱系的单克隆抗体系列对于 T 细胞的克隆性检测也有很高价值。

骨髓细胞遗传学检查多数患者为正常染色体核型。<10% 的患者可发现异常核型,包括 3、8 和 14 号三体,6 号和 5q 缺失,以及 12p 和 14q 倒位。

T-LGLL 的诊断主要根据持续存在的大颗粒淋巴细胞增多、免疫表型特征以及大颗粒淋巴细胞单克隆性起源的证据。临床上如遇到不明原因外周血大颗粒淋巴细胞 $>2\times10^9$/L 持续 6 个月以上的患者,即应考虑本病的可能,应进一步作免疫表型和分子生物学检测,以排除反应性淋巴细胞增多症。少数患者外周血大颗粒淋巴细胞虽未达到 2×10^9/L,但如其他条件符合,特别是能证明增多的大颗粒淋巴细胞是克隆性扩增,也可诊断本病。

由于 T-LGLL 的病程呈惰性过程,对于早期无症状患者予以观察等待(watch and wait)的策略。需要治疗的指征包括反复感染、严重中性粒细胞减少、有症状的贫血和血小板减少、有症状的脾肿大以及出现全身症状。小剂量甲氨蝶呤每周 10mg/m² 单药治疗已证明是有效的诱导治疗方法,大约 50% 的患者可获得完全反应,但此后需要调整剂量给药才能维持其疗效。如选择环磷酰胺 50~100mg/d 或环孢素每日 5~10mg/kg 与甲氨蝶呤同样有效。治疗应该持续至少 4 个月未见疗效才考虑变更治疗方案,其原因是以上治疗药物可能通过免疫调控起效,而不是针对白血病细胞的细胞毒作用。国外有一些研究机构将环孢素作为首选药物,但环孢素在老年患者的毒副作用要大于小剂量甲氨蝶呤或环磷酰胺。因此,经环孢素治疗的患者一旦中性粒细胞恢复正常,就应逐渐减少至最低维持剂量。类固醇激素单独治疗本病也有效,但疗效低于甲氨蝶呤、环磷酰胺或环孢素。如将类固醇激素与甲氨蝶呤或环磷酰胺联合应用,可以在治疗的 1 个月就迅速缓解 B 症状及改善造血功能。但由于类固醇激素副作用较多,一般不推荐超过 1 个月的大剂量给药方案。

造血生长因子如 EPO、GM-CSF、G-CSF 对于改善贫血和中性粒细胞减少有一定疗效,也作为一线推荐药物。

国外用于二线治疗的药物有氟达拉滨、2-氯脱氧腺苷(2-chlorodeoxyadenosine)、脱氧助间型霉素(deoxycoformycinpentostatin, pentostatin)等。

Tipifarnib 属法尼基转移酶(farnesyltransferase)抑制剂。一项由 NCI 主持的治疗有症状 T-LGLL 的 Ⅱ 期临床试验已经完成。患者口服 tipifarnib 300mg,每日 2 次,连续用药 21d,28d 为 1 个疗程。4 个疗程后取得 CR 患者再接受 1 个疗程的治疗;取得 PR 患者再接受 4 个疗程的治疗。

研究表明所有的大颗粒淋巴细胞白血病和 NK 细胞白血病的异常细胞都表达 CD52,国外近年已有使用抗 CD52 单抗(alemtuzumab,Campath)治疗难治性 T-LGLL 获得成功的报道。作为一线治疗的临床试验已正在进行中,Alemtuzumab 用法为每日 10mg,静脉给药,连续 10d,3 个月后评估疗效。

CD2 是一种表达于成熟 T 细胞、NK 细胞和胸腺细胞的玫瑰花受体，sipilizumab 是人源化抗 CD2 单抗，两项 I 期临床试验已证明对包括 T-LGLL 在内的难治与复发 CD2$^+$ T 细胞淋巴瘤/白血病有效。

CD122 是 IL-2 和 IL-15 受体的共同亚单位，由于 IL-2 和 IL-15 涉及 T-LGLL 的增殖、存活及细胞毒等病理机制，直接针对 CD122 的人源化单抗 MIK-β-1 治疗 T-LGLL 的临床试验也正进行中。

表 3-11 为国外目前正在开展的大颗粒淋巴细胞白血病治疗的临床试验方案

表 3-11　大颗粒淋巴细胞白血病治疗的临床试验方案

治疗	组织者	方案
I 期		
MIK-β-1	NCI	
sipilizumab（MEDI-507）	NCI	抗 CD2 人源化单抗
II 期		
ECOG 5998	NCI/ECOG	口服甲氨蝶呤＋泼尼松，或口服环磷酰胺＋泼尼松
tipifarnib	罕见疾病管理处	法尼基转移酶（farnesyltransferase）抑制剂
alemtuzumab	NHLBI	人源化抗细胞表面糖蛋白 CD52 单抗
甲氨蝶呤/氟达拉滨	德国 CLL 研究组	甲氨蝶呤皮下注射，每周 1 次，无效者接受氟达拉滨治疗
环孢素	NCI	口服环孢素：治疗前和治疗后 12 周分析基因表达变化
alemtuzumab/pentostatin	anderson cancer center	alemtuzumab 30mg，IV 每周 3 次，共 3 个月；pentostatin4mg/m^2，IV 每周 1 次，共 4 周，然后每 2 周 1 次

脾切除术对患者的难治性血细胞减少、脾脏肿大引起腹部不适症状有明显改善作用，但不能清除体内恶性 T-LGL 克隆。

2.侵袭性 T 细胞大颗粒淋巴细胞白血病

侵袭性 T 细胞大颗粒淋巴细胞白血病至今为止文献报道的病例数不多，因此尚未作为独立的实体列入 WHO(2008)分类之中，但该分类将其作为 T-LGLL 的变异现象有所提及。

侵袭性 T-LGLL 无论在发病年龄、临床表现、治疗反应及预后等方面均与惰性 T-LGLL 有显著不同。文献报道中本病曾使用的术语有 CD3$^+$ CD56$^+$ 侵袭变异型 T 细胞大颗粒淋巴细胞白血病(CD3$^+$ CD56$^+$ aggressive variant T-cell LGL leukemia)、侵袭性 T 细胞大颗粒淋巴细胞淋巴瘤(aggressive lymphoma of T-cell LGLs)、侵袭性急性大颗粒淋巴细胞白血病(aggressive acute LGL leukemia)以及 NK 样 T 细胞大颗粒淋巴细胞白血病(NK-like T-cell LGL leukemia)。

侵袭性 T-LGLL 发病中位年龄为 41 岁(9～64 岁)。多数患者临床上表现为迅速出现的 B 症状及肝、脾肿大、淋巴结病变。血常规检查淋巴细胞增多、程度不同的贫血和(或)血小板减少。以下临床和实验室检查特征有助于本病的诊断：外周血大颗粒淋巴细胞＞0.5×10^9/L，大部分患者＞$1.0×10^9$/L；免疫表型 $CD3^+CD8^+CD56^+TCR\alpha\beta$ 或变异型，证明有 $TCR\beta$ 和 $TCR\gamma$ 基因克隆性重排，临床表现与侵袭性 NK 细胞白血病更为相似。但后者的特点是不表达膜表面 CD3(sCD3-)，TCR 基因呈原型(germiline configuration)，细胞内可检测到克隆性游离 EV 病毒。此外，侵袭性 NK 细胞白血病在亚洲人群中更为流行。

患者总体预后差，中位生存期为 2 年。应用常规剂量的全身化疗方案疗效常不佳。文献报道采用强烈的急淋诱导治疗方案并给予中枢神经系统预防，获得首次缓解后即行造血干细胞移植有可能改善预后。

3.慢性 NK 细胞淋巴增生症

慢性 NK 细胞淋巴增生症(chronic lymphoproliferative disorders of NK cells，CLPD-NK)是 WHO(2008)造血与淋巴组织肿瘤分类标准中新列的疾病实体。CLPD-NK 约占所有大颗粒淋巴细胞疾病的 5% 左右。其特征是在无明确病因的情况下外周血 NK 细胞≥$2×10^9$/L 持续 6 个月以上，而这些增殖的 NK 细胞是肿瘤性的还是反应性的目前仍无法确定。鉴于 CLPD-NK 本质不明，WHO(2008)分类特别指出这是一种暂行的疾病实体。CLPD-NK 以往命名比较混乱，曾被称之为"慢性 NK 淋巴细胞增生症"、"慢性 NK 大颗粒淋巴细胞淋巴增殖性疾病"、"NK 细胞大颗粒淋巴细胞增殖性疾病"、"NK 细胞大颗粒淋巴细胞增生症"、"惰性大颗粒 NK 细胞淋巴增殖性疾病""慢性 NK 细胞白血病"等。

患者发病无明显性别差异，中位年龄为 60 岁。病变主要累及外周血和骨髓。多数患者临床表现为外周血大颗粒淋巴细胞计数持续增高而不伴有发热、肝脾肿大以及淋巴结肿大。外周血大颗粒淋巴细胞绝对值中位数为 $2.3×10^9$/L。部分患者可有血细胞减少，以中性粒细胞减少和贫血为多见，但发生率与严重程度均较 T-LGLL 为低。淋巴结肿大、肝和脾肿大以及皮肤损害少见。CLPD-NK 也可与实体瘤、造血系统肿瘤、脾切除、神经病变和自身免疫病并存。

CLPD-NK 患者的外周血 NK 细胞形态中等大小，圆的核仁，染色质凝集，胞质轻度嗜碱性，含有细致或粗糙的嗜天青颗粒。骨髓活检在窦内和间质可见到以小的、轻微不规则的核和中等量淡染的胞质为特征的细胞浸润，但这些病理变化常需增加免疫组化染色才易发现。

免疫学标记检测膜表面 CD3 阴性，但细胞质 CD3e 常为阳性，CD16 阳性，CD56 常为弱表达，细胞毒标志 TIA1、粒酶 B、粒酶 M 阳性。CD2、CD7、CD57 减弱甚至消失。CD5 和 CD8 可以呈异常表达。NK 细胞受体(NKR)中的 KIR 家族表达异常，限制性 KIR 同源异构体(isoform)表达和 KIR 完全缺如都能见到。KIR 阳性病例优先表达活化的受体同源异构体。其他 NKR 异常包括表达一致明亮的 CD94/NKG2A 杂二聚体以及 CD161 表达减弱。

多数病例染色体检查为正常核型。未见免疫球蛋白基因和 T 细胞受体基因重排。CLPD-NK 与侵袭性 NK 细胞白血病不同，EB 检测为大多阴性。

目前国内外尚无 CLPD-NK 的统一诊断标准，日本学者 Oshimi 总结文献提出只要外周血 sCD3-CD56$^+$/-CD16$^+$ 的 NK 细胞＞$0.6×10^9$/L，持续时间超过 6 个月即可做出诊断。

患者一般临床呈惰性过程，但也有一些患者在疾病进展过程中出现淋巴细胞增生和血细胞减少加重。文献报道偶有自发性缓解患者，少数转化为侵袭性 NK 细胞疾病的病例多见于慢性活动性 EB 病毒感染者，这些患者常表现为对蚊子叮咬过敏或患有种痘样水疱病(hydroa vacciniforme)。

CLPD-NK 至今未有临床试验的报道可供借鉴,多数研究者将免疫抑制治疗作为一线推荐。

4.侵袭性 NK 细胞白血病

侵袭性 NK 细胞白血病(aggressive NK-cell leukemia,ANKL),又称为 NK 细胞大颗粒淋巴细胞白血病。是一种 sCD3-的肿瘤,占所有大颗粒淋巴细胞增殖性疾病的 10% 左右。本病由 Fernandez 等于 1986 年首先描述,1988 年 Imamura 等报道 4 例并复习文献,认为这是一种未曾认识的新的疾病实体。

ANKL 在亚洲地区相对较多见,患者多为青少年,文献报道的中位年龄在 39~42 岁。男女发病大致相当。发病因素可能与 EB 病毒感染有关。患者常表现为发热、全身症状及白血病血象,外周血中白血病细胞比例高低不一,少数可高达 80% 以上。贫血、中性粒细胞减少、血小板减少较为常见。肝、脾常肿大,全身淋巴结亦可肿大。但皮肤病变较为少见。患者可合并凝血异常(如 DIC)和噬血细胞综合征,并导致肝脏和其他多器官衰竭。血清中 Fas 配体水平常明显升高。少数病例可能系结外 NK/T 细胞淋巴瘤或由 CLPD-NK 转变而来。实验室检查白血病细胞比正常大颗粒淋巴细胞略大,有些含不规则、染色质较深的核,核仁清楚或不明显,胞质丰富,淡染或略呈嗜碱性,含细致或粗糙的嗜天青颗粒。噬血现象易见。骨髓累及为巨块、局灶或微量的肿瘤细胞浸润,伴有噬血细胞综合征的病例可能夹杂反应性组织细胞。在组织切片上,白血病细胞呈弥漫、片状破坏性浸润。细胞形态常较单一,核圆形或不规则,染色质致密,可见小核仁。还常混有凋亡小体,坏死常见,可伴有或不伴有血管浸润。免疫表型检测肿瘤细胞呈 $CD2^+$,胞膜 $CD3^-$,胞质 CD3ε、CD56 和细胞毒性分子阳性,CD11b 和 CD16 也常阳性,而 CD57 通常阴性。如 CD94 阳性,提示细胞起源于成熟阶段。以上免疫表型特征与结外 NK/T 细胞淋巴瘤/鼻型相似。

大多数病例中 EB 病毒呈单克隆形式。T 细胞受体基因呈原型(germline configuration)。细胞遗传学检查常可见女性 X 染色体失活、del(6q),比较基因组杂交可发现有重现性染色体获得和丢失的区域,提示为克隆性疾病。

国外学者提出诊断 ANKL 应符合以下 3 条:①形态学:外周血和骨髓可见较大、尚未完全成熟的淋巴细胞,这些细胞胞质丰富淡染,有嗜天青颗粒,核染色质细致,偶见核仁。②免疫表型:胞膜 $CD3^-$,胞质 CD3E+/-、$CD56^+$ CD16-/+$CD57^-$,③遗传学:TCR-β 和 IgH 为原型。

大多数患者呈侵袭性、暴发性的临床过程。尚无标准的治疗方案,一般采用中高度恶性 NHL 化疗方案疗效常不佳,多数患者在几周至 6 个月内死亡。异基因造血干细胞移植有少数成功的个案报道。

第四章 消化系统疾病

第一节 炎症性肠病

炎症性肠病（inflammatory bowel disease，IBD）包括溃疡性结肠炎（unclerative colitis，UC）和克罗恩病（Crohn's disease，CD），是一种特发性慢性肠道炎症性疾病。由于其临床表现纷繁复杂和病程迁延，有出血、穿孔、梗阻、炎症、营养不良和癌变等并发症，显著影响患者的生活质量，因此诊断治疗均十分棘手，在世界范围内都倍受重视，欧美国家 IBD 诊治指南每 4 年更新一次。欧美因其丰富的医疗资源，使诊断手段较为健全，治疗药物较为昂贵和全面，外科手术较为普遍，但仍存在费效比率和长期并发症等问题的困扰。而我国对 IBD 关注和研究随着疾病发病率逐年增高，但各级医疗机构对其认识起点不一、医疗资源参差不齐，因此提高对 IBD 诊治水平是我们面临的重要任务和挑战。

一、流行病学

IBD 在西方国家较为常见，发病率最高地区是北欧、北美和英联邦，欧洲中南部、拉丁美洲、日本、韩国也呈逐年上升趋势。据欧洲多中心 IBD 合作组报道，UC 年发病率 7.0/10 万，CD 为 3.9/10 万，每年新增患者 UC 为 50000～68000 例，CD 为 23000～41000 例。美国和加拿大 UC 和 CD 的年发病率 8.8～14.6/10 万和 7.8～14.8/10 万，总体上北部发病率较南部高。在亚洲，UC 和 CD 年发病率分别为 1～2/10 万，0.5～1/10 万，UC 较 CD 常见。IBD 有轻微的性别差异，CD 女性高于男性，UC 则男性略高。青春后期或成年初期是 IBD 主要的发病年龄段。

IBD 有明显家族聚集性和种族差异，是一种多基因遗传性疾病。白种人发病率较高，而黑种人、黄种人则较低；在同一地区，犹太人较非犹太人高出 2～6 倍，经济发达地区发病危险性高于落后地区，城市高于农村。通常 IBD 一级亲属中发病率是普通人群 30～100 倍。在英国和丹麦 322 对双胞胎的调查中发现单卵双生子比双卵双生子易发病，UC 发病率分别为 10% 和 3%，CD 则为 30% 和 7%。但事实上并非 100% 单卵双生子均发病。移民学研究提示，南亚裔发病率低，但移居至英国后 IBD 发病率增高，表明环境因素起着重要作用。虽然 IBD 有家族聚集性现象，但仅部分 IBD 患者有阳性家族史，因此需进一步研究家族性和散发性发病的差异。在 IBD 基因的研究中已发现 CD 的第一个确切易感基因位于 16q12，称为 IBD1，即 NOD2/CARD15，它介导细胞凋亡，诱发 NF-κB 的活化，从而导致肠黏膜炎症损伤。其他较明确基因位于染色体 10q23 的 DLG5 基因，5q 的 SLC22A4/5 基因、HLA 基因等。易感基因的研究有利于揭示免疫紊乱的基础，寻找新药物的干预靶点，以及个性化治疗。

在环境因素中，吸烟与 IBD 的发病关系密切，吸烟对 UC 者似乎起保护作用，不仅主动吸烟者 UC 发病率比不吸烟者低,而且在被动吸烟者中发病率也降低,CD 吸烟者临床表现及预后均较非吸烟者差,提示 UC 和 CD 的发病机制有所不同,机制有待进一步研究。口服避孕药者与 IBD 发病可能有关,与用药时间呈正比。阑尾切除者和母乳喂养者患 IBD 的危险性低于对照组,快餐、奶油、油炸食物、咖啡、低纤维饮食等食物结构与 IBD 的关系尚未取得统一意见。此外使用蠕虫治疗 IBD 已取得一定疗效,蠕虫感染是否与 IBD 发病存在负相关有待进一步证实。由于我国近年来 IBD 发病率呈上升趋势,也可能与生活习惯和饮食结构改变有关。

从流行病学调查研究提示 IBD 是"先天易感性"和"后天环境因素"相互作用综合结果。

二、临床表现

一般起病缓慢,少数急骤。病情轻重不一。易反复发作,发作的诱因有精神刺激、过度疲劳、饮食失调、继发感染等。

(一)腹部症状

1.腹泻

血性腹泻是 UC 最主要的症状,粪中含血、脓和黏液。轻者每日 2～4 次,严重者可达 10～30 次,呈血水样;腹泻为 CD 常见症状,一般无脓血或黏液,与 UC 相比,便血量少,鲜红色少。

2.腹痛

UC 常为左下腹或下腹部阵发性痉挛性绞痛,疼痛后有便意,排便后疼痛暂时缓解。绝大多数 CD 均有腹痛,性质多为隐痛、阵发性加重。以右下腹多见,与末端回肠病变有关,其次为脐周或全腹痛。餐后腹痛与胃肠反射有关。少数首发症状以急腹痛症手术,发现为克罗恩病肠梗阻或肠穿孔。

3.里急后重

因直肠炎症刺激所致。

4.腹块

部分 CD 可出现腹块,以右下腹和脐周多见,由于肠粘连、肠壁和肠系膜增厚、肠系膜淋巴结肿大所致,内瘘和腹内脓肿等均可引起腹块。

5.肛门症状

CD 偶有肛门内隐痛,可伴肛旁周围脓肿、肛瘘管形成。

6.其他表现

有恶心、呕吐、纳差等症状。

(二)全身症状

1.贫血

常伴轻度贫血,疾病急性暴发时因大量出血,致严重贫血。

2.发热

急性重症病例常伴发热和全身毒血症状,CD 者间歇性发热出现,为活动性肠道炎症及组织破坏后毒素吸收所致。

3.营养不良

因肠道吸收障碍和消耗过多,常引起患者消瘦、贫血、低白蛋白血症等症状。年幼时患病者伴有生长受阻表现。

（三）肠外表现

20％～40％患者有其他器官的受累，包括骨关节炎、骨软化症、皮肤结节性红斑、坏疽性脓皮病、口腔溃疡、巩膜炎、葡萄膜炎、原发性肝硬化性胆管炎、慢性胰腺炎等。

（四）体征

UC轻型者或在缓解期可无阳性体征。重型可有发热、脉速的表现，左下腹或全腹部可有压痛，伴肠鸣音亢进，常触及如硬管状的降结肠或乙状结肠。若出现腹部膨隆、叩诊鼓音，触诊腹肌紧张和压痛，伴发热、脱水、心动过速和呕吐等，应考虑中毒性巨结肠。CD者腹部可扪及腹块，可有急性或慢性胃肠道梗阻、肠穿孔或消化道出血体征，常有肛门周围炎症的体征。

三、辅助诊断

（一）实验室检查

1.血液检查

常见贫血，贫血程度和炎症活动相关。急性期中性粒细胞增多。CD者贫血与铁、叶酸和维生素 B_{12} 等吸收减少有关。由于血浆第 V、Ⅶ、Ⅷ因子的活性增加和纤维蛋白原增加，血小板数常明显升高，1％～6％IBD者可发生血小板性血栓，且多为深静脉血栓（>60％）。严重者白蛋白降低与疾病活动有关。血沉增快，C反应蛋白升高，随疾病治疗稳定后显著下降。

2.粪便检查

肉眼检查常见血、脓和黏液。涂片镜检可见红、白细胞。钙卫蛋白主要存在于中性粒细胞内，具有抑制真菌和细菌的作用，肠道炎症时，粪便中钙卫蛋白明显增高，与疾病严重程度有较好相关性。粪乳铁蛋白对诊断IBD也有较高的敏感性和特异性。

3.免疫学检查

抗中性粒细胞核周胞质抗体（antineutrophil cytoplasmic，pANCA）和抗酿酒酵母菌抗体（phosphopeptodo mannan，ASCA）在临床上常应用于诊断IBD，但由于诊断敏感性不强，应用价值有一定限制。ANCA在系统性血管炎、原发性硬化性胆管炎、自身免疫性肝炎、胶原性结肠炎、嗜酸粒细胞性结肠炎等疾病也可检出。与血管炎不同，ANCA的滴度与疾病的活动性无相关性。ASCA是一种对CD有较高特异性的抗体，也与疾病活动性无关。但两者可能均与遗传易感性有关。OmpC是埃希大肠杆菌外膜孔道蛋白，抗OmpC抗体多见于CD内穿孔者，抗I2抗体为抗荧光假单胞菌抗体，阳性者可能表明CD者易发生纤维狭窄。以上4项指标联合应用可增加CD诊断的准确性，对疾病诊断、活动性或预后可能有潜在意义。其他抗体有抗胰腺腺泡抗体（PAB）、抗鞭毛蛋白（CBirl）抗体，抗昆布二糖碳水化合物（ALCA）、抗壳二糖碳水化合物（ACCA）和抗甘露二糖碳水化合物（AMCA）等。

（二）影像学检查

影像学检查对IBD的初发、复发病例的诊断、疗效评价及并发症检测有独特的作用，判断疾病范围、程度、有无梗阻及黏膜异常，有益于制订治疗方案。

1.钡剂灌肠检查

UC早期见结肠黏膜紊乱、结肠袋形加深、肠壁痉挛、溃疡引起的外廓小刺或锯齿形阴影；晚期结肠袋形消失、管壁呈水管状、管腔狭窄、结肠缩短、息肉致充盈缺损等。但急性期及重型患者应暂缓进行,以免诱发中毒性巨结肠,甚至穿孔。在 CD 诊断中,特别是肠腔狭窄内镜检查无法通过时,更具有重要作用。表现为胃肠道僵硬、裂隙状溃疡、黏膜皱襞破坏、卵石征、假息肉、瘘管形成等,病变可呈节段性分布,单发或多发性不规则狭窄和扩张。但对肠外病变,如脓肿和瘘管则敏感性低。

2.X 线腹部平片

可见肠襻扩张和肠外块影,当横结肠肠腔直径>5mm,应疑诊中毒性巨结肠。

3.小肠钡剂造影

小肠钡剂造影(small-bowel enema,SBE)检查活动期 CD 见小肠黏膜皱襞粗乱、裂隙状、带状或纵行溃疡、鹅卵石症、假息肉、多发性狭窄、瘘管形成等 X 线征象,病变呈节段性分布。由于病变肠段激惹及痉挛,钡剂很快通过而不停留该处,称为跳跃征;钡剂通过迅速而遗留一细线状影,称为线样征,该征亦可能由肠腔严重狭窄所致。由于肠壁深层水肿,可见填充钡剂的肠襻分离。

4.CT 和 MRI

腹部计算机体层成像(computed tomography,CT)及磁共振成像(magneticresonance imaging,MRI)扫描速度快,减少肠腔蠕动和呼吸运动的伪影,重建和后处理功能提高了对肠道病变的诊断能力。不仅可以显示肠腔黏膜病变,对肠壁厚度进行测量(大于 6mm 有意义),显示肠壁及肠腔外病变,发现内镜难以发现的并发症(系膜脂肪、瘘管、脓肿、狭窄),静脉内注射造影剂后肠壁的分层强化,表现为"双晕征",表明黏膜下层水肿。肠系膜血管增多、扩张、扭曲,"木梳征"表现,提示肠腔周围的充血和肠壁的炎症。CD 肠黏膜的溃疡和肠壁增厚以肠系膜侧为重,称偏心性增厚,随着病情发展,对侧肠壁也明显增厚。MRI 是诊断 CD 复杂性瘘管和脓肿的重要手段,并能评价肛门内外括约肌的完整性。由于 MRI 无电离辐射,特别是对年轻及儿童 IBD 患者,更适合作为长期随访手段,在临床上具有很好的应用前景。

(三)超声检查

腹部超声因无创、简便易行、价格低廉、具有多维观察病灶能力等特点,因此对 IBD 这种需终身随访、多次复查的疾病具有诊断筛查和随访的明显优势。欧洲和北美国家已把超声检查纳入为 CD 的常规检查。常规超声及口服造影剂超声造影诊断 CD 的敏感性分别为 91.4% 和 96.1%,而对肠道狭窄病变的诊断敏感性则分别为 74% 和 89%。超声检查的缺点则是结果判断带有一定的主观性,采用计算机软件对观察结果进行定量处理,可望提高对 CD 活动性判断的准确性。

UC 常见于左下腹的肠壁增厚,大于 4mm,主要为黏膜层和黏膜下层增厚,肠壁内血流信号异常增多,肠壁层次则保持正常。CD 典型表现:①肠壁增厚(大于 4mm)。受累肠壁横切面呈"靶环征",纵切面呈"水管征"或"三明治"征,正常肠壁五层结构模糊或消失。②受累肠管僵硬,肠壁蠕动减少或消失。③肠周感染可见"爬行脂肪征"。④瘘可见肠壁低回声通道或低回声区,内含气体和(或)粪便高回声,可侵入邻近脏器。其他常见表现还有肠系膜淋巴结肿大、炎性息肉、腹腔积液和脓肿。

腔内超声能直接观察消化道管壁各层内部结构,探查肛管周围组织结构及周围肿大淋巴结等,帮助疾病的鉴别诊断,对病变提供全面综合的评估。

（四）内镜检查

对本病诊断有重要价值,对早期病变的敏感性高于放射学检查,也是获取组织学检测的主要手段,但在急性期重型患者应暂缓进行,以防穿孔。可用于鉴别 IBD 和肠道感染、肠系膜缺血和肿瘤等疾病。适用于明确病变活动度或范围、部位,有利于制定治疗方案及了解黏膜愈合程度,评估治疗反应和预防复发、筛查肿瘤等。

UC 结肠镜中表现:病变多从直肠开始,呈连续性、弥漫性分布;黏膜血管模糊、水肿及附有脓性分泌物,呈细颗粒状;病变严重处自发性出血、糜烂和多发性浅溃疡;慢性病变见假性息肉,结肠袋变钝或消失。CD 内镜中表现节段性、非对称性分布黏膜炎症,纵形或阿弗他溃疡,鹅卵石样增生,肠腔狭窄僵硬等改变,而周围黏膜正常。

胶囊内镜优点为非侵袭性,直接观察到小肠表面的黏膜病变、部位及病变范围。对发现早期小肠黏膜表面病变比其他检查的敏感性更高,但约 10% 的健康患者中亦可发现黏膜中断及糜烂。因此,胶囊内镜并不能作为 CD 诊断的独立依据。通常认为,若发现小肠多发性阿弗他溃疡,环形、线形或不规则溃疡≥3 个,或发现狭窄,则应当考虑 CD 的诊断。同时可作为小肠 CD 治疗疗效的观察。

小肠镜最主要的优势是可以取活检以及镜下治疗,有助于确定 CD 病变的范围和深度,鉴别小肠肿瘤、小肠溃疡等。由于其创伤性,应实行胶囊内镜优先原则,作为行小肠镜的筛选手段。

如有上消化道症状,应行胃镜检查。

（五）黏膜病理活检

内镜下取活检包括炎症和非炎症区域,以确定炎症是否节段性分布。UC 活动期时黏膜组织中见大量中性粒细胞、嗜酸粒细胞和慢性炎细胞浸润,可有隐窝炎和脓肿形成,黏膜中杯状细胞减少,黏膜表层糜烂、溃疡形成和肉芽组织增生。缓解期中性粒细胞消失,隐窝结构紊乱,腺上皮和黏膜肌层间隙增宽、潘氏细胞化生。CD 典型病理改变包括裂隙状溃疡和阿弗他溃疡、非干酪样性肉芽肿、固有膜炎性细胞浸润、黏膜下层增宽、淋巴细胞聚集、淋巴管扩张,而隐窝结构大多正常,杯状细胞不减少。手术切除的肠段可见穿透性炎症,肠壁水肿、纤维化以及系膜脂肪包绕,局部淋巴结有肉芽肿形成。非干酪性肉芽肿是诊断 CD 的主要标准之一,但活检标本中该病变发现率仅 15%～36%。

四、诊断

（一）诊断内容

IBD 的诊断应包括临床类型、病变分布和范围、疾病严重度、活动性以及肠外表现和并发症,以便更好地选择治疗方案和评估预后。

UC 的临床类型包括初发型、慢性复发型、慢性持续型和爆发型。病变分布和范围分为直肠炎、直肠乙状结肠炎、左半结肠炎以及全结肠炎。UC 严重度采用 Truelove-Witts 分度(表4-1),活动性采用 Sutherland 等活动指数评分(表 4-2)。

表 4-1 Truelove-WittsUC 分度

项目	轻度	中度	重度
粪便	<4 次/d		>6 次/d
便血	轻或无		重
体温(℃)	<37.5	介于轻度和重度之间	>37.8
脉搏(次/min)	<90		>90
血红蛋白(g/L)	<11.5		<10.5
血沉(mm/h)	<20		>20
C 反应蛋白(mg/L)	正常		>30

表 4-2 SutherlandUC 疾病活动指数

项目	计分			
	0	1	2	3
腹泻	正常	超过 1~2 次/d	超过 3~4 次/d	超过正常 5 次/d
便血	无	少许	明显	以血为主
黏膜表现	正常	轻度易脆	中度易脆	重度易脆伴渗出
医师评估病情	正常	轻	中	重

注:总分小于 2 分症状缓解,3~5 分轻度活动,6~10 分中度活动,11~12 分重度活动。

CD 临床类型包括狭窄型、窦道型、无狭窄型和无窦道型(炎症反应型)以及肛周病变,各型可有交叉或互相转化。病变部位分为回肠、结肠、回肠和结肠以及上消化道病灶型。其严重度与活动度关系密切,推荐 Harvey-Bradshow 活动指数(简化 CDAI)作临床评分(表 4-3)。

表 4-3 简化 CDAI 计算法

临床表现	评分标准
一般情况	0 良好 1 稍差 2 差 3 不良 4 极差
腹痛	0 无 1 轻 2 中 3 重
腹泻	稀便每日 1 次记 1 分
腹块	0 无 1 可疑 2 确定 3 伴触痛
并发症	关节痛、虹膜炎、结节性红斑、坏疽性脓皮病、阿弗他溃疡、裂沟、瘘管及脓肿,每种症状记 1 分

注:总分小于 2 分症状缓解,3~5 分轻度活动,6~10 分中度活动,11~12 分重度活动。

(二)诊断思维

全面的病史回顾及体格检查,辅助检查包括血液、粪便、内镜及影像学检查等均有助于排除其他病因,明确诊断。IBD 的诊断标准为:①出现典型临床表现为临床疑诊,要求进一步检查。②临床表现加影像学或内镜检查支持为拟诊。③拟诊的基础上,需排除其他疾病(表 4-4)。④排除上述疾病拟诊基础上,发现典型的组织病理学表现即为确诊。对结肠镜检查发现的轻度直、乙结肠炎不能等同于 UC,需认真检查病因,观察病情变化。当肠道病变不典型时,较难鉴别,可暂诊断为"未定型结肠炎"。有报道 5% 的病例在诊断为 CD 后 1 年内被重新诊断为 UC。在"未定型结肠炎"中,经随访诊断 10%～40% 最后确诊为 CD。对于一些难以与 IBD 鉴别的疾病,为明确诊断推荐进行 3～6 个月密切随访。

表 4-4　UC 和 CD 的主要鉴别诊断的疾病

	UC	CD
主要鉴别诊断	急性自限性结肠炎(ASLC)、阿米巴性结肠炎、血吸虫病、CD、结肠癌、肠易激综合征、肠结核、NSAID 肠病	肠结核、Behcets 病、UC、NSAID 肠病、IBS、乳糜泻
其他鉴别诊断	感染性结肠炎、缺血性结肠炎、放射性结肠炎、过敏性紫癜、胶原性结肠炎或淋巴细胞性结肠炎、Bechets 病、HIV 结肠炎	缺血性结肠炎、镜下结肠炎、放射性结肠炎、改道性结肠炎、慢性憩室炎、药物性肠病(如 NSAIDs)、嗜酸细胞性肠炎、肠道淋巴瘤和肠癌

(三)鉴别诊断

1.UC 与急性自限性结肠炎

各种致病菌感染.如痢疾杆菌、沙门菌、耶尔森菌、空肠弯曲菌和阿米巴滋养体等,通常在 4 周后均能恢复正常。急性发作时可有发热、腹痛、腹泻、黏液血便,虽然粪便检查分离致病菌阳性率低于 50%,但致病菌检查有助于诊断,同时抗生素治疗有良好疗效。内镜中炎症分布多不均匀,可见片状充血水肿、糜烂或溃疡,结肠黏膜隐窝结构通常正常,固有层以多形核细胞浸润为主。对弥漫性炎症改变而粪便培养阴性仍不足以诊断 UC,应随访 6 个月,观察慢性炎症的临床与组织学征象。

2.CD 与肠结核

由于 CD 和肠结核在临床表现、内镜检查、放射学和病理学检查方面表现相似,两种疾病相互误诊率可达 50%,诊断 CD 时应排除肠结核可能。当不能除外肠结核时应抗结核诊断性治疗(表 4-5)。

表 4-5　肠结核和 CD 的鉴别

特征	TB	CD
临床表现	既往或现存结核病史、有结核接触史、胸片检查异常(并不绝对)、肠瘘、腹腔脓肿、肛门病变(较少见)	瘘管形成、肠壁脓肿、肛周直肠病变、血便、肠穿孔、肠切除后复发

（续表）

特征	TB	CD
内镜检查	浅表性不规则的横行溃疡、边缘不整如鼠咬状，假息肉、盲肠＞回肠、回盲瓣受累（张口状）	可能与 TB 表现相似，但多为纵行溃疡、鹅卵石样表现、阿弗他溃疡、回肠＞盲肠、回盲瓣可狭窄或有溃疡形成
组织病理	大、密集、融合性肉芽肿、黏膜下层肉芽肿、干酪性坏死和黏膜下层狭窄、肠壁和肠系膜淋巴结干酪样改变、抗酸杆菌检查阳性、不相称的黏膜下层炎症、溃疡内上皮样组织细胞带	高达 50％的病例可见非干酪性肉芽肿/坏死
特异性检查	用 TB 特异性引物检验 TB DNA、结核菌培养、PPD 皮肤试验、血清抗 TB 抗体、IFNγ 检测、胸片查肺结核	
横断面成像	盲肠＞回肠、腹水、盲肠周围小淋巴结、肠系膜淋巴结＞1cm 伴有钙化及中心衰减、脂肪包绕（较少见）	回肠＞盲肠、常见脂肪包裹、肠系膜结节 3～8mm、肠系膜血管束梳样征扩大

注：TB，结核；IFNγ，干扰素 γ；PPD，纯蛋白衍生物。

3.CD 与眼-口-生殖器综合征（白塞病）

当眼-口-生殖器综合征（白塞病）有胃肠道表现时，病变常累及末端回肠、回盲部及升结肠，溃疡为单发或多发，深浅不一溃疡，可致肠壁狭窄或穿孔，与 CD 内镜表现相似。但白塞病诊断标准包括反复发作口腔溃疡，生殖器溃疡，眼部病变和多形性的皮疹，皮肤针刺试验阳性（无菌穿刺针刺入患者前臂，24～48h 后出现直径超过 2mm 无菌性红斑性结节或脓包）有助于诊断。

4.UC 和 CD 的鉴别

两者临床表现、内镜和组织学特征均明显不同，特别是裂沟、瘘管、穿透性炎症、肛门病变和非干酪样性肉芽肿具有重要的鉴别诊断价值。对于 10％难于诊断的结肠炎症，尚不符合 UC 和 CD 的诊断标准，临床诊断为未定型结肠炎，在随访过程中可能最终得以诊断（表 4-6）。

表 4-6　UC 和 CD 的鉴别诊断

特征	UC
临床表现	里急后重
	血便
	腹块
	肛周损伤
内镜和影像学	广泛表浅结肠炎
	直肠弥漫病变

特征	UC
病理学	浅小糜烂和溃疡
	自发性出血
	深裂隙性溃疡
	黏膜和黏膜下层弥漫性炎症
	肠腺隐窝结构变形
血清学标记	抗中性粒细胞核周胞质抗体

五、治疗

（一）一般治疗

由于慢性疾病常伴有营养不良，一般主张予高糖、高蛋白质、低脂、低渣饮食，当疾病活动时要适当减少饮食中纤维素，少渣饮食能减少排便次数。除非不能耐受者一般可以使用乳制品。适当补充叶酸、维生素和微量元素，要素饮食适合家庭内营养，而全肠外营养适用于重症患者及中毒性巨结肠、肠瘘、短肠综合征等并发症者。营养补充有利于纠正营养不良，控制疾病的活动性，延长疾病缓解时间。必要时予以输血。戒烟在 CD 患者中有益于疾病控制，对UC 患者则是从整体健康考虑。应用止泻剂（洛哌丁胺）可减轻肠道蠕动，缓解便意窘迫。但严重结肠炎时，止泻剂与解痉剂须禁忌，有诱发中毒性巨结肠的可能。止痛药可给予对乙酰氨基酚，无效可给予可待因。非类固醇抗炎药可加重 IBD 临床活动，须慎用。IBD 因反复发作，迁延终身，常见抑郁和焦虑情绪，需减轻压力和予心理问题的防治。

（二）治疗常用药物

1.氨基水杨酸盐

水杨酸柳氮磺胺吡啶（sulfasalazine，SASP）在结肠内由细菌分解为 5-氨基水杨酸（5-aminosalicylic acid，5-ASA）和磺胺，活动性病变 3～4g/d，维持期 2g/d。服用 SASP 者需补充叶酸。由于磺胺长期应用可出现磺胺类药物相关的副作用，如肝功能异常、胃肠道症状、白细胞减少、皮疹和精液异常导致不育等，因此 5-ASA 的药物受到关注。5-ASA 是治疗 UC 的主要药物，对 CD 治疗作用较小。作用机制通过对肠黏膜局部花生四烯酸代谢多个环节进行调节，抑制前列腺素、白三烯的合成，清除氧自由基，抑制免疫反应。5-ASA 似在肠腔表面发挥作用，所以理想口服剂型应尽量减少肠道内吸收使局部疗效作用更大，药效大小和肠道病变部位局部药物浓度密切相关。5-ASA 不良反应有胃肠道反应、心包炎、肾脏毒性等。目前 5-ASA 制剂发展迅速，主要分为前体药物和包衣制剂。常用的 5-ASA 有美沙拉嗪（mesalamine），前体药物：奥沙拉嗪（olsalagine，5-ASA 偶氮二聚体）和巴柳氮（balsalazide，5-ASA 偶氮异二聚体）等，奥沙拉嗪和巴柳氮在小肠均无吸收。包衣制剂：美沙拉嗪由丙烯酸树脂包裹，即 Eudragit-s 或 Eudragit-L，商品名 asacol（安萨科）、claversal（马沙拉嗪）、etiasa（艾迪莎）和 salofalk（莎尔福），分别在回肠末端 pH 5～7 时溶解释放，但仍大部分进入结肠。颇得斯安（pentas）将美沙拉嗪掺入乙基纤维素微颗粒中，以 pH 依赖方式水解，在肠道中为控释放药物,起效范围十二指肠至直肠。5-ASA 作为灌肠剂与肛栓剂无论是在病情活动期或是维持缓解期,也无论其单独使用或与联合应用时,治疗溃疡性直肠炎均非常有效。治疗结核病的对氨基水杨酸(4-ASA)与 5-ASA 结构相似,具有价格低廉,抑菌作用强特点,有报道对 UC 局部治疗有良好效果。

2.糖皮质激素

糖皮质激素(GCS)通过抑制 T 细胞激活及细胞因子分泌发挥抗炎作用。适用于 IBD 急性活动且对足量 5-ASA 无反应者,经过多年循证医学已证明无维持缓解作用。由于存在较多不良反应,限制了其长期应用。GCS 的给药途径有口服、静脉滴注和直肠给药 3 种。静脉滴注主要给予甲泼尼龙、氢化可的松;口服给药主要有泼尼松、泼尼松龙、布地奈德、地塞米松等,而直肠给药有灌肠剂、泡沫制剂、栓剂 3 种。常用剂量泼尼松 0.5～0.75mg/kg,严重病例可达 1mg/kg,2 个月左右病情缓解。治疗 CD 时可在初期即开始使用 GCS。起始剂量需足量,否则疗效降低。当 GCS 减量<20mg/d 时,或激素停药 6 周内复发,称为激素依赖;若使用 GCS≥20mg/d,治疗≥2 周,疾病无反应,称为激素抵抗。对于 CD 脓肿尚未引流,不应以 GCS 治疗。

3.免疫调节剂

通过阻断淋巴细胞增殖、活化或效应机制而发挥作用的。原则上适用于激素依赖或无效以及激素诱导缓解后的维持治疗。常用的免疫调节剂:硫唑嘌呤(azathioprine,AZA)或 6-巯基嘌呤(mercaptopurine,6-MP)、甲氨蝶呤(methotrexate,MTX)、环孢素(cyclosporin.CsA)和他克莫司(tacrolimus,FK506)。应用 AZA 和 6-MP 对 CD 活动期及维持缓解均有效,对 UC 也有一定疗效。治疗 CD 者 6-MP 的起始剂量一般为 1～1.5mg/kg,而 AZA 为 2.0～2.5mg/kg。使用 AZA 或 6-MP 前检测硫代嘌呤甲基转移酶水平有助于个体化用药,如该活性低下则用药危险性增大,起始剂量可推荐常用剂量的 10%～50%。若无法检测,应在用药后第 2 周、第 4 周需随访血常规,此后每 4 周检测一次。即使可检测该酶水平,仍建议每 4 周检查血常规。由于 AZA 和 6-MP 治疗 3～4 个月才能达到稳态血药浓度,不能单独用于诱导 CD 缓解,在急性抢救 IBD 时均不适用,治疗时可与 GCS 联用,待免疫调节剂起效后,GCS 再逐渐减量。不能耐受者改为 MTX 肌注,开始时短期每周肌内注射 15～25mg,一般 2～4 周开始起效,目前临床经验并不支持其应用于 UC。CsA 起效迅速,多小于 1 周,只用于重度 UC 的抢救治疗,2～4mg/kg,因副作用大,仅适于短期治疗严重 GCS 治疗无效患者,静脉滴注可缓解症状,从而选择有利的手术时间,但不降低手术率。若临床症状缓解则改为口服 CsA 治疗(5～6mg/kg),或加用 AZA 或 6-MP 或 MTX。有报道 FK506 用于 CD 的治疗,但目前多数研究没有设立对照组,样本量小,应用时间短,缺少大规模临床试验。

4.生物制剂

治疗 IBD 已有 10 余年的历史,其中应用时间较长的是英夫利昔单抗(infliximab),其他生物制剂包括阿达木单抗(adalimumab)、赛妥珠单抗(certolizumab pegol)、那他珠单抗(natalizumab)等。目前多项长期临床试验观察已证实生物制剂对大部分 IBD 患者(包括儿童)能起到长期维持缓解、促进组织愈合、降低住院率与手术率的作用。英夫利昔一种人一鼠嵌合型单克隆抗体肿瘤坏死因子(TNFα)抑制剂,主要适用于 CD 者,经传统治疗即 GCS 治疗及免疫抑制剂治疗无效或不能耐受者;合并肛瘘、皮瘘和直肠阴道瘘等经传统治疗(抗生素、免疫制剂和外科引流)无效者,可作为激素抵抗的顽固性重度 UC 患者的拯救治疗药物。静脉推荐注射 5～10mg/kg 在 0、2、6 周作为诱导缓解,滴注时间不短于 2h,随后每隔 8 周给予相同剂量维持缓解。规律用药的缓解率优于间断给药,当治疗反应欠佳时,剂量可由 5mg/kg 增至 10mg/kg,或者缩短给药间期。单次使用英夫利昔 5mg/kg,有效率可达 58%,对肛周和腹腔内瘘管者使用英夫利昔单抗 3 次后,55%CD 者瘘管愈合。阿达木单抗是一个重组人 IgGl 抗 TNF 单抗,certolizumab pegol 是人源化抗 TNF 单抗 Fab' 段,两者分别是每 2 周和每 4 周皮下注射给药。若患者对一种抗 TNF 药物无反应或不耐受,仍可尝试另一种抗 TNF 药物。生物制剂有使潜在的结核菌感染及乙型肝炎(HBV)激活的危险,特别在我国这两种疾病较为普遍;生物制剂的抑炎作用可能影响机体免疫监视功能,增加肿瘤发生率,有诱发非霍奇金淋巴瘤报道,发生多发性硬化、脱髓鞘病变和视神经炎的概率也增高,可能影响怀孕妇女安全性。

其他生物制剂:对慢性炎症有调节作用白介素-12 单抗,IFNγ 单抗;抑制细胞黏附 LDP-02,ISIS2302;T 细胞增殖抑制剂如抗 IL-2R 抗体。目前仍在临床研究观察中,尚还缺乏上述生物制剂用于 IBD 治疗的共识。

5.抗生素类

肠道菌群为慢性肠道炎症提供慢性刺激。抗生素常用于 CD 并发症的治疗,即肛周病变、瘘管、炎性包块及肠道狭窄时细菌过度增长等。甲硝唑和环丙沙星是最常用于 CD 的抗生素,虽然到目前为止还没有随机对照试验证实甲硝唑和(或)环丙沙星在肛瘘治疗中的确切疗效,但其仍是临床的一线药物。推荐剂量甲硝唑 1000～1500mg/d 或环丙沙星 500～1000mg/d,持续数周,部分患者症状可缓解,但停药后会复发。目前尚无有数据显示任何抗生素对 UC 有效,但仍常用于暴发性结肠炎。使用抗生素将引起艰难梭状芽孢杆菌相关疾病(CDAD)的风险增加,因此当患者出现腹泻加重时需检测艰难梭状芽孢杆菌。

6.益生菌

正常肠道菌群是机体防御系统所必需的,当菌群失调时,导致肠道炎症并对肠道内物质耐受性降低,使肠道黏膜屏障功能缺陷,肠道免疫系统失调,诱发 IBD。肠道益生菌(probiotics)在 IBD 治疗中起着积极意义,有报道示对 SASP 和 5-ASA 过敏和不能耐受者使用肠道益生菌治疗 UC,12 个月后 75% 患者仍可保持缓解状态,粪便中乳酸杆菌和双歧杆菌等有益菌群含量增高,pH 值明显下降。储袋炎发病机制不明,有研究示双歧杆菌和乳酸杆菌减少的菌群紊乱可能引起储袋炎原因之一,益生菌能有效用于部分储袋炎的维持缓解。但由于结肠内细菌较多,微生物作用复杂,对其值得深入研究。

(三)治疗原则和方案选择

在治疗前,首先对病情进行综合评估,包括病变累积范围、部位,病程的长短,疾病严重程度以及患者的全身情况,根据病情给予个体化、综合化的治疗。原则上应尽早控制疾病的症状,促进缓解,维持治疗,防止复发,防治并发症和掌握手术治疗时机。

UC 首次发病时治疗效果较好,此后病情长期缓解和长期持续者各占 10%,余者病情缓解与反复间歇发作常交替。而 CD 以慢性渐进型多见,部分自行缓解,但常有反复,大多数患者经治疗后,可获得某种程度的缓解。急性重症病例常有严重毒血症和并发症,预后较差。

对所有患者一般均推荐终身维持缓解。维持缓解 UC 选用 5-ASA 1~2g/d,对 CD 则作用有限,<2g/d 则无效;当 5-ASA 治疗无效或不耐受时,AZA 可用于 UC 和 CD 维持缓解,MTX 证实对 CD 有疗效。CD 术后给予 5-ASA 或 6-MP/AZA 口服,以减轻复发的频率及严重程度。皮质类固醇不用于维持疗法。

(四)手术治疗

由于 CD 在其一生的治疗过程中,始终面临着手术干预的问题。70%~75%的患者需要手术治疗来缓解症状,而且手术治疗很少是治愈,术后易复发,接受多次手术的概率相当常见。手术方式主要有脓肿引流、节段切除、肠段旷置狭窄成形术、回直肠吻合术或回结肠吻合术,重度肛瘘患者行暂时性改道回肠造口术或结肠造口术。25%~30%的 UC 者需要手术治疗。但 UC 的外科切除被认为是治愈性的。手术方式主要有暂时性回肠造口术、全结肠直肠切除术加永久性回肠造瘘及回肠储袋—肛管吻合术(IPAA)。IPAA 手术后 40 个月约 50%出现储袋炎,可选择抗生素(如甲硝唑),或 5-ASA 和激素局部治疗。

术前使用激素的患者在术后应逐渐减少剂量以防止手术并发症。手术前要尽可能减小激素量,术前泼尼松剂量大于 30mg/d 者手术预后差。AZA 不增加围手术期并发症发生率。围手术期给予英夫利昔、阿达木或赛妥珠抗-TNF 单抗治疗有增加急性重度 UC 紧急结肠切除的危险,但对 CD 无增加并发症的危险。

(五)肿瘤检测

广泛性 UC 患者和 CD 者,从诊断后 8~10 年开始,发生结肠癌的概率即比一般人口明显增高,为 5%~10%,并随着时间的推移而增长更甚。建议起病 8~10 年开始做结肠镜检查监测,随机取样活检,每 1~2 年一次。如发现发育异常性改变,即安排结肠切除术。

(六)妊娠

由于 IBD 的发病年龄较轻,常与生育高峰年龄相重叠,因为恐惧遗传、担心药物的副作用、生长发育延迟、营养不良和心理障碍等,故大多数 IBD 者生育率较低。但通常缓解期 UC 生育率与正常人无显著差异,而 CD 因既往盆腔炎症、粘连、肛周病变影响生育能力。活动期 IBD 妊娠发生流产、死胎和胎儿畸形概率升高,甚至加重原发疾病,因此需对患者和胎儿综合评估。

目前认为安全的药物有柳氮磺胺吡啶(注意补充叶酸)、美沙拉嗪、糖皮质激素和洛哌丁胺,有关妊娠时应用 AZA 和 6-MP 的观察资料,大多来自组织移植文献,所用剂量比通常用于 IBD 的剂量大。因此有经验的 IBD 医师认为 AZA 和 6-MP 在妊娠时较为安全,但有待于进一步大规模临床试验证实。奥沙拉嗪、环孢素、英夫利昔等对其安全性数据尚有限。MTX、沙利度胺、地芬诺酯在妊娠期间禁止使用。

总之,IBD 的发病率在我国呈逐渐上升的趋势,因此受到人们越来越重视。随着炎症性肠病基础和临床的深入了解,将有效推动炎症性肠病治疗的进展。

第二节 消化性溃疡

消化性溃疡主要是指发生于胃和十二指肠的慢性溃疡,因与酸性胃液对黏膜的消化作用有关而得此名,与酸性胃液接触的任何部位均可发生。

一、病因和发病机制的研究

近20年来,消化性溃疡发病机制逐渐趋向明朗,发病机制的现代概念包括3个方面:①没有胃酸就没有溃疡。②没有幽门螺杆菌就没有溃疡复发。③黏膜屏障健康就不会形成溃疡。

(一)胃酸和胃蛋白酶在消化性溃疡发病中仍起主导作用

在20世纪初期,消化性溃疡曾被认为与应激、饮食因素有关,国外学者 Karl Schwarz 首先提出"无酸无溃疡"的观点。因此,近100多年来胃酸一直被认为是消化性溃疡形成的主要原因。胃酸是损伤黏膜的主要攻击因子,但是胃酸对消化道黏膜的损伤作用一般只有在正常黏膜防御和修复功能遭受破坏时才发生。盐酸是胃液的主要成分,由壁细胞分泌,受神经、体液调节,壁细胞膜上有3种受体:组胺受体、胆碱能受体和胃泌素受体,H^+ 由壁细胞内质子泵(H^+,K^+-ATP酶)分泌。胃酸分泌增多的相关因素:①壁细胞数量增多:正常人平均有10亿个壁细胞,而 DU 患者平均有19亿,可能是由于遗传和(或)高胃泌素血症长期刺激有关。②壁细胞对刺激物的敏感性增强:壁细胞胃泌素受体的亲和力增加或对胃泌素刺激胃酸分泌有抑制作用的物质如生长抑素减少有关。③胃酸分泌的正常反馈抑制机制发生缺陷:G细胞分泌胃泌素,当胃窦部 pH<2.5 时其分泌功能受到明显抑制。④迷走神经张力增高:释放乙酰胆碱,直接刺激壁细胞分泌酸和刺激 G 细胞分泌胃泌素。

此外,胃蛋白酶需要依赖胃酸而发挥"消化作用"。胃蛋白酶是由主细胞分泌的胃蛋白酶原经盐酸激活转变而来,它能降解蛋白质分子,所以对黏膜有侵袭作用。胃蛋白酶的生物活性取决于胃液 pH,这是因为不但胃蛋白酶原激活需要盐酸,而且胃蛋白酶活性是 pH 依赖的,当胃液 pH 增加到4以上,胃蛋白酶就失去活性。

(二)幽门螺杆菌感染是消化性溃疡的重要病因

20世纪80年代初 Warren 和 Marshall 从胃十二指肠疾病患者的胃黏膜中分离出幽门螺杆菌(helicobacter pylori,Hp),并发现该菌与消化性溃疡高度相关。统计资料表明,95%的十二指肠溃疡以及70%的胃溃疡与 Hp 感染有关。几项队列研究表明,Hp 阳性患者一生中溃疡病的风险是阴性者的3~10倍。Hp 是消化性溃疡病的主要病因已达成共识。全世界超过50%人口胃黏膜有慢性 Hp 感染,我国自然人口 Hp 感染率在41.4%~83.3%,但只有5%~10%会发展成溃疡。Hp 的致病机制包括:Hp 毒素引起的胃黏膜损害、宿主的免疫应答介导胃黏膜损伤及 Hp 感染致胃酸分泌和调节异常。Hp 致胃、十二指肠溃疡的机制主要有以下5种学说:①漏屋顶学说:意思是说 Hp 感染损害局部黏膜防御和修复,胃黏膜屏障功能削弱如"漏雨的屋顶",在胃酸(雨)的作用下形成溃疡。在给予抗胃酸分泌药之后,溃疡愈合,但这只能获得短期的疗效。如果根除 Hp,则溃疡不易复发。②胃泌素—胃酸相关学说:Hp 可使胃窦部 pH 升高,胃窦 G 细胞胃泌素反馈性释放增加,因而胃酸分泌增加,形成溃疡;Hp 引起胃窦黏膜 D 细胞数量减少,影响生长抑素分泌,减少抑制 G 细胞释放胃泌素。③胃上皮化生学说:十二指肠胃上皮化生是十二指肠对酸负荷的一种代偿反应。Hp 只定植于十二指肠胃上皮化生组织内,引起黏膜损伤导致十二指肠溃疡形成。④介质冲洗学说:Hp 感染导致多种炎性介质的释放,这些炎性介质在胃排空时进入十二指肠从而导致十二指肠黏膜损伤。⑤免疫损伤性学说:Hp 通过免疫损伤机制导致溃疡形成。

目前认为 Hp 致消化性溃疡的关键因素取决于 Hp 感染所引起的胃炎的组织学类型;改变胃内激素和酸分泌的动态平衡;十二指肠上皮的胃化生;Hp 与胃黏膜屏障的相互作用以及所导致的免疫反应;致病菌株;宿主的基因型。研究发现,Hp 定植于整个胃上皮,从贲门至胃窦部幽门区。十二指肠溃疡患者,Hp 感染的密度和黏膜炎症程度在胃窦部最为显著,而泌酸的胃体黏膜无累及。此类患者基础和胃泌素刺激后胃酸分泌均增高,Hp 根除后胃黏膜完全可逆性地改变。胃溃疡患者,胃体和胃窦部发生相似的炎症改变,酸分泌减少,但仍然保持一定的酸分泌量。Hp 感染扰乱胃酸—胃泌素正常负反馈调节,引起高胃泌素血症,导致肠嗜铬样细胞和壁细胞增生,进一步引起胃酸的产生。

Hp 感染引起胃黏膜的炎症反应及细胞因子产生,尤其是 IL-8 和 IL-1β。进入胃黏膜的中性粒细胞和巨噬细胞分泌溶酶体酶、白三烯和活性氧损伤胃黏膜的防御机制,激发免疫损伤机制导致溃疡形成。被 Hp 抗原激活的 T、B 淋巴细胞和促炎性细胞因子调控局部和全身的免疫反应,进一步释放细胞因子(IL-1、IL-2、IL-6、IL-10、TNFα)和抗体。T 细胞反应的类型至关重要,以 Th1 为主的免疫反应导致黏膜的进一步损伤,而调节性 T 细胞反应分泌 IL-10,加强黏膜保护。随后,进一步引致血小板活化因子和补体释放。

此外,从溃疡病患者体内分离出的 Hp 菌株带有高致病毒力。研究发现包括尿素酶、磷脂酶 A 和 C、VacA 和 CagA,以及黏附蛋白 BabA 和外膜炎症蛋白 OipA 等毒力因子,都在消化性溃疡发病机制中起着重要作用。

宿主基因对 Hp 易感性,已证实在单卵双胎中患同类型溃疡明显高于双卵双胎。溃疡病患者家族的发病率高,十二指肠溃疡病患者的子女溃疡发病率较无溃疡病者的子女高 3 倍。消化性溃疡与血型的关系,O 型血者溃疡发生率高于其他血型。有研究发现 O 型血者细胞表面的黏附受体有利于 Hp 定植。

(三)胃黏膜屏障的损害

正常胃黏膜具有保护功能,各种食物、理化因素和酸性胃液均不能损伤胃黏膜致溃疡形成。正常胃黏膜防御机制包括黏膜屏障完整性、丰富的黏膜血流、细胞更新、前列腺素、生长因子等。

1.黏液-碳酸氢盐屏障

黏液和重碳酸盐需结合才能形成有效的屏障,缓冲食物对黏膜的机械性损伤,黏液形成的非流动层能阻碍氢离子的逆弥散,重碳酸盐产生跨黏膜层的 H^+ 梯度,胃内 pH 为 2 的情况下,上皮表面黏液层内 pH 为 7。

2.胃黏膜屏障的完整性和上皮细胞的再生

正常人胃黏膜细胞 1~3 d 更新一次,细胞的不断再生与脱落间保持动态平衡,有利于抵御损伤因子的作用。在消化性溃疡愈合时,在修复过程中黏液样罩膜(mucoid cap)覆盖于损伤部位,使损伤部位与胃腔内胃酸隔离,罩膜内 pH 可达 5,有利于基底膜细胞迁移和分化。

3.丰富的黏膜血流

正常的血液供应是保持黏膜完整性的重要因素。它提供黏膜细胞代谢营养物质,清除局部代谢有害物质,维持黏膜局部酸碱平衡。交感神经兴奋时,黏膜血流灌注降低,是导致黏膜损伤的因素之一。

4.前列腺素

胃黏膜细胞能合成多种前列腺素(prostaglandins,PGs),刺激黏液和碳酸氢盐分泌,增强表面活性脂质成分,促进损伤后黏膜的修复,增强细胞膜和溶酶体的稳定,减少炎症介质的释放,增加黏膜下血流量。

5.生长因子

细胞生长因子促进黏膜细胞蛋白质合成,加快黏膜再生和修复,增加胃黏膜血流量,刺激生长抑素的合成和释放,促进 PGs 合成增加。成纤维生长因子促进肉芽组织内新生血管的生成。

(四)非甾体类抗炎药

胃黏膜有抵御各种物理化学损伤的功能。许多药物可以损伤胃黏膜,如解热镇痛药、抗癌药、某些抗生素、肾上腺皮质激素等。随着非甾体类抗炎药(non-steroidal anti-inflammatory drugs,NSAIDs),尤其是阿司匹林的广泛应用,使其成为引起消化性溃疡另一个重要的因素,且 NSAIDs 使溃疡并发症(出血、穿孔等)发生的危险性增加 4～6 倍。其损伤机制包括局部作用和全身作用两方面。

(1)局部作用:①NSAIDs 是弱酸脂溶性药物,在胃酸环境中溶解成非离子状态,药物易通过黏膜细胞膜进入细胞内,使细胞酸化,增加上皮黏膜细胞的通透性,增加氢离子的反弥散,破坏黏液—碳酸氢盐屏障稳定性,干扰细胞的修复和重建。②NSAIDs 影响线粒体的氧化磷酸化,抑制电子转运链,致细胞内 ATP 缺失,活性氧物质产生,继而氧化细胞内蛋白、脂类或核酸,导致细胞坏死和凋亡。

(2)全身作用:①内源性前列腺素(PG)缺乏:PG 缺乏是由于 NSAIDs 抑制环氧合酶(COX-1 和 COX-2)引起。因而在发挥其抗炎作用同时,也干扰了生理性 PGs(PGE$_2$ 和 PGI$_2$)及血栓素 A$_2$ 合成,削弱胃黏膜屏障。②新近研究发现一系列生物活性物质协同参与胃黏膜的防御机制,包括生长因子、NO、H$_2$S、应激蛋白、褪黑激素和多聚胺等,而 NSAIDs 通过抑制这些生物活性物质进一步促进溃疡的发展。

(五)胃十二指肠运动功能异常

1.胃排空与胃酸分泌

十二指肠溃疡患者十二指肠排空速度比正常人快,提示十二指肠溃疡患者的十二指肠腔内 pH 对胃酸反馈调节的机制发生缺陷。

2.胃排空延缓与胆汁反流

胃溃疡时多有胃排空延缓和十二指肠—胃反流。延缓排空的食糜刺激胃窦部 G 细胞分泌胃泌素,增加胃酸的分泌。幽门括约肌功能障碍引起十二指肠-胃反流,反流的胆汁和溶血卵磷脂可损伤胃黏膜,受损黏膜在胃酸和胃蛋白酶的作用下形成胃溃疡。

(六)环境因素和精神因素

在消化性溃疡的发病机制中,环境和精神因素加速了 Hp-宿主之间的相互作用,促进了溃疡的发生。本病具有显著的地理环境的差异和明显的季节性。长期吸烟增加胃酸、胃蛋白酶分泌,黏膜下血管收缩,抑制胰腺分泌碳酸氢盐,使幽门括约肌张力减低,影响胃黏膜前列腺素合成。有些食物,如酒、浓茶、咖啡刺激胃酸分泌。应激和心理因素可通过迷走神经机制影响胃液和十二指肠液分泌、运动和黏膜血流的调控。

二、消化性溃疡的诊断方法

1.病史

病史是诊断消化性溃疡的初步依据,根据本病具有慢性病程、周期性发作和节律性中上腹痛等特点,可做出初步诊断。

2.内镜检查

内镜检查是确诊消化性溃疡的首选方法,在内镜直视下可确定溃疡的部位、大小、形态和数目,结合活组织病理检查,判断良恶性胃溃疡以及溃疡的分期。日本学者将消化性溃疡的内镜表现分为 3 期:活动期(A 期):A_1 为圆形或椭圆形,中心覆盖白苔,常有小出血,周围充血水肿明显;A_2 溃疡面覆黄或白苔,无出血,周围充血水肿减轻。愈合期(H 期):H_1 为溃疡周围肿胀消失,黏膜呈红色,伴有新生血管;H_2 溃疡变浅、变小,周围黏膜皱襞集中。瘢痕期(S 期):S_1 为溃疡消失,被红色上皮覆盖(红色疤痕期);S_2 为红色渐变为白色(白色瘢痕期)。

3.Hp 感染的诊断

Hp 感染的诊断方法分为侵入性及非侵入性两大类。

(1)侵入性检测方法

1)快速尿素酶试验:Hp 含有丰富的尿素酶,分解胃内的尿素产生氨和二氧化碳,快速尿素酶试验原理是由于 Hp 感染后氨的产生提高了周围组织的 pH,通过检测 pH 而判断结果。其敏感性达 97% 以上,特异性可达 91.9%。此方法可在胃镜检查过程中进行,诊断速度快,是临床上最常用的诊断方法之一,但其结果受细菌数量、观察时间、试剂质量以及服药等因素影响。

2)组织学检查:是 Hp 诊断的"金标准",敏感性较高,可达 90%～95%,能够证实 Hp 感染、炎症程度及相关病理改变,是临床上常用的诊断方法,但要求病理医师具有较高的经验及技术。

3)细菌培养:Hp 的培养是诊断的又一"金标准",特异性达 100%,同时可行药敏试验,指导临床用药,但缺点是培养条件要求较高,而且阳性率低、价格高,限制了临床应用。

(2)非侵入性检测方法

1)尿素呼吸试验(urea breath test,UBT)Graham 于 1987 年首先报道。原理是利用 Hp尿素酶水解尿素释放出 CO_2 的特点,给患者(禁食至少 4h 后)口服一定量 ^{13}C 或 ^{14}C 标记的尿素,若胃内存有 Hp,则 $^{13}CO_2$ 或 $^{14}CO_2$ 生成,弥散入血,经肺呼出体外,测定其在 CO_2 总呼出量中所占的比率,以判断胃中是否感染了 Hp 和感染的程度。呼吸试验也是 Hp 治疗疗效观察的一项较敏感的指标。因此,此方法普遍应用于临床。呼吸试验的优点是:方法简单,无痛苦,除了定性以外,还可以做定量测定。其缺点是需要用气体核素质谱仪测定,因此检测费用较高;另外,^{14}C 具有放射性,放射量相当于 1/7 胸透,一旦摄入一人体,有可能对机体造成慢性的长期内照射损伤,因此,对于儿童、孕妇特别不宜使用。UBT 检查过程中不能剧烈运动,否则胃内酸碱度发生变化会影响标记的 CO_2 呼出。UBT 亦受药物的影响,故主张治疗停止 1 个月以上再进行。

2)血清学检查:目前临床最多用 ELISA 方法检测血清抗 HpIgG 抗体,此方法的优点是方法简便,缺点是不能证明是现症感染。Hp 感染后抗体可在血清中持续 3～6 个月,甚至数年,即使服药根除后抗体仍能检测出阳性,因此该方法适用于治疗前的检测,不适合治疗后效果的评价,主要用于流行病学调查。

3)粪便 Hp 抗原检测(HpSA):Hp 定植于胃上皮细胞表面,并随着胃黏膜上皮细胞快速更新脱落,通过胃肠道从粪便排出,采用 ELISA 双抗体夹心法即可从粪便中检测到 Hp 抗原。目前对此方法评价不一,多数观点认为该方法无任何不良反应,患者不需要口服任何试剂,为完全非侵入性检查,且不受年龄、性别、疾病种类限制,操作简便,无须昂贵仪器,敏感性、特异性均可达到 90% 以上,优于一般血清学试验,可在没有使用尿素呼气试验条件时替代呼气试验。但该方法也受药物影响,可引起假阴性,故此种检测方法应在停药 4 周后进行。目前已有试剂盒应用于临床,但尚未普及。

4)尿液抗 Hp 抗体 IgG 测定:近年来开发的诊断 Hp 又一新方法,同血清学方法一样,尿液抗 Hp 抗体测定也有许多方法,常用的为 ELISA 法,敏感性为 90%,特异性为 68%,它的准确性与非侵入性使其比血清学检测更具优势。尿液检测具有取样简便、无痛苦等优点,但受尿液中蛋白和 pH 的影响,主要用于儿童及流行病学调查。

5)PCR 法、蛋白芯片技术、免疫印记技术是目前用于科研的诊断方法。

三、消化性溃疡的药物治疗

(一)抑制胃酸治疗

消化性溃疡的治疗方针和原则是根据其病因及发病机制来确定的。如胃酸和胃蛋白酶作用引起的消化性溃疡,抑制胃酸分泌是主要的治疗方法。20 世纪 70 年代 Black 证实胃酸分泌系由胃壁细胞上组胺受体 H2 所介导,因此,H2 受体拮抗剂也随之问世,使消化性溃疡的治疗有所改观。治疗十二指肠溃疡 4～6 周,胃溃疡 6～8 周,溃疡愈合率可达 65%～85%,但停药后溃疡复发率高,年复发率可达 80% 以上。

1989 年质子泵抑制剂(proton pump inhibitor,PPI)奥美拉唑问世后,成为治疗消化性溃疡的首选药物。其主要作用是能选择性地抑制胃壁细胞中 H^+,K^+-ATP 酶,阻断胃酸分泌的最终步骤,产生抑制酸分泌作用。PPIs 为苯丙咪唑的衍生物,能迅速穿过胃壁细胞膜,聚积在强酸性分泌小管中,转化为次磺胺类化合物,后者与 H^+,K^+-ATP 酶 α 亚基中半胱氨酸残基上的巯基作用,形成共价结合的二巯键,使 H^+,K^+-ATP 酶失活,从而抑制其泌酸活性。接着兰索拉唑、泮托拉唑、雷贝拉唑、埃索美拉唑等相继问世。标准计量的 PPI 治疗 2、4 和 8 周后十二指肠溃疡愈合率分别为 75%、95% 和 100%,而治疗 4 周及 8 周后胃溃疡的愈合率分别为 85% 和 98%。值得注意的是,PPIs 虽可迅速缓解消化性溃疡的症状及短期内愈合溃疡,但停药后 6 个月溃疡复发率可高达 30%～75%。因此对 Hp 感染的消化性溃疡,目前并不主张单纯的抑酸治疗,而应常规行 Hp 根除治疗。

(二)保护胃黏膜的药物

黏膜保护功能下降,是消化性溃疡特别是胃溃疡发生的主要原因。在治疗的同时加用胃黏膜保护剂不仅能够缓解症状,还能提高溃疡愈合质量,防止复发。这一类药物的主要作用机制是增强胃黏膜—黏液屏障、增加碳酸氢盐的分泌,增加黏膜血流和细胞更新,促进前列腺素和表皮生长因子等细胞因子的合成。目前已知的具有胃黏膜保护作用的药物有:兼有抗酸作用的药物,如铝碳酸镁、氢氧化铝、磷酸铝等铝制剂;对 Hp 有一定杀灭作用的铋制剂,如胶体次枸橼酸铋钾和胶态果胶铋;单纯黏膜保护作用的药物,如麦滋林、施维舒、硫糖铝、米索前列醇(喜克溃)等;清除氧自由基的药物,如超氧化物歧化酶、替苷瑞酮等。

(三)治疗 Hp 感染

1.根除 Hp 感染

Hp 阳性的消化性溃疡患者进行 Hp 根除法可以明显降低溃疡复发率,达到治愈的目的。所有 Hp 阳性的消化性溃疡,不管是否处于活动期,过去有无并发症史,都必须进行 Hp 根除治疗,这是国际共识。细菌未根除的患者应更换药物治疗,根据药敏试验选择敏感抗生素进行治疗,直至检查 Hp 根除为止。用于治疗 Hp 感染的药物包括抗生素、抑制胃酸分泌药和铋剂。Hp 对药物敏感性的高低,与胃内 pH、药物剂型、给药途径、药物达到感染部位的浓度等因素有关。治疗有单药、二联、三联、四联等方案。20 世纪 90 年代末用经典的三联疗法根除 Hp,根除率达 85.5%～90%,但最近几年的根除率显著下降,北京大学第三医院统计了首次采用标准三联疗法根除 Hp 的情况,2005 年为 70.7%,2006 年为 71.1%,2007 年为 74.2%,均较 90 年代低,可能与 Hp 的耐药有关。当前 Hp 耐药情况:在美国,克拉霉素的耐药率为 10%～12%,欧洲北部、东部和南部的耐药率分别为 4.2%、9.3% 和 18%。克拉霉素继发性耐药为 60%。发达国家 35% 的 Hp 菌株对硝基咪唑耐药,发展中国家则更高。北京地区对克拉霉素的耐药率从 1999～2000 年的 10% 上升到 2001～2002 年 18.3%,对甲硝唑的耐药率从 36.0% 上升到 43.1%,两者混合耐药从 10% 上升到 14.7%。目前标准的三联治疗方案是:PPI、阿莫西林、克拉霉素,疗程 7～14d,初次治疗失败,可再选择二、三线的治疗方案。二、三线治疗方案常用四联疗法(PPI＋铋剂＋两种抗生素,或选用喹诺酮类、呋喃唑酮、四环素等药物,疗程多采用 10 或 14d)。有文献报道,选用序贯疗法治疗成功率较高。Zullo 等于 2000 年首先发表了对 52 例患者进行序贯疗法根除 Hp 的研究,前 5d 采用奥美拉唑十阿莫西林,后 5d 采用奥美拉唑、克拉霉素和替硝唑根除率到 98%。国内有报道序贯疗法 Hp 根除率达 90.7%。

2.Hp 感染和 NSAIDs 的相互作用

Hp 感染和 NSAIDs 的应用在消化性溃疡病中是两个独立的危险因子,但它们之间的关系目前尚不完全清楚。由于无法鉴别两者所致溃疡的作用,所以服用 NSAIDs 的 Hp 阳性患者应该根除 Hp。但非溃疡的 NSAIDs 服用者是否也要常规检测和根除 Hp 目前尚有争议。现在观点认为对于没有溃疡并发症,没有溃疡的 NSAIDs 服用者,可以不作 Hp 根除治疗。欧洲共识观点:①NSAIDs 使用前根除 Hp 可以减少溃疡的发生。②单纯根除 Hp 不能预防 NSAIDs 溃疡再出血。③在持续服用 NSAIDs 的患者接受抑酸治疗的同时根除 Hp 不会促进溃疡愈合。④Hp 和 NSAIDs 是消化性溃疡的独立危险因子。

3.Hp 根除的标准

首选非侵入性技术,在根除治疗结束至少 4 周后进行。符合下述三项之一者可判断 Hp 被根除:①^{13}C 或^{14}CUBT 阴性。②HpSA 检测阴性,③基于胃窦、胃体两部位取材的快速尿素酶试验均阴性。

4.影响 Hp 根除的因素

①Hp 耐药性。②胃内 pH 值,根除 Hp 的最佳 pH 值应>5,并持续 18h。③治疗方案的选择(时间和方法)。④吸烟。⑤患者的依从性。⑥治疗前是否应用过 PPI。以上因素均可能影响 Hp 的根除率,因此在治疗过程中避免不良因素的影响。

四、消化性溃疡复发及预防

在当前不断涌现的抑酸药物及根除 Hp 的治疗下,达到溃疡愈合的目的已非难事。但相关前瞻性资料表明,消化性溃疡复发问题仍应值得重视。

1.消化性溃疡复发的原因

(1)Hp 是导致复发的主要原因,大量临床研究表明,随着根除 Hp 在消化性溃疡治疗中的应用,消化性溃疡年平均复发率已下降至 3%～10%。显著低于根除治疗前水平(60%～100%)。而复发病例中,90%～100%患者的 Hp 阳性。

(2)NSAIDs:长期服用 NSAIDs 是导致消化性溃疡复发的第二因素,90%消化性溃疡复发是因长期服用 NSAIDs 和 Hp 感染所致。

(3)溃疡愈合质量(quality of ulcerhealing,QOUH):该概念由 Tarnawski 在 1991 年首次提出,目前受到人们的重视。治疗溃疡时加用前列腺素类似物或胃黏膜保护剂则可显著减少消化性溃疡的复发,提示除 Hp 感染和 NSAIDs 外,溃疡愈合质量也是影响溃疡复发的重要因素。

(4)难治性溃疡:经传统方案治疗,十二指肠溃疡患者 8 周、胃溃疡 12 周溃疡仍不愈合者称为难治性溃疡。此类患者在消化性溃疡发病中占 5%～10%,其复发率较普通溃疡更高。

(5)消化性溃疡复发的危险因子还包括吸烟、饮酒和应激。

2.消化性溃疡复发的预防

(1)一般治疗:患者应戒烟、酒等刺激性食物,对频繁复发患者,应重复胃镜和病理检查,排除其他因素所致溃疡。

(2)药物治疗:①Hp 阳性患者一定要行根除治疗,有研究报道,在 Hp 根除后,如能使用抑酸药物维持治疗,溃疡复发率较未行维持治疗者低。②对服用 NSAIDs 所致溃疡,如有可能,建议停用 NSAIDs 药物。如因原发的病情需要不能停药者,可换用 COX-2 环氧合酶抑制剂,并同时服用 PPI。对合并 Hp 感染者,应行根除治疗。③黏膜保护剂:黏膜保护剂或前列腺素衍生物可提高溃疡愈合质量。抑酸治疗同时加用黏膜保护剂也可降低溃疡复发。④难治性溃疡:如 Hp 感染阳性,应再抗 Hp 治疗;对 Hp 阳性者,有研究表明采用全量 H_2 受体拮抗剂治疗 1 年复发率为 50%～70%,而采用加倍计量 PPI 可有效预防复发。因此,对该类患者提倡采用大剂量 PPI 维持治疗。

(3)手术治疗:对维持治疗无效患者或无法耐受药物治疗患者,可考虑手术治疗。

第三节　消化道出血

消化道出血常见病因如消化性溃疡、急性胃黏膜病变、食管胃底静脉曲张、炎症性肠病、感染性肠炎、消化道肿瘤等，占整个消化道出血的 80％～90％，经过常规内镜和放射学造影检查即可明确诊断。但尚有 10％～20％消化道出血的病因及定位诊断不明。原因不明的消化道出血，指经常规内镜和放射学造影检查不能确诊出血部位的活动性或慢性复发性消化道出血。分为不明原因隐性和显性出血两种，多呈慢性和反复发作过程，在诊断和处理上有一定困难，需消化科、内镜、核医学、影像学、外科等综合性检查才能明确原因。

一、临床表现

上消化道出血常表现为呕血及黑粪。有黑粪的患者可无呕血，有呕血的患者都有黑粪。呕出血液的颜色取决于血液在呕出前是否与胃酸相互作用，如出血量大及血液在胃内滞留时间短，则呕出血液呈暗红色甚至为鲜血；在胃内滞留时间长与胃酸充分作用，则呈深咖啡色。粪便颜色取决于血液在肠道内停留时间的长短，一般呈柏油样，而出血量大，肠蠕动亢进的病例，可呈暗红色甚至鲜血便。下消化道出血表现为便血，便血的颜色取决于出血部位、出血量及速度，可呈黑色、暗红色及鲜血便。失血症状与出血的速度及量有关。持续少量出血主要表现为进行性贫血及贫血相关症状，如头晕、乏力和突然起立时的晕厥等；反复持续出血或大量出血则可出现循环不足的征象甚至休克。隐性出血是指粪隐血试验阳性和（或）缺铁性贫血，而不具有肉眼可见的便血证据。慢性隐性出血是一种临床疑难病症，尽管经过内镜及其他检查，仍有约半数病例的出血原因不能得以证实。

二、病因

少见的消化道出血病因如下所示。

（一）全身性疾病

（1）感染性：流行性出血热、钩端螺旋体病、伤寒、败血症。

（2）代谢性：尿毒症、淀粉样变性。

（3）药物毒物性：NSAIDs、糖皮质激素、抗凝药、利舍平、乙醇（酒精）等。

（4）血液系统：各类紫癜、血友病、白血病、淋巴瘤、DIC。

（5）呼吸系统：呼吸衰竭、肺源性心脏病。

（二）消化系统疾病

（1）炎性溃疡性：放射性、非特异性、特异性（结核、阿米巴）等。

（2）肿瘤性：良性、恶性、原发及转移性。

（3）血管性：异位静脉曲张、主动脉瘤、Dieulafoy 血管畸形、肠血管畸形、遗传性毛细血管扩张症、动脉栓塞、静脉血栓形成。

（4）畸形：异位胃黏膜、异位胰腺、裂孔疝、肠憩室。

损伤：外伤、医源性、食管贲门黏膜撕裂综合征（Mallory-Weiss 综合征）。

（三）血管病变

1.血管畸形（AVM）

（1）血管发育不良：本病无性别和种族倾向，发病率随年龄增长而升高，是 60 岁以上老年人慢性间歇性或急性下消化道出血的常见原因。血管发育不良的病变特征是黏膜及黏膜下静脉和毛细血管扩张，管壁变薄。病变可位于整个胃肠道，但以右半结肠多见，呈多发性病灶。内镜检查偶可发现出血病灶，选择性肠系膜动脉造影可做出诊断。血管发育不良的发生一般与全身基础疾病有关，常继发于慢性肾功能不全、肝硬化、慢性肺功能不全及放射性肠病等。亦有报道与血管发育不全、心脏瓣膜病，特别是主动脉瓣狭窄有关。有报道 10%～25% 的患者合并主动脉瓣狭窄，行主动脉瓣置换术后，内镜下血管病变消失且出血停止，提示两者的相关性。

（2）遗传性毛细血管扩张症（Rendu-Osler-Weber 病）：为少见的常染色体显性遗传性疾病，整个胃肠道可有毛细血管扩张和小动脉瘤，消化道出血是其最常见的临床表现。75% 的病例有阳性家族史，颜面皮肤、口腔、鼻咽部黏膜上肢皮肤可发现有多发性毛细血管扩张。出血特点为慢性、复发性、无痛性的上及下消化道出血，可导致不同程度的缺铁性贫血。内镜检查常发现高出黏膜表面、色鲜红或深红的毛细血管扩张或出血灶，血管造影可明确诊断。由于病变的广泛性，胃肠部分切除不能根治本病的出血，局部治疗或雌激素治疗偶尔有效。

（3）胃窦血管扩张：又称"西瓜"胃，是一种少见的获得性血管畸形。平均年龄 70 岁，女性多见。病变多位于胃窦黏膜，内镜下纵行迂曲的小静脉似西瓜条纹样覆盖于胃窦幽门部。该病常与肝硬化门静脉高压、萎缩性胃炎、硬皮病等合并存在，与门静脉高压性胃病有相似的病理组织学特征，但其区别在于胃无炎症或仅有轻度炎症，常伴小静脉内栓子存在及固有层纤维肌性增生。发病机制不清，推测可能与胃蠕动减弱致胃静脉阻塞及胃表浅血管扩张瘀血有关，亦有认为可能由于血浆内血管活性物质增多，导致与门静脉高压有关的胃肠道血管扩张。

（4）Dieulafoy 病变（黏膜下小动脉瘤，单纯溃疡）：系胃肠黏膜下异常小动脉扩张，可达正常的 5～10 倍（也称恒径动脉），从而压迫其表面黏膜导致溃疡，消化液侵蚀溃疡下裸露的动脉造成脉性大出血。本病罹患者多为中老年，好发于贲门下 6cm 以内（80%），尤以小弯、后壁、胃底为主，余下 20% 主要在十二指肠，极少数可见于空肠、结肠和直肠。临床表现凶险，出血速度快、量大。内镜直视下可呈一帽针头大小出血点，或为一喷血的弯曲小血管。内镜检出率为 30%，诊断有赖于出血时的选择性胃左动脉造影。治疗可行选择性胃左支脉插管灌注血管升压素，或内镜直视下局部注射硬化剂，无水乙醇等。无效者需手术治疗，术中经胃腔探查表现为黏膜小的浅表溃疡，其深部为小息肉状突起，术式以楔形胃切除或单纯缝扎为主，无须行胃大部切除术。

2.门静脉高压异位曲张静脉

近年来由于广泛应用内镜下注射硬化剂，组织黏合剂及门-奇静脉断流术，使食管胃底静脉曲张有所改善。但由于术后门静脉压力更高，导致门静脉系其他血管曲张，如十二指肠，空、回肠，结、直肠等，甚至破裂出血。内镜检查及门静脉造影有助于诊断。

3.门静脉高压性肠病

多见于远端小肠和结肠。内镜下 70% 有多发的血管扩张病灶，20% 存在广泛的病变，包括颗粒样黏膜、红斑和脆性增加。

4.缺血性结肠炎

本病是由于急性血运不足而引起的缺血性肠病。肠血运不足可由于肠系膜血管阻塞,也可以由于这些血管的血流动力学改变引起。发病多在老年,多患有动脉粥样硬化,临床表现为突发性、间歇性腹绞痛、便血、腹泻。

(1)坏疽性缺血性结肠炎:由于大的肠系膜血管阻塞所致,肠系膜动脉粥样硬化和血压急剧下降是发病基础。患者多患有进展性心脏病,往往因病情严重失去手术机会,病死率高。

(2)非坏疽性缺血性结肠炎:由于肠血流动力学改变,血运不足,致所属结肠部分黏膜及黏膜下层缺血、糜烂或浅表性溃疡形成以及出血。肠系膜血管造影常无异常发现,提示病变在细小动脉。早期结肠镜检查最有价值,镜下可见病变部黏膜水肿,严重水肿呈假瘤征;黏膜散在红斑、瘀斑、小出血点甚至糜烂和浅表性溃疡。病变呈节段性分布,境界清楚,以左半结肠最多见,右半结肠很少,直肠罕见。

5.急性门静脉血栓形成

常继发于脾切除术、门静脉手术、食管胃底曲张静脉硬化治疗、感染或创伤后,表现为急性腹痛、腹胀、呕血、便血、呕吐等,脾肿大,有时伴有迅速增长的腹水。门静脉造影是诊断此病的主要方法,部分病例需手术探查才能确诊。

6.胃动脉硬化

均为老年患者,有全身动脉硬化的表现。粗糙食物、药物或乙醇刺激常为出血诱因。其临床特点是机体代偿功能较差,出血时重要脏器因缺血引起严重功能障碍,如急性肾衰竭、肝功能障碍、心肌梗死、脑血栓形成等。出血停止后X线钡餐检查无阳性发现。因此,当老年以往无胃痛史而突然发生上消化道出血,应考虑该病可能。

7.主动脉食管或小肠瘘

主动脉食管主要由胸主动脉瘤、食管异物和肿瘤所致。继发性小肠瘘更多见,以主动脉疾病修补后的瘘管发生率最高,发生率为0.2%～2.0%。80%的瘘管位于十二指肠水平部后壁,其次为空肠、回肠、结肠、胃和阑尾。典型的出血发生时间多在手术后1～5年,出血症状90%以上为"前哨性出血"或"前驱性出血",出血发生时能自行停止,随后是反复的,甚至是致命的出血。出血间隔期从数十小时至数月不等,在此期间常规内镜及胃肠钡剂造影难以做出诊断,腹部CT及MRI对诊断有帮助,血管造影可显示假性动脉瘤或有造影剂渗漏。腹部搏动性肿块常存在,但并非诊断必要条件。诊断主要依靠手术史和早期手术探查。仅有1/3的病例能在术前明确诊断,一旦怀疑或明确主动脉小肠瘘,应立即手术。

8.血管瘤、错构瘤、血管内皮瘤、蓝色橡皮疱样痣

可发生于胃肠道任何部位,尤以小肠多见,反复的消化道慢性出血为其主要症状。小肠镜(有探条型及推进型)检查、胶囊胃镜、选择性血管造影及术中内镜能发现该类病变。

9.血管炎

各型血管炎均可累及肠血管而出血,如腹型紫癜。当过敏性紫癜累及肠道小血管时,可引起腹痛和消化道出血。临床上常伴有皮肤紫癜、多发性关节痛、肾小球肾炎等。

（四）胃肠道占位

胃肠道微小癌及直径<3mm的息肉出血常被漏诊,需在内镜下反复仔细检查,使用放大内镜和色素内镜可提高诊断率。小肠肿瘤引起的消化道出血并不少见。原发生小肠肿瘤有平滑肌瘤、平滑肌肉瘤、腺瘤、恶性淋巴瘤、神经纤维瘤、类癌等。选择性动脉造影对平滑肌瘤有特征性诊断价值,手术探查或术中内镜活检可确诊。Peutz-Jephers综合征(黑色素斑—胃肠息肉病)是一常染色体隐性遗传疾病,临床特征为口周、口腔黏膜、指(趾)端掌面色素沉着和胃肠道多发息肉。息肉常为腺瘤性,多分布于小肠,尤其是空肠,同时也见于胃、结、直肠,引起便血、肠梗阻和肠套叠。结合家族史、特殊部位色素沉着,以及钡剂造影或内镜可做出诊断。

（五）肠憩室

1.结肠憩室

系长期便秘,结肠内压力增大所致,常呈多发性病灶,右侧结肠出血多于左侧。钡灌肠造影能明确憩室,但不能肯定憩室为出血原因。需排除其他出血原因或在活动性出血时行肠镜检查或肠系膜动脉造影,才能明确出血憩室。90%患者内科治疗有效。治疗无效或反复出血者可行出血部位结肠切除。

2.Meckel憩室

位于回肠末端80~100cm,为胚胎发育时残留的小肠末端,20%可发生炎症、溃疡、出血穿孔。如果憩室仍保持与脐相连,发生炎症时脐周可出现特征性的樱桃红色。年轻患者出现血便并有类似阑尾炎症状者,应注意本病可能性。常规X线钡剂检查不易发现,内镜又不易到达病变部位。Meckel憩室内的异位胃黏膜能浓聚^{99m}Tc,故^{99m}Tc标记的红细胞放射性核素腹部扫描出血部位有重要诊断价值。另外,出血期间肠系膜上动脉造影也有一定诊断价值。

3.十二指肠、空肠憩室

少见,为憩室发炎、糜烂或溃疡造成。内镜、血管造影有一定诊断价值。手术探查未发现出血灶而有十二指肠、空肠憩室存在的,应加以注意。

（六）肝、胆、胰疾病引起出血

1.胆道出血

多因肝胆系统感染、肿瘤、结石、创伤引起,其中60%胆道出血继发于胆道创伤,最多见于医源性损伤,如外科手术或经皮经肝的医治操作。胆道出血的特点为伴有黄疸、阵发性右上腹绞痛,疼痛缓解后出现呕血便血,呕出的血中有细长条状血块,是胆道出血的特征。右上腹可触及肿大胆囊。内镜下见到乏特壶腹血流涌出,可确诊胆道出血,肝胆系统B超检查及内镜下逆行胰胆管造影(ERCP)可协助明确病因,选择性动脉造影是很有价值的检查手段,同时还可进行药物滴注或栓塞止血治疗。

2.胰腺癌与壶腹周围癌

胰腺癌引起出血者罕见,出血时常属晚期,失去手术时机。壶腹周围癌出血较多见,且可发生在较早期,常表现为黑粪,也可有呕血。慢性上腹痛、消瘦、梗阻性黄疸强烈提示胰腺癌与壶腹周围癌。B超、CT、MRL及ERCP对胰腺癌及壶腹周围癌诊断帮助甚大。

3.胰管出血

病理基础为慢性胰腺炎,胰蛋白酶破坏血管壁造成出血。

（七）异位胃黏、异位胰腺

胃黏膜可异位于十二指肠、小肠和 Meckel 憩室内。胰腺异位除小肠外，尚可异位于胃壁内。20％的异位胃黏膜、异位胰腺可并发慢性反复性中小量出血。术前诊断困难，采用小肠镜、小肠插管钡灌肠造影、选择性内脏动脉造影可能有所帮助。此病宜采用手术治疗。术中可见胃肠壁内或浆膜下淡黄色肿块，异味胃黏膜质地厚实、异位胰腺组织质地较软。切开肠壁探查，可见不同于肠黏膜的异位黏膜。

（八）淀粉样病

淀粉样病常累及心、肝、肾、脾、骨关节等，淀粉样病变亦可累及胃肠道，引起黏膜糜烂、溃疡以致消化道出血。约半数原发性淀粉样病伴有巨舌症，有重要提示诊断价值。经内镜活检病理可明确诊断。

（九）放射性肠病

属后期放射反应，在接受放射后若干年内可出现腹痛、腹泻、血便，病理特点为肠管增厚与僵硬、溃疡形成、管腔狭窄、血管损害、炎性浸润等。诊断需有放射史，并注意排除引起相似症状的其他肠道疾病。钡灌肠及肠镜检查可协助诊断。

（十）弹性假黄瘤

是一种罕见的有遗传倾向的结缔组织病。患者多为女性，主要病变为动脉中层弹性纤维变性及内膜代偿性增厚。临床特点为皮肤松弛，隐约可见淡黄色隆起小点沿皮排列，眼底血管样条纹和视网膜损害，以及内脏广泛性血管病变。当胃肠道血管受累时可发生消化道大出血，尤其在妊娠期间。大部分病例的出血部位不明，不少经反复剖腹探查也未能明确。

（十一）贝赫切特综合征（白塞病）

本病引起从口腔至肛门整个消化道的溃疡形成，导致出血、穿孔或增殖性病变。消化道出血多表现为便血。

（十二）药物、食物引起的消化道出血

1.NSAID 相关性消化道出血

所有 NSAID 类药物均可引起胃黏膜损伤，导致急性胃黏膜病变和消化性溃疡，临床上表现为不同程度的消化道出血。发生 NSAID 相关性胃黏膜损伤及其并发症的危险因素有高龄、NSAID 种类、大剂量、长期或多种 NSAID 药物合用、溃疡病史、联合应用皮质激素，以及吸烟、饮酒、抗凝治疗和 Hp 感染等。由于小肠镜的应用及改进，发现 NSAID 亦是引起下消化道出血的原因之一，可引起 Treitz 韧带以下的肠黏膜散在溃疡或弥漫性病变，与 NSAID 胃炎相似，并可加重原有的炎症性肠病。其机制为抑制血小板活性及直接损伤黏膜。根据用药史，急诊内镜可明确诊断。

2.其他药物

乙醇（酒精）、肾上腺皮质激素、利舍平、某些抗生素、咖啡因、抗癌药、甲状腺素、甲苯磺丁脲、呋喃妥因、吗啡、可待因、氨茶碱、洋地黄、抗凝剂、胰岛素、雌激素及抗休克用的肾上腺素、去甲肾上腺素等均可加重溃疡及引起胃肠道黏膜损害，导致不同程度的消化道出血。

三、影响诊断的可能因素

不明原因消化道出血的诊断在临床实践中具有一定难度，除了与对疾病本身的认识程度

有关外,还可能与检查方法的选择,检测手段的应用及结果判断有关:①由于引起消化道出血的原因很多,包括炎症、机械损伤、血管、肿瘤、全身疾病及邻近器官病变因素,临床医师对引出血的复杂及少见的病因缺乏认识,导致对其诊断困难。②病变可能位于常规内镜难以达到的部位,如 Treitz 韧带远端,胃大部切除 Billroth-Ⅱ 术后长的输入襻、空肠及回肠近端等部位的血管畸形和肿瘤、动脉小肠瘘、克罗恩病及憩室等。③除非有活动性出血某些病变的表现并不明显。④在内镜检查时间可能发现不止一处的病变,难以确定出血病灶。⑤医师本人将不熟悉的病变误认为是由于内镜检查操作引起的创伤。⑥缺乏内镜的重复检查。⑦临床表现为呕血或黑便,但并非源于消化道出血,而是由于咽下口鼻、咽喉部或支气管肺部疾患的出血所致。

四、原因不明消化道出血的诊断

可供不明原因消化道出血病例检查的选择手段较多,应该依据临床情况、出血严重程度和内镜、放射学、核医学及外科技术上的可能性而定。一般情况下,在进行详细的询问病史和必要的体格检查之后,选择内镜检查(必要时重复内镜检查)、X 线钡剂造影、血管造影或放射性核素扫描检查将有助于明确诊断,必要时手术探查。

(一)病史与体格检查

对诊断很重要,首先应依据患者的症状和体征初步判断出血部位。胃管引流冲洗有助于确定出血部位。通过询问病史、体格检查可进一步除外因鼻咽部的和肺部引起的出血。对反复发作的便血患者需要注意肛周部位的出血。尤其强调直肠指诊,约有 70% 的直肠癌能通过直肠指诊触及,是及时发现直肠癌的一种可靠又简便的方法。

(二)实验室检查

血红蛋白水平的变化是随访出血状态的有用指标。血尿素氮升高比例超过肌酐提示有胃肠道出血,血液潴留于小肠腔内。尿素氮持续升高,提示仍有活动性出血。另有部分消化道间歇性隐性出血患者,需反复查大便隐血才被发现。

(三)辅助检查

1.急诊内镜检查

急性出血 24~28h 内行急诊内镜检查,可提高消化道出血病因的诊断率。急诊胃镜检查对急性胃黏膜病变、Mallory-Weiss 综合征、应激性溃疡、十二指肠炎的诊断具有决定意义,还可进行局部止血治疗。急性下消化道大出血时,由于肠腔内积聚大量血液及血凝块,影响肠镜操作及观察,往往不易成功。一般需采取措施使出血减缓或暂停,并尽可能清洁肠道后再行检查。在首次内镜检查未能查出病变时,强调重复内镜检查对诊断很有必要。

2.十二指肠镜、小肠镜检查

在十二指肠镜下行逆行胰胆管造影(ERCP)对胰胆道及壶腹周围病变出血具有重要诊断意义。小肠镜分为推进式和探条式,以及最新的双气囊小肠镜。推进式小肠镜可检查十二指肠远侧段及空肠近侧段(Treitz 韧带下 60cm)的出血病变,阳性率为 13%~46%。探条式小肠镜经鼻插入,随肠蠕动 6~8h 到达回盲部,可观察全部小肠,对不明原因小肠出血的诊断率为 26%~50%;但操作复杂、费时、设备昂贵、患者痛苦较大,临床应用较少,最新的双气囊小肠镜,经口或经肛门插入,可检查全部小肠,大大提高了小肠疾病的诊断水平。

3.胶囊内镜(capsule endoscope)检查

又称无线内镜,是一种胶囊样医用照相机,内含闪光装置和摄像传感器,经吞咽后随胃肠道蠕动向下推进,并以 2～3 帧/s 的速度自动拍摄,并将图片无线传送至体外接收设备。胶囊经 8～72h 后随粪便排出体外。应用胶囊内镜安全无创,患者毫无痛苦,即使很衰弱的患者也能接受。可对胃肠道特别是小肠设置较高质量的图像,有望替代小肠镜检查,但无法进行充气,故不能观察肠皱襞内黏膜,亦不能行活检,且价格昂贵,目前尚难推广。

4.手术内镜检查

肠道 AVM 及其他小病灶或黏膜浅表溃疡、糜烂出血常导致外科剖腹探查术中找不到病灶,而手术内镜检查常有助于明确诊断和确定病变部位和范围。剖腹探查术中小肠镜检查在外科手术者帮助下常无困难,可有效检查整个小肠,对小肠肿瘤、血管瘤、大血管病变、Meckel 憩室及节段性炎症性肠病等有重要价值。

5.X 线钡剂造影 尽管内镜检查比 X 线钡剂造影优越,但并不能取而代之。因为部分患者不能耐受内镜检查,且肠道解剖部位有不少地方内镜难以到达,有时会遗漏病变,X 线钡剂检查可得以补救。但 X 线钡剂造影可能加重出血,故一般主张在止血 3d 后谨慎操作。小肠插管钡双重造影对肿瘤、憩室的诊断价值较大,阳性率为 10%～70%。对有异位胃黏膜的Meckel 憩室出血的敏感性为 75%～100%。应用稀钡作连续性小肠气钡双重造影可进一步提高阳性率。另有用 Miller-Abott 双腔胃肠减压管达小肠,分段抽吸肠液,在带血肠液部位注入钡剂造影,也可提高诊断阳性率。

6.放射性核素扫描

当有活动性出血时,^{99m}Tc 标记的红细胞核素腹部扫描,能显示低至 0.05～0.1mL/min 的出血,灵敏度较高,方法简便,患者痛苦小容易耐受。而且由于标记的红细胞 24～36h 后仍能显像,因此对间歇性出血的诊断有其独特价值。另外,由于异位黏膜同正常胃黏膜一样可从血液中摄取 ^{99m}TcO4 而显影,故对诊断含异位胃黏膜的回肠 Meckel 憩室、复制小肠畸形及Barrett 食管有较高的特异性和灵敏度。但放射性核素扫描仅能在体表显示何处出血,而不能明确肠道出血部位,定位的阳性率不高,可作为选择性腹腔内动脉造影的初筛检查,以决定首选造影的动脉。

7.选择性动脉造影

选择性动脉造影作为下消化道出血的定位、定位诊断和治疗的基本方法已有 20 余年历史。其指征是活动性出血>0.5mL/min 或慢性复发性下消化道出血而内镜及钡灌肠检查阴性者。动脉造影对血管病变,尤其是黏膜下血管畸形和小肠平滑肌肌瘤等出血病变具有很高的诊断价值,对活动性出血诊断准确率为 70%～90%,并可同时进行药物及栓塞治疗。

8.吞线试验

其方法简便易行,适用于基层单位。现多用荧光素棉线法,带标记刻度的特制棉线头端系一小金属重物,患者禁食 2h 以上后吞下,X 线透视下追踪,线头通过 Treitz 韧带后静脉注射5%荧光素钠 20mL,3～4min 后拉出,通过棉线上血迹和紫外灯下荧光素染着的位置大致判断出血部位。

9.外科剖腹探查

(1)手术指征:①原因不明,但基本定位明确(即出血部位是上消化道或下消化道出血已基本清楚),虽经积极内科治疗仍有活动性出血。②无绝对禁忌证者。

(2)剖腹探查必须暴露充分,必须进行全消化道探查,而且要警惕多发病变,防止遗漏。手术中尽可能利用透照法、肠管分段检查法、局部动脉内注射亚甲蓝、手术内镜等方法检查肠道病变。同时注意消化道血管畸形的大体表现。

五、消化道出血的治疗

包括对症(止血)和对因治疗。对于急性消化道大出血首先必须监护和稳定生命体征,纠正血容量,同时积极止血、对因治疗。

(一)药物治疗

常用消化道出血的治疗药物分以下几大类。

1.止酸药面

有 H_2 受体拮抗剂,如雷尼替丁、西咪替丁及法莫替丁;质子泵抑制剂,如奥美拉唑等。对与酸相关的上消化道出血有较大意义,因为在 pH<6.0 时血小板的聚集和凝血块的形成受到影响;pH 提高后可阻止胃液对创面进一步的消化和腐蚀,有助于创面的修复。H_2 受体拮抗剂不能完全控制胃酸分泌,尤其是餐后和五肽促胃液素所致的胃酸分泌,故其效果不如质子泵抑制剂。有报道发现,要维持胃内 pH>6.0 需奥美拉唑首次静脉推注后连续静脉滴注。通常量为:奥美拉唑 40mg 每日 2 次,静脉注射。

2.生长抑素及血管加压素

均能选择性减少内脏动脉血流,但后者影响全身血流动力学,用药期间需专人监护;前者不良反应较少,但价格昂贵。

3.其他止血药

局部应用的有凝血酶及去甲肾上腺素加生理盐水胃内灌注或口服;维生素 K_1 静脉或肌内注射可纠正维生素 K 不足所致的凝血机制异常;卡巴克络(安络血)可减少毛细血管的通透性,增进毛细血管断端的回缩作用;氨甲苯酸(止血芳酸)和氨基己酸有抗纤溶作用;另外还有巴曲酶(立止血)肌内注射等可根据患者情况选择应用。

(二)内镜治疗

内镜止血治疗(尤其是上消化道)可降低出血的死亡率、明显减少再出血率、输血量、急症手术率及医疗费用,大大提高患者的生活质量,临床应用越来越广。内镜止血治疗主要有以下几种方法。

1.内镜直视下局部喷洒止血药物

去甲肾上腺素溶液、凝血酶、孟氏液(Monsell solution),对黏膜渗血疗效较好。

2.局部药物注射

1∶10000 肾上腺素、高渗盐水、无水乙醇、乙氧硬化醇等,适于溃疡、肿瘤和 Dieulafoy 等血管病变的出血。

3.电凝止血

可用双极电凝和热探头治疗。

4.微波止血

对溃疡、肿瘤、息肉出血效果较好。

5.激光止血

有氩激光及 Nd:YAG 激光两种,效果好,但设备条件要求高和技术难度大。

内镜止血治疗方法的选择除了考虑患者情况外,还必须根据内镜室的条件和操作医师对方法的熟悉程度来决定。

(三)介入治疗

常选择动脉插管灌注升压素或栓塞疗法是一种较为有效的止血方法,主要应用于原因不明的消化道出血(尤其是下消化道出血)。行动脉造影检查时,发现活动出血病灶,可同时进行治疗。

(四)外科手术治疗

大部分下消化道出血(尤其是小肠病变)往往需行出血病灶的手术切除。部分患者因出血原因不明行剖腹探查,同时可行病灶切除。

第四节 脂肪性肝病

脂肪性肝病(fatty liver disease,FLD)是由多种疾病和病因引起的肝脏脂肪性变。随着国民经济水平的提高,人们的饮食结构、生活方式及生活习惯均发生了明显改变,同时随着影像学检查技术的普及和提高,脂肪肝的发病率、检出率不断上升,FLD 已成为一种严重威胁国人健康的高发疾病。FLD 主要分为酒精性脂肪肝(alcoholic fatty liver disease,AFLD)与非酒精性脂肪肝(nonalcoholic fatty liver disease,NAFLD)两大类。

一、脂肪性肝病的概念

肝脏是人类脂肪代谢的重要器官,正常情况下脂肪占肝脏总重量的 3%~5%,正常人每 100g 肝湿重含 4~5g 脂类,其中磷脂占 50%以上,三酰甘油占 20%,游离脂肪酸占 20%,胆固醇约 7%,其余为胆固醇脂等。当肝细胞内脂质蓄积超过肝湿重的 5%,或组织学上每单位面积见 1/3 以上肝细胞脂肪性变时即称为脂肪性肝病(FLD)。若是由于脂代谢酶的遗传性缺陷而导致脂肪酸、胆固醇或类脂复合物在肝脏等处沉积所致的脂沉积症不属于 FLD 的范畴。在单纯肝脏脂肪性变的基础上若出现汇管区炎症改变的称之为脂肪性肝炎(steatosishepatitis,SH)。同样,脂肪性肝炎也分为非酒精性脂肪性肝炎(nonalcoholic steatosishepatitis,NASH)及酒精性脂肪性肝炎(alcoholic steatosis hepatitis,ASH)。无论是脂肪性肝病还是脂肪性肝炎,民间都俗称"脂肪肝"。

(一)流行病学调查

20 世纪 70 年代我国肝活检 FLD 的检出率仅为 5%。80 年代末,日本、美国的学者利用 B 型超声普查发现 FLD 发病率约占平均人口的 10%,占肥胖和糖尿病患者的 50%。近年来全球流行病学调查表明,NAFLD 的患病率为 17%~33%。近 20 年来随着国人生活及饮食结构的变化,FLD 的发病率呈逐年上升趋势。吴敏等调查南京地区 8 202 人,发现 FLD 发生率从

1998 年的 8.99％逐年上升至 2002 年的 12.33％。杨恩调查了 2006 年度 10082 人，脂肪肝患者有 1100 人，患病率为 10.9％。范建高等 2005 年对 3 175 名成年上海人的流行病调查研究显示：B 超检出脂肪肝 661 例，占 20.8％，其中酒精性、可疑酒精性、非酒精性脂肪肝分别占 3.48％、4.08％、92.43％。经年龄及性别调整后，上海市成人脂肪肝患病率为 17.29％，酒精性、可疑酒精性、非酒精性脂肪肝患病率分别为 0.79％、1.15％、15.35％。

（二）脂肪性肝病的病理特点

光镜下，肝细胞内脂肪颗粒增多，肝窦增宽，细胞核偏移，部分病例汇管区有炎性细胞浸润。临床根据患者是否饮酒将 FLD 区分为 AFLD 和 NAFLD，但病理上两者难以区分。有人根据肝内炎性细胞的浸润和肝细胞的灶性坏死情况将 FLD 分为单纯脂肪肝和脂肪性肝炎，一般认为前者预后较好，后者易于发展为肝纤维化或肝硬化，但临床研究证明两者没有明确界限，常常是严重程度之间的区别。依据病变肝组织是否伴有炎症反应和纤维化，FLD 可分为 3个阶段：单纯性脂肪肝、脂肪性肝炎以及脂肪性肝炎相关的肝纤维化或肝硬化。

1.单纯性脂肪肝

依据肝细胞脂肪变性占据所获取肝组织标本量的范围，分为 4 度（$F_{0\sim4}$）：F_0 为＜5％的肝细胞脂肪变；F_1 为 5％～30％肝细胞脂肪变；F_2 为 31％～50％肝细胞脂肪变性；F_3 为 51％～75％肝细胞脂肪变；F_4 为 75％以上肝细胞脂肪变。

2.脂肪性肝炎

脂肪性肝炎依据炎症程度分为 4 级（$G_{0\sim4}$）：G_0 无炎症；G_1 腺泡 3 带呈现少数气球样肝细胞，腺泡内散在个别点灶状坏死和中央静脉周围炎；G_2 腺泡 3 带明显气球样肝细胞，腺泡内点灶状坏死增多，可出现 Mallory 小体，门管区轻一中度炎症；G_3 腺泡 3 带广泛的气球样肝细胞，腺泡内点灶状坏死明显，出现 Mallory 小体和凋亡小体，门管区中度炎症伴（或）门管区周围炎症；G_4 融合性坏死和（或）桥接坏死。

3.肝纤维化或肝硬化

依据纤维化的范围和形态，将其分为 4 期（$S_{0\sim4}$）：S_0 无纤维化；S_1 腺泡 3 带局灶性或广泛的窦周/细胞周纤维化和中央静脉周围纤维化；S_2 纤维化扩展到门管区，中央静脉周围硬化性玻璃样坏死，局灶性或广泛的门管区星芒状纤维化；S_3 腺泡内广泛纤维化，局灶性或广泛的桥接纤维化；S_4 肝硬化；肝小叶结构完全毁损，代之以假小叶形成和广泛纤维化，大体为小结节性肝硬化。根据纤维间隔有否界面性肝炎，分为活动性和静止性。

脂肪肝的病理学评估有助于了解其病因、肝结构的损害及预后。完整的评估包括脂肪肝的类型（大泡型、小泡型、混合型、灶性型及脂肪性肉芽肿），肝腺泡区的部位（小叶中央静脉周围 3 带、汇管区周围 1 带）以及脂肪肝的分型和分期 3 个方面。FLD 组织病理学诊断报告举例如下：脂肪性肝炎-$F_1G_1S_1$（注：F：脂肪肝分度；G：炎症分级；S：纤维化分期）。

（三）脂肪性肝病的电镜形态

电镜下，FLD 表现为肝细胞变形，胞质内有大量脂肪颗粒及丝状排列的 Mallory 小体，细胞核不规则，核周间隙不规则扩张，部分肝细胞核凹陷，胞质疏松，细胞数目减少，线粒体肿胀变形，嵴粒消失，粗面内质网扩张甚至断裂。脂肪肝的分型和分期之间无必然联系，从脂肪肝至脂肪性肝硬化的转化过程中，脂肪性肝炎是一个重要的中间环节，但 ASH 有时例外。在所有 NASH 患者中,伴有肝纤维化的比例为 17%~21%,在伴有中度肥胖的 NASH 患者中伴有明显肝纤维化的比例可高达 30%~42%。

二、脂肪性肝病的发病机制

(一)NAFLD 的发病机制

非酒精性脂肪性肝炎(NASH)约占 NAFLD 患者的 15%,NASH 患者几乎都有代谢综合征(metablism syndrom,MS)的背景。代谢综合征是包括中心性肥胖(高体重指数)、高血压、高血糖、高血脂和胰岛素抵抗(高胰岛素血症)为临床特征的一组综合征,俗称"五高",也有学者将高尿酸血症并列其中。美国国家胆固醇教育计划(NCEP)推荐将"五高"中符合"三高"者就列为代谢综合征患者。这些代谢异常是心脑血管疾病、糖尿病、痛风、脂肪性肝炎的高危因素。有资料显示:2 型 DM 患者中 50%~60%伴有脂肪肝;而脂肪肝患者中 25%~36%伴有 DM。虽然代谢综合征及其每一个组分的发病机制都错综复杂,但是目前广为公认的当属"二次打击"学说。NAFLD 作为代谢综合征的一个重要环节,其发病机制也可以"二次打击"学说解释:即以胰岛素抵抗(insulin resistance,IR)为主的"一次打击"和以氧化应激、肝细胞大量死亡和纤维化为主的"二次打击"。此外,半胱氨酸蛋白酶 3(caspase 3)、Fas 及其配体、代谢性核受体、肝细胞铁沉积、线粒体功能失调以及内质网压力等也参与了 NAFLD 的发病过程。

在 NASH 的发病和发展过程中,不论是第一次打击还是第二次打击,活性氧(reactive oxygen species,ROS)都起到了非常重要的作用。在营养过剩或营养严重不良的背景下,随着脂肪分解的增多,血中游离脂肪酸(free fatty acid,FFA)大量增多,在肝脏合成三酰甘油,若超出载脂蛋白的转运能力就会造成肝细胞脂肪变性。同时在体内一系列活性因子的作用下,造成大量 ROS 堆积,超过机体抗氧化的能力,就会产生大量脂质过氧化产物和氧应激,损伤大分子蛋白及核酸,导致肝细胞损伤,使大量肝细胞在二次打击中死亡,同时刺激自身免疫系统,激活肝 Kuffer 细胞,促使纤维化的发生。NASH 的发生就是促肝细胞脂肪变性与抗脂肪变性,促炎与抗炎不平衡的结果。

1."一次打击"促进脂肪在肝脏堆积

肥胖(尤其是腹型肥胖)或遗传背景造成的胰岛素抵抗是"一次打击"最中心的环节。脂肪组织是全身能量的补给库,90%以上的总体能量以三酰甘油的形式储存在脂肪细胞。γ 脂肪组织不仅是储脂和脂解部位,它还能分泌瘦素、脂联素、抵抗素、TNFα、血管紧张素原、纤溶酶原激活物抑制物 1、性激素和皮质醇等至少 17 种多肽因子,它们都和 β 细胞功能障碍有关。脂肪细胞的胰岛素敏感性受遗传和环境因素的影响。脂肪肝与胰岛素抵抗有着密切关系,为了代偿外周组织中的胰岛素抵抗,机体会上调胰岛素的表达及分泌从而引发高胰岛素血症,高胰岛素血症是造成肝脏中三酰甘油(TG)合成亢进的原因之一。肝组织中脂肪性变的程度与体重指数(body mass index,BMI)有关。Marchesini 等研究发现,在低于理想 BMI10%的病例中,NASH 的检出率为 2.7%,而高于理想 BMI40%的病例中 NASH 的检出率为 18.5%。高胰岛素血症可上调固醇调节元件结合蛋白 1c 转录功能,导致脂质再生增多,加重肝脂肪变,促进脂肪肝的形成。同时胰岛素抵抗可使脂肪溶解酶活性增加,脂肪组织动员,FFA 大量增多,导致肝脏摄取的 FFA 增多。早期尚能通过 FFA 大量转换成三酰甘油而代偿,但当肝细胞内的载脂蛋白耗竭后,三酰甘油无法及时转运而在肝细胞中过量贮存。随着病情的进展,过多的

FFA 便在肝脏线粒体内参与 β 氧化,导致 β 氧化超载,过度产生 ROS,进一步加重肝细胞的脂肪变性。值得一提的是,若短期内体重突然下降(如减肥手术后、长期厌食、重度营养不良等),由于葡萄糖来源的能量供给不足而动用脂肪储备,使得大量 FFA 入血入肝促进三酰甘油合成增加,超过载脂蛋白的转运能力,也会造成脂肪肝。

目前研究发现,细胞内转录因子——代谢性核受体,也在“一次打击”中发挥重要作用。代谢性核受体可分为过氧化物酶体增殖因子活化受体(peroxisome proliferator activated receptors,PPAR)家族、类法尼脂受体(farnesoid X receptor,FXR)、肝脏 X 受体(liver X receptor,LXR)、孕烷 X 受体(pregnane X receptor,PXR)和结构型雄烷受体(constitutive androstane receptor,CAR)。在 PPAR 家族中,可通过 PPAR-α、PPAR-γ 或 PPAR-δ 的激活起到增加脂肪酸氧化、提高血浆脂联素水平以及胰岛素敏感性的作用;而 FXR 调节参与脂肪酸和三酰甘油合成的基因表达,它主要通过固醇调节元件结合蛋白 1c(sterol regulatory element-binding protein-lc,SREBP-lc)及其靶基因(如脂肪合成酶)而发挥调节三酰甘油的作用,也同样可调节胰岛素敏感性;LXR 也活跃地参与胆固醇的逆转运,还通过对 SREBP-lc 的转录调节促进肝内脂肪合成。与之相反,PXR 和 CAR 活化可通过抑制脂肪酸的 β 氧化而加重肝细胞脂肪变性。代谢性核受体不仅与胰岛素抵抗及脂联素相互作用,还可与体内其他相关因子共同作用。前列腺素 1α 和前列腺素 1β 也是通过引起 PPARα 的表达上调而激活肝脏的脂质氧化;瘦素也同样是通过诱导肝脏 PPARa 的表达增加而诱导乙酰辅酶 A 合酶、肉碱棕酰转移酶 1 和乙酰辅酶 A 氧化酶的转录增强,从而加强肝脏氧化脂肪酸的能力,抑制脂肪在肝脏内的沉积。此外,内质网应激在 NAFLD 中的作用也越来越被关注。应用半定量 RT-PCR 法和免疫组化法检测脂肪肝组和正常对照组中肝细胞 GRP94 基因和蛋白表达情况,结果发现,脂肪肝患者 GRP94 mRNA 和蛋白表达明显增强,而 GRP94 等内质网分子伴侣的表达上调正是内质网应激的标志,这表明内质网应激参与了 NAFLD 的病理生理过程。在 NAFLD 初期,内质网处于应激状态,胆固醇被消耗,进而激活 SREBP,并与 SREBP 裂解激活蛋白形成复合物。酶解的 SREBP 成为转录因子进入胞核,调控靶基因的转录,使 HMG-CoA 还原酶、乙酰辅酶 A 羧化酶等合成增多,促进脂质的合成与沉积,促进 NAFLD 的形成。目前还有研究发现解耦联蛋白(uncoupling prorein,UCP)家族中的 UCP-2 可以调节脂肪酸的 β 氧化,介导脂肪酸的跨膜转运,有利于脂肪酸在线粒体的氧化利用,减轻蓄积脂质毒性,保护肝细胞,其在 NAFLD 病程中的变化可能参与了脂质氧化过程。以上因素的综合作用,使“一次打击”中产生脂肪变性、氧化超载,导致大量过氧化物产生,而大量的 ROS 便在此过程中产生。

2.“二次打击”促进炎症及纤维化形成

过多的 FFA 在肝细胞线粒体内 β 氧化导致的氧化超载是 ROS 的重要来源。肝细胞线粒体功能失常可导致线粒体内大量电子泄漏,致使 ROS 大量增加。ROS 介导的“二次打击”主要导致肝脏损伤及纤维化的发展。ROS 可通过调节线粒体膜通透性转变,诱导细胞凋亡,并产生一系列炎性细胞因子引起肝组织的炎症及纤雏维化改变;ROS 还可以攻击不饱和脂肪酸,产生大量脂质过氧化物,并在可能存在的遗传性血色素沉积症基因突变、肝铁沉积、结合珠蛋白异常、肾素—血管紧张素—醛固酮系统和瘦素的作用下,激活肝星状细胞(hepatic stellate cell,HSC),诱发自身免疫,使机体抗氧化能力下降,并同时继续产生大量 ROS,造成严重的恶性循环,促进肝纤维化的发展。线粒体作为日益受到重视的细胞凋亡调控器,其内外膜有跨膜孔道,即通透转换孔(mitochondrial permeability transition pore,MPTP)。MPTP 在病理情况下开放引起线粒体通透性改变,使线粒体双膜间隙中的细胞色素 C(cytochrome C,CytC)和凋亡诱导因子(apoptosis inducing factor,AIF)释放到胞质。ROS 具有很强的促进 MPTP 开放的作用,在大量 ROS 作用下,线粒体膜发生肿胀,使 MPTP 开放,CytC 释放人胞质,与 caspase-1 和 caspase-9 前体共同形成凋亡小体,并在脱氧三磷腺苷辅助下,激活 caspase-9, caspase-9 再酶解 caspase-3 前体,释放出 C 末端小肽片段,从而活化 caspase-3,活化的 caspase-3 再瀑布式激活 caspase-2、caspase-6、caspase-8、caspase-10 等,这些激活的半胱氨酸蛋白酶最终激活脱氧核糖核酸酶,水解核酸及细胞骨架蛋白,引起细胞凋亡。ROS 的产生还可激活 Fas/Fas 配体系统,进一步导致 Fas 结构蛋白募集下游 caspase 家族成员,形成蛋白酶促级联反应,致使肝细胞凋亡。而凋亡的肝细胞可使炎症细胞聚集,引发一系列的促炎细胞因子和趋化因子募集:如 TNFa、IL-1、IL-6、IL-8、IL-12、IL-18 以及巨噬细胞(尤其是 M2 型巨噬细胞可通过生成 PDGF、IL-10 和 TGFβ 直接介导纤维化的形成),并激活肝内 Kuffer 细胞吞噬凋亡小体而活化释放大量细胞因子,进一步激活 HSC 从而促进肝纤维化的发生。

目前已有关于肝细胞内铁负荷与 NAFLD 关系的研究。铁负荷主要指的是血清铁和铁蛋白的含量升高。研究发现,NASH 患者的血清铁和铁蛋白都明显升高,提示铁代谢失常和铁在肝细胞中的沉积参与了 NASH 的发病,尤其是参与了"二次打击"过程中肝细胞损伤及纤维化的过程。在可能存在的血色病相关蛋白基因(C282Y 或 H63D),尤其在 C282Y 基因变异的作用下,以及元件结合蛋白和 PPAR,y 的相互作用下,体内铁代谢失调,肝吸收铁增加,肝铁浓度上调,大量肝铁(主要为 Fe^{2+})可催化 Fenton 型 Haber-Weiss 反应,使得超氧阴离子转换成活性更强大的羟自由基 OH·,增强氧化应激损伤,破坏肝细胞膜及溶酶体膜,最终造成肝细胞死亡。而肝细胞死亡又会进一步加重铁过载,促进 OH· 的形成,如此恶性循环会不断加重肝组织的脂质过氧化损伤,同时激活炎症细胞因子以及 HSC 和 Kuffer 细胞的活化,引起肝组织中胶原蛋白基因表达增强,加速肝脏纤维化的过程。此外,元件结合蛋白的激活也可以影响生存信号通路的产生:例如抗凋亡蛋白、元件结合蛋白的下调和 PPARγ 的激活,可以进一步使铁代谢失调。除此之外,肾素-血管紧张素-醛固酮系统经血管紧张素 Ⅱ,激活 HSC,对 NASH 的发展也有一定作用。以上各种因素的相互作用,最终激活 Kuffer 细胞以及 HSC,通过免疫炎症反应最终进展为肝纤维化。当 Kuffer 细胞激活后,肝脏内毒素受体 CD14 和 Toll 样受体(toll like receptors,TLR)表达逐渐上调,Kuffer 细胞介导内毒素的肝毒性,使肝细胞对内毒素的敏感性增强,释放炎性细胞因子,促使肝细胞的进一步损伤。小肠细菌过度生长所引起的肠源性内毒素血症也可能参与其中。此外,临床研究表明,长期大量应用某些药物也会造成 NAFLD 的发生:如糖皮质激素类、合成雌激素、四环素、胺碘酮、硝苯地平、某些抗肿瘤药物等,但机制还需要进一步深入研究。

(二)AFLD 的发病机制

1.乙醇的代谢途径与肝损伤

临床研究表明,每日摄入乙醇 40g 超过 5 年即可导致 AFLD。酒精代谢产物乙醛是造成肝脏损害的主要元凶。乙醇脱氢酶(ADH)和肝脏微粒体乙醇氧化系统(MEOS)通路均可产生毒性代谢产物乙醛。长期大量饮酒者是经 MEOS 依赖的细胞色素 P450 Ⅱ El 使乙醇氧化成乙醛的,此所谓非 ADH 途径,约占乙醇代谢量的 1/2。由于乙醇经 MEOS 途径较 ADH 途径 Km 值更高,故唯有高浓度乙醇方可引起 MEOS 的启动。MEOS 途径产生的乙醛较 ADH 系统分解速度慢,因此对肝损伤的影响也更强。乙醛继而与机体蛋白质结合形成复合物,进一步导致蛋白酶失活、DNA 修复功能损害,自身抗体形成、谷胱甘肽耗竭、线粒体损伤和氧利用障碍。

乙醛进一步氧化为乙酸过程中需有 NAD 作为辅酶转变为 NADH,随着乙醇氧化增加,NAD 大量消耗,NAD/NADH 比值下降,结果使肝脏其他许多氧化还原反应、三羧酸循环运转低下,特别是线粒体电子转运受阻,ATP 生成减少。NADH 再氧化需要在肝脏线粒体内进行,正常线粒体传递电子所需的 H^+ 主要从脂肪酸氧化过程中获得。由于过量饮酒,乙醇氧化产生的 H^+ 被线粒体优先利用,结果使脂肪氧化中 FFA 变为枸橼酸过程中产生的 H^+ 循环搁浅,导致 FFA 的 p 氧化减少,引起 a 磷酸甘油浓度升高,而 FFA 和 α 磷酸甘油是合成三酰甘油的原料,故肝内 TG 增加,AFLD 形成。

乙醛代谢生成的乙酸进入乙酰辅酶 A 循环代谢,此过程需要 ATP 提供能量。饮酒越多,ATP 减少而 AMP 增多,AMP 分别在黄嘌呤脱氢酶及黄嘌呤氧化酶的催化下生成 ADP 及尿酸。黄嘌呤脱氢酶需要 NAD 作为辅酶方能完成尿酸的代谢,因此也会造成 NAD/NADH 比值下降。此外,黄嘌呤脱氢酶及黄嘌呤氧化酶在催化尿酸形成的过程中均会产生大量超氧阴离子 O_2。

2.ROS 增多及抗氧化能力减弱

AFLD 与 NAFLD 虽然发病机制有所不同,但 ROS 增多及抗氧化能力减弱引起的氧应激是其重要的共同发病机制。正常机体内保持着氧化还原的平衡态,任何氧化还原平衡态的打破均可导致细胞增殖的异常。超氧化物歧化酶(SOD)是细胞内重要的自由基清除酶,能将超氧阴离子(O_2)歧化为过氧化氢(H_2O_2)和氧,而 H_2O_2 则可进一步由过氧化氢酶(CAT)或谷胱甘肽过氧化物酶(G-Px)还原为水。O_2 可通过 Fenton 或 Harbar-Waiss 反应生成氧化性更强的 OH-,将细胞膜上的不饱和脂质氧化成脂质过氧化物(如丙二醛 MDA)。动物模型及临床观察均表明脂肪肝患者组织及血浆 SOD 活性显著降低,MDA 水平显著升高。乙醇、缺血再灌注、淤胆、铁负荷过重及伴有氧自由基代谢产物的药物等均可诱发或加重氧应激。过多的 ROS 可直接氧化细胞膜上的生物大分子,造成脂质过氧化,脂质过氧化产物 MDA 能与蛋白质形成加合物,从而激活机体的免疫反应而参与肝损害;氧应激还可诱导肝细胞色素 P450 Ⅱ E1(CYP Ⅱ E1)的表达,从而加重脂质过氧化的损害反应。CYP Ⅱ E1 的诱导尚可增加肝组织氧的消耗。此外,MDA 等过氧化产物可使细胞膜的流动性和通透性发生障碍,引起细胞功能失调甚至破裂、死亡。尤为重要的是,过氧化脂质可诱导中性粒细胞的趋化反应,刺激 IL-8、TNFα 等致炎细胞因子的产生,促进中性粒细胞氧化爆发,产生更强烈的炎性损伤。在一定浓度范围内,ROS 还可作为细胞信号分子直接刺激 HSC 的激活增殖,促进肝纤维化的形成。

ROS 还可以直接攻击生物膜上的不饱和脂肪酸,触发链式过氧化反应产生脂质过氧化物。近年来的研究表明,AFLD 的发生、发展与脂质过氧化增加密切相关。脂质过氧化导致丙二醛(MDA)产生增多,MDA 与乙醛不但能各自与蛋白质结合,还能互相促进各自的活性,共同与蛋白质形成新的复合物,称之为丙二醛-乙醛复合物(MAA)。MAA能致使蛋白质结构改变,功能发生障碍:如蛋白酶失活、DNA修复障碍、谷胱甘肽耗竭、线粒体损伤、氧利用障碍、胶原蛋白合成增加等。除此之外,MAA还具有很强的抗原性,不仅能刺激机体产生自身抗体,还能激活T淋巴细胞,从而诱导自身免疫反应而造成肝细胞损伤。同时脂质过氧化物可使包括细胞骨架蛋白在内的蛋白质发生交联,形成Mallory小体,进而诱发自身免疫反应,趋化中性粒细胞,诱发炎症反应,并在可能存在的肾素-血管紧张素-醛固酮系统等作用基础上,加速激活Kuffer细胞和HSC。此外,脂质过氧化物不仅可使内源性ROS增多和毒性增强,还可抑制体内抗氧化剂活性,使细胞内ATP贮备和抗氧化物减少,导致ROS灭活障碍,结果形成ROS、脂质过氧化物增多和抗氧化能力下降之间的恶性循环。

3.慢性病毒性肝炎患者发生脂肪肝的机制

慢性乙型肝炎和丙型肝炎患者是脂肪肝的高发人群,有36%～47%的脂肪肝患者伴有慢性乙肝病毒或丙肝病毒的感染。如果患者同时遭受肝炎病毒及脂肪性肝炎的打击,肝脏的纤维化进程就会加快,肝硬化和癌变的发生率也明显增加。慢性病毒性性肝炎患者发生脂肪肝的确切机制仍有待进一步阐明,可能是病毒和宿主两个因素共同作用的结果。

(1)病毒因素:虽然多数实验和临床研究表明慢性丙肝患者的肝损伤主要由免疫机制所致,但肝脂肪变主要可能是由HCV的直接细胞毒性作用引起的。研究证实,HCV与肝脂肪变的相关性具有基因型特异性,基因3型慢性丙肝患者肝脂肪变的发生率更高且程度更为严重,肝脂肪变主要是由HCV导致的,与代谢综合征可能无关,提示基因3型的基因组中可能存在"脂肪变性基因"重叠序列。这一病毒基因型可能直接参与了肝细胞内三酰甘油(TG)的累积,其发生率较其他基因型(虽然不排除)更频繁和明显。60%～90%的基因3型慢性丙肝患者肝组织活检可见肝脂肪变,而基因1型患者仅50%。应用抗病毒药物治疗清除病毒后,基因3型慢性丙肝患者的肝脂肪变明显减少或消失,非基因3型患者即使有持续病毒学应答(SVR),但仍可能存在脂肪变性。基因3型患者慢性丙肝复发可能导致消失的肝脂肪变再次发生。此外,研究发现肝脂肪变严重程度亦与HCV-RNA滴度、核心蛋白表达程度呈正相关。也有研究认为基因3型的HCV可干扰极低密度脂蛋白(VLDL)颗粒的分泌。上述研究结果均提示HCV在肝脂肪变中具有直接致病的作用。

(2)宿主因素:虽然有研究表明特定的肝炎病毒亚型可能存在"脂肪变性基因",与肝脂肪性变有关,但病毒因素并不能解释所有慢性病毒性肝炎患者的肝脂肪变。例如在非基因3型慢性丙肝患者中,肝脂肪变的发生主要与宿主因素有关,与病毒因素无关。宿主因素介导肝脂肪变引起脂肪肝的病因很多,如酗酒、肥胖、糖尿病、药物等。饮酒者合并脂肪肝的发生率较高,除酒精及其代谢产物外,慢性酒精中毒所伴随的营养不良亦可能是发生脂肪肝的原因之一。此外,酒精及其所致的营养不良性低血糖可使交感神经张力增高,促进外周脂肪分解,肝内合成脂肪的原料增多,从而引起肝内脂肪蓄积。另有研究表明长期酗酒是导致肝细胞癌的首要高危因素,其次为丙型肝炎病毒感染,再次为乙型肝炎病毒感染,如果酗酒的同时合并丙型肝炎病毒或乙型肝炎病毒感染,其肝细胞癌的发生率高达50%以上,说明酒精和肝炎病毒感染在肝细胞癌的发生、发展中起相辅相成的作用。

三、脂肪性肝病的诊断

（一）AFLD 临床诊断标准

根据中华医学会肝病学分会脂肪肝和酒精性肝病学组 2006 年制定的《酒精性肝病诊疗指南》，推荐如下。

（1）有长期饮酒史，一般超过 5 年，折合酒精量男性≥40g/d，女性≥20g/d；或 2 周内有大量饮酒史，折合酒精量＞80g/d。但应注意性别、遗传易感性等因素的影响。酒精量换算公式为：g＝饮酒量（mL）×酒精含量（%）×0.8。

（2）临床症状为非特异性，可无症状，或有右上腹胀痛、食欲不振、乏力、体重减轻、黄疸等；随着病情加重，可有神经精神症状、蜘蛛痣、肝掌等症状和体征。

（3）血清天冬氨酸氨基转移酶（AST）、丙氨酸氨基转移酶（ALT）、谷氨酰转肽酶（GGT）、总胆红素、凝血酶原时间和红细胞平均体积（MCV）等指标升高，禁酒后这些指标可明显下降，通常 4 周内基本恢复正常，AST/ALT＞2，有助于诊断。

（4）肝脏 B 超或 CT 检查有典型表现。

（5）排除嗜肝病毒的感染、药物和中毒性肝损伤等。

以上符合 1、2、3 和 5 条或 1、2、4 和 5 条可诊断酒精性肝病；仅符合 1、2 和 5 条可疑诊酒精性肝病。

符合 AFLD 临床诊断标准者，其临床分型诊断如下。

（1）轻症酒精性肝病：肝脏生物化学、影像学和组织病理学检查基本正常或轻微异常。

（2）酒精性脂肪肝：影像学诊断符合脂肪肝标准，血清 ALT、AST 可轻微异常。

（3）酒精性肝炎：血清 ALT、AST 或 GGT 升高，可有血清总胆红素增高。重症酒精性肝炎是指酒精性肝炎中，合并肝昏迷、肺炎、急性肾衰竭、上消化道出血，可伴有内毒素血症。

（4）酒精性肝纤维化：症状及影像学无特殊。未做病理时，应结合饮酒史、血清纤维化标志（透明质酸、Ⅲ型胶原、Ⅳ型胶原、层粘连蛋白）、GGT、AST/ALT、胆固醇、载脂蛋白-A1、总胆红素、α_2 巨球蛋白、铁蛋白、稳态模式胰岛素抵抗等改变，这些指标非十分敏感，应联合检测。

（5）酒精性肝硬化：有肝硬化的临床表现和血清生物化学指标的改变。

（二）NAFLD 临床诊断标准

1.临床诊断标准

根据中华医学会肝病学分会脂肪肝和非酒精性肝病学组 2006 年制定的《非酒精性肝病诊疗指南》，推荐如下临床诊断标准：凡具备下列第 1～4 项和第 5 或第 6 项中任一项者即可诊断为非酒精性脂肪性肝病。

（1）无饮酒史或饮酒折合乙醇量每周＜40g。

（2）除外病毒性肝炎、全胃肠外营养等可导致脂肪肝的特定疾病。

（3）除原发病临床表现外，可出现乏力、腹胀、肝区隐痛等症状，可伴肝脾肿大。

（4）血清转氨酶可升高，并以丙氨酸氨基转移酶增加为主，常伴有丫谷胺酰转肽酶、三酰甘油等水平增高。

（5）肝脏影像学表现符合弥漫性脂肪肝的影像学诊断标准。

（6）肝脏组织学改变符合 FLD 的病理学诊断标准。

2.临床分型标准

符合非酒精性脂肪性肝病临床诊断标准者,其临床分型如下。

(1)非酒精单纯性脂肪肝:凡具备下列第 1～2 项和第 3 或第 4 项任一项者即可诊断:①具备临床诊断标准 1～3 项。②肝功能检查基本正常。③影像学表现符合脂肪肝诊断标准。④肝脏组织学表现符合单纯性脂肪肝诊断标准。

(2)非酒精性脂肪性肝炎:凡具备下列第 1～2 项和第 3 或第 4 项任项者即可诊断:①具备临床诊断标准 1～3 项。②血清 ALT 水平高于正常值上限的 2 倍,持续时间大于 4 周。③影像学表现符合脂肪肝诊断标准。④肝脏组织学表现符合脂肪性肝炎诊断标准。

(3)非酒精性脂肪性肝硬化:凡具备下列第 1 项和第 2 或第 3 项任一项者即可诊断:①具备临床诊断标准 1～3 项。②影像学提示脂肪肝性肝硬化。③肝脏组织学改变符合脂肪性肝硬化诊断标准。

(三)脂肪性肝病的无创性诊断进展

目前,肝穿刺活检仍然是诊断 FLD 的"金标准"。然而,肝穿刺活检是一项有创检查,存在内出血、胆漏、感染等并发症的风险,而且容易造成采样误差,因此不适合作为脂肪肝筛查或疗效评估的方法。与肝穿刺活检相比,FLD 的无创检查方法更易被接受和广泛普及。目前对 FLD 的无创诊断仍以定性诊断为主,例如:肝酶的升高及正在研究的血清生物学标志物,常用的 B 超、CT 以及 MRI 影像学检查。近年来,1H-磁共振波谱(1H-MRS)的应用真正实现了无创定量肝脏脂肪含量,被公认为无创定量肝脏脂肪含量的"金标准"。国内外学者尝试利用超声、CT 或 MRI 定量肝脏脂肪含量的研究也取得了令人满意的结果。

1.FLD 相关生物标志物

近年来,NAFLD 的氧化应激学说和炎症相关学说的创立为寻找 NAFLD 相关生物标志物提供了新的思路。NAFLD 患者存在血清脂联素或瘦素水平的下降,炎症因子 TNFα、IL-1 水平的升高。有研究报道视黄醛结合蛋白-4(retinol binding protein-4,RBP-4)的升高是 NAFLD 的独立危险因素。而新近发现的与肝细胞凋亡相关的生物标记物细胞角蛋白-18 片段(cytokeratin-18 fragments,CK-18)诊断非酒精性脂肪性肝炎(NASH)的特异性和敏感性分别为 99.9％和 85.7％,在判断 NAFLD 程度及 NASH 的诊断方面有重要的临床价值,有望替代肝穿刺活检做出 NAFLD 的分型诊断。然而,目前各种 NAFLD 相关的生物标志物仅见于小样本研究,其临床应用价值尚待进一步大规模前瞻性临床试验评估。

2.影像学定性诊断

随着影像学诊断技术的发展,目前 B 超、CT 以及 MRI 检查均能较准确地定性诊断脂肪肝。

(1)超声检查:超声检查是目前最常用的脂肪肝筛查方法,因为具有安全无创、价格低廉、操作简便等优点,适合于各级医疗机构中推广使用。脂肪肝在超声下具有特定的影像学特点:①肝区近场回声弥漫性增强(强于肾脏和脾脏),远场回声逐渐衰减。②肝内管道结构显示不清。③肝脏轻至中度肿大,边缘两圆钝。④彩色多普勒血流显像提示肝内彩色血流信号减少或不易显示,但肝内血管走向正常。⑤肝右叶包膜及横膈回声显示不清或不完整。具备上述第①项及第②～④项中一项者为轻度脂肪肝;具备上述第①项及第②～④项中两项者为中度脂肪肝;具备上述第①项以及②～④项中两项和第⑤项者为重度脂肪肝。超声定性诊断中到重度肝脏脂肪性变的灵敏度为 $60\%\sim94\%$,特异度为 $84\%\sim95\%$。当肝脏脂肪含量较低时其灵敏度显著下降,据报道,肝脏脂肪含量小于 20% 时,B 超诊断非酒精性脂肪肝的灵敏度仅 55%。对于肥胖的患者,内脏及皮下脂肪会严重影响 B 超监测脂肪肝的结果,其超声检查的敏感性和特异性仅 49% 和 75%,这些因素会低估 NAFLD 的真实患病率。此外,普通 B 超不能准确定量肝脏脂肪含量。其检查结果无法反映肝脏脂肪含量的轻微变化,当肝脏脂肪含量从 40% 降低到 20% 时,超声上并不能出现对应的明显改变,因此常规肝脏超声只能作为 FLD 的粗筛,难以用于疗效随访。

(2)CT 影像学检查:自 20 世纪 70 年代 CT 问世以来,国外学者便开始在动物模型上研究 CT 测量值与肝脏脂肪含量的关系,并发现肝脏 CT 值随着脂肪变程度加重而降低。通过测定肝脏 CT 值(CT 值 $\leqslant40$ HU)或者肝脏与脾脏的 CT 值差($\leqslant$-10 HU)即可诊断脂肪肝。弥漫性肝脏密度降低,肝/脾 CT 比值 $\leqslant1.0$ 但大于 0.7 者为轻度;肝/脾 CT 比值 $\leqslant0.7$ 但大于 o.5 者为中度;肝/脾 CT 比值 $\leqslant0.5$ 者为重度。对于中、重度脂肪肝患者,这两项指标的灵敏度和特异度可达到 $73\%\sim100\%$ 和 $95\%\sim100\%$。但对于轻微肝脏脂肪沉积,CT 影像学检查的结果并不准确。虽然有学者指出利用增强 CT 造影可以提高诊断脂肪肝的灵敏度和特异度,但是考虑到静脉造影剂的注射速度和测量时间不同对结果的影响,其准确性存在质疑。检查过程中存在的辐射也不适于长期随访和儿童患者的筛查。临床上对于轻到中度 FLD 患者并不推荐 CT 检查。

(3)磁共振成像检查(MRI):MRI 正相位(in-phase imaging)和反相位(out-of-phase)磁共振影像分析是 MRI 影像诊断脂肪肝的常用方法。该方法需要获得肝脏正相位影像(增强水和脂肪信号)和反相位影像(抑制水和脂肪信号),然后通过比较两个影像信号强度判断是否存在脂肪肝。如果反相位影像上信号消失,提示存在脂肪肝。如果该相位信号仍然存在则不支持脂肪肝的诊断。普通的 MRI 技术定性诊断脂肪肝与腹部超声及 CT 检查的结果相似,部分方面略占优势。MRI 在检出中度脂肪肝的特异性和敏感性分别大于 80% 和 95%;对于轻度脂肪肝的检出能力也大于其他几项无创检查,敏感性及特异性分别达到 85% 和 100%。然而,MRI 检查仍然属于定性检查;更为重要的是 MRI 通过反相位和正相位信号提供脂肪和水分的信号,这些信号容易受到多种因素干扰:例如 T1 弛豫时间、T2 弛豫时间,以及脂肪中不同组分的信号干扰,因此所测得的脂肪信号不能精确地代表脂肪,尤其是当肝脏脂肪含量较低或有铁沉积的情况下精确性更低。MRI 的价格较昂贵,临床上并不推荐 MRI 作为脂肪肝的首选检查方法。

3.定量诊断

(1)^{1}H-磁共振波谱技术(^{1}H-MRS)及 MRI 定量肝脏脂肪含量方法:^{1}H-MRS 可以将接收的磁共振信号转化为不同频率波谱信号,提供检测区域的生化组成信息。通过 ^{1}H-MRS,感兴趣区内的水和脂质分子总量可用特定频率的波峰加以显示,其中水分子的频率为 4.7×10^6,而脂质分子的频率为 $(1.0\sim1.5)\times10^{-6}$。肝脏脂肪样变在 ^{1}H-MRS 上表现为脂峰的上升、水峰的下降以及脂水比的升高。作为肝脏脂肪含量无创定量的"金标准",^{1}H-MRS 已被用于大规模的 FLD 的筛查及临床研究的长期随访。然而,^{1}H-MRS 目前只在少数科研机构内应用,一方面其检查费用昂贵,另一方面[1]H-MRS对技术人员要求较高。同时该技术为空间取样检查,对肝脏不均匀脂肪样变可能存在一定的抽样误差。近年来,一些前沿的改良磁共振影像技术的出现为实现 MRI 精确定量肝脏脂肪含量奠定了基础。波谱脂肪选择磁共振影像方法(spectral fat selective MRI)可以特异性显示脂肪在肝脏组织中的分布,不仅与[1]H-MRS 的相关性好,而且能够提供脂肪空间分布的信息,克服了[1]H-MRS 取样误差的缺点。有学者在磁共振正反相位法的基础上进行改进,同时定量肝脏脂肪含量及效应,进一步提高了 MRI 检查的准确性。新型磁共振肝脏脂肪定量方法的出现为脂肪肝无创定量提供了新的发展方向,但这些前沿技术尚处于研究阶段,技术要求高,目前仍不适于大规模人群筛查。

(2)定量超声方法:20 世纪 80 年代末,国外学者便开始采用早期超声直方图定量测定肝脏回声衰减,提出肝脏回声和回声衰减率的升高与脂肪浸润有关。计算机辅助的超声诊断技术极大地推动了超声定量分析肝脏脂肪含量的发展。目前,国外研究报道利用直方图法已能较准确地定量肝脏脂肪含量,国内部分学者也在尝试利用新的技术如超声背向散射积分技术进行肝脏脂肪定量,并在动物模型上报道了较好的相关性。

总之,目前肝穿刺活检仍然是诊断 FLD 的"金标准",但其有创性不适于大规模人群筛查。NAFLD 相关生物学标记物的确立有望替代病理活检区别 NASH 与单纯脂肪样变,是主要的研究方向之一,但这些标记物目前仅见于实验研究。定量影像学技术具有很高的临床使用价值。^{1}H-MRS 技术最先实现了肝脏脂肪的无创定量,并已逐步应用于 FLD 临床诊断和长期随访。MRI 技术在近几年取得了迅速的发展,不仅在准确性上与[1]H-MRS 相当,而且可以提供肝内脂肪空间分布的信息。同时,超声定量肝脏脂肪含量技术的研究也取得了令人鼓舞的结果,其成本低廉、操作简便、安全无创,具有良好的发展前景。

四、脂肪性肝病的治疗

脂肪肝的综合治疗首先要对患者的家族史、环境因素、生活方式改变、服药史、医患之间配合等方面进行全面评估,对患者做健康宣教以提高其对本病的认识及治疗的依从性,去除诱因。例如戒酒是治疗酒精性肝病的最主要措施。戒酒过程中应注意戒断综合征的发生(包括酒精依赖者,神经精神症状的出现与戒酒有关,多呈急性发作过程,常有四肢抖动及出汗等症状,严重者有戒酒性抽烟或癫痫样痉挛发作),对长期酗酒者戒酒需制定循序渐进的周密计划。酒精性肝病患者需良好的营养支持,在戒酒的基础上应提供高蛋白质、低脂饮食,并注意补充维生素 B、C、K 及叶酸。在饮食治疗及运动疗法的基础上再配合适当的药物治疗。

(一)饮食治疗

根据患者理想体质量、年龄、性别、工种计算每日热量摄入一,合理分配三大营养成分。在热量一定的情况下,给予低热量、高蛋白质、低脂肪、低糖、多纤维、多维生素、少盐及少刺激性调料的膳食。三大营养素分配:蛋白质 15%~20%,其中 1/3 以上为动物蛋白;脂肪 20%~25%;糖 50%~60%。

(二)减肥及运动治疗

所有体重超重、内脏性肥胖以及短期内体重增长迅速的 NALD 患者,都需通过改变生活方式控制体重、减少腰围。基础治疗 6 个月体重下降每月<0.45kg,或体重指数(BMI)27kg/m² 合并血脂、血糖、血压等两项以上指标异常者,可考虑加用西布曲明或奥利司他等减肥药

物,每周体重下降不宜超过 1.2kg(儿童不超过 0.5kg);BMI>40kg/m² 或 BMI>35kg/m² 合并睡眠呼吸暂停综合征等肥胖相关疾病者,可考虑近端胃旁路手术减肥。运动处方要个体化,以全身耐力为基础,循序渐进,保持安全和有效界限。运动种类:有氧运动以锻炼全身体力和耐力为目标的全身性低强度的运动,步行为最佳运动(中速快步行 115~125 步/min)。此外,如慢跑、骑自行车、上下楼梯、爬坡、打羽毛球、踢毽子、拍皮球、跳舞、广播体操、跳绳、游泳等,可使交感神经兴奋,血浆胰岛素水平下降,而儿茶酚胺、胰高血糖素和生长激素分泌增加促进脂肪分解。运动强度:应根据运动后劳累程度和心率(脉搏)选择适量的运动,以运动时脉搏 100~160 次/min(170-实际年龄),持续 20~30min,运动后疲劳感于 10~20min 内消失为宜。运动持续时间:20~60min 为宜。运动时间:饭后 1~2h 为控制血糖最有效的运动时间带。据研究表明,下午和晚上运动比上午运动多消耗 20% 的能量。晚饭后 45min 散步是减肥的最佳时间。运动频率:以每周 3~5 次为宜。如运动后次日无疲劳感,可每日运动。减肥目标:6~8 个月后减去原体重的 5%~10%,即 1~2kg/月。

(三)药物治疗

1.酒精性肝病的药物治疗

(1)糖皮质类固醇可改善重症酒精性肝炎患者的生存率。

(2)美他多辛可加速酒精从血清中清除,有助于改善酒精中毒症状和行为异常。

(3)多烯磷脂酸胆碱对酒精性肝病患者有防止组织学恶化的趋势。甘草酸制剂、水飞蓟宾类和多烯磷脂酰胆碱等药物有不同程度的抗氧化、抗炎、保护肝细胞膜及细胞器等作用,临床应用可改善肝脏生化学指标。但不宜同时应用多种抗炎保肝药物,以免加重肝脏负担及因药物间相互作用而引起不良反应。

(4)Manuela 等进行体外肝细胞培养研究,结果发现熊去氧胆酸能逆转乙醇所造成的细胞毒性,可防止线粒体损伤,减少乙醇引起的脂肪变性。Tabouy 等研究表明,熊去氧胆酸可以通过促进 ATP 合成、稳定线粒体形态对酒精诱导的线粒体损害起保护作用,亦可稳定肝细胞膜性结构,减轻酒精性肝脂肪变。

(5)酒精性肝病患者肝脏常伴有肝纤维化的病理改变,应重视抗肝纤维化治疗。对现有多个抗肝纤维化中成药或方剂今后应根据循证医学原理,按照新药临床研究规范进行大样本、随机、双盲临床试验,并重视肝组织学检查结果,以客观评估其疗效和安全性。

2.NASH 的药物治疗

(1)降血脂药物:实验发现任何原因的高脂血症都可以导致肝脂肪化。故调脂药目前仍是治疗 NASH 的主要药物,例如 HMG-CoA 还原酶抑制剂辛伐他汀可抑制肝 Ito 细胞的增殖,且可显著改善酒精性脂肪肝患者的肝功能及血脂代谢紊乱。但对于上述降脂药物在脂肪肝治疗中的地位,目前仍有异议。因为许多降脂药可能使血脂更集中于肝脏进行代谢,反而促进脂质在肝内的蓄积,并损害肝功能,因此不应长期盲目服用降脂药物。血浆三酰甘油(TG)水平明显增高的脂肪肝可选用苯扎贝特、非诺贝特等苯氧乙酸类降脂药物;血浆总胆固醇(TC)水平明显增高的脂肪肝可选用他汀类(HMG-CoA 还原酶抑制剂),如普伐他汀、辛伐他汀、洛伐他汀等。停药指标:降脂药应用中如丙氨酸转氨酶(ALT)>3 倍正常值上限(ULN),则停药。脂肪肝患者的基线肝功能多有异常,尤其是转氨酶升高很常见。由于对于他汀类药物引起转氨酶升高的顾虑,限制了临床医师对有高危因素脂肪肝患者的他汀类使用。有学者认为他汀类药物使用后由于血浆脂质成分的改变可导致肝细胞膜通透性的改变,随之导致胞质内转氨酶的渗漏。通常情况下,该生化学的改变与肝脏组织病理学的损伤并不相关,尤其是当转氨酶ALT升高,而 AST 不高时。在所有大样本的 RCT 研究中,他汀类药物导致转氨酶升高的比例不足 3%;绝大多数的研究显示他汀类与安慰剂相比引起转氨酶升高的概率无明显统计学差异。在小到中等剂量他汀类使用者很少有转氨酶超过正常 3 倍以上的情况。但当转氨酶超过正常 10 倍以上时,需立即停药并排除有无其他通过肝药酶代谢的合并用药。在使用他汀类药物之前,要排除其他可引起肝酶异常的潜在肝病(如病毒性肝炎、糖尿病等代谢性疾病)。对于极其少见的真正他汀类相关的肝损害,没有生化或组织学上的特异性指标可借鉴,只能通过排除法及停药后的改善来推断。

(2)胰岛素增敏剂:合并 2 型 DM、糖耐量损害、空腹血糖增高以及内脏性肥胖者,可考虑应用双胍类(如二甲双胍)和噻唑烷二酮类药物(如罗格列酮),以期改善胰岛素抵抗和控制血糖。罗格列酮是一种高选择性过氧化物酶增殖激活受体 γ 激动剂。其作用机制是激活脂肪、骨骼肌和肝脏等胰岛素所作用的组织,增加多种蛋白质的合成,调节胰岛素应答基因的转录,减少 2 型 DM 的胰岛素抵抗。二甲双胍的作用是抑制肝糖原异生,增加外周组织对葡萄糖的利用,增强胰岛素敏感性。

(3)保肝药物:NARLD 伴肝功能异常、代谢综合征、经基础治疗 3~6 个月仍无效,以及肝活体组织检查证实为 NASH 和病程呈慢性进展性经过者,可采用针对肝病的药物辅助治疗,以抗氧化、抗炎、抗纤维化,可依药物性能以及疾病活动度和病期合理选用多烯磷脂酰胆碱、维生素 E、水飞蓟宾以及熊去氧胆酸(UDCA)等相关药物,但不宜同时应用过多药物。UDCA 治疗脂肪肝的机制可能与其稳定肝细胞膜、保护线粒体、抑制细胞凋亡、调节免疫、利胆等因素有关,通过上述作用从而达到改善脂质代谢,保护肝细胞,促进胆固醇转化和排泄目的。

(4)抗氧化剂的补充:维生素 E 具有抗氧化、抑制肿瘤坏死因子、IL-6、IL-8 作用。治疗后脂肪肝患者显示转氨酶降低,部分患者在治疗后病理检查组织学有所改善。临床研究表明与健康组相比,NASH 患者组血浆 SOD 活性显著降低,MDA 水平显著升高。有作者证实联合适量补充 VitE 及亚硒酸钠能增强 SOD 活力,降低 NF-kB 蛋白的表达,这可能是其有效防止NASH 发生的重要作用机制之一。

(5)肠道微生态制剂:鉴于小肠细菌过度生长所引起的肠源性内毒素血症也可能参与NASH 的发生,于洪波等以高脂饮食的雄性 SD 大鼠为模型,研究了微生态制剂(美肠安)防治非酒精性脂肪性肝炎的作用及机制。结果发现 NASH 模型组大鼠肝组织 MDA 含量与正常组比较明显增高,血清 TNFα 水平明显增高,而 SOD 活性明显降低。肝脏的脂肪变性程度和炎症活动度计分均显著增高,PPARγ 阳性表达细胞明显减少,且与肝组织的炎症活动度呈负效关系。微生态制剂治疗组各项指标较模型组有明显改善;而饮食治疗组大鼠肝脏病理学仍呈轻一中度脂肪变性,炎症活动度计分较正常组显著增高,余各项指标与模型组比较无显著差异。提示微生态制剂可能通过减少 TNFα 的产生,增加 PPARγ 表达等方面来改善胰岛素抵抗,抗脂质过氧化和抑制肝脏炎症反应。但肠道微生态制剂在治疗 NASH 患者中的临床价值还有待循证医学的进一步证明。

3.脂肪肝的中医药治疗

脂肪肝在中医学中无相对应的病名,散见于中医之"胁痛""痰证""脂满""积聚""症瘕""湿阻""痞证"等病证中。其病因多与饮食不节、过食油腻厚味、久卧久坐、体态丰盛、酒湿过盛、久病体虚或药石所伤,引起肝火疏泄,脾失健运,湿邪内生,痰浊内蕴,肾精亏损,痰浊不化等。病理基础与痰、湿、瘀、积有关。其病位主要与肝、脾、肾三脏功能失调密切相关。治疗以化湿清热、疏肝理气、健脾化痰、活血化瘀、补肾益精等为主,兼顾虚实、寒热、阴阳。从辨病与辨证相结合思路出发,采用专方论治或基本方辨证施治。如对肝郁气滞型用柴胡疏肝散加减;痰湿困脾型用平胃散加味;湿热内蕴型用加味柴胡汤;瘀血阻络型用复元活血汤加味;阴虚肝郁型用滋水清肝饮加减;肝郁脾虚型予柴芍六君子汤加减。由于各种原因引起的脂肪肝在病机上有其共性,许多学者应用专方或中药基础方并据临床情况随症加减,或者用中成药治疗脂肪肝,均取得了较好的疗效。

中医中药是我国的一块瑰宝。近年来已发现许多中草药具有很强的抗氧化作用,如人参、银杏、丹参、绿茶、芦荟等。进一步从中提炼纯化后,得到了不少很有应用前景的中药单体。丹参酮是从中药丹参中提取的单体,它可保护细胞的线粒体,建立电子传递旁路,防止氧自由基生成,同时通过清除脂质过氧化产生的脂类自由基而阻断脂质过氧化的链式反应,抑制 DNA加成物的生成,从而起到对 DNA 的保护作用。茶多酚是从天然绿茶中提取的单体,有较好调节血脂紊乱的作用,还有显著的抗脂质过氧化和清除自由基作用。此外还有不少学者分别研究了白芍总苷、枸杞多糖、番茄红素、茵陈蒿提取物等对高脂饮食诱导的 SD 大鼠脂肪肝模型的影响,表明它们可明显减轻高脂饮食诱导的大鼠非酒精性脂肪肝,其作用机制可能与其降低血脂和保肝、提高抗氧化能力、恢复胰岛素敏感性有关。能够减轻非酒精性脂肪肝的病变程度,其机制可能与其所具有的调血脂及抗氧化等作用有关。

(四)肝移植

严重的脂肪性肝炎最终可以进展成为肝硬化。对失代偿期的肝硬化患者要积极处理其晚期的严重并发症:如门脉高压、食管胃底静脉曲张、自发性细菌性腹膜炎、肝性脑病和肝细胞肝癌等。对终末期肝病或并发肝细胞肝癌者是肝移植的指征。对 NASH 相关终末期肝病患者肝移植术前应筛查代谢情况:$BMI < 40kg/m^2$ 为肝移植的禁忌证。对严重酒精性肝硬化患者肝移植前要求戒酒 3~6 个月。

(五)FLD 治疗过程中的监测

(1)自我验效及监测,设置能让患者就自己的饮食、运动、睡眠、体重及与生活质量相关的观察。指标,例如作简单的图表化记录,以供医患之间进行评估。

(2)原发疾病和肝病相关临床症状和体征的评估,需警惕体重下降过快(每月体重下降大于 5kg)导致亚急性 NASH 和肝功能衰竭的可能。

(3)代谢综合征的组分及其程度的实用目标及治疗控制目标的观察。

(4)肝脏酶学和肝功能储备的评估,后者可采用 Child-Pugh 分级和(或)MELD 评分系统。

(5)影像学评估肝脏脂肪浸润的程度及分布类型。

(6)肝脏炎症和进展性纤维化非创伤性指标的动态观察,包括血清纤维化标记物以及其他相关实验室指标。

(7)肝活体组织检查评估肝脂肪变、炎症和纤维化的改变,监测治疗的效果、安全性及评估.预后。

(8)基础治疗相关药物不良反应的临床及实验室相关检查。

第五节　肝硬化腹水

一、肝硬化腹水发生机制与分型

(一)肝硬化腹水发生机制

腹水是失代偿期肝硬化常见的体征。肝功能损害引起血浆白蛋白减少,导致血浆胶体渗透压下降;门静脉血液回流障碍,使门静脉压力增高,导致的高动力循环使有效血容量下降;肝硬化引起窦后梗阻,肝淋巴液形成超过胸导管的输送能力,从而肝淋巴液自肝表面溢入腹腔;同时激活肾素—血管紧张素—醛固酮系统(RAAS)、交感神经系统(SNS)和抗利尿激素(ADH)三大系统,从而引起水钠潴留,尿钠排出明显减少等,这些都与腹水的形成有关。

近年来的研究发现,这些因素虽对腹水的形成是重要的,但是在临床上有无腹水或腹水的程度与低蛋白血症的程度并不呈比例关系。单纯急性门静脉梗阻时,虽然门脉压力很高,但不一定引起腹水;相反,动物实验表明将犬作门腔静脉端侧吻合,门静脉压力下降,但用药物诱发肝硬化后,仍可产生腹水。又如血浆醛固酮水平的高低,与肾脏贮钠的程度并无平行关系;当肝硬化患者自发性利尿时,并不伴有醛固酮下降,而在使用抗醛固酮药物后,血浆醛固酮虽有明显下降,但不一定能得到满意的利尿效果,因而近年来对肝硬化腹水的形成机制不断探索,提出几种不同的假说。

1.经典的灌注不足假说

经典的灌注不足假说(classical underfilling theory)认为由于门静脉高压、内脏血管床扩张、低蛋白血症破坏了肝窦和内脏毛细血管内的平衡,过多的组织间液不能经淋巴回流,因而在腹腔内聚集形成腹水。由于腹水的形成,导致肾脏的水钠潴留。潴留的体液又漏至组织间隙形成腹水和水肿,从而形成恶性循环。但如果是灌注不足,血浆容量和心排量应减少,但肝硬化患者的情况却相反。动物试验表明,肾钠潴留在腹水形成之前已产生,提示钠潴留不是因腹水形成后的灌注不足而产生的。

2.泛滥假说

泛滥假说认为腹水的形成是由门静脉高压和血容量过多造成的。过去认为水、钠潴留对肝硬化腹水而言是继发性的改变或是腹水的加重因素,但近年来有人发现对一些肝功能处于代偿期的肝硬化患者给予大量贮钠皮质激素后可诱发腹水,因而认为水、钠潴留在肝硬化腹水的形成机制中是一种原发性改变。即认为这类病例先有钠潴留,伴血容量和细胞外液扩张,继之出现静脉窦压力增高,门静脉高压和血浆胶体渗透压降低,最后出现腹水,也就是说水钠潴留是因,腹水形成是果。有人通过动物实验,对有腹水及明显水钠潴留的犬进行门脉系统外血浆容量测定,发现其容量不是降低而是有所增加。也有人认为肝硬化腹水的形成,是由于肠系膜或肝内淋巴液明显增多,超过淋巴管及胸导管的输出能力,致使淋巴液泛滥于腹腔内。据研究正常人每日有 1～1.5L 淋巴液经胸导管回流人体循环,肝硬化患者每日可达 8～9L,而肝硬化腹水患者每日可达 20L。

3.动脉血管扩张假说

动脉血管扩张假说(aterial vasodilation theory)认为肝硬化的钠潴留是由于有效动脉血容量(effective aterial blood,volume,EABV)减少而造成的。在腹水形成前.先有门静脉系统微循环异常伴有内脏血液大量滞留,此外尚有体内动静脉吻合支开放,皮肤及肌肉血液量增多等因素,这些因素的联合使有效血容量降低,从而形成腹水。有人对有顽固性腹水的肝硬化患者作腹水直接回输,回输后尿量超过或接近回输量,腹水得到控制,代表肾小球滤过率的内生肌酐清除率明显增高,对利尿剂反应增强,提示有效血容量及肾脏血流量得到改善后,能促进利钠、排水,有利于腹水的消退。另外,如人体除头外完全浸入 34.5℃水中,5h 左右,即坐位头外露浸水试验,可使患者大量排水、排钠,其每小时尿钠排出量可较试验前增 18 倍,内生肌酐清除率也明显增加,在这一试验中,患者并未接受补液,总的血容量并未增加,而是由于血液的重新分布,使中心血容量、中心静脉压及心排出量明显增加,肾血流量也得到改善,从而出现明显的排钠利尿效应,据报道有 26 例肝硬化腹水中 15 例取得疗效,这些发现都支持有效血容量不足是腹水形成的学说。然而,有学者发现,很多失代偿肝硬化患者进行满定法并无利尿反应;还有人用 131I-白蛋白和 51Cr-红细胞测定有腹水和无腹水的肝硬化患者血容量,结果无差别;也有发现肝硬化患者血容量比非肝硬化患者大,这些发现又不支持有效血容量不足学说。

此外,近年来陆续发现许多神经因素和体液因素与腹水形成有关,如前列腺素代谢异常,血管舒缓素—激肽系统变化,肠血管活性肽、交感神经活动亢进等都与腹水形成有一定关系。心房肽(ANP)或心房利钠因子是一种多肽,有扩张血管及利尿作用,使血压下降,肾小球滤过率增加,减少肾素分泌率,降低血浆肾素及醛固酮水平,排钠增加,心房压力高时释放,低时不释放,失代偿期肝硬化时因有效血容量不足使心房肽的释放受抑制。但也有报道肝硬化水钠潴留时 ANP 水平是升高的,提示其利钠利尿作用与 ANP 水平升高之间无直接相关性,推测在这些患者肾脏对 ANP 反应减弱,可能与血浆中存在大量抗利钠因子的拮抗作用有关或是ANP 结构缺陷或前体分子降解或利钠作用很小的产物所致。但 ANP 与肝硬化腹水的确切关系有待进一步研究。

综上所述,肝硬化腹水的发生机制说法不一,分歧很多,甚至是互相对立的,这可能是由于其发病机制本身就是错综复杂的,不同患者其发病的主要机制不同,即使同一患者,随着病情的进展其主要发病机制也不尽相同。如腹水早期,有效血容量可能正常甚至增多,但对顽固性腹水患者来说,有效血容量与肾脏灌注不足可能是主要因素。因此进一步探索肝硬化腹水的形成机制,有实际的临床意义,如能及早确定某个患者某个阶段腹水发生的主要因素,并采取有效措施,将会提高疗效,如对有效血容量正常或增多的患者给以限钠利尿是合理的;相反,对有效血容量与肾脏灌注量已明显减'少者,如继续给予大量利尿剂,则可能诱发肝肾综合征,因此,对这些患者采取腹水的直接回输或施行腹腔颈静脉分流(Leveen 管装置)术是适宜的。

(二)肝硬化腹水的分型

参照 Arroyo 分型法可根据肝硬化患者对钠、水的耐受性及综合治疗反应的情况将肝硬化腹水分成 3 型:钠、水的耐受性是指钠水排泄,尿钠＞50mmol/d 为钠耐受,＜10mmol/d 为不耐受。如以 5％葡萄糖液 20mL/kg 静滴，尿量＞1mL/min 为水耐受，尿量＜1mL/min 为不耐受。

第 Ⅰ 型：GFR（肾小球滤过率）正常，尿钠 750mmol/d，水清除正常，即对钠、水均耐受，腹水的形成是由于钠摄入过多所致。这类型多为初期或轻度，无并发症。通过限钠，卧床休息，可使病情缓解，腹水消退。

第 Ⅱ 型：GFR 正常，尿钠 10～15mmol/d，水清除正常，即对水耐受，但对钠耐受差，腹水的形成主要是醛固酮分泌过多所致。多为中度腹水，这类患者采用限钠、排钠治疗仍然有效。

第 Ⅲ 型：GFR＜50mL/min，尿钠＜10mmol/d，有水清除障碍，即对钠、水均不耐受。是肝硬化末期的表现，属重度或顽固性腹水或抗利尿剂性腹水，宜在扩容基础上利尿。主要由于肾小球滤过率明显下降或功能性肾衰竭所致。

2010 年欧洲肝病研究会（EASL）肝硬化腹水临床实践指南将肝硬化腹水分为失代偿期腹水和难治性腹水，失代偿期腹水又根据腹水程度分为 1 级（轻度）、2 级（中度）与 3 级（重度）；难治性腹水则根据对利尿剂的反应分为利尿剂抵抗型腹水与利尿剂难治型腹水。具体分类及定义见表 4-7。

表 4-7　肝硬化腹水的分类及定义

腹水的分类		
分类	级别	定义
失代偿期腹水	1 级（轻度）	腹水仅在超声检查下可测到
	2 级（中度）	出现中度对称性腹部膨隆
	3 级（重度）	出现中度对称性腹部膨隆
难治性腹水	利尿剂抵抗型腹水	由于对限钠和利尿剂的不良反应而无法消除或防止早期复发的腹水
	利尿剂难治型腹水	由于不能阻止利尿剂相关并发症的发生，妨碍了使用利尿药物的有效剂量，而无法消除或防止早期复发的腹水

（三）肝硬化腹水的诊断

1.腹水患者的评估和诊断

在西欧或美国，约 75％的腹水患者病因为肝硬化，其他可见于恶性肿瘤、心力衰竭、结核、胰腺疾病或混合因素。

腹水患者的初次诊断应包括病史、体格检查、腹部超声、肝功能、肾功能、血清或尿电解质以及腹水分析，其治疗方案应依据腹水分级（依据定量标准）而制定。欧洲指南建议，肝硬化腹水患者在治疗前，所有新发的中重度腹水（2、3 级）患者、住院治疗中腹水加重者、出现肝硬化并发症者，都应行诊断性腹水穿刺（AI），排除肝硬化以及自发性细菌性腹膜炎（SBP）以外的原因。当临床诊断不明时，根据血清—腹水白蛋白梯度可区分门静脉高压或其他原因导致的腹水：若血清-腹水白蛋白梯度≥11g/L（1.1g/dl），则门静脉高压可能性大（阳性率约 97％）。腹水总蛋白含量测定有助于评估 SBP 风险：蛋白含量≤15g/L 时 SBP 危险性增加，同时指导预防性使用抗生素。同时床旁采集腹水（10mL）接种于血培养瓶中，进行中性粒细胞计数以排除

SBP。在诊断未明或临床怀疑胰腺疾病、肿瘤、结核时还应进行其他相关检测,如淀粉酶测定、细胞学检查、PCR 及分枝杆菌培养。其中,根据国际腹水俱乐部的定义,难治性腹水是指药物不能消除或在大量穿刺放液(large-volume paracentesis,LVP)后无法有效防止早期复发的腹水。难治性腹水诊断的必要条件,见表 4-8。

表 4-8 难治性腹水诊断的必要条件

肝硬化难治性腹水的诊断	
必要条件	
治疗过程	必须经过至少 1 周的强效利尿剂治疗(螺内酯 400mg/d 联合呋塞米 160mg/d)和限钠饮食(<90mmol/d)
反应不良	4d 体质量平均减轻<0.8kg,并且尿钠的排出量少于钠的摄入量
腹水早期复发	在初期腹水消减 4 周内重新出现中、重度腹水
利尿剂相关并发症	利尿剂诱发的肝性脑病是指在没有其他促发因素的作用下而出现的脑病
	利尿剂诱发的肾功能损伤是指因腹水治疗而产生的血肌酐增加>100% 至血肌酐>177μmol/L(2mg/dl)
	利尿剂诱发的低钠血症是指血钠降低>10mmol/L 至血清钠<125mmol/L,利尿剂诱发的低钾或高钾血症是指在适当的治疗下血钾仍<3mmol/L 或>6mmol/L

2.腹水患者预后

肝硬化腹水患者往往预后不良(病死率 1 年内约 40%,2 年内约 50%)。主要影响因素为:低钠血症、低血压、血肌酐增高和低尿钠。现在许多国家肝移植供肝分配所依据的评分,如 CTP(Child-Turcotte-Pugh)评分和终末期肝病模型评分(model for end-stage liver disease,MELD),均不包含以上各参数(除血肌酐包括于 MELD 评分),导致腹水患者的死亡风险被低估,从而在受肝名单中得不到应有的重视,所以欧洲指南建议应进一步完善腹水患者预后评估方法。

二、肝硬化腹水治疗的现状

(一)限钠-补钠和限水的原则

1.限钠和补钠的原则

(1)肝硬化腹水与钠平衡的关系:肝硬化腹水与体内钠平衡有密切关系,如摄入钠大于尿钠排出,则呈正钠平衡,腹水可持续聚积,体重增加;反之,如摄入钠少于尿钠排出量,则腹水可转化为易治性,体重减轻。10%~15% 的轻度腹水患者仅通过限钠即可出现自发性利尿而腹水消退。鉴于上述认识,多数医师强调限钠对腹水消退的重要性。然而,由于临床很少进行尿钠和摄入一钠的平衡监测,而且治疗过程中为加强腹水消退常常使用排钠利尿剂。尤其是螺内酯与呋塞米合用时,每日可从尿液中丢失近 10g NaCl,每日限制 Na^+ 的摄入量为 80mmol或 2000mg,远远不能维持血浆 Na^+ 浓度,24h 可使 Na^+ 丢失 70mmol,约占血浆总钠量的 10%,血浆 Na^+ 水平下降 14.3mmol/L。长期负钠平衡势必引起体内电解质紊乱,造成严重的低钠血症。传统观念认为肝硬化腹水合并低钠血症的患者体内醛固酮水平升高造成水、钠潴留,患者的低血钠为稀释性,如补充钠盐可加剧腹水的形成,从而将限钠作为治疗原则之一。但长期严格限钠并不能抑制肾素-血管紧张索-醛固酮系统(RAAS)活性及缓解稀释性低钠血症,反而血浆 Na^+ 含量越低,RAAs 活性就越强。在长期的临床治疗观察中发现严格限钠治疗可导致严重的低钠血症,反而不利于腹水的消退,且低渗性脑病、肝肾综合征的发生率明显增加。

(2)肝硬化与低钠血症关系较为复杂,在疾病不同时期原因也不尽相同,其发生原因及机制可能为:①摄钠减少,由于水钠潴留是肝硬化失代偿期腹水产生的重要因素,对肝硬化腹水患者主张低盐饮食,严格限制钠盐摄入,增加了低钠血症的发生。②排钠增多,长期大量不恰当使用利尿剂,反复大量放腹水,呕吐、腹泻,致钠排出增加。③肝硬化腹水患者早期由于有效血容量不足,抗利尿激素和醛固酮水平的增高,导致水容量增加而形成稀释性低钠血症。晚期心钠素浓度高于醛固酮水平,使体内钠排出增加,形成真性低钠血症。④钠泵衰竭,肾小管和集合管对钠的重吸收主要依赖肾小管细胞膜上的钠泵提供能量;同时细胞内外 Na^+-K^+ 交换也需钠泵提供能量。而肝功能障碍,体内腺苷三磷酸合成减少,使肾小管和集合管对钠的重吸收及细胞内钠泵出减少。⑤肝硬化时常出现低钾血症,机体缺钾时钠移入细胞内,引起细胞外液钠含量降低,亦可加重低钠血症。

(3)肝硬化低钠血症的危害:研究发现,随着血钠水平降低,肝硬化腹水合并低钠血症患者低渗性脑病、肝肾综合征、排钠利尿剂利尿效果减弱、顽固性腹水的发生率明显上升。血钠水平越低预后越差,病死率越高。

所有利尿剂均通过排钠而起作用,利尿作用越强,排钠越多。可以认为:血清钠是利尿剂作用的靶离子,缺钠时因利尿剂失去靶离子而作用减弱,血浆钠越低而利尿作用就越弱或消失而造成顽固性腹水。血浆钠是血浆渗透压的主要组成部分,严重低钠血症使血浆渗透压下降,细胞外水分向细胞内转移,导致细胞水肿、有效血循环量减少,造成脑细胞水肿、颅内压升高,易诱发低渗性脑病;肾血流呈低灌注,肾皮质血管收缩,肾小球滤过率下降,诱发肝肾综合征的发生。在原有低钠血症基础上的呕吐、腹泻、放腹水、强力利尿剂出现急性低钠血症而危及生命。血清钠<120mmol/L,由非利尿剂引起者预后凶险,重度低钠血症更加重病情,危害较大,预后不良。

(4)限钠与补钠的原则:饮食限钠是治疗肝硬化腹水的关键。通过减少含钠食物摄入,10%~20%肝硬化腹水患者可达到负钠平衡,尤其是首次出现腹水的患者。限钠的原则是适当摄钠而不是严格限钠。虽然尚缺乏临床对照研究证明限钠治疗的有效性及规范限钠的程度,2010 年欧洲指南认为应将钠盐摄入量限制为 80~120mmol/d(4.6~6.9g/d),相当于采用不添加盐的饮食,避免预先加工的食品。但更加严格的限钠是不必要的,且可能会损害患者的营养状态。未发生腹水的患者不推荐预防性限钠。

吴景迪等将 120 例肝硬化腹水低钠血症患者分为轻、中、重度低钠血症组,分析其并发症的发生率。根据患者血钠水平,在综合内科治疗(如白蛋白、血浆加强支持治疗,普萘洛尔降低门静脉压)及利尿的基础上补充钠盐,观察治疗后病情的转归情况。根据以下公式计算需补充的钠盐量(mmol):[血钠正常值(mmol)-血钠测得值(mmol)]×体重(kg)×0.60(女性为

0.50）；按 17mmol Na$^+$＝1g 氯化钠计算需补充的氯化钠量。当日补给总量的一半，配制成 2％～3％氯化钠溶液缓慢静脉输入，其余 1/2 可分 3～4d 补充，结束后测血清钠的水平，如血钠仍低于正常可继续补钠。轻度低钠血症患者血钠＞132mmol/L 时经饮食增加钠盐的摄入一后，血钠可恢复正常。研究结果发现：轻、中、重度低钠血症组合并低渗性脑病的发生率分别为 0、10.4％和 37.5％，肝肾综合征的发生率分别为 0、8.2％和 25.0％。合并顽固性腹水的发生率分别为 7.5％、20.8％和 43.8％。积极补充钠盐后，随血钠浓度的提高，患者 24h 尿量显著增加。腹水明显消退，低渗性脑病症状明显减轻或消失，肾功能明显好转。由此得出结论：肝硬化腹水合并低钠血症患者并发症的发生率与血钠水平呈负相关，适当及时补充钠盐是重要的辅助治疗措施，有利于腹水的消退及临床症状的改善。

韦善学等则将 120 例肝硬化腹水患者随机分为补钠/限钠交替治疗组（57 例）和限钠对照组（63 例），2 组常规治疗（保肝、利尿、补充白蛋白）相同，治疗组监测血钠，＜130mmol/L 者给予静脉补钠盐：血钠 120～129mmol/L 患者增加饮食钠盐含量，同时静脉给予生理盐水 300～500mL/d。血钠低于 120mmol/L 静脉给予 3％氯化钠溶液 300mL/d，以后视血钠情况决定限钠与补钠处理。血钠≥130mmol/L 者给予限钠；对照组均取限钠治疗，观察治疗后病情的转归情况。结果治疗组 24h 尿量增加，腹水消退，与对照组比较差异有统计学意义。得出结论：肝硬化腹水根据血钠情况交替补钠与限钠治疗，可提高利尿效果，减轻腹水，防止肝性脑病及低渗性脑病的发生。

肝硬化腹水形成机制复杂，为多种因素综合结果，低钠血症原因也是复合性的。因此，在治疗肝硬化腹水时不应根据某一机制一味强调限钠或补钠，应根据病情、血钠水平进行限钠与补钠交替综合治疗。提示我们在治疗肝硬化腹水时要注意摄入与排出钠的平衡问题。对于低血钠不明显者可采用限钠治疗，防止水钠潴留加重。同时要密切监测血电解质的变化，当出现低钠血症且利尿剂效果不佳时可考虑通过补充钠盐来提高利尿效果，有利于腹水的消退，并防止低渗性脑病及肝肾综合征等并发症发生。同时要积极祛除导致低钠血症的诱因，指导患者合理饮食，避免盲目限制患者钠盐的摄入，避免过度利尿及大量放腹水。对不同程度低钠血症的患者是否限钠、限钠程度、补钠指征及时机尚缺乏统一标准和指导性共识意见，有必要深入探讨。

对补钠与限钠时机，有学者提出具体方法：经利尿十补充足量电解质使腹水消退后，在停利尿剂同时限钠，使水再生减缓。由于肝硬化的存在，间歇或长或短时间，腹水必然再生。当腹水量大，开始影响患者生活质量时，立即给予利尿十补充足量电解质。

对补钠的程度，有学者认为：稀释性低钠血症，注意限制水摄入一量，合理使用利尿剂，大部分可以纠正。对真性低钠血症，治疗上常采取饮食和静脉相结合的方法，短期补充 10％的高渗盐水 40～60mL 加入 5％葡萄糖液静滴，同时注意限制水的摄入，一般不超过 6～7d。根据钠（钾）泵的主动作用机制，要注意纠正低钾血症，从而使血钠增高。纠正血钠的目标不宜太高，长期低钠血症的患者只要血钠水平达到 125～130mmol/L 即可，如果血钠是从 135mmol/L 快速下降到 125mmol/L 时，纠正目标应以 135mmol/L 为宜。在低渗状态下输液及补钠的速度不宜太快，应持续泵入。最好在 2～3d 逐渐使血钠回升，且不宜短时间内补充大量的高渗盐水。纠正低钠血症不宜过快，对已有充分代偿的慢性低钠患者更应如此，此时脑细胞内渗透溶质有所丢失,若低钠的纠正比脑细胞内溶质恢复快,则相对高的血浆渗透压可能使脑组织脱水和损伤,导致"渗透性脱髓鞘综合征",对此应引起高度注意。

2.限制水的摄入

有人认为钠潴留是水潴留的基础,因而如能严格限制钠的摄入,一般可不限制水的摄入,仅在有腹水伴稀释性低钠血症及低渗克分子浓度的患者(血钠浓度<130mmol/L),才限制水的摄入一量。2009年美国指南认为:除非患者血钠<120~125mmol/L,否则不应限制液体的摄入。一般认为每日入水量宜限制在1000~1500mL。如血钠<120mmol/L,可出现肌无力、肌痉挛痛,亦可诱发肝性脑病,这类患者每日摄水量应控制在前一日尿量加500mL为宜。5%~15%肝硬化腹水患者通过卧床休息和适当限钠即可引起自发性利尿,使腹水消退,一般认为下列患者可产生自发性利尿:①初次发生腹水和水肿,且尿钠>10mmol/L,肾功能正常,②自由水清除率正常。③因摄钠过多而产生腹水。

(二)利尿剂治疗的几个问题

(1)对第Ⅰ型腹水患者,通过卧床休息及限钠、限水即能发生自发性利尿反应,因此一般不需加用利尿剂。利尿剂主要应用于第Ⅱ、Ⅲ型腹水患者,即失代偿期中度以上的腹水,其中利尿剂是中度腹水患者主要治疗药物。

(2)最近研究提示,肝硬化腹水患者肾钠、水潴留的主要原因为近端、远端肾小管钠重吸收增加,而不是因为钠滤过负荷降低。近端肾小管钠重吸收增强的原因尚不清楚,远端肾小管钠重吸收增强主要与血中醛固酮浓度增高有关。指南推荐,醛固酮拮抗剂是肝硬化腹水患者的治疗首选,治疗效果优于襻利尿剂。醛固酮拮抗剂通过抑制醛固酮促进钠重吸收的作用(增加肾小管膜对钠的通透性、激活基底膜外侧 Na^+,K^+-ATP 酶)增加尿钠的排泄,改善钠水潴留。由于醛固酮要先后与细胞质受体和核受体相互作用,发挥利尿作用较缓慢,指南推荐以 7d 为一阶段阶梯式增加醛固酮拮抗剂的药量。阿米洛利主要在远端肾小管和集合管发挥利尿活性,较醛固酮拮抗剂效果略逊,仅用于出现严重醛固酮拮抗剂不良反应的患者。在腹水治疗中,对于醛固酮拮抗剂应单独还是联合襻利尿剂(如呋塞米)使用一直存在争论。腹水初发患者的初始治疗,指南推荐单独给予醛固酮拮抗剂(螺内酯 100mg/d),若疗效不佳时,以阶梯式每 7d 增加 1 次剂量(也有主张用药 3~5d 作用不显著可加大剂量或加用排钾利尿剂),最高至 400mg/d;对于腹水复发患者,可联合应用襻利尿剂(如呋塞米)。目前研究中利尿剂的应用有两种可供选择的方案。第一项研究设定醛固酮拮抗剂初始剂量为 100~400mg/d,之后每 7d 增加 1 次剂量(100mg/d),I 对高剂量醛固酮拮抗剂无效者再加用呋塞米(40mg/d),之后也每 7d 增加 1 次剂量(最多 160mg/d)。第二项研究在治疗初期就将醛固酮拮抗剂(100mg/d)与呋塞米(40mg/d)联合使用(有主张晨间顿服以增加依从性),之后每 7d 分别增加 1 次剂量(100mg/d 和 40mg/d),无论有无反应,最多分别增至 400mg/d 和 160mg/d。醛固酮拮抗剂与呋塞米联合主要用于腹水复发患者,而不适用于腹水初发患者。

利尿剂相关并发症:应用利尿剂可能会发生如肾衰竭、肝性脑病、电解质紊乱、男性乳腺发育、肌肉痉挛等多种并发症。肾衰竭通常与利尿剂过量导致血容量减少有关,利尿剂诱发肝性脑病的机制目前仍不清楚。单独应用襻利尿剂时可出现低钾血症,应用醛固酮拮抗剂或其他保钾利尿剂时可出现高钾血症(尤其对于有肾功不全者)。低钠血症也是常见的利尿剂并发症,多认为对于血钠≤125mmol/L 的患者应该暂停使用利尿药。男性乳腺发育可以继发于长期应用醛固酮拮抗剂者。另外,治疗中若发生严重肌肉痉挛,应减量或停用利尿剂同时输注白蛋白以缓解症状。利尿剂相关并发症大多出现在治疗 1 周之内,指南建议在用药期间应该经常检测血清肌酐、钠、钾浓度,尤其在治疗的第 1 个月。除对利尿剂无反应的患者(通过尿钠含量可评估利尿剂效应),不需要常规测定尿钠含量。对有肾功能不全、低钠血症或血钾紊乱的患者需谨慎用药,并经常进行临床和生物化学检查。肾功能不全、低钠血症停用利尿剂的临界程度尚无可信证据确定。在利尿剂治疗初期应该调整患者的血钾浓度。肝性脑病是利尿剂应用的禁忌证。严重低钠血症(血钠浓度<120mmol/L)、进行性肾衰竭、肝性脑病恶化、肌肉痉挛无力时,应该停用所有利尿剂。低钾血症(血钾<3mmol/L)时需停用呋塞米。严重高钾血症(血钾>6mmol/L)时需停用醛固酮。

(3)不宜过分强烈利尿,以免引起低血容量、肾血流量减少、尿少、氮质血症、电解质紊乱及诱发肝性脑病等。

应用利尿剂后,对腹水伴水肿者,每日腹水最大排出量为 930mL,也有称 1440mL,而腹水不伴水肿者,腹水只能排出 350mL,因此在应用利尿剂的过程中最好能根据体重来适当调整用药剂量。合理的要求是,腹水伴水肿者,每日体重下降 1kg 左右,每周不超过 5kg 为宜,腹水不伴水肿者,每日体重下降 0.5kg 左右,每周不超过 2~3kg 为宜。随着腹水的消减,应该将利尿剂用量减少至最小剂量维持无腹水状态,防止利尿剂相关并发症的出现。

(三)经颈静脉肝内门静脉分流术(TIPS)治疗顽固性腹水

1969 年 Rosch 等人首次提出肝内门腔静脉分流的概念,并在犬身上试验成功。直到 1988 年德国的 Richter 等首次将 TIPS 用于反复上消化道大出血的肝硬化患者,并于 1991 年报道 16 例成功的 TIPS,此后 TIPS 这一技术在全球得以推广。

与外科分流术相比,TIPS 有 3 大优点:①不改变门静脉系统的解剖结构,这对那些需要接受肝移植的患者来说至关重要。②无须麻醉。③常见的手术后并发症,如腹水加重、术后感染等均可避免。目前 TIPS 在临床上主要用于曲张静脉破裂出血、难治性腹水、肝性胸水、Budd-Chiari 综合征及门静脉栓塞等的治疗。

5 项临床随机对照研究提示:TIPS 治疗后 3 个月和 12 个月腹水复发率低于 LVP 治疗组,但伴有较高的肝性脑病发病率,两种治疗方法生存率的比较则高低不同。有 3 项荟萃分析显示两种治疗方法中患者的生存率无差异。但 Martin Rossle 等分析:生存率比较结果的不同可能归咎于各试验有着不同的技术技能(技术成功率、降低的门脉压力梯度及再通率)、患者选择及数据分析。首先,随着技术的不断成熟,不同时期的 TIPS 有着不同的成功率;再者,所有临床随机对照研究不同程度地选择了更适于 LVP 治疗的患者(肝功能更差、肾功能较好);最后,很多研究忽略分析两者有明显差别的无移植生存率。故 D'Amico G 等的荟萃分析在剔除一项离群研究后提示 TIPS 可使患者的病死率降低,而 Salerno F 等的荟萃分析则发现 TIPS 可提高无移植生存率。

欧洲指南建议对于利尿剂难治型腹水患者应用 TIPS 治疗,即通过微创介入的方法在高门静脉压力区和低肝静脉压力区之间建立侧侧门腔分流,从而缓解门静脉压力,由于门静脉高压是腹水形成的主要原因之一,所以门静脉压力下降大大减少了腹水的形成,有效控制腹水复发。TIPS后患者腹水消退较慢，多数患者需要继续采用利尿剂和限盐治疗。几项非对照试验显示：短期内 TIPS 可使心排血量、右心房压力和肺动脉楔压增加，使循环系统阻力和有效动脉容量降低，但随着时间的推移，增高的心排血量将逐渐恢复到 TIPS 之前的水平。即使如此，TIPS 可改善肾脏功能，包括增加尿钠排泄和肾小球滤过率，同时有利于维持氮平衡、控制体重、提高生活质量（随机研究表明，生活质量改善的程度与反复行 LVP 联合白蛋白输注相似）。TIPS 已成功应用于胸水复发的患者中，但疗效似乎与肝脏功能和患者年龄高度相关。TIPS 的主要并发症为肝性脑病，可见于 30%～50% 的患者中。其他并发症包括支架内血栓形成和流出道狭窄。未覆膜支架并发流出道狭窄可发生于 80% 以上的患者中。覆膜支架可提高分流通畅率。大多数 TIPS 研究排除了病情严重（血胆红素＞85.5μmol/L，INR＞2 或 Child-Pugh 评分＞11）、近期肝性脑病＞2 级或持续性肝性脑病、活动性感染、进行性肝衰竭、心脏和呼吸衰竭患者。故对有严重的进展性肝病或肝外相关疾病者不推荐 TIPS 治疗（B1）。血胆红素＜51.3μmol/L、年龄＜65 岁和没有肝性脑病史的患者更能通过 TIPS 获益。

难治性腹水的治疗包括 LVP 联合输注白蛋白、连续利尿剂治疗（如果能有效诱导尿钠排泄）、经颈静脉肝内门体静脉分流术（transjugular intrahepatic portosystemic shunt，TIPS）和肝移植。反复 LVP 联合输注白蛋白（每移除 1L 腹水加白蛋白 8g）是难治性腹水的首选方案。尿钠排泄量小于 30mmol/d 者应停用利尿剂。TIPS 是治疗难治性腹水的有效方法，但伴有高肝性脑病风险。对于多次进行 LVP 或穿刺治疗无效的患者（如包裹性腹水）应考虑 TIPS 治疗。难治性腹水患者预后差，应考虑进行肝移植。

（四）低蛋白血症的治疗

（1）适当增加蛋白质的摄入是必要的，每日摄入量以 1～1.5g/kg 体重为宜，且应摄入含有必需氨基酸的蛋白质如蛋类、奶、肉等，但不宜摄入过多，以免引起腹胀不适，增加肝脏负担和钠潴留，而加重腹水。但对有肝性脑病或前驱症状者应限制蛋白质摄入量。

（2）对难治性腹水，血浆白蛋白＜25g/L（2.5g/dl），经限钠、限水及利尿剂治疗效果不佳者可酌情静脉输入血浆或白蛋白，必要时排放腹水。有人以 131I 标记的白蛋白静脉注射给肝硬化腹水患者，30min 后腹水中出现该放射性核素标记的白蛋白。还有人发现输入的白蛋白可进入腹腔，2～6 个月反复抽腹水中总蛋白质与输入量相等。说明其对提高血浆白蛋白和胶体渗透压的作用是短暂的。Gines 等于 1988 年进行了一项随机对照试验，结果表明输注白蛋白组在排放腹水后肾功能、血浆肾素和醛固酮浓度无显著变化，而不输注白蛋白组的尿素氮、肾素和醛固酮均明显增多，因此有必要在放腹水后补充白蛋白。

（3）腹水蛋白质的再利用，可将腹水自身直接静脉回输或浓缩后回输或腹腔—颈静脉分流术（Leveen 管装置），主要适用于大量腹水和难治性腹水，既可缓解腹水引起的症状，又可利用自身的部分腹水中的蛋白质。腹腔—颈静脉分流术是将一根具有单向阀门的引流管埋在胸腹壁皮下，其一端插入腹腔，另一端从颈内静脉插入上腔静脉，吸气时横膈下降，腹内压升高，而胸腔和上腔静脉压力下降，胸腹部压力差使腹水流向静脉。如给腹水犬进行腹腔颈静脉分流术，腹水即可消失，即使再给高钠饮食，腹水也不会再出现，但会出现外周水肿。因此，分流术后，一般不需再用利尿剂，除非患者合并有心衰引起的外周水肿。由于腹水来自血液，经腹腔静脉分流术，使腹水返回血液，是治疗肝硬化腹水的生理性疗法。禁忌证包括肝性脑病、腹膜炎、严重活动性肝病、严重的肺功能不全、有凝血障碍、心力衰竭、近期有静脉曲张出血史等。有报道约半数患者在 1 年内产生以下两大并发症之一,即食管静脉曲张破裂出血及败血症。其他尚有 DIC、心力衰竭、导管堵塞、电解质紊乱等。

(五)腹腔穿刺排液问题

欧洲指南及美国指南建议对重度腹水患者选择大量穿刺放液(large-volume paracentesis,LVP)治疗。LVP 与利尿剂治疗重度腹水的对比研究提示:①LVP 联合白蛋白输注的疗效优于利尿剂且可显著缩短住院时间。②多数研究发现 LVP 加白蛋白输注比利尿剂更安全,其低钠血症、肾功能不全、肝性脑病发病率低于单独应用利尿剂者。③对患者住院的频率或生存率的影响,两种治疗方法无明显差异。④LVP 是一种安全的治疗方法,局部并发症(如出血或肠穿孔)发生率极低。

放腹水的具体标准为:①难治性大量腹水。②除外肝肿瘤。③无肝性脑病、消化道出血和感染。④血清胆红素<170μmol/L。⑤凝血酶原时间>40%。⑥血小板计数>40×109/L。⑦血肌酐<265μmol/L(3mg/dl)。⑧尿钠排泄>10mmol/d。但普遍认为除了包裹性积液外,LVP 没有明确的禁忌证。LVP 后局部出血的发生率极低,在一项 142 例腹穿患者的研究中(包含了国际标准化比率>1.5 且血小板计数<50×109/L 的患者)只有 2 例患者出现了轻度的皮下出血。在其他研究报道中,凝血异常患者 LVP 后发生出血的概率同样较低,并提示出血和凝血障碍程度间无明显相关性。许多治疗中心对于严重凝血障碍患者(凝血酶原活度<40%)或血小板减少患者(血小板<40×109/L)在 LVP 前使用冰冻血浆或输注血小板以减少出血风险,对此虽无研究证据,但欧洲指南建议 LVP 应慎用于有凝血功能异常患者,同时避免使用于出现弥散性血管内凝血的患者。

大量放腹水导致有效血容量不足引起的循环障碍,称为穿刺后循环障碍(post-paracentesis circulatory dysfunction,PIJCD)。这种循环障碍和(或)重新建立循环平衡的激活机制会促进肝硬化患者病情的发展。因为:①PPCD 可诱发腹水的快速重积聚。②约 20% PPCD 患者可发生肝肾综合征和因水钠潴留而导致的稀释性低钠血症。③PPCD 的发生中可激活肝血管床的缩血管系统使肝内阻力增加,导致门静脉压力增高。④PPCD 可缩短患者的生存时间。

防止 PPCD 最有效的方法是 LVP 后联合输注白蛋白(每移除 1L 腹水加白蛋白 8g)。在预防 PPCD 中,白蛋白的效果优于血浆扩容剂(如右旋糖酐 70、聚明胶肽等)。当移除腹水<5L 时,应用右旋糖酐 70(每移除 1L 腹水加 8g)或聚明胶肽(每移除 1L 腹水加 150mL)与输注白蛋白效果相似。然而,当移除腹水>5L 时,白蛋白的效果优于血浆扩容剂。白蛋白在提高生存率方面的作用尚需进一步研究证明。在应用白蛋白时需缓慢输注,因为随着腹水的清除,降低的心排血量逐渐回到基线,LVP 结束时(回心血量增加)可能会导致潜在的肝硬化心肌病患者心脏超负荷。聚明胶肽有潜在传播朊病毒的风险,所以在许多国家并不常用。有证据表明小剂量穿刺放液(LVP<5L)后使用生理盐水不会增加 PPCD 发生的风险,但尚无随机对照研究将 LVP 后输注白蛋白与生理盐水进行对比。鉴于淀粉类扩容剂有引起肾衰竭和肝脏淀粉沉积的风险,指南不推荐使用于肝硬化重度腹水患者。最近的一项健康经济分析提示,使用白蛋白可降低 LVP 患者第一个 30 d 肝脏相关并发症的发生率,性价比优于血浆扩容剂。因

此,对于 LVP 腹水排放＞5L 的患者,推荐使用白蛋白,因为血浆扩容剂在预防 PPCD 的效果逊于白蛋白。对于 LVP 腹水排放＜5L 的患者,发生 PPCD 的风险较低。然而考虑到血浆扩容剂的危险性,这些患者仍应使用白蛋白。

美国指南认为单次排放腹水量小于 4～5L 者,不必在腹穿后输注白蛋白;大容量排放腹水的患者,建议每 1L 腹水输入 6～8g 白蛋白。2010 年欧洲指南推荐:LVP 是重度腹水患者的一线治疗方案(Al),并且应该是一次性彻底排放(Al)。LVP 应该联合输注白蛋白(每移除 1L 腹水加白蛋白 8g),防止出现 LVP 后循环障碍。

肝硬化时,液体向腹腔内漏出的速度远远超过腹膜对腹水的重吸收量,因此腹腔穿刺排液后腹水的重新形成常常是很快的。腹水伴水肿者在腹腔穿刺排液后,腹水平均重新形成量为排出量的 80%,而不伴水肿者则为 40% 左右。在放腹水后的头 4h 内腹水形成量约为总量的 25%,第 1 日约 50%,第 4 日约 100%。LVP 治疗不能有效解决产生腹水的根本原因:肾脏钠水潴留。因此在 LVP 后仍推荐应用小剂量利尿药物防止腹水复发。

(六)肝移植

肝硬化腹水患者往往预后不良(病死率 1 年内约 40%,2 年内约 50%)。主要影响因素为:低钠血症、低血压、血肌酐增高和低尿钠。现在许多国家肝移植供肝分配所依据的评分,如 CTP(ChildTurcotte-Pugh)评分和终末期肝病模型评分(model for end-stage liver disease, MELD),均不包含以上各参数(除血肌酐包括于 MELD 评分),导致腹水患者的死亡风险被低估,从而在受肝名单中得不到应有的重视。2010 年欧洲指南建议应进一步完善腹水患者预后评估方法;难治性腹水患者预后差,应考虑进行肝移植。2009 年美国肝病学会成人肝硬化腹水诊疗指南认为:肝硬化腹水患者可考虑肝移植治疗;难治性腹水者,应优先安排进行肝移植治疗。

第六节 肝性脑病

一、肝性脑病的概念及临床分型

(一)肝性脑病的概念

肝性脑病(hepatic encephalopathy,HE)是由急、慢性肝功能衰竭或各种门-体分流(portosystemic venous shunting)引起的、以代谢紊乱为基础的、并排除了其他已知脑病的中枢神经系统功能失调综合征。该综合征具有潜在的可逆性。临床上可以表现为程度和范围较广的神经精神异常,从只有用智力测验或电生理检测方法才能检测到的轻微异常,到人格改变、行为异常、智力减退,甚至发生不同程度的意识障碍。过去所称的肝性昏迷(hepatic coma),在现在看来只是 HE 中程度严重的一期,并不能代表 HE 的全部。

(二)肝性脑病的临床分型

根据 HE 病因的不同可分为下列 3 种类型:①A 型:急性肝功能衰竭(acute liver failure)相关的 HE,常于起病 2 周内出现脑病症状。亚急性肝功能衰竭时,HE 出现于 2～12 周,可有诱因。②B 型:门-体旁路性(portal systemic bypass)肝性脑病,患者存在明显的门-体分流,但无肝脏本身的疾病,肝组织学正常。临床表现和肝硬化伴 HE 者相似。这种门-体分流可以是自发的或由于外科或介入手术造成。如先天性血管畸形、肝内或肝外水平门静脉的部分阻塞（包括外伤、类癌、骨髓增殖性疾病等引起的高凝状态所致的门静脉及其分支栓塞或血栓形成），以及淋巴瘤、转移性肿瘤、胆管细胞癌压迫产生的门静脉高压，而引起门-体分流。③C型：慢性肝病、肝硬化基础上发生的 HE，常常伴门脉高压和（或）门-体分流，是 HE 中最为常见的类型。其中肝功能衰竭是脑病发生的主要因素，而门-体分流居于次要地位。

根据 HE 临床症状的轻重又可将 C 型肝性脑病分为轻微 HE(minimal HE，MHE)及有临床症状的 HE(symptomatic HE，SHE)。

在我国，大多数 HE 为 C 型，即在慢性肝病、肝硬化基础上发生的，常常伴门脉高压和门-体分流；而 A 型及 B 型相对较少。

二、肝性脑病的发病机制

HE 发病机制迄今尚未完全阐明，目前已提出多种学说。其发生的疾病基础是急性、慢性肝功能衰竭和（或）门-体分流，致肠道吸收的毒性物质不能由（或不经过）肝脏解毒、清除，直接进入体循环，透过血脑屏障到达脑组织而引起中枢神经系统功能紊乱，是多种因素综合作用的结果。其中氨中毒假说仍占中心地位，还包括细胞因子、假性神经递质学说、氨基酸失平衡，γ氨基丁酸(GABA)苯二氮䓬类物质学说及锰中毒等。

（一）血氨与肝性脑病

氨是 HE 发生的最重要因素。氨在 HE 发生中的重要性基于下面 5 方面的观察：①氨是由肠道产生，相当大的部分来自肠道细菌的分解。②门静脉内氨的浓度很高，肝脏对氨有很高的摄取率。③在 HE 患者的体循环和脑脊液中氨浓度较高。④某些促发因素可引起血液中氨水平升高或导致脑组织暴露于较高的氨环境中。⑤减少血液中氨水平是临床上有效的治疗策略。Bhatia 等研究发现动脉血氨浓度＞124μmol/L 与重型肝性脑病和脑水肿发生相关，且预测病死率的精确度达80%。

肝性脑病患者血氨含量的升高，目前认为是由氨代谢途径中的肠道、肝脏、肾脏和肌肉共同参与所致。体内氨主要来源于肠道细菌分解氨基酸和其他含氮物质，约有 80% 的氨在肝脏经鸟氨酸循环转化为尿素及谷氨酰胺。严重肝功能损害时，肝脏代谢氨的能力降低或由于静脉分流氨未经肝脏代谢，可能是血氨升高的主要原因。另外，肝性脑病患者在烦躁不安或震颤时，较强烈的肌肉运动会释放氨。肾脏可排泄部分尿素，若肾功能减退时其排泄减少；肾脏亦可经谷氨酰胺脱氨作用产生氨。Lockwood 等使用临床 PET 检查证实了肝性脑病情况下，血脑屏障对氨的通透性增加，其差别有显著意义，使氨更易进入脑组织。因此即使血氨正常也会发生脑功能异常。关于肠源性氨增加的其他途径也有一些新观点。近年有学者提出幽门螺杆菌（Hp）感染的存在可能与肝硬化 HE 有关，幽门螺杆菌的尿素酶作用引起胃内氨的产生，致肠源性血氨含量升高。然而一些前瞻性研究发现肝硬化 HE 患者在根除 Hp 后血氨水平和精神状态并无显著改变。因此作为 HE 发生的一个独立危险因素，Hp 的作用尚不清楚，仍需进一步研究。

1.氨中毒与胶质病假说

脑组织中氨的清除主要依赖星形细胞中的谷氨酰胺合成途径，HE 患者和模型动物脑中的谷氨酰胺合成酶活性下降，表明这种状态下脑中的谷氨酰胺合成受损。因此高血氨的神经病变主要发生在星形细胞而不是神经元。尸体解剖和动物实验发现脑水肿和星状胶质细胞水肿是肝性脑病的病理基础，甚至在急性肝损伤疾病的死亡病例中，约有30％的患者死于脑水肿和颅内高压导致的脑疝。在急性肝衰竭患者中，弥散加权磁共振成像发现细胞水肿现象，表现为细胞内水分的堆积而造成细胞外间隙的狭小。在慢性肝损伤导致的脑衰竭疾病中，星状胶质细胞常常表现阿尔茨海默Ⅱ型星形细胞增生特征，表现为星形细胞体积增大、核淡染、染色质向核膜周边分布。

目前认为细胞水肿造成星状胶质细胞功能如清除兴奋性神经递质，维持胶质细胞—神经元连接作用失调，进一步造成神经元的损伤。星状胶质细胞是脑内主要的细胞成分，数量上超过了神经细胞的9倍，体积上在脑皮质中甚至超过了1/3。即使是轻度的星状胶质细胞水肿也能造成胞外间隙显著减小，因而星状胶质细胞体积的变化是造成脑细胞外液容量改变的机制之一，而胞外间隙的减小限制了分子在脑内的弥散，且使得各种离子，兴奋性神经递质和神经毒性代谢产物的堆积，继而造成神经元损伤。肝坏死患者发生脑水肿极为有害，而血氨升高被认为是造成脑水肿的最主要原因之一。目前，国内外关于血氨升高如何引起星状胶质细胞形态改变机制的研究较多，综合起来，包括有直接毒性作用、氧化应激作用、线粒体通透性转变、谷氨酰胺和上调水通道蛋白AQP4等学说。其中，谷氨酰胺机制包括传统的谷胺酰胺渗透机制和近年来提出的特洛伊效应。

(1)氧化应激作用：是肝性脑病中氨致神经元毒性的重要机制之一，在动物模型和星状胶质细胞培养中，胞外氨浓度增高使得星状胶质细胞出现脂质过氧化、产生自由基，可伴随谷胱甘肽、抗氧化酶(谷胱甘肽过氧化物酶、超氧化物歧化酶)的降低。证实了氧化应激在体内外均能造成星状细胞的水肿。一些抗氧化物，如超氧化物歧化酶、过氧化氢酶、维生素E能阻止此效应。在肝性脑病动物模型中还发现NO合成酶的活性和基因表达水平增高，且使用NO供体如亚硝基乙酰青霉胺(S-nitroso-N-acetylpenicillamine，SNAP)等使得体外胶质细胞肿胀，而用NO合成酶抑制物则使得水肿减轻。目前使用的有效缓解肝衰竭患者脑水肿治疗措施中，如低温疗法、N-乙酰半胱氨酸、甘露醇和吲哚美辛都具有抗氧化或抗炎效应。目前认为氧化应激作用的机制有造成胞膜和线粒体损伤，使得离子转运系统功能转变等。

(2)线粒体通透性转变：氨浓度增高使得体外培养的星状胶质细胞发生线粒体通透性改变，这可能与氨的氧化应激作用及促钙内流的效应有关。整个过程具有钙离子信赖性，表现为线粒体通透性转换孔突然开放，造成了线粒体内膜的塌陷，对质子、电子以及其他溶质通透性增加，进而导致线粒体功能不全，能量衰竭以及自由基的产生。严重时，甚至造成胶质细胞的凋亡或坏死，其过程能被环孢素所特异性阻断，这种效应导致星状胶质细胞水肿可能与产生氧化应激以及能量供给不足有关。

(3)谷胺酰胺机制

1)谷胺酰胺渗透物质学说：在急性肝衰竭患者中，在星状胶质细胞谷氨酰胺合成酶作用下，血氨升高使得其代谢物谷氨酰胺浓度升高。胞内谷氨酰胺作为渗透物使得胞内渗透压增加，从而继发水分子内流，造成星状胶质细胞水肿。同时，为了平衡渗透压，胞内渗透压调节物肌醇、牛磺酸等逸出胞外使得细胞对氨损伤敏感性增加。

2)特洛伊效应：许多研究观察表明上一学说具有相当的可疑性。Zwingmann等发现在急性肝衰竭中谷氨酰胺浓度并不与细胞水肿相关,低氧治疗脑水肿并不伴随谷氨酰胺氨浓度的降低。J ayakumar 等认为氨致星状胶质细胞水肿伴随胞质谷氨酰胺水平延迟增高甚至不伴增高。然而,谷氨酰胺在脑水肿机制中具有极为重要的作用。事实证明,谷氨酰胺合成酶抑制剂 L-甲硫氨酸磺酸盐(methionine sulfoximine)能够有效阻止脑水肿和颅内高压的发生,微透析法测得脑谷氨酰胺的水平与颅内压水平具有相关性。对此,一些学者提出了特洛伊效应,认为在氨与谷氨酸合成谷氨酰胺之后,"秘密"进入线粒体,在激活的磷酸化的谷氨酰胺酶作用下释放出氨,进一步造成了自由基的产生,线粒体膜通透性转变效应,最后导致了细胞水肿。

2.氨中毒学说的其他机制

氨对中枢神经系统的毒性作用还表现为干扰脑能量代谢、影响中枢兴奋性神经递质如谷氨酸及抑制性神经递质[如谷氨酰胺、γ 氨基丁酸(gama-aminobutyric acid,GABA)]的平衡而产生中枢抑制效应。谷氨酸是脑内一种重要的兴奋性神经递质。近年来,许多研究发现 HE 患者及动物模型中谷氨酸神经递质功能不良,其可能与 HE 发病有关。动物和人体研究发现在脑的不同部位谷氨酸受体数目下降,结合的亲和性下降。这种谷氨酸盐能神经递质的改变可能是神经细胞或星形胶质细胞受慢性氨毒性作用的结果。研究发现鼠脑星形胶质细胞与氨共同培养时可出现选择性谷氨酸转运体表达下降。氨还能通过改变细胞膜神经 GABA 受体对 GABA 的亲和性增加 GABA 诱导的氯离子内流,而增加抑制性神经递质的作用。此外,高水平的氨能上调星形神经胶质细胞线粒体外膜上外周型苯二氮革类受体的表达,增加线粒体合成和释放具有抑制作用的神经类固醇。氨亦能干扰脑的能量代谢:血氨过高可抑制 α 酮戊二酸脱氢酶活性,从而影响乙酰辅酶的生成,干扰脑中三羧酸循环。大脑中的尿素循环需消耗大量的辅酶、ATP、α 酮戊二酸和谷氨酸,引起高能磷酸化合物浓度降低,但近年来动物实验发现脑内能量的缺乏仅在肝性脑病的后期显著。

(二)细胞因子与肝性脑病

血氨水平升高虽与 HE 密切相关,但并不能完全解释肝性脑病的发病机制。临床观察发现,HE 患者中约有 20% 血氨仍保持在正常水平,而一些肝硬化患者血氨水平明显升高,但并不发生肝性脑病。此外,部分肝性脑病患者其昏迷程度与血氨水平无平行关系。说明氨中毒假说不是解释 HE 发生的唯一机制。同时,单纯氨毒性作用的临床表现与通常所说的 HE 有区别,尿素循环紊乱的患者在血氨水平更高时才出现症状,表现为智力迟钝、癫痫发作和焦虑不安,这些症状在 HE 患者中不常见。脑水肿是急性氨中毒常见的一个特征,而在肝硬化和HE 的患者中则少见。因此,人们认为还存在着其他机制影响着肝性脑病的发生,一些学者发现外周血炎性细胞因子和肝衰竭致肝性脑病的发生具有一定的关联。

1.外周炎性细胞因子作用机制

由于血脑屏障的存在,大分子非脂溶性物质包括细胞因子(相对分子质量 15 000～20 000)不能进入内皮细胞脑侧,然而,通过"细胞因子介导血管内皮细胞活化"作用,某些细胞因子如 TNFa、IL-1 和 IFNγ 影响内皮细胞间黏附因子(内皮细胞—白细胞黏附因子、细胞间黏附因子、血管内皮细胞黏附因子)的表达,从而造成了大分子在血脑屏障的逃逸。一些研究表明外周细胞因子可以通过一些途径影响脑功能:①外周神经作用:一些外周炎性细胞因子,通过激动存在于外周神经组织,主要是迷走神经上的 IL-1 受体,对脑内产生作用。②脑血管第二信使作用:实验证明在外周炎性细胞因子作用于脑血管后,存在着血管内皮内 NO 合成酶 mRNA 高表达和 COX-2 mRNA 表达现象。③穿透脑屏障和绕过脑屏障作用:Banks 等发现人重组 IL-1α 可通过皮下注射进入脑组织,提示了脑屏障中存在细胞因子饱和性转运机制,甚至细胞因子可以进入缺乏血脑屏障的脑组织,如松果体、脑末端血管球等,继而引起其他脑实质的变化。

2.中枢炎性细胞因子作用机制

中枢细胞因子对比外周细胞因子更容易产生神经作用,且比外周细胞因子作用大。在脑内,主要由激活的小胶质细胞和星状胶质细胞产生细胞因子,早期主要产生 TNFα,继而诱导 IL-1 和 IL-6 产生。在肝性脑病患者中,一些炎性细胞因子总是同时升高,且颅内压力的增高和肝性脑病程度具有一定的相关性。炎性细胞因子对于神经的损伤作用主要通过激动 NMDA 受体产生效应以及促进诱导型 NO 合成酶的表达,可进一步产生关键酶的蛋白质酪氨酸效应,使谷氨酸转运体失活,谷氨酰胺酶磷酸化激活,这也揭示了氨—细胞因子—谷氨酰胺之间存在一定的关联和共同途径。

3.细胞因子与氨中毒的关系

一些学者认为外周细胞因子和氨造成肝性脑病协同作用和可能协同作用。有人报道 TNFα 能增加大鼠皮质和纹状体的外周苯二氨革类受体表达,体外实验也证明了这一点。血氨增高使得星形胶质细胞对 γ 氨基丁酸吸收减少,使 GABA 受体传入电位增高。两者的协同作用使得 GABA 受体复合体抑制性电位传导增多,因而肝性脑病偏向抑郁性发作。炎性细胞因子诱导脑血管内皮细胞 NO 合成酶的表达,扩张脑血管从而增加脑血流,引起颅内压增高。在急性肝衰竭中,血氨和颅内压增高有一定的关联,因此,细胞因子和氨造成的颅内压增高有无协同作用、共同机制,值得进一步探讨。Lockwood 等使用临床 PET 检查证实了肝性脑病情况下,血脑屏障对氨的通透性增加,其差别有显著意义,其数据得到另外一些实验的支持。但也有相反的研究报道。近年数位学者经进一步论证还是支持了 Lockwood 等的实验结果,体外实验证实了 TNFα 和 IL-6 增加脑内皮细胞模型中氨的通透,究竟细胞因子在体内能否引起血脑屏障的通透性改变,如果影响又是何机制,尚未得到证实。

氨和细胞因子在致病作用中起着较为关键的作用。正如文中所述,氨在进入脑中枢的过程和进一步的作用,其过程和作用是否得到细胞因子的"帮助"值得人们去探讨。从临床上来说,使用肠道降氨类药物如乳果糖和新霉素和注射降血氨药物如 L-鸟氨酸-L-门冬氨酸(ornitheaspartate,OA)对肝衰竭致肝性脑病患者有着较好的疗效,静脉滴注高渗葡萄糖和甘露醇等脱水药也能很好地防治脑水肿,这些都能使得部分肝衰竭患者免于诱发肝性脑病,得到很好的救治。也许将来采用拮抗炎性细胞因子制剂和使用定位脑中枢的抗氧化药物等措施也会成为肝性脑病患者治疗手段。

(三)氨基酸失衡学说、假性神经递质学说与肝性脑病

氨基酸失衡学说最早由 Fischer 提出,支链氨基酸即 BCAA(如缬氨酸、亮氨酸、异亮氨酸)是维持大脑正常功能所必需的,而芳香族氨基酸即 AAA(如苯丙氨酸、酪氨酸、色氨酸、甲硫氨酸)则对大脑有害。慢性肝病时,在芳香氨基酸(AAA)不能被肝脏充分分解而在血中积聚等机制下,正常 BCAA/AAA 为 3.0~3.5,HE 时可下降到 1.0~1.5。过量的芳香族氨基酸进入中枢神经系统后,转变成假性神经递质,从而抑制正常的儿茶酚胺类合成,同时色氨酸生成的5-羟色胺中枢抑制性神经递质增多,导致脑内代谢紊乱及正常功能障碍,出现一系列精神症状,引起肝性脑病。但20世纪60年代末建立的"假性神经递质学说",因为其阐述的内容有矛盾,已不再使用。而在此基础上建立的"血浆氨基酸失衡学说"也废弃了。但有研究发现,HE患者脑内许多神经递质(谷氨酸、GABA、5-羟色胺、多巴胺、阿片类、组胺)异常,尤其是谷氨酸神经递质的紊乱似乎在发病机制中起重要作用。由此认为,在毒性物质等作用下会引起HE患者神经递质的改变,且神经递质假说并不否定其他假说。

(四)色氨酸及其代谢产物与肝性脑病

肝硬化患者脑积液中色氨酸浓度比正常人高2~5倍。其增加机制:血浆游离色氨酸浓度增加;肝衰时血浆BCAA/AAA较低,使得血脑屏障对色氨酸转运增加;脑内合成增多的谷氨酰胺是通过同一载体与血浆中大分子中性氨基酸交换而清除出脑的,由此导致色氨酸入脑增加。Guillino的毒理学实验证实,L色氨酸是12种被测定的氨基酸中过量时对人体毒性最大的。脑组织增加的色氨酸很可能是通过使脑内5-HT合成增加而参与HE发生发展的。HE动物模型及临床尸解显示5-HT、5-HIAA在额叶皮质、尾状核、壳核、苍白球和丘脑等处积聚过多。离体实验表明:增加灌流液中色氨酸浓度可使下丘脑中5-HT含量增加,且在同等电刺激下释放量也增加。5-HT是中枢神经上行投射系统抑制性神经递质,与觉醒及睡眠有关。增多的5-HT与5-HIAA主要干扰患者的睡眠类型,昼夜节律,并引起精神心理异常。同时异常增多的色氨酸还可抑制酪氨酸羟化为多巴。这样在多个环节上干扰了大脑中正常神经递质的合成、分布、代谢及作用。

(五)γ氨基丁酸/苯二氮革(GABA/BZ)复合受体假说

突触后神经元膜表面的GABA受体并不是单一受体,而是以GABA/BZ复合受体的形式存在。苯二氮革类受体在复合受体中起调节位点的作用,内源性的苯二氮革类与其受体结合可增加中枢系统GABA能抑制性神经传递的作用。在肝衰竭和HE患者中,脑内内源性苯二氮革水平升高。实验证实,肝硬化患者摄入由GABA/BZ复合受体介导的药物如苯巴比妥、地西泮可增加脑内GABA能型的紧张性,诱发或加重HE,而给予苯二氮革类受体拮抗药(氟马西尼)可减少HE的发作。另一类型的受体即外周型的苯二氮革受体(PTBRs),位于星形细胞的线粒体膜上。在肝硬化伴HE的患者其脑内PTBRs增加,可能是慢性高氨血症的结果。PTRBs的作用受到地西泮结合抑制剂(DBI)的调节,后者是星形胶质细胞中的一种内源性神经肽。DBI作用于PTRBs后刺激神经激素产生,这些神经激素能扩大GABA的作用。

(六)锰中毒

锰是神经毒性金属。正常情况下由胆汁排泄。锰中毒表现与肝性脑病的锥体外系症状相似,部分肝硬化患者血和脑中锰含量比正常人高2~7倍,磁共振成像提示其苍白球中的信号增强,符合锰在基底神经节内蓄积的表现,并与肝损伤程度相关。这些特征提示,锰的毒性作用可能参与肝性脑病的发病。血锰增加可能与门体静脉分流和胆汁排泄减少有关。锰可通过减弱多巴胺神经传导而引起慢性锥体外系症状,但其机制还有待进一步验证。有学者提出锰造成的线粒体通透性改变和星形细胞的线粒体功能障碍可能是锰神经毒性的关键机制。锰可减少星形细胞对谷氨酸的摄取,影响谷氨酸递质系统和大脑能量代谢而致HE的发生。也有人认为在 HE 的发病中,锰与氨有协同作用。但目前锰在大脑中的沉积是导致 HE 发生的机制之一还是仅仅作为 HE 的结果表现还有待研究。

(七)其他因素

HE 的发病机制非常复杂,除以上提及的几方面以外,另有不少研究证实 HE 时有生长抑素、P 物质、舒血管活性肽、胆囊收缩素等多种神经肽含量升高及受体表达增多。如有一组资料显示 HE 患者血浆中具扩血管活性的脑啡肽含量升高,具缩血管活性的神经肽 Y 水平下降,且变化幅度与 HE 的程度相关。推测其作用机制可能是:①作为神经递质直接作用于神经细胞膜,增强抑制性神经传递机制。②改变血脑屏障通透性,增加中枢神经系统毒性物质的蓄积。③近 90% 的 HE 患者存在脑水肿。神经肽可能通过降低外周血压、降低脑动脉灌注压、改变血脑屏障通透性,加重脑水肿而促使 HE 的发生。此外,肠道来源的其他神经毒素也被证实在肝性脑病的发病过程中和血氨有协同效应。如硫醇、短链脂肪酸、酚类物质等,但这些物质具体的作用机制尚不清楚。

三、肝性脑病的常见诱发因素

A 型 HE 因急性肝功能衰竭引起大量肝细胞破坏,残存肝细胞不能有效清除毒物而导致中枢神经系统功能紊乱。相当于内源性 HE,又称非氨性脑病,常常无明确诱因;单纯 B 型 HE 在我国少见;慢性肝功能衰竭或伴有门-体分流的患者,肝脏尚能处理有限的代谢毒物,一旦这些毒物产生增多,超过肝脏的代偿能力,即发生 C 型 HE。C 型 HE 的发生在很大程度上与下列诱因有关。

1.摄入过量的含氮食物

慢性肝功能衰竭或伴有门—体分流的患者对蛋白质食物的耐受性较差,尤其是动物蛋白,进食过多,蛋白质在肠道被细菌分解,产生大量氨及芳香族氨基酸,而诱发 HE。口服铵盐、尿素、甲硫氨酸等使含氮物质吸收增加,也可使血氨升高而诱发 HE。

2.消化道大出血

致肠道内大量积血(每 100mL 血相当于食人 15~20g 蛋白质),可使肠道产氨增加,同时由于血液中缺乏异亮氨酸,当积血消化吸收后,血中亮氨酸、缬氨酸增加,刺激支链氨基酸脱氢酶活性增加,使血中支链氨基酸分解增加,加重了支链氨基酸/芳香族氨基酸比例的失衡。失血后血容量不足,脑缺血、缺氧,还可增加中枢神经系统对氨及其他毒性物质的敏感性。

3.感染

如自发性腹膜炎、肺炎、尿路感染、菌血症等,可增加组织分解,代谢产氨增多;同时可继发内毒素血症,加重肝损伤,增加血脑屏障的通透性,促发 HE。

4.电解质紊乱

低血钠能影响细胞内外渗透压而导致脑水肿,诱发 HE;低血钾常合并代谢性碱中毒,大量利尿或放腹水亦可引起碱中毒,体液中 H^+ 减少,NH_4^+ 容易变成 NH_3,而易被肠道吸收或通过血脑屏障诱发 HE。

5.氮质血症

各种原因所造成的血容量不足,厌食、腹泻或限制液体用量、应用大量利尿剂或大量放腹水,均可诱发肾前性氮质血症;肝肾综合征或其他原因可致的肾性氮质血症,均可导致血氨升高。

6.便秘

使肠道来源的氨及其他毒性物质与肠黏膜的接触时间延长,吸收增加。

7.低血糖

可使脑内脱氨作用降低。

8.镇静剂

镇静、催眠药可直接与脑内 GABA-苯二氮䓬受体结合,对大脑产生抑制作用。

四、肝性脑病的临床表现及分期

HE 的临床表现因基础病的性质、肝细胞损伤的程度、快慢及诱因的不同很不一致,且和其他代谢性脑病比并无特异性。早期表现为 MHE,常无明确的临床症状,只有通过神经心理及智能测试才能测出,进一步可发展为有症状型 HE。A 型 HE 发生在急性肝衰竭基础上,常在起病数日内由轻度的意识错乱迅速陷入深昏迷,甚至死亡,并伴有急性肝衰竭的表现,如黄疸、出血、凝血酶原活动度降低等。C 型 HE 以慢性反复发作的性格、行为改变,甚至木僵、昏迷为特征,常伴有肌张力增高、腱反射亢进、扑翼征、踝阵挛阳性,或巴宾斯基征阳性等神经系统异常。多数患者在初期为复发型,随后症状转为持续型。常有进食高蛋白质饮食等诱因,亦可以是自发的或因停用治疗 HE 的药物后发生。C 型 HE 患者除脑病表现外,还常伴有慢性肝损伤、肝硬化等表现。

根据患者意识障碍程度、神经系统表现及脑电图改变,参照我国实用内科学,可将 HE 分为 0～4 期,但各期可重叠或相互转化。亦可参考国外广泛使用的 West-Haven 半定量分级表对患者的神经精神状态进行分析、Glasgow 昏迷分级表对患者意识障碍程度进行分析,用简易HE 严重程度评分表进行分析(clinicalhepatic encephalopathy staging scale,CHESS)。但最近 Hassanein 等推出的 HESA(hepatic encephalopathy scoring algorithm)评分法在反映神经精神状态方面可能更客观、准确,更具可操作性。

五、诊断肝性脑病的基本方法及其进展

目前还缺乏敏感性高、特异性好和广泛采用的早期诊断 HE 的方法,尚无诊断 HE 的"金标准"。通常根据临床特点及实验室检查,同时排除引起脑病的其他原因,便能确定 HE 的诊断。近年来,在原有的筛查与诊断 HE 方法基础上,也推出了不少新诊断方法。应正确评估这些方法对 HE 的诊断价值。

1.血氨

目前尚无诊断 HE 的生化指标,临床常用的生化指标是血氨测定。正常人空腹静脉血氨为 6～35μg/L(血清)或 47～65μg/L(全血)。血氨水平与 HE 的存在及其严重程度相关性差。慢性 HE 尤其是门—体分流性脑病(B 型 HE)患者多有血氨增高,急性 HE 血氨多正常。因此,测定血氨对 HE 的确诊意义不大。但动态随访血氨,对判断药物治疗反应性与预测病情进展有一定的价值。

2.血浆氨基酸失衡

支链氨基酸减少、芳香族氨基酸增高、两者比值≤1(正常＞3),但因需要特殊设备,普通化验室无法检测。

3.神经心理和智能测试

HE 患者存在注意力、行为能力、专注功能和神经运动功能下降，一些心理智能测试就是基于对这些异常改变进行有效的识别。心理智能对早期 HE 的诊断最有价值，对 2 级以上的 HE 诊断意义不大或不能应用。最常使用的是数字连接试验（number connection test，NCT)-A 和-B、线追踪试验和数字符号试验（digit-symbol test，DST）等，其结果容易计量，便于随访。NCT 具有简便易行和敏感性高的优点，在一定程度上反映了人的注意与精细运动技能等神经生理活动，但受到年龄、教育程度、学习记忆和不同文化背景及种族的影响。因此，应用这些诊断试验时应针对不同人群进行校正与标准化。

现多联合应用数个心理智能测试来诊断、评估和监测 HE。最近推出的肝性脑病心理测试积分（the psychometrichepatic encephalopathy score，PHES）就是一个标准的联合测试组，包括 5 个试验（NCT-A、NCT-B、DST、线追踪试验和系列打点试验），这种联合检测组简便易行，在 20min 内即可完成，对 HE 诊断的敏感性和特异性分别达 96％和 100％。鉴于 PHES 的正常参考值是以德国人为基础的，在其他种族人群还需进一步证实，必要时进行校正。国内报道肝硬化患者 NCT 异常率为 30％(12/40)，低于 io 检测（韦氏成人智力量表）异常率，单独应用敏感性低。联用 IQ 三项（木块图、图片排列和图形拼凑）与全套 IQ 无差异，对诊断 MHE 的敏感性和特异性分别为 87％和 94％，可代替全套 IQ 用于 MHE 的诊断。

4.神经生理测试

(1)脑电图（electroencephalography，EEG）和脑电地形图：EEG 常用于肝硬化患者精神神经状态的诊断、评估和检测，EEG 的改变非常普遍且与 HE 的严重程度存在一定的相关性。不仅可作为临床 HE 诊断方法，还能有助于早期发现 MHE 患者，但特异性差。因为尚无诊断 HE 的"金标准"，真正客观地评估 EEG 的诊断敏感性还是比较困难，8％～40％的 MHE 患者出现 EEG 异常。HE 早期脑电图的节律弥漫性减慢，波幅增高，由正常的 α 节律（8～13 次/s）变为 θ 节律（4～7 次/s）。更严重的脑电波异常，即 δ 波（1～5 次/s），为 2 期 HE 的改变。3 期 HE 常出现三相波，但三相波常在昏迷期消失。三相波的出现提示预后不良。

通过对 EEG 的改变进行综合分析，建立了相对优化的半定量系统来评估 HE，但对 EEG 获取、分析和解释时不可避免地存在观察者内的和观察者间的偏差而影响评估客观性，为此又建立了更为客观的 EEG 光谱分析（spectral analysis），就是运用计算机来进行量化分析 EEG 的改变。同时还推出了基于 EEG 光谱分析上的 HE 分期系统，但无临床实用价值，主要因为 EEG 光谱分析结果因不同的 EEG 设备、滤光器和软件系统而有所不同。也可将 EEG 的变化与形态定位结合起来描绘脑电活动，即所谓的"脑电地形图"（brain mapping）来评估 HE，其优点在于提高了检测大脑功能性改变的敏感性。国内报道 HE 患者的 EEG 和脑电地形图的联合异常率达 75％。2005 年 Pellegrini 等建立了自动化的人工神经网络和专家系统（artificial neural network-expert system procedure，ANNES）对 HE 患者进行 EEG 分期评估。ANNES 方法能较可靠地区分发生显性 HE 和死亡的低危及高危人群，使 EEG 评估的重复性有所提高，但该系统要用于临床还有待进一步完善。建立在时-空分解（spatio-temporal decomposition）技术上的 EEG 分析法-SEDACA（short epoch，dominant activity，cluster analysis），其来源的平均优势频率的估计误差值低于标准 EEG 误差（P<0.0001）。SEDACA 谱估

计与神经精神状态更相关,并且允许在 MHE 与对照人群间存在差异。因此,较传统的 EEG 分析方法,能提供更多有诊断价值的信息。

(2)脑电诱发电位:是在体外可记录到的由各种外部刺激经感受器传入大脑神经元网络后产生的同步放电反应。根据刺激的感官不同分为视觉诱发电位(VEP)、脑干听觉诱发电位(BAEP)和躯体诱发电位(SEP)。VEP、BAEP 检查在不同人和不同时期的变化较大,缺乏特异性和敏感性,不如简单的心理智能检测。SEP 对诊断轻微型肝性脑病价值较大。SEP 对诊断 MHE 价值较大,该检测不受年龄和教育程度的影响,最大的优点是在反复检测过程中,患者不存在"学习"效应。李思杳等对 88 例肝硬化患者进行 BAEP 检测,发现异常占 43.18%(38 例)。此外,事件相关诱发电位(P300 潜伏期)是检测肝硬化 MHE 患者认知障碍的指标,且视觉 P300 优于听觉 P300。典型的变化为潜伏期(P3ERP)延长的无脑病的肝硬化患者中,64.2% 发展为临床 HE。

(3)临界视觉闪烁频率(critical flicker frequency,CFF):该方法原用于检测警戒障碍患者的临界闪烁频率,可反映大脑神经传导功能障碍。检测 HE 时大脑星形胶质细胞(Alzheimer Ⅱ型)发生肿胀影响大脑的神经传导,视网膜胶质细胞在 HE 时形态学变化与 Alzheimer Ⅱ 型星形细胞相似,故视网膜胶质细胞病变可作为 HE 时大脑胶质星形细胞病变标志,通过测定 CFF 可定量诊断 HE。与健康对照人群及肝硬化神经心理正常人群相比,MHE 和显性 HE 患者的 CFF 阈值相应下调。应用此方法诊断 MHE 较高的敏感性和特异性(分别为 96% 和 77%),诊断准确性达 83.3%。此方法不仅简单可靠,而且不具有学习效应,也很少受患者教育程度、年龄和检测时间等影响。由于 CFF 用于 HE 检测尚处于初始阶段,故尚需大量研究方可做出客观的评价。

5.神经影像学检查

急性 HE 患者进行头部 CT 或 MRI 检查可发现脑水肿。慢性 HE 患者则可发现不同程度的脑萎缩。此外,影像学检查有利于排除脑血管意外、颅内肿瘤等其他脑病的可能。经典的 MRI 发现基底节区有 T1 加权信号增强现象,可能与锰在该处脑组织沉积有关。尤丽玲等对 60 例 HE 患者进行常规颅脑 MRI 检查,发现 60%(30 例)患者存在双测基底节部位 T1WI 高信号,T2WI 信号正常。

近年来开展的磁共振波谱分析(magnetic resonance spectroscopy,MRS)是活体检测体内物质代谢及生化物质含量的一种无创伤检查技术,能用图像形式表达机体的代谢信息。用 MR 氢离子波谱(1H-MRS)检测慢性肝病患者大脑枕部灰质和顶部皮质可发现某些有机渗透剂如肌醇、胆碱和谷胺酰胺等含量的变化。HE(包括 MHE)甚至一般肝硬化患者均有某些程度改变。

六、诊断

(一)诊断依据

目前尚无 HE 诊断的金标准,主要依赖于排他性诊断。在诊断 HE 时需从以下几方面考虑。

(1)有引起 HE 的基础疾病,但不同类型的 HE,其肝脏基础疾病有所差异。A 型者无慢性肝病病史,但存在急性肝衰竭;B 型者有门-体分流的存在,但无肝脏疾病基础;C 型常有严重肝病和(或)广泛门-体分流的病史如肝硬化、肝癌、门-体静脉分流术后等。

（2）有神经精神症状及体征，如情绪和性格改变、意识错乱及行为失常、定向障碍、嗜睡和兴奋交替、肌张力增高、扑翼样震颤、踝阵挛及病理反射阳性等，严重者可为昏睡、神志错乱甚至昏迷。

（3）虽无神经精神症状及体征，但学习、理解、注意力、应急和操作能力有缺陷。神经心理智能测试至少有 2 项异常。临界闪烁频率异常可作为重要参考。

（4）有引起 HE（C 型、B 型）的诱因，如上消化道出血、放腹水、大量利尿、高蛋白质饮食、服用药物如镇静剂、感染等诱发 HE 发生的因素。曾发生过 HE 对诊断有重要的帮助。A 型者常无诱因。

（5）排除引起神经损害的其他病因或紊乱。排除其他代谢性脑病如酮症酸中毒、低血糖、尿毒症等所致的脑病、中毒性脑病、神经系统疾病如颅内出血、颅内感染、精神疾病及镇静剂过量等情况。

以上 5 项中具备 1、2、4、5 项者可诊断为有临床症状的 HE；如具备 1、3、4、5 项，则可诊断为轻微型 HE。根据神经精神症状的轻重对 HE 进行分期，或参照 West-Haven 半定量分级表、Glasgow 昏迷分级表或 HESA 评分法进行分级。

（二）重视轻微肝性脑病的诊断

随着对 HE 的机制及预后的深入理解，轻微型 HE（minimal hepatic encephalopathy，MHE）的早期诊治越来越受到人们的重视。MHE 是指临床上无肝性脑病表现，常规精神神经系统检查无异常发现，但神经系统电生理检查和心理（智力）测试异常的非临床型肝性脑病，以前称为亚临床型肝性脑病。HE 做到早期筛查与及时发现尤为重要，基本理由如下：①肝硬化或 TIPS 术后患者 HE 发生率高，在肝硬化患者发生显性 HE 为 30%～45%，TIPS 术后患者发生率为 10%～50%，造成严重的社会经济负担。②MHE 患者由于缺乏临床症状，隐蔽性强，但实际已存在注意力及操作能力低下和生活质量下降等一系列问题，因此及时发现可避免从事危险作业而出现意外，避免给社会和患者造成严重的危害。同时可避免 MHE 进展至显性 HE 发生。③HE 患者的生存率下降，在对 111 例首次发生急性 HE 的肝硬化患者随访 12 个月中，有 82 例（74%）患者死亡。显性 HE 患者的 1 年预计生存率为 42%，3 年为 23%。对这类患者应推荐做肝移植的评估。④通常伴有可治疗的诱发因素，及时诊断并除去诱因可使部分 HE 获得逆转。

七、肝性脑病治疗的现代观点

HE 治疗的关键在于治疗基础肝病和促进意识恢复。早期治疗的效果远比已进入昏迷期好。及早识别并纠正诱因是治疗 HE 的基础，任何药物治疗无法替代。由于 HE 形成的机制仍不明确，因此，临床治疗 HE 尚未获得根本性突破。目前临床防治 HE 的理论基础建立在氨中毒学说上：即如何去除胃肠道产氨的前体物质；如何减少肠道内氨生成和促进氨吸收。由于其发病机制复杂，有多种因素参与，应针对不同病因和临床类型有重点地选择治疗方案。

1.及早识别并纠正或去除诱因是治疗肝性脑病的基础与前提

2.是否有必要严格限制蛋白质摄入

目前通常采取的方法是：欧洲临床营养与代谢协会 2006 年修订的肝病肠内营养指南建议肝病患者供应非蛋白质热量每日 146～167 kj/kg（35～40 kcal/kg），并给予每日 1.2～1.5g/kg

的蛋白质摄入一。急性 HE 及Ⅲ、Ⅳ期 HE 开始数日要禁食蛋白质,清醒后每 2～3 日增加 10g,逐渐增加蛋白质至每日 1.2g/kg;Ⅰ～Ⅱ期患者开始数日限制蛋白质控制在 20g/d 之内,随着症状改善,每 2～3d 可增加 10～20g 蛋白质,但不发生 HE,逐渐增加患者对蛋白质摄入一的耐受性,直到每日 1.2g/kg,维持基本正氮平衡。植物蛋白优于动物蛋白,因植物蛋白产氨少;增加非吸收性纤维含量从而增加粪便细菌对氨的结合和清除;植物蛋白被肠菌酵解产酸有利于氨排除。需注意的是,对于慢性 HE 患者,鼓励少食多餐(5～6 次/d)。掺入蛋白质宜个体化,逐渐增加蛋白质总量,不能用限制蛋白质摄入的方法预防 HE 的发生,否则会使营养状况恶化。

基于理论推测与既往的非随机对照试验的临床观察,一直将限制蛋白质摄入作为治疗 HE 的基础。而事实上,大多数肝硬化患者营养不良,要维持正氮平衡,对蛋白质的需求增加。肝硬化患者的营养不良与存活率降低成正比。甚至营养不良造成的后果比 HE 本身更严重。因此,临床医师质疑是否真需要限制蛋白质的摄入一及如何科学限制蛋白质的量。最近,Cordoba 等在对 30 例肝硬化并发 HE 患者进行随机对照双盲临床试验中显示,与限制蛋白质摄入一相比,正常蛋白质摄入(每日 1.2g/kg)安全,对血氨水平及 HE 恢复时间无影响。认为限制蛋白质摄入一对肝硬化并发 HE 无益处。这一结论需大规模、多中心临床试验进一步验证。

3.药物治疗

(1)口服不吸收双糖仍是治疗 HE 的一线药物,尽管只有为数不多、设计精良的临床随机试验证实该类药物治疗有效,但多年来,乳果糖(β 半乳糖果糖)在临床上作为 HE 治疗的基础用药,也是许多 RCT 研究的阳性对照药物。乳果糖是人工合成的含酮双糖,由于人体消化道内没有分解乳果糖的酶,所以在胃及小肠内不被分解和吸收,至结肠后被肠道细菌酵解生成低分子的乳酸、醋酸,使肠腔 pH 降低,减少 NH3 的形成并抑制氨的吸收;不吸收双糖在肠道中分解产生的有机微粒可增加肠腔渗透压,再加上其酸性产物对肠壁的刺激作用可产生轻泻的效果,有利于肠道内氨及其他毒性物质的排出;不吸收双糖作为益生元在结肠内还可抑制产氨、产尿素酶细菌的生长,减少氨的产生。不良反应主要是腹部不适、腹胀、腹痛、食欲下降、恶心、呕吐、腹泻等。不吸收双糖的杂糖含量低(2%),对于有糖尿病或乳糖不耐症者亦可应用,但有肠梗阻时禁用。近期发表在 BMJ 上的一项系统综述提示乳果糖或乳梨醇能有效改善 HE 症状,但对生存率无明显改善,与抗生素相比,口服不吸收双糖并不优于抗生素。这使口服不吸收双糖的防治价值受质疑。临床试验及荟萃分析表明,乳梨醇(13 半乳糖山梨醇)对改善 HE 与乳果糖相同,但乳梨醇甜度低、口感好,腹胀、腹痛等不良反应也较乳果糖少。

目前尚无足够依据证实口服不吸收双糖的有效性和有益性。乳果糖和乳梨醇仍是目前治疗指南中推荐治疗 HE 的一线药物。

(2)口服肠道不吸收抗生素能否成为一线治疗药物:口服肠道不吸收抗生素能有效抑制肠道产尿素酶细菌,减少氨生成和其他肠道毒素。常用新霉素、甲硝唑、万古霉素、利福昔明(rifaximin)等。尽管全身应用抗生素的有效性确定,但抗生素的不良反应和安全性限制了其广泛应用。如长期服用新霉素者可出现听力或肾功能损伤,甲硝唑或万古霉素也存在类似潜在毒性和导致耐药菌株产生的危险。因此,目前这些药物多作为对口服不吸收双糖不能耐受或有抵抗患者的替代治疗,不作首选,更不主张长期应用。

近期荟萃分析表明抗生素在改善 HE 症状方面优于口服不吸收双糖。利福昔明是一种口服、肠道吸收极少(<0.4%)的广谱抗生素。与安慰剂和口服不吸收双糖相比,利福昔明更能发挥治疗益处,同时其疗效不亚于其他抗生素。Mas 等一项临床随机双盲对照试验结果提示,口服利福昔明(200mg,每 8h1 次)对 HE 的临床疗效与乳梨醇效果一致(分别为 81.6% 和 80.4%),两者对血氨的改善效果类似,并观察到利福昔明较上述新霉素等抗生素不良反应明显降低,耐受性好、起效快。利福昔明可作为口服不吸收双糖较好的替代疗法。2005 年美国 FDA 批准利福昔明治疗 HE,推荐剂量一般为 1 200mg/d。近期一项研究显示,与乳果糖相比,利福昔明可降低治疗费用和住院率。然而,利福昔明治疗 HE 的很多问题仍需大规模临床试验证实,如能否与乳果糖一样迅速改善症状;低剂量利福昔明(400mg,2 次/d)是否有效;持续性 MHE 是否可间断用药;是否存在耐药性等。

(3)应用支链氨基酸(BCAA)的目的:基于 HE 发病机制的氨基酸代谢不平衡学说,补充 BCAA 纠正这种失衡进而改善 HE 症状。然而,临床研究并未得到一致结论。研究表明,补充 BCAA 在纠正患者负氮平衡方面,与进食蛋白质疗效相同。对 HE 临床症状的改善作用还有待于大规模、多中心 RCT 研究进一步证实。

(4)微生态制剂对 HE 的治疗目前仍存争议:服用不产生尿素酶的有益菌如乳酸杆菌、肠球菌、双歧杆菌、酪酸杆菌等,可抑制尿素酶细菌生长,酸化肠道,对防止氨和有毒物质的吸收有一定作用。一些临床试验提示微生态制剂具有改善 HE 的作用,由于这些试验均为小样本、无安慰剂对照,且针对显性 HE 患者人群,使其对 HE 治疗的真正益处受质疑。

(5)其他药物:

1)阿卡波糖(acarbose):近期一项随机对照交叉试验提示 α 糖苷酶抑制剂阿卡波糖能改善肝硬化合并 2 型糖尿病和 1~2 级 HE 患者的临床症状及生化指标,如降低患者血氨水平、改善 NCT 结果和智力功能,且能安全控制餐后高血糖。其使用机制在于通过对肠道 α 糖苷酶抑制,肠道多糖不易转化为单糖,还可改善肠道正常菌群,使分解糖类的细菌减少,进而减少硫醇、BE 样物质及氨生成。

2)鸟氨酸门冬氨酸(LOA):LOA 是鸟氨酸和门冬氨酸混合制剂。通过刺激肝脏尿素合成和促进谷氨酰胺合成,这两种机制均有助于降低肝脏门静脉血流氨水平,每日静脉滴注 20~40g。临床随机双盲对照试验研究发现 LOA 能有效治疗 HE,降低患者血氨水平。改善精神状态,改善 NCT 结果。最近,巴基斯坦 Abid 等对 120 例肝硬化并发 HE 患者进行随机对照双盲临床试验,其中 60 例患者应用 LOA(每日 20g 加入 5% 葡萄糖溶液 100mL,持续静脉滴注 4h,连续 4d),另 60 例患者用安慰剂。结果提示,LOA 治疗 HE 安全有效,LOA 能改善 HE,并缩短住院日数。

3)精氨酸:是肝脏合成尿素的鸟氨酸循环中的中间代谢产物,可促进尿素的合成而降低血氨。临床所用制剂为其盐酸盐,呈酸性,可酸化血液,减少氨对中枢的毒性作用。推荐用法:25% 的盐酸精氨酸 40~80mL,加入葡萄糖溶液中静脉输注,每日 1 次,且可纠正碱血症。

4)拮抗假性神经递质的作用:内源性苯二氮䓬类似物与抑制性神经递质 γ 氨基丁酸受体结合对中枢神经系统产生抑制作用是 HE 发生机制之一。理论上应用该受体拮抗剂氟马西尼(flumazenil)治疗 HE 是可行的,560 例较大规模的临床研究显示治疗组与对照组脑功能的改善率分别为 15％与 3％,另有 12 项对照研究对 765 例患者的分析显示,氟马西尼可明显改善 HE,但未显示有长期效益或提高患者生存率。因此,目前只在曾用过苯二氮䓬类药物的 HE 患者考虑应用;多巴能神经递质的活性降低也是 HE 的机制之一,但在临床对照研究中应用溴隐亭、左旋多巴,除可部分改善患者锥体外系症状外,并未能给 HE 患者带来更多益处。推荐用法:①考虑可能用过苯二氮䓬类药物者可用氟马西尼 1mg(单一剂量)静脉注射。②对于有锥体外系体征用其他治疗方案效果不佳者,可考虑口服溴隐亭 30mg,每日 2 次。

(6)人工肝支持系统与肝移植:人工肝支持系统常用于急性肝功能衰竭引起的 HE,作为等待肝移植时的暂时支持措施或为肝再生赢得时间。以前常用血浆置换,目前多用分子吸附再循环系统(MARS)清除血氨及白蛋白结合的毒素、胆红素等。此外,MARS 治疗还可纠正氨基酸代谢不平衡和改善脑水肿。对严重急性 HE 患者,在传统治疗方法无效时,MARS 可作为一种较好选择。近期完成一项大规模多中心的 RCT 研究,对Ⅲ～Ⅳ期 HE 患者应用 MRAS 联合标准治疗(乳果糖加利福昔明或甲硝唑)和单独标准治疗方案治疗 5d 进行比较,结果提示联合方案优于单一标准方案。

肝移植是挽救患者生命的有效措施,如何选择手术适应证和把握手术时机对移植后长期存活甚为重要。凡Ⅲ级以上 HE 但无脑水肿或暴发性肝功能衰竭(fulminanthepatic failure, FHF),且符合下列 5 条中 3 条或 3 条以上者有急症移植指征:①动脉血 pH<7.3。②年龄<10 岁或>40 岁。③出现脑病前黄疸时间>7d。④凝血酶原时间>50 s。⑤胆红素>300μmol/L(17.6mg/dl)。肝移植后 1 年生存率为 65％。此外,肝细胞和骨髓干细胞移植尚处于试验阶段,已显示对于暴发性肝衰竭(FHF)导致的肝坏死有替代作用,可改善生存率。

肝移植是目前治疗肝衰竭或肝性脑病的最佳选择,从 20 世纪开展的肝移植技术经过了半个世纪的努力,日臻完善成熟,但由于缺乏严格行政管理,肝移植技术遍地开花,致使手术成功率下降,且浪费了供肝资源。2007 年卫生部针对肝移植不严谨的医疗态度颁布了《人体器官移植条例》,规范了肝移植医疗工作的开展。

(7)MHE 的治疗观点与进展:MHE 是否需要治疗以及治疗后患者是否受益仍不清楚。目前尚无临床资料表明治疗是否能提高健康相关的生活质量和降低显性 HE 形成趋势。部分研究提示应用治疗 HE 的方法治疗 MHE 能改善其神经精神异常,故对 MHE 患者治疗。但由于评估方法差异,这一改善作用的临床相关性还存在质疑。因此,对于 MHE 治疗的适应证及治疗的有效性还有待临床进一步研究观察。

治疗 MHE 的目的在于改善患者认知功能和提高生命质量。目前临床治疗能改善神经精神损害的主要方法包括:口服不吸收双糖、植物蛋白饮食、补充支链氨基酸及应用氟马西尼等。尽管如此,目前尚无大规模 RCT 研究资料,上述治疗方法仍存争议。国内外大多数研究认为乳果糖能显著改善 MHE 的智能和脑诱发电位,改变自然病程,改善健康相关的生活质量,防止进一步发展为显性 HE。因此,可作为 MHE 的基础治疗。近期一项 RCT 研究证实,单独应用利福昔明或乳果糖与两者联合应用治疗 MHE 效果相近。支链氨基酸补充治疗虽可能延缓肝硬化进展,但基于患者耐受性和治疗经济效应比考虑,还不能作为常规手段。

第五章　内分泌代谢性疾病护理

第一节　糖尿病护理

糖尿病(diabetes mellitus)是一常见的代谢内分泌疾病,可分为原发性和继发性两类。原发者简称糖尿病。其基本病理生理改变为胰岛素分泌绝对或相对不足,伴有胰岛素抵抗,从而引起糖、脂肪和蛋白质代谢紊乱。临床以血糖升高、糖耐量降低和尿糖以及多尿、多饮、多食和消瘦为特点。长期血糖控制不良可并发血管、神经、眼和肾脏等慢性并发症。急性并发症中以酮症酸中毒和糖尿病高血糖高渗性状态最多见和最严重。最新的调查结果显示我国成人糖尿病的患病率已达 9.7%。继发性糖尿病又称症状性糖尿病,大多继发于拮抗胰岛素的内分泌疾病。

一、概述

【病因】

本病病因至今未明,目前认为与下列因素有关。

1.遗传因素

遗传因素在糖尿病发病中的重要作用较为肯定,但遗传方式不清。糖尿病患者,尤其成年发病的糖尿病患者有明显的遗传因素已在家系调查中得到证实。同卵孪生子,一个发现糖尿病,另一个发病的概率就很大。

2.病毒感染

尤以柯萨奇病毒 B、巨细胞病毒、心肌炎、脑膜炎病毒感染后,导致胰岛岛细胞破坏致糖尿病。幼年型发病的糖尿病患者与病毒感染致胰岛功能减退关系更为密切。

3.自身免疫紊乱

糖尿病病人常发现同时并发其他自身免疫性疾病,如甲状腺功能亢进症、慢性淋巴细胞性甲状腺炎等。此外,在部分糖尿病患者血清中可发现抗胰岛细胞的抗体。

4.胰高糖素过多

胰岛 α 细胞分泌胰高糖素,其分泌受胰岛素和生长激素抑制因子的抑制。糖尿病患者常发现胰高糖素水平增高,故认为糖尿病除有胰岛素相对或绝对不足外,还有胰高糖素的分泌增多。

5.其他因素

现公认的主要环境因素:现代生活方式,摄入的热量过高而体力活动减少导致肥胖(尤其是腹部肥胖,加重胰岛素抵抗),高龄、紧张的生活工作节奏、社会、精神等应激增加,出生时体重过重(4kg 以上)等都与糖尿病的发病有密切的关系。

【分型】

我国目前采用 WHO(1999 年)糖尿病分型标准,新的分类法建议主要将糖尿病分成四大类型。

1.胰岛素依赖型糖尿病(1 型糖尿病)

由于胰岛 β 细胞被破坏,导致胰岛素绝对缺乏。包括免疫介导性(急进性和缓发性)和特发性。

(1)免疫介导性 1 型糖尿病:由于胰岛 β 细胞发生细胞免疫介导的自身免疫反应破坏性胰岛炎所致。自身免疫反应的标志包括胰岛 β 细胞自身抗体(ICA)、谷氨酸脱羧酶自身抗体(GAD)、胰岛素自身抗体(IAA)等。多数患者表现为一种或几种抗体阳性。临床上多发生于儿童及青少年,发病较急,多饮、多尿、消瘦等糖尿病症状明显,易发生酮症酸中毒,必须用胰岛素治疗才能控制病情。

(2)特发性 1 型糖尿病:无自身免疫证据。具有 1 型糖尿病的临床表现,但未发现存在自身免疫反应的炎症特点,胰岛 β 细胞自身抗体为阴性,目前病因不明。该型患者相对较少。

2.非胰岛素依赖型糖尿病(2 型糖尿病)

是糖尿病的主要类型,发病比例约占所有糖尿病患者的 90%。主要分为胰岛素抵抗为主伴相对胰岛素分泌不足、胰岛素分泌不足为主伴或不伴胰岛素抵抗两种类型。

(1)胰岛素抵抗为主伴相对胰岛素分泌不足:临床上 85%~90% 的 2 型糖尿病患者为此类型。其病因现认为由多基因遗传和环境因素共同触发,种族、家族史、不良生活方式、肥胖、血脂异常、老年和糖耐量异常是其危险因素。此类型患者多超重或肥胖,常合并存在高血压、血脂异常、血液黏稠度高、痛风等。胰岛素分泌量多为相对不足,胰岛素分泌节律多为异常,表现为餐后早期分泌相消失、胰岛素分泌高峰延迟、两餐间胰岛素分泌不能恢复到基线水平等。

(2)胰岛素分泌不足为主伴或不伴胰岛素抵抗:此类型患者体重多正常或消瘦,存在胰岛β 细胞分泌功能缺陷,血浆胰岛素或 C 肽水平低下,常常较早需要胰岛素治疗。临床少见,仅为 2 型糖尿病的 10% 左右。其发病原因可能与胰岛 β 细胞结构先天发育异常有关。

3.其他特殊类型糖尿病

包括一系列病因比较明确或继发性的糖尿病,有基因缺陷、其他内分泌疾病、药物及化学品、感染等引起。

(1)胰岛 β 细胞功能的遗传缺陷:常染色体或线粒体基因突变致胰岛 β 细胞功能缺陷使胰岛素分泌不足。

(2)胰岛素作用的遗传缺陷:以严重胰岛素抵抗、高胰岛素血症伴黑棘皮病为特征。

(3)胰腺外分泌病变:胰腺炎、创伤、胰腺切除术后、胰腺肿瘤、胰腺囊性纤维化、血色病、纤维钙化性胰腺病等。

(4)内分泌疾病:肢端肥大症、库欣综合征、胰升糖素瘤、嗜铬细胞瘤、甲状腺功能亢进症、生长抑素瘤等。

(5)药物或化学品所致:糖皮质激素、甲状腺激素、二氮嗪、噻嗪类利尿药、苯妥英钠、干扰素、烟酸、喷他脒等。

(6)感染所致:先天性风疹、巨细胞病毒感染等。

(7)不常见的免疫介导糖尿病:"僵人"综合征、抗胰岛素受体抗体等。

(8)其他与糖尿病相关的遗传综合征:Down 综合征、Klinefelter 综合征、Turner 综合征、Wolfram 综合征、Huntington 舞蹈病、强直性肌营养不良、卟啉病等。

4.妊娠糖尿病(GDM)

指妊娠期发生的糖尿病或糖耐量异常。筛查时间一般选择在妊娠 24～28 周。对妊娠糖尿病患者应在产后 6 周至 6 个月重新进行糖耐量试验,多数患者分娩后,糖耐量可恢复正常,约 1/3 患者以后可转化为真性糖尿病。

【诊断】

1.糖代谢异常分类

我国目前采用 WHO1999 年标准和美国糖尿病学会(ADA)2003 年糖尿病诊断标准。糖代谢异常包括空腹血糖受损、糖耐量异常和糖尿病。糖代谢异常的诊断切点描述。

2.糖尿病的诊断标准

糖尿病症状(典型症状包括多饮、多尿和不明原因的体重下降)加上随机(一天中任意时间)静脉血浆葡萄糖(血糖)≥11.1mmol/L,或者空腹(至少禁食 8 小时)血糖≥7.0mmol/L,或者 75g 口服葡萄糖耐量试验时 2 小时血糖≥11.1mmol/L。无糖尿病症状者,需要在另一日重复测定血糖以明确诊断。

【临床表现】

1.代谢紊乱综合征

(1)1 型糖尿病:以青少年多见,起病急,症状有口渴、多饮、多尿、多食、善饥、乏力,组织修复力和抵抗力降低,生长发育障碍等,易发生酮症酸中毒。

(2)2 型糖尿病:40 岁以上,体型肥胖的患者多发。症状较轻,有些患者空腹血糖正常,仅进食后出现高血糖、尿糖阳性。部分患者饭后胰岛素分泌持续增加,3～5 小时甚至引起低血糖。在急性应激情况下,患者亦可能发生酮症酸中毒。

2.糖尿病慢性病变

(1)心血管病变:大、中动脉硬化主要侵犯主动脉、冠状动脉、大脑动脉、肾动脉和肢体外周动脉,引起冠心病(心肌梗死)、脑血栓形成、肾动脉硬化、肢体动脉硬化等。患病年龄较轻,病情进展也较快。冠心病和脑血管意外的患病率较非糖尿病者高 2～3 倍,是近代糖尿病的主要死因。肢体外周动脉硬化常以下肢动脉病变为主,表现为下肢疼痛、感觉异常和间歇性跛行等症状,严重者可导致肢端坏疽、截肢。心脏微血管病变及心肌代谢紊乱,可导致心肌广泛损害,称为糖尿病性心肌病。其主要表现为心律失常、心力衰竭、猝死。

(2)糖尿病性肾脏病变:糖尿病史超过 10 年者合并肾脏病变较常见,主要表现在糖尿病性微血管病变,毛细血管间肾小球硬化症,肾动脉硬化和慢性肾盂肾炎。毛细血管间肾小球硬化症表现为蛋白尿、水肿、高血压.1 型糖尿病患者约 40% 死于肾衰竭。

(3)眼部病变:糖尿病患者眼部表现较多,血糖增高可使晶体和眼液(房水和玻璃体)中葡萄糖浓度也相应增高,临床表现为视物模糊、调节功能减低、近视、玻璃体混浊和白内障。最常见的是糖尿病视网膜病变,是糖尿病性微血管病变之一。糖尿病病史超过 10～15 年,半数以上病人出现这些并发症,并可有小静脉扩张、水肿、渗出、微血管病变,严重者可导致失明。

（4）神经病变：最常见的是周围神经病变。病程在 10 年以上者，90％以上均出现。临床表现为对称性长袜型感觉异常，轻者为对称性麻木、触觉过敏、蚁行感。典型症状是针刺样或烧灼样疼痛，卧床休息时明显，活动时可稍减轻，以致患者不能安宁。触觉和疼觉在晚期减退是患者肢端易受创伤的原因。亦可有运动神经受累，肌张力低下、肌力减弱、肌萎缩等晚期运动神经损害的表现。自主神经损害表现为直立性低血压、瞳孔小而不规则、光反射消失、泌汗异常、心动过速、胃肠功能失调、胃张力降低、胃内容物滞留、便秘与腹泻交替、排尿异常、尿潴留、尿失禁、性功能减退、阳萎等。

（5）皮肤及其他病变：皮肤感染极为常见，如疖、痈、毛囊炎。真菌感染多见于足部感染，阴道炎、肛门周围脓肿。

【辅助检查】

1.尿糖

空腹尿糖、餐后 2 小时尿糖阳性，不能作为诊断指标。

2.血糖

空腹血糖≥7.0mmol/L，或者餐后 2 小时血糖≥11.1mmol/L。静脉血浆葡萄糖水平是糖尿病的诊断指标；血糖测定也是判断糖尿病病情和控制情况的主要指标。

3.葡萄糖耐量试验

血糖检查不能确定糖尿病诊断时，需做 75g 口服葡萄糖耐量试验以明确诊断。

4.糖化血红蛋白（HbAlc）

反映了采血前 8～12 周的血糖总体水平，是糖尿病控制情况的监测指标，近年来有可能用于糖尿病诊断。2010 年美国糖尿病学会（ADA）已列为诊断标准之一，即糖化血红蛋白＞6.5％可诊断为糖尿病，但方法学要可靠。

5.胰岛素和 C 肽

用于了解胰岛 β 细胞功能和指导治疗，不作为诊断糖尿病的依据。

二、护理

【病情观察】

糖尿病患者入院后首先要明确患者是属于哪一型的糖尿病，是 1 型糖尿病还是 2 型糖尿病。病情的轻重、有无并发症，包括急性和慢性并发症。对于合并急性并发症如糖尿病酮症酸中毒、高渗非酮性昏迷等应迅速抢救，做好给氧、输液、定时检测血糖、血气分析、血电解质及尿糖、尿酮体等检查准备。

1.胰岛素相对或绝对不足所致代谢紊乱综合征观察

（1）葡萄糖利用障碍：由于肝糖原合成降低，分解加速，糖异生增加，临床出现明显高血糖和尿糖，口渴、多饮、多尿、善饥多食症状加剧。

（2）蛋白质分解代谢加速，导致负氮平衡，患者表现为体重下降、乏力，组织修复和抵抗力降低，儿童则出现发育障碍、延迟。

（3）脂肪动用增加，血游离脂肪酸浓度增高，酮体的生成超过组织排泄速度，可发展为酮症及酮症酸中毒。脂肪代谢紊乱可导致动脉粥样硬化，影响眼底动脉、脑动脉、冠状动脉、肾动脉及下肢动脉，发生相应的病变如心肌梗死、脑血栓形成、肾动脉硬化、肢端坏死等。

2.其他糖尿病慢性病变观察

神经系统症状、视力障碍、皮肤变化,有无创伤、感染等。

3.生化检验

尿糖、血糖、糖化血红蛋白、血脂、肝功能、肾功能、血电解质、血气分析等。

4.糖尿病酮症酸中毒观察

(1)诱因:常见的诱因是感染、胰岛素中断或减量过多、饮食不当、外伤、手术、分娩、情绪压力、过度疲劳等,对胰岛素的需要量增加。

(2)症状:烦渴、多尿、消瘦、软弱加重,逐渐出现恶心、呕吐、脱水,甚至少尿、肌肉疼痛、痉挛。亦可有不明原因的腹部疼痛,中枢神经系统有头痛、嗜睡,甚至昏迷。

(3)体征:①有脱水征,皮肤干燥,缺乏弹性、眼球下陷;②库斯毛耳呼吸(Kussmaul respiration),呼吸深快、节律不整及呼气有酮味(烂苹果味);③循环衰竭表现,脉细速、四肢厥冷、血压下降甚至休克;④各种反射迟钝、消失,嗜睡甚至昏迷。

(4)实验室改变:血糖显著升高>16.7mmol/L、血酮增高、二氧化碳结合力降低、尿糖及尿酮体呈强阳性反应、血白细胞增高。酸中毒失代偿期血 pH<7.35,动脉 HCO_3^- 低于 15mmol/L,剩余碱负值增大,血 K^+、Na^+、Cl^- 降低。

5.低血糖观察

(1)常见原因:糖尿病患者过多使用胰岛素、口服降糖药物,进食减少或活动增加而未增加食物的摄入。

(2)症状:头晕、眼花、饥饿感、软弱无力、颤抖、出冷汗、心悸、脉快、严重者出现精神、神经症状甚至昏迷。

(3)体征:面色苍白、四肢湿冷、心率加快、初期血压上升后期下降,共济失调,定向障碍甚至昏迷。

(4)实验室改变:血糖<3.9mmol/L。

6.糖尿病高血糖高渗性状态(原称为高渗非酮性糖尿病昏迷)的观察

(1)诱因:最常见于老年糖尿病患者。感染、急性胃肠炎、胰腺炎、脑血管、严重肾脏疾病、血液透析治疗、手术及服用加重糖尿病的某些药物如泼尼松、免疫抑制药、噻嗪类利尿药,在病程早期因误诊而输入葡萄糖液、口服大量糖水、牛奶等,诱发或促使病情发展恶化,出现高渗非酮性糖尿病昏迷。

(2)症状:多尿、多饮、发热、食欲缺乏、恶心、失水、嗜睡、幻觉、上肢震颤,最后陷入昏迷。

(3)体征:失水及休克体征。

(4)实验室改变:高血糖>33.0mmol/L、高血浆渗透压>330mmol/L,高钠血症>155mmol/L 和氮质血症,血酮、尿酮阴性或轻度增高。

有关糖尿病高血糖高渗性状态与糖尿病酮症酸中毒的比较。

【检查护理】

1.血糖

血糖监测,目前一般医院大多采用静脉抽取血浆(或离心取血清),使用自动生化分析仪测定血糖,这对于病情轻、血糖控制满意者,只需数周观察一次血糖者仍是目前常用方法,但这种方法不可能自我监测。20世纪70年代,世界糖尿病治疗领域一项具有里程碑意义的研究进展就是自我血糖监测(self monitoring of blood glucose SMBG)技术的出现。近年来袖珍式快速毛细血管血糖仪的应用日趋普遍,用这种方法患者可以自己进行血糖监测。自我血糖监测可以及时、全面地掌握患者血糖的控制情况,为指导患者合理饮食、运动及调整用药提供科学依据,是糖尿病整体治疗的一个重要组成部分,是保证糖尿病治疗达标的最基本手段。

(1)空腹血糖:一般指过夜空腹8小时以上,于晨6~8时采测得的血糖。反映了无糖负荷时体内的基础血糖水平。测定结果可受到前1日晚餐进食量及成分、夜间睡眠情况、情绪变化等因素的影响。故于测试前晚应避免进食过量或含油脂过高的食物,在保证睡眠及情绪稳定时检测。对于医院或门诊就诊患者,护士一般从患者的肘静脉取血,止血带压迫时间不宜过长,应在几秒内抽出血液,以免血糖数值不准确。采血后立即送检。糖尿患者可以用血糖仪在家里进行自我监测。正常人空腹血糖为3.8~6.0mmol/L,如空腹血糖＞7mmol/L,提示胰岛分泌能力减少3/4。

(2)餐后2小时血糖:指进餐后2小时所采取的血糖。有标准餐或随意餐两种进餐方式。标准餐是指按统一规定的糖类含量所进的饮食,如100g或75g葡萄糖粉或100g馒头等;随意餐多指患者平时常规早餐,包括早餐前、后常规服用的药物,为平常治疗效果的一个观察指标。均反映了定量糖负荷后机体的耐受情况。正常人餐后2小时血糖应＜7.8mmol/L。

(3)即刻血糖:根据病情观察需要所选择的时间采血测定血糖,反映了所要观察时的血糖水平。

自我监测各时间点血糖的意义:血糖值是直接反映糖尿病患者体内胰岛功能受损情况及治疗效果的重要指标。各时点血糖监测意义不同:监测空腹及餐前血糖,有利于发现低血糖;检测三餐后2小时血糖,能较好地反映饮食及降糖药是否合适;监测晚上睡觉前的血糖,有助于指导睡前加餐,防止夜间低血糖,保证睡眠安全;监测凌晨2~3时的血糖,有助于发现有无夜间低血糖,明确造成空腹高血糖的原因。

血糖自我监测的频率:①血糖控制差的病人或病情危重者应每天监测4~7次,直到病情稳定,血糖得到控制。②当病情稳定或已达血糖控制目标时可每周监测1~2次。血糖控制良好并稳定者监测的次数可更少。③使用胰岛素治疗者在治疗开始阶段每日至少测血糖5次,达到治疗目标后每日自我监测血糖2~4次。④使用口服药和生活方式干预的患者每周监测血糖2~4次。⑤生病时或剧烈运动之前应增加监测次数;生病或血糖＞20mmol/L(＞360mg/dl)时,应同时测定血酮或尿酮体。⑥出现低血糖症状时应及时检测血糖。

血糖自我监测的指导和质控:开始自我血糖监测前应由医生或护士对糖尿病患者进行检测技术和检测方法的指导,包括如何测血糖、何时监测、监测频率和如何记录监测结果。医生或糖尿病管理小组每年应检查1~2次患者自我血糖监测技术和校准血糖仪,尤其是自我检测结果与糖化血红蛋白或临床情况不符时。

(4)口服葡萄糖耐量试验(OGTT):观察空腹及葡萄糖负荷后各时点血糖的动态变化,了解机体对葡萄糖的利用和耐受情况,是诊断糖尿病和糖耐量低减的重要检查。①方法:空腹过夜8小时以上,于晨6~8时抽血测定空腹血糖,抽血后即饮用含75g葡萄糖的溶液(75g葡萄糖溶于250~300ml,20~30℃的温开水中,3~5分钟饮完),于饮葡萄糖水后2小时分别采静脉血测定血糖。②判断标准:成人服用75g葡萄糖后2小时血糖≥11.1mmol/L可诊断为糖尿病。血糖在 7.8～11.0mmol/L 者为葡萄糖耐量低减(IGT)。

要熟知本试验方法,并注意以下影响因素:①饮食因素:试验前 3 日要求饮食中含糖量每日不少于 150g。②剧烈体力活动:在服糖前剧烈体力活动可使血糖升高,服糖后剧烈活动可致低血糖反应。③精神因素:情绪剧烈变化可使血糖升高;④药物因素影响:如避孕药、普萘洛尔等应在试验前 3 日停药。此外,采血时间要准确,要及时观察病人的反应。

(5)馒头餐试验:原理同 OGTT。本试验主要是对已明确诊断的糖尿病患者,须了解其对定量糖负荷后的耐受程度时选用。也可适用于不适应口服葡萄糖液的患者。准备 100g 的馒头 1 个,其中含糖类的量约等于 75g 葡萄糖;抽取空腹血后食用,10 分钟内吃完,从吃第 1 口开始计算时间,分别是于食后 1 小时、2 小时也采血测定血糖。结果判断同 OGTT。

(6)糖化血红蛋白(HbA1c):血液中的葡萄糖与红细胞中的血红蛋白发生化学反应结合在一起,这种结合后的血红蛋白称为糖化血红蛋白(HbA1c)。平时血糖浓度越高,葡萄糖与血红蛋白的结合量就越多,这种结合是不可逆反应。因此,HbA1c 水平的高低可以反映平时的血糖水平。受血红蛋白生成时间的影响,HbA1c 水平反映采血测定前 2～3 个月的平均血糖水平,是判断糖尿病人血糖控制好坏最重要的指标,也是国际上通用评价糖尿病控制水平的金标准。HbA1c 不受饮食的影响,一天中任何时间均可采血测定。糖化血红蛋白控制的理想目标是<6.5%。如条件许可,血糖控制达到目标的糖尿病病人应每年检查 2～3 次 HbA1c,血糖控制未达到目标或治疗方案调整后的糖尿病病人应每 3 个月检查 1 次 HbAIC。

2.尿糖

尿糖作为衡量血糖的间接手段,尤其是对于没有条件进行多次血糖检测的糖尿病病人来说,自我进行尿糖检测也不失为一个方便而经济的病情监测手段。其优点在于简单易行,没有痛苦,花费低廉。正常人每天仅有极少量葡萄糖从尿中排出(每日<100mg),一般检测方法不能测出。如果每日尿中排糖量>150mg,则可测出。但除葡萄糖外,果糖、乳糖或尿中一些还原性物质(如吗啡、水杨酸类、水合氯醛、氨基比林、尿酸等)都可发生尿糖阳性。尿糖含量的多少除反映血糖水平外,还受到肾糖阈的影响,故对尿糖结果的判定要综合分析。下面是临床常用的尿糖测定的方法。

(1)定性测定:为较粗糙的尿糖测定方法,依尿糖含量的高低分为 5 个等级,见表 5-1。因检测方便,易于为患者接受。常用班氏试剂检测法:试管内滴班氏试剂 20 滴加尿液 2 滴煮沸冷却,观察尿液的颜色以判断结果。近年来尿糖试纸亦广泛应用,为病人提供了方便。根据临床需要,常用以下几种测定形式。

表 5-1　尿糖定性结果

颜色	定性	定量(g/dl)
蓝色	0	
绿色	+	<0.5
黄色	++	0.5～1
橘红	+++	1～2
砖红	++++	>2

（2）随机尿糖测定：常作为粗筛检查。随机留取尿液测定尿糖，其结果反映测定前末次排尿后至测定时这一段时间所排尿中的含糖量。

（3）次尿糖测定：也称即刻尿糖测定。方法是准备测定前先将膀胱内原有尿液排尽，适量（200ml）饮水，30分钟后再留尿测定尿糖，此结果反映了测定当时尿中含糖量，常作为了解餐前血糖水平的间接指标。常用于新入院或首次使用胰岛素的病人、糖尿病酮症酸中毒病人抢救时，可根据三餐前及睡前4次尿糖定性结果，推测病人即时血糖水平，以利随时调整胰岛素的用量。

（4）分段尿糖测定：将1日（24小时）按3餐进食、睡眠分为4个阶段，测定每个阶段尿中的排糖情况及尿量，间接了解机体在3餐进餐后及夜间空腹状态下的血糖变化情况，作为调整饮食及治疗药物用量的观察指标。方法为按四段时间分别收集各阶段时间内的全部尿液，测量各段尿量并记录，分别留取四段尿标本10ml测定尿糖。第1段：早餐后至午餐前（上午7～11时）；第2段：午餐后至晚餐前（上午11时至下午5时）；第3段：晚餐后至睡前（下午5时至晚10时）；第4段：入睡后至次日早餐前（晚上10时至次日上午7时）。

（5）尿糖定量测定：指单位时间内排出尿糖的定量测定，通常计算24小时尿的排糖量，此项检查是对糖尿病患者病情及治疗效果观察的一个重要指标。方法如下：留取24小时全部尿液收集于一个储尿器内，测量总量并记录，留取10ml送检，余尿弃之；或从已留取的四段尿标本中用滴管依各段尿量按比例（50ml取1滴）吸取尿液，混匀送检即可。经葡萄糖氧化酶法测定每100ml尿液中含糖量，结果乘以全天尿量（ml数），再除以100，即为检查日24小时排糖总量。

3.尿酮体

尿酮体的监测是1型糖尿病、糖尿病合并妊娠和妊娠糖尿病患者日常糖尿病管理中的重要组成部分。在这些患者，尿酮体的检测阳性提示已有酮症酸中毒存在或即将发生酮症酸中毒，需要立即采取相应的措施改善血糖的控制和及早控制酮症或酮症酸中毒。任何糖尿病患者，在应激、发生其他伴随疾病或血糖超过16.7mmol/L（300mg/dl）时，均应进行常规的尿酮体监测。

【饮食治疗护理】

饮食治疗是所有糖尿病治疗的基础，是糖尿病自然病程中任何阶段预防和控制糖尿病必不可少的措施。通过饮食控制，减轻胰岛β细胞负担，以求恢复或部分恢复胰岛的分泌功能。

1.饮食治疗的目标和原则

（1）饮食治疗的目标：①获得并维持理想的血糖水平。②减少心血管危险因素，包括血脂异常和高血压。③提供均衡营养的膳食。④维持合理体重：超重的病人体重减少的目标是体重在3～6个月期间减轻5％～10％。消瘦的病人应通过均衡的营养计划恢复理想体重，并长期维持理想体重。

（2）饮食治疗应个体化：即在制订饮食计划时，除了要考虑到饮食治疗的一般原则外，还要考虑到糖尿病的类型、生活方式、文化背景、社会经济状况、是否肥胖、治疗情况、并发症和个人饮食的喜好。

（3）糖类：应占每日总热量的55％～60％，应鼓励患者多摄入复合糖类，尤其是含高纤维的食物如蔬菜、豆类、全麦谷物、燕麦和水果。蔗糖提供的热量不超过总热量的 10％；每日进三餐,糖类均匀分配。

(4)脂肪:占每日总热量＜30％,其中少于 10％的热量来自于饱和脂肪;避免或限制下列食物:肥肉、全脂食品、棕榈油、花生油及油炸食品,食物中胆固醇摄入量每日为＜300mg。

(5)蛋白质:占每日总热量的 15％～20％。有微量白蛋白尿的患者每日摄取蛋白量应限制在 0.9～1g/kg 体重;有显性蛋白尿的患者蛋白摄入量宜限制在 0.8g/kg 体重以下;富含优质蛋白的食品是鱼、海产品、瘦肉、鸡肉、低脂奶制品、坚果和豆类。

(6)酒精:限制饮酒量,特别是肥胖、高血压和(或)高三酰甘油血症的患者。每日不超过 1～2 份标准量(一份标准量为 285ml 啤酒,375ml 生啤,100ml 红酒或 30ml 白酒,约含 10g 乙醇)。乙醇可引起应用促胰岛素分泌剂或胰岛素治疗的患者出现低血糖。为防止乙醇引起的低血糖,饮酒的同时应摄入适量的糖类。

(7)甜味剂:可用无热量非营养性甜味剂。

(8)食盐:食盐限量每日在 6g 以内,尤其是高血压患者。限制摄入含盐量高的食物,例如加工食品、调味酱等。尽量选择含盐量低的食品。

(9)妊娠的糖尿病病人应注意叶酸的补充以防止新生儿缺陷。钙的摄入量应保证每日 1000～1500mg,以减少发生骨质疏松的危险性。

2.饮食细算法

(1)计算出病人的理想体重:身高(cm)－105＝理想体重(kg)。

(2)饮食总热量的估计:根据理想体重和工作性质,估计每日所需总热量(表 5-2)。儿童、孕妇、乳母、营养不良及消瘦者、伴有消耗性疾病者应酌情增加;肥胖者酌减,使患者体重逐渐下降到正常体重的±5％左右。

表 5-2　糖尿病患者的理想热量表

体重	卧床(J/kg)	轻度工作(J/kg)	中等强度工作(J/kg)	重度工作(J/kg)
超重	0.08	0.10	0.13	0.15
正常	0.10	0.13	0.15	0.17
体重不足	0.13	0.15	0.17	0.19

(3)食物中糖、蛋白质、脂肪的分配比例:蛋白质按成人每日每千克体重$(1～1.5)×10^{-3}$ kg 计算,脂肪量约每日每千克体重$(0.6～1)×10^{-3}$ kg,从总热量中减去蛋白质和脂肪所供热量,余则为糖所提供的热量。总括来说:糖类占饮食总热量的 50％～60％,蛋白质占 12％～15％,脂肪约占 30％。但近来有实验证明,在总热量不变的情况下,增加糖供热卡的比例,即糖类占热卡的 60％～65％,对糖尿病的控制有利。此外,在糖类食物中,以高纤维糖类更为有利。

(4)热量分布:三餐热量分布约 1/5、2/5、2/5 或 1/3、1/3、1/3,亦可按饮食习惯和病情予以调整,如可以分为四餐等。

3.饮食粗算法

①肥胖患者。每日主食 200～300g(4～6 两),副食中蛋白质 30～60g,脂肪 25g。②体重

在正常范围者。轻体力劳动每日主食 250～400g,重体力劳动,每日主食 400～500g。

4.注意事项

(1)首先向患者阐明饮食治疗的目的和要求,使患者自觉遵守医嘱按规定进食。

(2)应定时进餐,对于使用胰岛素治疗的患者,尤应注意。如因故不能进食,餐前应暂停注射胰岛素,注射胰岛素后,要及时进餐。

(3)除三餐主食外,糖尿病患者不宜食用糖和糕点甜食。水果含糖量多,病情控制不好时不应食用;病情控制较好,可适量食用。医护人员应劝说患者亲友不送其他食物,并要检查每次进餐情况,核对数量是否符合要求,病人是否按量进食。

(4)患者需甜食时,一般食用木糖醇或其他代糖品。

(5)控制饮食的关键在于控制总热量。在治疗开始,患者会因饮食控制而出现易饥的感觉,此时可增加蔬菜、豆制品等副食。在蔬菜中糖类含量少于 5% 的有南瓜、青蒜、小白菜、油菜、菠菜、西红柿、冬瓜、黄瓜、芹菜、大白菜、茄子、卷心菜、茭白、韭菜、丝瓜、倭瓜等。豆制品含糖类为 1%～3% 的有豆浆、豆腐,含 4%～6% 的豆腐干等均可食用。

(6)在总热量不变的原则下,凡增加一种食物应同时相应减去其他食物,以保证平衡。指导病人熟悉并灵活掌握食品热量交换表。

(7)定期测量体重,一般每周 1 次。定期监测血糖,观察饮食控制效果。

(8)当病人腹泻或饮食锐减时,要警惕腹泻诱发的糖尿病急性并发症,同时也应注意有无电解质失衡,必要时给予输液以免过度脱水。

【运动疗法护理】

1.运动的目的

运动能促进血循环中的葡萄糖与游离脂肪酸的利用,降低血糖、三酰甘油,增加人体对胰岛素的敏感性,使胰岛素与受体的结合率增加。尤其对肥胖的糖尿病患者,运动既可减轻体重,降低血压,又能改善机体的异常代谢状况,改善血液循环与肌肉张力,增强体力,同时还能减轻患者的压力和紧张性。

2.运动治疗的原则

①是适量、经常性和个体化;②运动计划的制订要在医务人员的指导下进行;③运动项目要和患者的年龄、健康状况、社会、经济、文化背景与患者的体质相适应,即运动的项目和运动量要个体化;④应将体力活动融入到日常的生活中。

3.运动方式

最好做有氧运动,如散步、跑步、骑自行车、做广播操、游泳、爬山、打太极拳、打羽毛球、滑冰、划船等。其中步行安全简便,容易坚持,可作为首选的锻炼方式。如步行 30 分钟约消耗能量 0.4J,如每天坚持步行 30 分钟,1 年内可减轻体重 4kg。骑自行车每小时消耗 1.2J,游泳每小时消耗 1.2J,跳舞每小时消耗 1.21J,球类活动每小时消耗 1.6～2.0J。

4.运动的强度

以保持健康为目的的体力活动为每日至少 30 分钟中等强度的活动(每周不少于 150 分钟);每周最好进行 2 次肌肉运动如举重训练,训练时阻力为轻或中度。中等强度的体力活动包括:快走、打太极拳、骑车、打高尔夫球和园艺活动;较强体力活动为:舞蹈、有氧健身、慢跑、游泳、上坡骑车。可根据运动 1 小时后的心率与预期最大心率间的关系（有自主神经病变者不适用）来估计（表 5-3）。

表 5-3　运动强度和心率

运动强度	最大心率*（%）
非常轻	＜35
轻	35～54
中等	55～69
强	78～89
非常强	＞90
最强	100

*最大心率＝220－年龄

5.运动时间的选择

使用促胰岛素促泌剂和注射胰岛素的患者应避免在空腹时运动,运动的时间应在餐后 1 小时开始。乙醇可加重运动后发生低血糖的危险性。单纯饮食控制、服用其他类型口服降糖药物治疗的 2 型糖尿病病人运动时肌肉利用葡萄糖增多、血糖明显下降,但不易出现低血糖。因此,运动时间无严格限制。

6.运动治疗的安全性

运动治疗不应只强调运动的益处而且要注意和避免运动可能引起的危险,如运动有导致冠心病患者发生心绞痛、心肌梗死或心律失常的危险性;有增殖性视网膜病变的患者有发生玻璃体积血的可能性;有神经病变的患者有发生下肢,特别是足部外伤的危险性。所有糖尿病患者在运动之前应做相关的检查、评估,以确保运动安全。

(1)血管疾病:有如下表现者,中等强度到高强度的运动有加重潜在心血管疾病的危险性,应在运动前对患者的心血管疾病进行评估。①年龄＞35 岁;②2 型糖尿病病程＞10 年;③1 型糖尿病病程＞15 年;④其他的心血管疾病的危险因素;⑤有微血管病变,增殖型视网膜病变、肾病(包括微量白蛋白尿);⑥外周血管病变;⑦自主神经病变。

(2)外周血管疾病:根据病情不同,可从事轻度到中等强度的运动。

(3)视网膜病变:有增殖型视网膜病变的患者不适合从事负氧运动、阻力运动、跳跃运动和包含憋气动作的运动。

(4)肾病:可从事低强度到中等强度的运动。

(5)神经病变:有保护性感觉丧失的患者应避免负重运动和需要足部反复活动的运动项目,如跑步机、长距离行走、慢跑、踏楼梯运动;可进行游泳、骑车、划船、坐在椅子上的运动、上肢运动和其他非负重运动。应注意运动时所穿鞋子的舒适性,在运动前后常规检查足部。

7.注意事项

(1)在运动前,首先请医生评估糖尿病的控制情况,有无增生性视网膜病变、肾病和心血管病变。有微血管病变的糖尿病患者,在运动时最大心率应限制在同年龄正常人最大心率的80%～85%,晚期病变者,应限于快步走路或轻体力活动。

（2）采用适中的运动量，逐渐增加，循序渐进。

（3）不在胰岛素作用高峰时间运动，以免发生低血糖。

（4）运动肢体注射胰岛素，可使胰岛素吸收加快，应避免在运动中要使用的肢体注射胰岛素。

（5）监测血糖、调整降糖药物：所有接受胰岛素和促胰岛素促泌剂治疗的糖尿病患者均应了解运动对血糖的影响。应注意根据运动前后血糖的变化调整胰岛素和促胰岛素促泌剂的剂量，在运动前和运动中增加糖类的摄入量。注意运动诱发的迟发性低血糖，可在运动停止后数小时发生。

（6）制订运动计划，持之以恒，不要随便中断，但要避免过度运动，反而使病情加重。

【口服降糖药物治疗护理】

口服降糖药目前主要有以下五类，是治疗大多数 2 型糖尿病的有效药物。

1.磺脲类

包括第 1 代：D860、氯磺丙脲；第 2 代：格列本脲（优降糖）、格列吡嗪（美吡达、迪沙，控释制剂为：瑞易宁）、格列齐特（达美康）、格列喹酮（糖适平）、格列苯脲（亚莫利、安尼平、迪北）等。

（1）作用机制：主要是刺激胰岛 β 细胞释放胰岛素，还可以减少肝糖原输出，增加周围组织对糖的利用。

（2）适应证与禁忌证：2 型糖尿病患者经饮食、运动，降低体重等治疗后，疗效尚不满意者均可用磺脲类降糖药。1 型糖尿病患者，严重肝、肾功能不全，合并严重感染、创伤及大手术期间，糖尿病孕妇和哺乳期禁用磺脲类药物。

（3）服药观察事项：一般在餐前 30 分钟服用。磺脲类药物较为安全，严重不良反应少，发生率为 3%～5%，包括以下几种。①低血糖反应：磺脲类药物，尤其是格列本脲，用药剂量过大时，可发生低血糖反应，如果患者伴有肝、肾功能不全或同时服用一些可以延长磺脲类药物作用时间的药物，如普萘洛尔、苯妥英钠、水杨酸制剂等都可能促进低血糖反应出现。②胃肠道反应，如恶心、厌食、腹泻等。出现这些不良反应时，服用制酸剂可以使症状减轻。③出现较少的不良反应如过敏反应，表现为皮肤红斑、荨麻疹。④发生粒细胞减少、血小板减少、全血细胞减少和溶血性贫血。这些症状常出现在用药 6～8 周后，出现这些症状或不良反应时，应及时停药和予以相应处理。

2.双胍类

目前主要用二甲双胍。苯乙双胍现已不用。

（1）作用机制：双胍类降糖药可增加外周组织对葡萄糖的利用，减少糖原异生，使肝糖原输出下降，也可通过抑制肠道吸收葡萄糖、氨基酸、脂肪、胆固醇来发挥作用。

（2）适应证：肥胖 2 型糖尿病患者单用饮食治疗效果不满意者首选双胍类药物；1 型糖尿病患者用胰岛素后血糖不稳定者也可加服二甲双胍。

（3）禁忌证：严重肝、肾、心、肺疾病，消耗性疾病，营养不良、缺氧性疾病，酮症酸中毒，妊娠、哺乳期。

（4）服药观察事项：常见不良反应主要是胃肠症状有厌食、恶心、呕吐、腹胀、腹泻等，为减少胃肠道反应的发生，本药宜在餐中或餐后服用，从小剂量开始。乳酸性酸中毒为严重不良反应,可发生于长期、大量应用苯乙双胍,及伴有肝、肾功能减退、缺氧性疾病、急性感染、胃肠道疾病时。二甲双胍引起乳酸性酸中毒的机会很少。

3.α-糖苷酶抑制药

常用药物有阿卡波糖(拜糖平,卡博平)、伏格列波糖(倍欣)。

(1)作用机制:糖类的吸收要靠小肠黏膜刷状缘的α-糖苷酶,才能分解为单糖而吸收入血。该类药即是竞争性抑制小肠中的α-葡萄糖苷酶,可延缓糖类的吸收而起到降糖作用,适用于餐后血糖高者。

(2)适应证:适应证广,1型和2型糖尿病病人均可使用,也可与其他口服降糖药或胰岛素联合应用。肥胖和超重的2型糖尿病,饮食控制和运动治疗效果不佳者,也单用此药。1型和2型糖尿病病人已用胰岛素治疗,但餐后血糖较高者与此药联用能有效减低餐后血糖升高的幅度。

(3)禁忌证:18岁以下、低体重、营养不良、胃肠功能紊乱者,孕期及哺乳期、肝肾功能损害者不宜使用。

(4)服药观察事项:不良反应是在服药早期患者可有胃肠道反应如腹胀、胀气、肠鸣音亢进及排气过多等,在服药过程中症状可逐渐缓解。个别病人因不能耐受而停药。宜从小剂量开始服用,逐渐增量,与进餐前即刻或与第1口饭时嚼碎吞服。应注意必须与进餐同时服用,不进食糖类则不起作用。单用一般不会引起低血糖,联合其他药应用一旦出现低血糖应直接口服葡萄糖或静脉注射葡萄糖,进食一般食物无效。

4.胰岛素增敏药

又称噻唑烷二酮类药,包括罗格列酮(文迪雅)、吡格列酮(艾汀)。

(1)作用机制:该药能增强胰岛素抑制肝葡萄糖产生的作用,抑制肝糖异生,增强胰岛素的作用,增加胰岛素的敏感性,减轻胰岛素抵抗。

(2)适应证:主要用于改善2型糖尿病胰岛素抵抗。可单独应用或联合其他类药应用。对肥胖者效果更佳。治疗后空腹血糖、餐后血糖及 HbAlc 有一定程度的下降。与胰岛素联用可以减少胰岛素用量。

(3)禁忌证:此类药物可引起液体潴留,有加重充血性心力衰竭的危险,3级、4级心功能障碍,水肿病人不宜应用;1型糖尿病病患者、糖尿病酮症酸中毒者、活动性肝脏疾病、18岁以下、妊娠和哺乳妇女应避免服用。

(4)服药观察事项:早餐时一次顿服,起效较慢,通常使用4~6周才能显效。主要不良反应有贫血、水肿、体重增加。使用药物中需要定期监测患者的肝功能。

5.非磺脲类胰岛素促泌药

主要包括瑞格列奈(诺和龙)和那格列奈(唐力)。

(1)作用机制:降糖原理与磺脲类药相似,但化学结构中没有磺脲类部分,为餐时血糖调节药,促胰岛素分泌快而短暂,模拟胰岛素分泌,使血中胰岛素水平不会太高,适合餐后血糖高者。

(2)适应证:2型糖尿病患者餐后血糖较高者。

(3)禁忌证:1型糖尿病、并发糖尿病酮症酸中毒者、伴有肝肾功能严重受损、孕期或哺乳期糖尿病患者。

（4）服药观察事项：本药因起效快，在进餐前即刻服用，不进餐不服药。从小剂量服用，根据血糖监测情况逐渐加量至血糖正常。不良反应有低血糖、头痛、头晕等，用药中需注意监测。

上述 5 类口服降糖药是通过不同的作用机制发挥降糖作用的，因此联用降糖药可以从不同方面降低血糖，比单用效果好。如两种口服降糖药物的联合治疗仍不能有效地控制血糖，可采用胰岛素与一种或两种口服降糖药物联合治疗，以期达到代谢控制目标。

【胰岛素治疗护理】

胰岛素能加速糖利用，抑制糖原异生以降低血糖，并改善脂肪和蛋白质代谢，以前使用的胰岛素制剂多是从家畜（牛、猪）的胰腺制取，现常用人工基因重组合成的人胰岛素，如诺和灵、优泌林等。因胰岛素是一种蛋白质，口服后易被消化酶破坏而失效，故需用注射法给药。

1.适应证

1 型糖尿病病人；明显消瘦的 2 型糖尿病患者；经饮食、运动和口服降糖药联合应用仍不能达到治疗目标者；妊娠糖尿病及糖尿病合并妊娠的妇女，妊娠期、分娩期、哺乳期，如血糖不能单用饮食控制达标者；糖尿病急性并发症、急性感染、外伤、手术、急性心、脑血管梗死者，或合并严重心、肾、眼并发症者。

2.制剂类型

胰岛素根据其来源和化学结构可分为动物胰岛素、人胰岛素和胰岛素类似物。胰岛素根据其作用特点可分为超短效胰岛素类似物、常规（短效）胰岛素、中效胰岛素、长效胰岛素（包括长效胰岛素类似物）和预混胰岛素。临床试验证明，胰岛素类似物在模拟生理性胰岛素分泌和减少低血糖发生的危险性方面优于动物胰岛素和人胰岛素。

3.注意事项

（1）胰岛素的保存：长效及中效胰岛素在 5℃可放置 3 年效价不变，而普通胰岛素（RI）在 5℃放置 3 个月后效价稍减。一般而言，中效及长效胰岛素比普通胰岛素稳定。胰岛素在使用时放在室温中 1 个月效价不会改变。胰岛素应储藏在摄氏 2～8℃环境中，但切勿冷冻，温度太低可使胰岛素变性。失去生物活力。也不应受热或阳光照射。在使用前应注意观察，如发现有异样或结成小粒的情况应弃之不用。

（2）注射胰岛素剂量需准确，用 1ml 注射器抽吸。要注意剂量换算，有的胰岛素为每瓶（10ml）400U 包装，1ml 内含 40U；有的为每瓶（3ml）300U 包装的笔芯，1ml 内含 100U，必须分清，注意不要把 U 误认为 ml。

（3）使用时注意胰岛素的有效期，一般各种胰岛素出厂后有效期多为 1～2 年，过期胰岛素影响效价。

（4）注射用具和消毒：以往多采用 Iml 玻璃注射器及针头用高压蒸气消毒，在家庭中可采用 75％乙醇浸泡法，每周用水煮沸 15 分钟。现多采用一次性胰岛素注射器、胰岛素笔、胰岛素泵等注射器具，使胰岛素治疗的实施变得更为准确、简单、方便、少痛或无痛。

（5）混合胰岛素的抽吸：采用 1ml 玻璃注射器或一次性胰岛素注射器者，普通胰岛素（RI）和鱼精蛋白锌胰岛素（PZI）同时注射时要先抽 RI 后抽 PZI 并充分混匀，因为 RI 是酸性，其溶液不含酸碱缓冲液，而 PZI 则含缓冲液，若先抽 PZI 则可能使 RI 因 pH 改变而变性，反之，如果把小量 RI 混至 PZI 中,因 PZI 有缓冲液,对 pH 的影响不大。另外 RI 与 PZI 混合后,在混合液中 RI 的含量减少,而 PZI 含量增加,这是因为 PZI 里面所含的鱼精蛋白锌只有一部分和胰岛素结合,一部分没有结合,当 RI 与其混合后,没有结合的一部分能和加入的 RI 结合,使其变成 PZI。大约 1U 可结合 0.5U,也有人认为可以结合 1U。

(6)注射部位的选择与轮替:胰岛素采用皮下注射法,宜选择皮肤疏松部位,如上臂三角肌、臀大肌、股部、腹部等,若患者自己注射腹部和股部最方便。注射部位要有计划地轮替进行(左肩→右肩→左股→右股→左臀→右臀→腹部→左肩),针眼之间应间隔 1.5~2cm,1 周内不要在同一部位注射 2 次。以免形成局部硬结,影响药物的吸收及疗效。

(7)经常运动的部位会造成胰岛素吸收太快,应避免注射。吸收速度依注射部位而定,如普通胰岛素(RI)注射于三角肌后吸收速度快于大腿前侧,大腿、腹部注射又快于臀部。

(8)注射时间:普通胰岛素(短效)起效需时约 30 分钟,为了使胰岛素与血糖高峰同步,普通胰岛素(RI)通常在餐前 15~30 分钟注射。速效胰岛素的特点是吸收快,起效时间短,多于餐前即刻注射,注射后必须立即进食,也可根据患者的需要在餐中或餐后即刻注射,严格要求患者按时就餐,注射时间与进餐时间要密切配合好,防止低血糖反应的发生。中效胰岛素或长效胰岛素根据需要可在睡前或早餐前注射。

(9)各种原因引起的食欲缺乏、进食量少或因胃肠道疾病呕吐、腹泻、而未及时减少胰岛素用量,都可引起低血糖,因此注射前要注意患者的病情变化,询问进食情况,如有异常,及时报告医师做相应处理。

(10)如从动物胰岛素改换成人胰岛素,则应减少剂量,大约减少 1/4 剂量。

4.不良反应观察

(1)低血糖反应:低血糖的临床症状如下。①交感神经兴奋的表现,包括心慌、出汗、饥饿、无力、手抖、视物模糊、面色苍白等。②中枢神经系统症状,包括头痛、头晕、定向力下降、吐词不清、精神异常、意识障碍,甚至昏迷。部分患者在多次低血糖症发作后会出现无警觉性低血糖症,病人无心慌、出汗、视物模糊、饥饿、无力等先兆,直接进入昏迷状态。持续时间长(一般认为>6 小时)且症状严重的低血糖可导致中枢神经系统损害,甚至不可逆转。③血糖检查:血糖<3.9mmol/L 为低血糖;血糖≤2.8mmol/L 为严重低血糖。低血糖的处理和预防:参阅本节糖尿病急性并发症抢救护理中低血糖的护理内容。

(2)过敏反应:极少数人发生,如荨麻疹、血管神经性水肿、紫癜等。可用抗组胺类药物,重者需调换胰岛素剂型,或采用脱敏疗法。

(3)胰岛素性水肿:多见原因如下。①糖尿病控制不良时,高张性糖尿的渗透性利尿作用抑制了肾小管对钠的重吸收,使体内钠丢失,用胰岛素治疗后,随着糖代谢的改善,消除促钠排出因素,而通过肾素—醛固酮系统的作用引起钠潴留而发生水肿。②糖尿病控制不良时,血清胰高血糖素水平显著增高而抑制醛固酮的作用,促使钠的排出,糖尿病控制满意时胰高血糖素水平下降,抑制作用减弱,使钠排出减少致钠潴留而引起水肿。③胰岛素可促进肾小管重吸收钠,引起水钠潴留。据文献报道,胰岛素所致水肿多数较轻,持续 4~6 天或更长时间,多能逐渐自然消退,即具有一过性和自限性。处理方法主要是给患者以低盐饮食、限制水的摄入,必要时给予利尿药。

（4）局部反应：①注射局部皮肤红肿、发热、皮下硬结发生，多发生于 NPH 或 PZI 初始治疗数周内，由于胰岛素内含有蛋白质等杂质所致，需要更换剂型，采用高纯度胰岛素制剂，并改变注射部位后可自行消失，不影响疗效。②皮下脂肪萎缩或增生，脂肪萎缩成凹陷性皮脂缺失，多见于女青年及小儿大腿、腹壁等注射部位；皮下组织增生成硬块，多见于男性臀部等注射部位，有时出现麻木刺痛感，可影响胰岛素的吸收，需要采用深部注射、更换注射部位而保证治疗。胰岛素局部反应的预防包括：采用高纯度胰岛素制剂、注射部位轮替、注射前将胰岛素从冰箱中取出置于室温 30～60 分钟，采用室温下的胰岛素注射以及采用胰岛素深部注射法等。

【慢性并发症的护理】

1.感染的预防护理

糖尿病患者因三大代谢紊乱、机体抵抗力下降，易发生各种感染，因此，需采取以下护理措施。

（1）加强皮肤护理：因高血糖及维生素 B 代谢紊乱，可致皮肤干燥、发痒；在酮症酸中毒时酮体自汗腺排出可刺激皮肤而致瘙痒。故须勤沐浴，以减轻瘙痒，避免因皮肤抓伤而引起感染，皮肤干燥者可涂擦羊毛脂保护。

（2）女性病人因尿糖刺激，外阴常瘙痒，必须每晚用温水清洗，排尿后可用 4％硼酸溶液冲洗会阴。

（3）对皮肤感觉障碍者，应避免任何刺激。避免用热水袋保暖，防止烫伤。

（4）每晚用温水洗脚，水温不宜过热，防止烫伤。穿宽松柔软鞋袜，修剪趾甲时勿损伤皮肤，以免发生感染，形成糖尿病足。

（5）保持口腔卫生，坚持早晚刷牙，饭后漱口，酮症酸中毒患者口腔有烂苹果味，必须加强口腔护理。

（6）嘱患者预防呼吸系统感染，及时增减衣服，注意保暖，已有感染时，应及时治疗，预防并发肺炎。

（7）根据细菌感染的病变部位，进行针对性观察护理。如泌尿道感染时，要注意有无排尿困难、尿少、尿频、尿痛等症状，注意尿标本的收集，保持外阴部清洁；皮肤化脓感染时进行清洁换药。

2.血管病变的护理

除按糖尿病一般护理外，根据不同部位或器官的血管病变进行护理。

（1）脑血管病变护理。

（2）糖尿病肾脏病变护理：对早期糖尿病肾病，除积极控制高血糖、高血压外，主要是限制病人活动，给予低盐、高蛋白质饮食；对应用激素的患者，注意观察用药效果和不良反应。一旦出现肾衰竭，则需限制蛋白质。由于肾衰竭，胰岛素灭活减弱，一些应用胰岛素治疗的病人，常因胰岛素未能及时调整而产生低血糖反应，甚至低血糖昏迷。

（3）糖尿病视网膜病变护理：积极控制高血糖、高血压和血脂异常，可以防止或减慢视网膜病变的进展。每个患者确诊时均应检查眼底，以后每年由具有眼科专业水准人员做全面的散瞳眼底检查及视力评估。如果患者主诉视觉改变症状，诸如眼前有黑的"漂浮物""蝌蚪"或"蜘蛛"，应及时检查眼底。对于严重的视网膜病变，及时给予激光光凝固治疗，可有效防止视力丧失。有活动性的增殖性糖尿病视网膜病变的患者,若进行大强度运动,可能诱发玻璃体出血或牵扯性视网膜脱离。这类患者应避免无氧运动及用力、剧烈震动等。

3.神经病变的护理

(1)密切观察病情,及早控制高血糖,以减轻或预防神经病变。

(2)对于因周围神经损害而剧烈疼痛者除用镇痛药及大量 B 族维生素,要进行局部按摩和理疗,以改善血液循环。对于痛觉异常过敏,不能接触皮肤,甚至接触被服亦难忍受者,要注意室内保暖,用支撑架支撑被褥,以避免接触引起的剧痛,并注意安慰患者,解除其烦恼。教会病人每天检查足部,预防糖尿病足的发生。

(3)如出现五更泻或膀胱收缩无力等自主神经症状,要注意勤换内裤、被褥,做好肛周清洁护理,防止损伤肛周皮肤。

(4)对膀胱收缩无力者,鼓励病人定时自行解小便和按压下腹部尽量排出残余尿,并要训练患者白天每 2～3 小时排尿 1 次,以弥补排尿感缺乏造成的不足。尿潴留明显须导尿时应严格无菌技术操作,采用闭式引流,每日用 1：5000 呋喃西林液冲洗膀胱,病情允许时尽早拔尿管。

(5)脑神经损害者,依不同病变部位采取不同的措施,如面神经损害影响眼睛不能闭合时,应注意保护眼睛,定期涂眼膏、戴眼罩。第Ⅸ、Ⅹ 对脑神经损害进食困难者,应鼻饲流质饮食、维持营养,并防止吸入性肺炎、口腔炎及化脓性腮腺炎的发生。

4.糖尿病足预防与护理

(1)原因:因糖尿病引起神经功能缺损及循环障碍,引起下肢及足部缺血、疼痛、麻木、感觉异常;40 岁以上糖尿病病人或糖尿病病史 10 年以上者,糖尿病足的发病率明显增高。

(2)糖尿病足溃疡发生的危险因素:①吸烟者,因为吸烟可使循环障碍加重;②末梢神经感觉及末梢动脉搏动减弱或消失者;③足的畸形,如高足弓、爪形趾者;④有足部溃疡或截肢史者;⑤足部护理知识缺乏。

(3)护理措施:①指导病人每日晚上用温水(低于 40℃)及软肥皂洗足,用柔软而吸水性强的毛巾轻柔地擦干脚部,特别是要将足趾间皮肤擦干。②每天检查双足,注意足部皮肤颜色、完整性、表面温度及感染征象等。如检查足部是否有水疱、裂口、擦伤以及其他异常改变。如发现有皮肤发红、肿胀或化脓等感染征象时,应立即到医院治疗。③用羊毛脂或润肤霜涂抹双足皮肤,以保护皮肤的柔软性,防止干燥。④按摩足部皮肤及小腿,以促进下肢的血液循环。⑤每日做足部和下肢的运动(足趾、踝部、膝部),以改善血循环、增强皮肤的抵抗力。⑥严禁使用强烈的消毒药物如碘酊等,避免使用侵蚀性药物抹擦鸡眼和胼胝。⑦为防止足部烫伤,禁用热水袋、电热毯及其他热源温暖足部。可通过多穿袜子、穿护脚套等保暖,但不要有松紧带,以免妨碍血液循环。⑧选择合适的鞋袜:应选择棉质、柔软、透气性好、浅色、袜头和袜腰略宽松的袜子穿着;应选择鞋头宽大、软皮、厚底、带鞋带或尼龙粘扣的合脚运动鞋或软底布鞋穿着。⑨勿赤足行走,以免足部受伤。⑩趾甲护理:不过度修剪趾甲,修剪趾甲要小心,应在洗足后趾甲较软时修剪,修剪脚趾甲时要直剪,切勿弯剪,以免剪破甲床引发感染;也不要挖掘脚趾甲周围的软组织,以免损伤皮肤引发感染。对于视力欠佳的患者,有困难自行检查及修剪趾甲时,应请他人帮助,注意安全,预防足部损伤。

【急性并发症抢救护理】

1.酮症酸中毒的护理

（1）按糖尿病及昏迷护病人理常规。

（2）密切观察体温、脉搏、呼吸、血压、神志以及全身症状，尤其要注意呼吸的气味，深度和频度的改变。

（3）及时留取标本，提供诊治依据：尽快留取好血糖、钾、钠、氯、二氧化碳结合力，肾功能、动脉血气分析、尿酮体等标本，及时送检。切勿在输液肢体抽取血标本，以免影响化验结果。

（4）患者入院后立即建立两条静脉通道，一条通道用以输入胰岛素，另一条通道主要用于大量补液及输入抗生素和碱性液体、电解质，以维持水、电解质及酸碱平衡。

（5）采用小剂量胰岛素疗法，按胰岛素每小时 4～10U,如 24U 胰岛素加入 1000ml 生理盐水中静脉滴注，调整好输液速度为每小时 250ml,每分钟 70 滴左右，最好使用输液泵调节。

（6）禁食，待神志清醒后改为糖尿病半流食或普食。

（7）做好基础护理，预防皮肤、口腔、肺部及泌尿系感染等并发症。

2.低血糖的护理

（1）首先了解患者的口服降糖药及胰岛素治疗情况，根据低血糖的临床表现作出正确判断（与低血糖昏迷鉴别）。

（2）有条件者立即监测血糖浓度，根据低血糖的临床表现和血糖水平判断低血糖的严重程度。①轻度低血糖：患者出现了交感神经兴奋的症状包括心慌、出汗、饥饿、无力、手抖、视物模糊、面色苍白等，血糖 3.9～2.8mmol/L,患者可以进行自我救治。②中度低血糖：患者除了出现上述的交感神经兴奋症状包括心慌、出汗、饥饿、无力、手抖、视物模糊、面色苍白等症状外，还出现了中枢神经系统症状包括头痛、头晕、定向力下降、精神异常症状，血糖 3.9～2.9mmol/L,患者仍能够进行自我救治。③重度低血糖：患者出现了交感神经兴奋症状和严重中枢神经系统症状，精神症状、意识障碍，甚至昏迷。血糖≤2.8mmol/L,患者不能进行自我救治，必须由他人帮助。

（3）低血糖的处理：低血糖发作时卧床休息并尽快补充葡萄糖。①轻、中度低血糖者（血糖 3.9～2.9mmol/L）：应立即给予可以快速吸收的含糖类（15g）的食物或饮料（以下任意一种）：葡萄糖片（3～4 片）、果汁（如橙汁，苹果汁 175～200ml）、水果糖（2～4 块）、蜂蜜或白糖（2～3勺）冲水口服等。若 15 分钟后无明显好转，血糖仍＜3.9mmol/L,可重复上述处理。低血糖纠正之后，如果离下次进餐还有较长时间（1 个小时以上），还需进食少量吸收较慢的含糖类（含15g）的食物，如面包、饼干、馒头或水果等，以使血糖保持稳定。②严重低血糖（血糖≤2.8mmol/L）,但意识清醒者：应立即给予可以快速吸收的含糖类（含 20g）的食物或饮料（同上述食物或饮料）,若 15 分钟后无明显好转，血糖仍＜3.9mmol/L,可重复上述处理，直至血糖保持稳定。③严重低血糖并伴有意识丧失者（血糖低于 2.8mmol/L,不能自救），应使其侧卧，随时检查呼吸道是否通畅，呼吸是否平稳，避免喂食、喂水，以免引起窒息，有条件者在 1～3 分钟立即静脉推注 50% 的葡萄糖 20～50ml(10～25g 葡萄糖）,或皮下或肌内注射胰升糖素 1mg,由于胰升糖素作用时间较短，且会再次出现低血糖，因此在注射后治疗后意识清醒时，仍要补充葡萄糖或进食，直至血糖保持稳定。

(4)低血糖的预防：①预防低血糖的关键是做好低血糖防治知识教育，特别是对正在使用胰岛素促泌药或胰岛素治疗的糖尿病患者，告知其有发生低血糖症的可能性。②患者应熟悉低血糖的症状以及自我处理低血糖症的方法。③饮食宜规律，按时进食，并随身携带糖果以备用；外出时随身携带病情卡，一旦发生低血糖昏迷时能及时得到他人帮助。④运动应适量、循序渐进；做好饮食、运动与药物的配合；宜少饮酒，避免乙醇导致的迟发性严重低血糖的发生。⑤定期、规律的自我血糖监测，并记录与分析血糖水平的变化，及时调整治疗方案。⑥提高糖尿病患者用药的依从性，不误用或过量使用降糖药物。⑦老年患者血糖不宜控制太严，空腹血糖不超过 7.8mmol/l。（140mg/dl），餐后血糖不超过 11.1mmol/L（200mg/dl）即可。⑧病情较重，无法预料患者餐前胰岛素用量时，可以先进餐，然后再注射胰岛素，以免患者用胰岛素后未及时进食而发生低血糖。⑨初用各种降糖药时要从小剂量开始，然后根据血糖水平逐步调整药物剂量。⑩1型糖尿患者强化治疗时容易发生低血糖，为了防止低血糖的发生，病人要在每餐前、后测定血糖，空腹血糖控制在 4.4～6.7mmol/L 为宜，餐后血糖<10mmo/L，晚睡前血糖 5.6～7.8mmol/L，凌晨 3 时血糖不低于 4mmol/L。

(5)心理护理：对神志清楚者，给予精神安慰，嘱其勿紧张，主动配合低血糖的治疗。

3.糖尿病高血糖高渗性状态的护理

(1)按糖尿病及昏迷患者护理常规。

(2)严密观察患者神志、精神、体温、脉搏、呼吸、血压、瞳孔等变化。

(3)入院后立即采集血糖、乳酸、CO_2 结合力、血 pH、K^+、Na^+、Cl^- 及血、尿渗透压标本送检，并注意观察其结果，及时提供诊断、治疗依据。

(4)立即建立静脉通道，做好补液护理，补液内容应依据所测得的血生化指标参数，正确选择输液种类。无血压下降者遵医嘱静脉滴注低渗盐水（0.45%～0.6%），输入时速度宜慢，慎防发生静脉内溶血及血压下降，注意观察血压、血钠、血糖情况。小剂量应用胰岛素，在血糖稳步下降的同时，严密观察患者有无低血糖的症状，一旦发现及时与医师联系进行处理。补钾时，注意液体勿渗出血管外，以免血管周围组织坏死。

(5)按昏迷护理常规，做好基础护理。

【健康教育】

1.糖尿病教育的目的

糖尿病治疗与管理的成功之道，在于患者掌握糖尿病及其护理知识，借此建立面对糖尿病的正确态度，积极参与到糖尿病的管理中。在糖尿病患者、糖尿病专科医生、糖尿病教育护士、营养师等糖尿病教育管理团队的通力合作下，必要时还可以增加眼科、心血管科、肾科、血管外科和产科医生、足病治疗师、心理医生和社会工作者等多学科健康专业人员参与到糖尿病教育中来。患者对日常生活作出适当调节，实施自我监测病情及合理药物治疗管理。通过积极参与，患者不但可以控制病情，使机体各项代谢指标达到代谢控制的目标，预防和延缓糖尿病并发症的发生和发展，从而改善生活质量。

2.糖尿病教育的形式

国内外目前采用的教育形式依参加人数不同可分为大组、小组和一对一教育，多为三种并用。集体教育多用"糖尿病教室"的名称进行专题讲座、电影会、饮食疗法实习（试餐会）等内容,亦可采用角色扮演、广播、录相、幻灯等视听形式进行。集体教育可以采用角色扮演、个案讨论、提问,组员之间可以互教互学,实践注射胰岛素、练习测尿糖、血糖等。对伴有活动能力丧失、语言障碍及个人隐私情况较多者更适宜单个接受教育指导。

3.糖尿病教育的内容

包括糖尿病基本知识;个体化的生活方式干预措施和饮食计划与管理;使用口服降糖药和胰岛素治疗的管理;运动疗法的实施及注意事项;个体化的治疗目标;糖尿病自我监测的意义、方法及注意事项;高血糖和低血糖的症状、预防低血糖的方法及相应的处理措施;各种并发症表现及防治护理;糖尿病足病的预防和护理;糖尿患者驾车、旅游中注意事项以及生病、应激和手术期间的管理等。

第二节　甲状腺功能亢进症护理

甲状腺功能亢进症(hyperthyroidism),简称甲亢,是由多种病因引起的甲状腺激素分泌过多的常见内分泌病。多发生于女性,发病年龄以 20～40 岁女性为最多,临床以弥漫性甲状腺肿大、神经兴奋性增高、高代谢综合征和突眼为特征。

一、概述

【病因】

甲状腺功能亢进症的病因及发病机制目前得到公认的主要与以下因素有关。

1.自身免疫性疾病

已发现多种甲状腺自身抗体,包括有刺激性抗体和破坏性抗体,其中最重要的抗体是 TSH 受体抗体(TRAb)。TRAb 在本病患者血清阳性检出率约 90%。该抗体具有加强甲状腺细胞功能的作用。

2.遗传因素

可见同一家族中多人患病,甚至连续几代人患病。同卵双胞胎日后患病率高达 50%。本病患者家族成员患病率明显高于普通人群。有研究表明本病有明显的易感基因存在。

3.精神因素

可能是本病的重要诱发因素。

【临床表现】

1.高代谢综合征

怕热、多汗、体重下降、疲乏无力、皮肤温暖湿润,可有低热(体温<38℃),糖类、蛋白质及脂肪代谢异常。

2.神经系统

神经过敏、烦躁多虑、多言多动、失眠、多梦、思想不集中。少数患者表现为寡言抑郁、神情淡漠、舌平伸及手举细震颤,腱反射活跃、反射时间缩短。

3.心血管系统

心悸及心动过速,常为 100～120 次/分,休息与睡眠时心率仍快,收缩压增高,舒张压降低,脉压增大。严重者发生甲状腺功能亢进症性心脏病:①心律失常,最常见的是心房纤颤;②心肌肥厚或心脏扩大;③心力衰竭。

4.消化系统

食欲亢进、排便次数增多或腹泻、肝脏受损,重者出现黄疸,少数患者(以老年人多见)表现厌食,病程长者表现为恶病质。

5.运动系统

慢性甲状腺功能亢进症性肌病、急性甲状腺功能亢进症性肌病、甲状腺功能亢进症性周期性四肢麻痹、骨质稀疏。

6.生殖系统

女性月经紊乱或闭经、不孕,男性性功能减退、乳房发育、阳萎及不育。

7.内分泌系统

可以影响许多内分泌腺体,其中垂体-性腺异常和垂体-肾上腺异常较为明显。前者表现性功能和性激素异常,后者表现色素轻度沉着和血 ACTH 及皮质醇异常。

8.造血系统

部分患者伴有贫血,其原因主要是铁利用障碍和维生素 B_{12} 缺乏。部分患者有白细胞和血小板减少,其原因可能是自身免疫破坏。

9.甲状腺肿大

甲状腺肿大常呈弥漫性,质较柔软、光滑,少数为结节性肿大,质较硬,可触及震颤和血管杂音(表5-4)。

表 5-4 甲状腺肿大临床分度

分度	体征
I	甲状腺触诊可发现肿大,但视诊不明显
II	视诊即可发现肿大
III	甲状腺明显肿大,其外界超过胸锁乳突肌外缘

10.突眼

多为双侧性。

(1)非浸润性突眼(称良性突眼)主要由于交感神经兴奋性增高影响眼睑和睑外肌,突眼度<18mm,可出现下列眼征。①凝视征:睑裂增宽,呈凝视或惊恐状;②瞬目减少征:瞬目少;③上睑挛缩征:睑挛缩,而下视时,上睑不能随眼球同时下降,致使上方巩膜外露;④辐辏无能征:双眼球内聚力减弱。

(2)浸润性突眼(称恶性突眼):突眼度常>19mm,患者有畏光、流泪、复视、视物模糊、结膜充血水肿、灼痛、刺痛、角膜暴露,易发生溃疡,重者可失明。

【辅助检查】

1.反映甲状腺激素水平的检查

(1)血清 TT_3(总 T_3)、TT_4(总 T_4)测定:95%～98%的甲状腺功能亢进症患者 TT_3、TT_4

增高,以 TT_3 增高更为明显。少数病人只有 TT_3 增高,TT_4 则在正常范围。

(2)血清 FT_3(游离 T_3)、FT_4(游离 T_4)测定:FT_3、FT_4 是有生物活性的部分,诊断优于 TT_3、TT_4 测定。

(3)基础代谢率测定:$>+15\%$。

2.反映垂体-甲状腺轴功能的检查

血 TSH 测定:血中甲状腺激素水平增高可以抑制垂体 TSH 的分泌,因此,甲状腺功能亢进症病人血清 TSH 水平降低。

3.鉴别甲状腺功能亢进症类型的检查

(1)甲状腺吸^{131}I率:摄取率增高、高峰前移,且不被甲状腺激素抑制试验所抑制。

(2)甲状腺微粒体抗体(TMAb)、甲状腺球蛋白抗体(TGAb):桥本甲状腺炎伴甲状腺功能亢进症病人 TGAb、TMAb 可以明显增高。

(3)甲状腺扫描:对伴有结节的甲状腺功能亢进症患者有一定的鉴别诊断价值。

二、护理

【病情观察】

1.病情判断

以下情况出现提示病情严重。

(1)甲状腺功能亢进症患者在感染或其他诱因下,可能会诱发甲状腺功能亢进症危象。在甲状腺功能亢进症危象前,临床常有一些征兆:①出现精神意识的异常,突然表现为烦躁或嗜睡;②体温增高超过 39℃;③出现恶心,呕吐或腹泻等胃肠道症状;④心率在原有基础上增加至 120 次/分以上,应密切观察,警惕甲状腺功能亢进症危象的发生。

(2)甲状腺功能亢进症患者合并有甲状腺功能亢进症性心脏病,提示病情严重,表现为心律失常、心动过速或出现心力衰竭。

(3)病人合并甲状腺功能亢进症性肌病,其中危害最大的是急性甲状腺功能亢进症肌病,严重者可因呼吸肌受累致死。

(4)恶性突眼患者有眼内异物感、怕光流泪、灼痛、充血水肿,常因不能闭合会导致溃疡、感染,甚至失明,会给患者带来很大痛苦,在护理工作中要细心照料。

2.对一般甲状腺功能亢进症病人观察要点

①体温、脉搏、心率(律)、呼吸改变;②每日饮水量、食欲与进食量、尿量及液体量出入平衡情况;③出汗、皮肤状况、排便次数,有无腹泻、脱水症状;④体重变化;⑤突眼症状变化;⑥甲状腺肿大情况;⑦精神、神经、肌肉症状:失眠、情绪不安、神经质、指震颤、肌无力、肌力消失等改变。

【一般护理】

1.休息

①因患者常有乏力、易疲劳等症状,故需有充分的休息、避免疲劳,且休息可使机体代谢率减低;②重症甲状腺功能亢进症及甲状腺功能亢进症合并心功能不全、心律失常、低钾血症等必须卧床休息;③病区要保持安静,室温稍低、色调和谐,避免患者精神刺激或过度兴奋,使患者得到充分休息和睡眠。

2.饮食护理

为满足机体代谢亢进的需要,给与高热量、高蛋白质、高纤维素饮食,并多给予饮料以补充出汗等所丢失的水分,忌饮浓茶、咖啡等兴奋性饮料,禁止用刺激性食物。

3.皮肤护理

由于代谢亢进、产热过多、皮肤潮热多汗,应加强皮肤护理。定期沐浴,勤更换内衣,尤其对多汗者要注意观察,在高热盛暑期,更要防止中暑。

4.心理护理

(1)甲状腺功能亢进症是与神经、精神因素有关的内分泌系统心身疾病,必须注意对躯体治疗的同时进行精神治疗。

(2)患者常有神经过敏、多虑、易激动、失眠、思想不集中、烦躁易怒,严重时可抑郁或躁狂等,任何不良刺激均可使症状加重,故医护人员应耐心、温和、体贴,建立良好的护患关系,解除患者的焦虑和紧张心理,增强治愈疾病的信心。

(3)指导患者自我调节,采取自我催眠、放松训练、自我暗示等方法来恢复已丧失平衡的心理调节能力,必要时辅以镇静、催眠药。同时,医护人员给予精神疏导、心理支持等综合措施,促进甲状腺功能亢进症患者早日康复。

【检查护理】

1.基础代谢率测定(BMR)护理

基础代谢率是指禁食 14～16 小时后,在环境温度 16～20℃和绝对安静卧姿的条件下,人体每小时每平方米体表面积所产生的热量。

(1)测量时需要模拟人体最基本的生命状态,所用的标准条件:环境舒适,室温合宜,不过冷过热,静卧,清醒状态,且离饭后 12 小时以上。基础代谢率的测定可以反映人体全身代谢基本状况,故可用来作为判断甲状腺功能状态的一项指标,对甲状腺功能亢进症的诊断有一定的帮助。正常人的基础代谢率是-10％～＋10％。甲状腺功能亢进症病人的基础代谢率超过＋15％,基础代谢率的高低可以用来判断甲状腺功能亢进症的病情轻重:＋15％～＋30％为轻型甲状腺功能亢进症;＋30％～＋60％为中型甲状腺功能亢进症;＞＋60％为重型甲状腺功能亢进症。在甲状腺功能亢进症治疗过程中,当病情被控制时,基础代谢率逐步降至正常,因此,基础代谢率测定也可作为甲状腺功能亢进症疗效观察的指标。

(2)方法:①测试前晚必须睡眠充足,过度紧张、易醒、失眠者可服小剂量镇静药;②试验前日晚餐后开始禁食,空腹 12 小时以上,睡眠 8 小时,测试安排在清晨初醒卧床安静状态下测定。

基础代谢率可以使用基础代谢仪测定,也可以通过测试病人清晨初醒卧床安静状态下的脉搏和血压,然后根据下列公式推算出基础代谢率。

临床常用的计算公式为(GafeS 法):

$$BMR=(脉率＋脉压)-111$$

其结果可以作为甲状腺功能亢进症患者治疗效果的评价指标。最好连续测定 3 天,取其平均值。公式法仅适于轻、中度甲状腺功能亢进症患者,伴心律失常、高血压者不宜应用。

2.摄¹³¹I 率测定护理

甲状腺具有摄取和浓集血液中无机碘作为甲状腺激素合成的原料,一般摄碘高低与甲状腺激素合成和释放功能相平行,临床由此了解甲状腺功能。

(1)方法:检查前日晚餐后不再进食,检查日空腹 8:00 服 131 12 微居里(1 贝可 = 2.703×10^{-11} 居里),服后 2 小时、4 小时、24 小时测定其¹³¹I 放射活性值,然后计算摄¹³¹I 率。

(2)临床意义:正常人 2 小时摄¹³¹I 率<15%,4 小时<25%,24 小时<45%,摄碘高峰在 24 小时,甲状腺功能亢进症患者摄碘率增高,高峰前移。

(3)注意事项:做此试验前,必须禁止下列食物和药品:①含碘高的海产品,如鱼虾、海带、紫菜;含碘中药,如海藻、昆布等,应停服 1 个月以上。②碘剂、溴剂及其他卤族药物,亦应停服 1 个月以上。③甲状腺制剂(甲状腺干片)应停服 1 个月。④硫脲类药物,应停用 2 周。⑤如用含碘造影剂,至少要 3 个月后才进行此项检查。

3.甲状腺片(或 T_3)抑制试验护理

正常人口服甲状腺制剂可抑制垂体前叶分泌 TSH,因而使摄碘率下降。甲状腺功能亢进症患者因下丘脑-垂体-甲状腺轴功能紊乱,服甲状腺制剂后,摄碘率不被抑制。亦可用于估计甲状腺功能亢进症患者经药物长期治疗结束后,其复发的可能性。

(1)方法:①服药前 1 日做¹³¹I 摄取率测定。②口服甲状腺制剂,如甲状腺干片 40mg,每日 3 次,共服 2 周;或 $T_3$20yg,每日 3 次,共服 7 日。③服药后再作¹³¹I 摄取率测定。

(2)临床意义:单纯性甲状腺肿和正常人¹³¹I 抑制率>50%,甲状腺功能亢进症患者抑制率<50%,计算公式如下:抑制率(%)=第 1 次摄取率-第 2 次摄取率×100% 第 1 次摄取率

(3)注意事项:①一般注意事项同摄¹³¹I 试验;②老年人或冠心病患者不宜做此试验;③服甲状腺制剂过程中要注意观察药物反应,如有明显高代谢不良反应应停止进行。

4.血 T_4(甲状腺素)和 T_3(三碘甲腺原氨酸)测定

两者均为甲状腺激素,T_3 和 T_4 测定是目前反应甲状腺功能比较敏感而又简便的方法,检查结果不受血中碘浓度的影响。由于 T_3 和 T_4 与血中球蛋白结合,故球蛋白高低对测定结果有影响。一般 TT_3、TT_4、FT_3、FT_4、TSH 共 5 项指标,采静脉血 4ml 送检即可,不受饮食的影响。

【治疗护理】

甲状腺功能亢进症发病机制未完全明确,虽有少部分病例可自行缓解,但多数病例呈进行性发展,如不及时治疗可诱发甲状腺功能亢进症危象和其他并发症。治疗目的是:切除、破坏甲状腺组织或抑制甲状腺激素的合成和分泌,使循环中甲状腺激素维持在生理水平;控制高代谢症状,防治并发症。常用治疗方法有药物治疗、手术次全切除甲状腺、放射性碘治疗三种方法。

1.抗甲状腺药物

常用硫脲类衍生物如甲巯咪唑(他巴唑)、甲基(或丙基)硫氧嘧啶。主要作用是阻碍甲状腺激素的合成,对已合成的甲状腺激素不起作用。适用于病情较轻、甲状腺肿大不明显、甲状腺无结节的患者。

(1)用药剂量按病情轻重区别对待,治疗过程常分 3 个阶段。①症状控制阶段:此期需

2～3个月。②减量阶段:症状基本消失,心率80次/分左右,体重增加,T_3、T_4接近正常,即转为减量期,此期一般用原药量的2/3量,需服药3～6个月。③维持阶段:一般用原药量的1/3量以下,常需6～12个月。

(2)用药观察:药物治疗不良反应如下。①白细胞减少,甚至粒细胞缺乏,多发生于用药3～8周,故需每周复查白细胞1次,如WBC<$4×10^9$/L需加升白细胞药;如WBC<$3×10^9$/L,应立即停药,如有咽痛、发热等应立即报告医生,必要时应予以保护性隔离,防止感染,并用升白细胞药。②药物疹:可给予抗组胺药物,无效可更换抗甲状腺药物,或试用脱敏疗法。③突眼症状可能加重。④部分病人可出现肝功能损害,给予保肝治疗。

2.普萘洛尔

为β受体阻滞药,对拟交感胺和甲状腺激素相互作用所致自主神经不稳定和高代谢症状的控制均有帮助,可改善心悸、多汗、震颤等症状,为治疗甲状腺功能亢进症的常用辅助药。有支气管哮喘史者禁用此药。

3.甲状腺制剂

甲状腺功能亢进症患者应用此类药物,主要是为了稳定下丘脑-垂体-甲状腺轴的功能,防止或治疗药物性甲状腺功能减退,控制突眼症状。

4.手术治疗

(1)适应证:明显甲状腺肿大;结节性甲状腺肿大;药物治疗复发或药物过敏;无放射性碘治疗条件、又不能用药物治疗。

(2)禁忌证:恶性突眼、青春期、老年心脏病、未经药物充分准备。

(3)术后护理:密切观察有否并发症发生,观察有无局部出血、切口感染、喉上或喉返神经损伤,甲状旁腺受损出现低钙性抽搐或甲状腺功能亢进症危象等。

5.放射性核素碘治疗

(1)适应证:中度的弥漫性甲状腺功能亢进症年龄30岁以上;抗甲状腺药物治疗无效或不能坚持用药;有心脏病和肝肾疾病不宜手术治疗者。

(2)禁忌证:妊娠、哺乳期;年龄30岁以下;WBC计数低于$3×10^9$/L者。

(3)护理要点:①服^{131}I后不宜用手按压甲状腺,要注意观察服药后反应,警惕可能发生的甲状腺功能亢进症危象症状;②服药后2小时勿吃固体食物,以防呕吐而丧失^{131}I;③鼓励患者多饮水(每日2000～3000ml)至少2～3日,以稀释尿液,排出体外;④服药后24小时内避免咳嗽及吐痰,以免^{131}I流失;⑤服^{131}I后一般要3～4周才见效,此期应卧床休息,如高代谢症状明显者,宜加用普萘洛尔,不宜加抗甲状腺药物;⑥部分患者可暂时出现放射治疗反应,如头晕、乏力、恶心、食欲缺乏等,一般很快消除;⑦如在治疗后(3～6个月)出现甲状腺功能减低症状,给予甲状腺素替代治疗。

【并发症护理】

1.甲状腺功能亢进症合并突眼

(1)对严重突眼者应加强心理支持、精神疏导,多关心体贴,帮助其树立治疗的信心,避免烦躁焦虑。

(2)配合全身治疗,给予低盐饮食,限制进水量。

（3）加强眼部护理,对于眼睑不能闭合者必须注意保护角膜和结膜,经常点眼药,防止干燥、外伤及感染。外出戴墨镜或眼罩以避免强光、风沙及灰尘的刺激;睡觉时头部抬高,以减轻眼部肿胀,涂抗生素眼膏,并戴眼罩;结膜发生充血水肿时,用0.5％醋酸可的松滴眼,并加用冷敷。

（4）突眼异常严重者,应配合医生做好手术前准备,做眶内减压术,球后注射透明质酸酶,以溶解眶内组织的黏多糖类,减低眶内压力。

2.甲状腺功能亢进症性肌病

甲状腺功能亢进症性肌病是病人常有的症状,常表现为肌无力、轻度肌萎缩、周期性麻痹、重症肌无力和急性甲状腺功能亢进症肌病。要重视对甲状腺功能亢进症肌病患者的观察病情,尤其是重症肌无力或急性甲状腺功能亢进症肌病患者,有时病情发展迅速出现呼吸肌麻痹,一旦发现,要立即通知医生,并注意保持呼吸道通畅,及时清除口腔内分泌物,给氧,必要时行气管切开。

对吞咽困难及失语者,要注意解除思想顾虑,给予流质或半流质饮食,维持必要的营养素、热量供应,可采用鼻饲或静脉高营养。

3.甲状腺功能亢进症危象

甲状腺功能亢进症危象是甲状腺功能亢进症病人的致命并发症,来势凶猛,病死率高。其诱因主要为感染、外科手术或术前准备不充足、应激、药物治疗不充分或间断等,导致大量甲状腺激素释放入血液中,引起机体反应和代谢率极度增高所致。其治疗原则是迅速降低血中甲状腺激素的浓度,控制感染,降温等对症处理。其护理要点如下。

（1）严密观察病情变化,注意血压、脉搏、呼吸、心率的改变,观察神志、精神状态、腹泻、呕吐、脱水状况的改善情况。

（2）保持安静:嘱病人绝对卧床休息,安排在光线较暗的单人房间内。加强精神护理,解除病人精神紧张。病人处于兴奋状态、烦躁不安时可适当给予镇静药,如地西泮5～10mg。

（3）迅速进行物理降温:头戴冰帽、大血管处放置冰袋、必要时可采用人工冬眠。

（4）备好各种抢救药品、器材。

（5）建立静脉给药途径,按医嘱应用下列药物:①丙硫氧嘧啶600mg（或甲巯咪唑60mg）口服,以抑制甲状腺激素合成,不能口服者可鼻饲灌入;②碘化钠0.5～1.0g加入10％葡萄糖注射液内静脉滴注,以阻止甲状腺激素释放入血,亦可用卢戈液30～60滴口服;③降低周围组织对甲状腺激素的反应:常用普萘洛尔20mg,4小时1次,或肌内注射利血平1mg,每日2次;④拮抗甲状腺激素,应用氢化可的松200～300mg静脉滴注。

（6）给予高热量饮食,鼓励患者多饮水,饮水量每日2000～3000ml,昏迷者给予鼻饲饮食,注意水、电解质平衡。有感染者应用有效抗生素。

（7）呼吸困难、发绀者给予半卧位、吸氧（每分钟2～4L）。

（8）对谵妄、躁动者注意安全护理,可加用床档,防止坠床。

（9）昏迷者防止吸入性肺炎,防止各种并发症。

【健康教育】

（1）帮助患者了解甲状腺功能亢进症发生及加重的有关因素,尤其是精神愉快与身心疾病的关系,避免一切能诱发疾病或加剧的因素,如感染、劳累、精神创伤,以及未经准备而手术等。

(2)在高代谢状态未能改善以前,给患者以高热量、高蛋白质饮食,每日常需热量 12.6～14.6kJ。除糖类外,可选用牛奶、豆浆、瘦肉、鸡蛋、鱼、肝等食物,在两餐基本饮食之间可加牛奶、豆浆、甜食品。患者出汗多、丢失水分多,应保证足够的饮料摄入。平时不宜喝浓茶、咖啡等刺激性饮料。

(3)树立战胜疾病的信心,说明药物治疗的必要性,坚持定时服药,克服那些以为症状缓解就自行停药或怕麻烦不坚持用药的思想。

(4)让患者了解药物治疗的常见不良反应,认识到在药物治疗过程中,可能会出现白细胞减少,须定期检查白细胞,帮助患者认识药物性甲状腺功能减低症的症状,以便及时发现、及时得到处理。

(5)指导患者合理安排生活、工作和学习,合理休息,劳逸结合。在疾病初期治疗阶段,卧床休息,以利于控制病情,在高代谢等症状控制后,应参加一些适当的劳动与活动,以调节生活。

(6)定期门诊复查血常规、肝功能、甲状腺激素水平,在医生指导下调整服药剂量,促进疾病早日康复。

第三节 库欣综合征护理

库欣(Cushing)综合征又称皮质醇增多症(hypercortisolism),是由于多种原因使肾上腺皮质分泌过量的糖皮质激素所引起的综合征。主要表现为向心性肥胖、多血质貌、皮肤紫纹、高血压等。女性多于男性,成人多于儿童。

【病因】

肾上腺皮质通常是在 ACTH 作用下分泌皮质醇,当皮质醇超过生理水平时,就反馈抑制ACTH 的释放。本病的发生表明皮质 ACTH 分泌调节失衡;或肾上腺无须 ACTH 作用就能自行分泌皮质醇;或是皮质醇对 ACTH 分泌不能发生正常的抑制作用。

1.原发性肾上腺皮质病变——原发于肾上腺的肿瘤或增生

其中皮质腺瘤约占 20%,皮质腺癌约占 5%,其生长与分泌不受 ACTH 控制。

2.垂体瘤或下丘脑-垂体功能紊乱

继发于下丘脑-垂体病者可引起肾上腺皮质增生称增生型皮质醇增多症或库欣病(约占 70%)。

3.异源 ACTH 综合征

由垂体以外的癌瘤产生 ACTH,少数可能产生类促肾上腺皮质激素释放因子(CRF)样物质,刺激肾上腺皮质增生,分泌过多的皮质类固醇。多见于肺燕麦细胞癌(约占 50%),其次是胸腺癌与胰腺癌(约占 10%)。

4.医源性糖皮质激素增多症

由于长期大量应用糖皮质激素治疗所致。

【临床表现】

1.体型改变

因脂肪代谢障碍造成头、颈、躯干肥胖,即水牛背;尤其是面部,由于两侧颊部脂肪堆积,造成脸部轮廓呈圆形,即满月脸;嘴唇前突微开、前齿外露、多血质面容、四肢消瘦为临床诊断提供线索。

2.蛋白质分解过多

表现皮肤变薄,真皮弹性纤维断裂出现紫纹、肌肉消瘦、乏力、骨质疏松,容易发生骨折。

3.水钠潴留

患者表现高血压、足踝部水肿。

4.性腺功能障碍

表现多毛、痤疮、女性月经减少或停经或出现胡须、喉结增大等,男性可出现性欲减退、阴茎缩小、睾丸变软等。

5.抵抗力降低

患者易发生真菌及细菌感染,甚至出现菌血症、败血症。

6.精神障碍

患者常有不同程度的情绪变化、精神症状,如烦躁、失眠、抑郁、自杀倾向,个别患者可发生偏狂。

【辅助检查】

1.生化检查

(1)尿 17-羟皮质类固醇(17－OHCS)＞20mg/24h。

(2)小剂量地塞米松抑制试验不能被抑制。

(3)尿游离皮质醇正常值(55.2～34.5nmol/24 小时)。

(4)血浆皮质醇增高,节律消失。

(5)低血钾性碱中毒。

2.肾上腺病变部位检查

腹膜后充气造影、肾上腺同位素扫描、B超或 CT 扫描等。

3.蝶鞍部位检查

X 线蝶鞍正侧位片或断层,CT 扫描,如发现蝶鞍扩大,骨质破坏,说明垂体有占位性病变。

【护理】

1.观察要点

(1)病情判断:皮质醇增多的临床表现如前所述,但由于病因不同,可有不同表现,应仔细观察,以提供临床诊断依据。肾上腺肿瘤所致的库欣氏综合征没有色素沉着,而垂体性库欣病和异源 ACTH 综合征由于血浆 ACTH 高,皮肤色素加深,且以异源 ACTH 综合征更为明显。肾上腺恶性肿瘤多见于儿童,并且多有性征改变。异源 ACTH 综合征由恶性肿瘤所致,消瘦、水肿明显,并且有严重低血钾性碱中毒。

(2)观察体型异常状态的改变。

（3）观察心率、有无高血压及心脑缺血表现。

（4）观察有无发热等各种感染症状。

（5）观察皮肤、肌肉、骨骼状态：皮肤干燥、皮下出血、痤疮、创伤化脓、四肢末梢发绀、水肿、多毛、肌力低下、乏力、疲劳感、骨质疏松与病理性骨折等。

（6）观察尿量、尿液性状改变：有无血尿、蛋白尿、尿糖。

（7）观察有无失眠、烦躁不安、抑郁、兴奋、精神异常等表现。

（8）有无电解质紊乱和糖尿病等症状。

（9）有无月经异常、性功能改变等。

2.检查的护理

库欣综合征的确诊、病理分类及定位诊断依赖于实验室检查。有没有库欣综合征存在，是什么原因引起，在做治疗之前，都需要检查清楚。

（1）筛选试验：检查有无肾上腺皮质分泌的异常，方法如下。①24 小时尿 17－OHCS、17－KS、游离皮质醇测定。②血浆皮质醇测定。③皮质醇分泌节律检查：正常皮质醇分泌呈昼夜节律性改变，清晨高、午夜低。检查时可分别于 8：00、16：00、24：00 抽血测皮质醇。库欣综合征病人不但分泌量改变，而且节律消失，下午血皮质醇浓度等于或高于清晨血皮质醇浓度。皮质醇分泌节律消失是该病的早期表现。④小剂量地塞米松抑制试验（服地塞米松 0.5mg，6 小时 1 次，共 48 小时）：库欣综合征者不受小剂量地塞米松抑制。

（2）定性试验：为了进一步鉴别肾上腺皮质为增生或肿瘤，可行大剂量地塞米松抑制试验。将地塞米松增加至 2mg，方法同小剂量法。对肾上腺皮质增生者至少可抑制 50% 以上，而肾上腺肿瘤或异源 ACTH 综合征呈阴性结果。

（3）其他：脑部、胸部、肾的 X 线照片，CT、MRI 检查，血生化指标等。

在这些检查中，除了保证方法和收集标本正确外，试验药物的服用时间、剂量的准确是试验成败的关键，护士一定要按量、按时投送药物并看着患者服下全部药物，如有呕吐，要补足剂量。

3.预防感染

（1）患者由于全身抵抗力下降，易引起细菌或真菌感染，但感染症状不明显。因此，对患者的日常生活要进行卫生指导。

（2）早期发现感染症状，如出现咽痛、发热以及尿路感染等症状，及时报告医师，及时处理。

4.观察精神症状、防止发生意外

（1）患者多表现为精神不安、抑郁状态、失眠或兴奋状态。失眠往往是精神症状的早期表现，应给予重视。护理人员需特别注意抑郁状态之后企图自杀者，要密切守护患者，患者身边不宜放置危险物品。

（2）患者情绪不稳定时，避免讲刺激性的言语，要耐心倾听其谈话。

（3）要理解患者由于肥胖等原因引起容貌、体态的变化而产生的苦闷，多给予解释、安慰。

5.饮食护理

（1）给予高蛋白质、高维生素、低钠、高钾饮食。

（2）患者每餐进食不宜过多或过少，宜均匀进餐，指导患者采用正确摄取营养平衡的饮食。

（3）并发糖尿病者,应按糖尿病饮食要求限制主食摄入量。

6.防止外伤、骨折

（1）患者容易发生肋骨、脊柱自发性骨折,如有骨质疏松、肌力低下,容易挫伤、骨折,应关心患者日常生活活动的安全,防止受伤。

（2）本病患者皮肤菲薄,易发生皮下瘀斑,注射、抽血后按压针眼时间宜长,嘱患者要穿着柔软的睡衣,不要系紧腰带,勿用力搓澡,防止碰伤。

（3）嘱患者在疲劳、倦怠时,不要勉强参加劳动,活动范围与运动量也应有所限制。指导患者遵守日常生活制度。

7.治疗护理

（1）病因治疗:对已查明的垂体或肾上腺腺瘤或腺癌给予手术和（或）放射治疗,去除病因。异位分泌 ACTH 的肿瘤亦争取定位,行手术和（或）放射治疗。

（2）抑制糖皮质激素合成的药物适用于:①存在严重代谢紊乱（低血钾、高血糖、骨质疏松）病人做术前准备。②对不能手术治疗的异位分泌 ACTH 肿瘤病人行姑息性治疗。服药剂量宜由小至大,注意药物不良反应,应于饭后服用,以减少胃肠道反应。

（3）并发症的预防与护理:库欣综合征如果不给予治疗,病人可于数年内死于感染、高血压或自杀,所以对于本病应争取早期诊断、早期治疗,防止并发症、预防感染和外伤,控制高血压及糖尿病;更应注意精神护理,防止自杀发生。

8.心理护理

（1）绝大多数患者呈向心性肥胖、满月脸、水牛背等特殊体态改变,心理上往往不愿接受这一现实,医护人员切勿当面议论其外表。

（2）手术是治疗本病的重要手段,患者往往对手术有顾虑而焦躁不安、情绪低落、不思饮食,有的患者因手术费用高,担心预后等也可引起情绪的改变,针对以上心理状态,医护人员应向其讲解手术治疗的效果、手术成功事例及术前注意事项,以消除其顾虑,树立战胜疾病的信心。

【健康教育】

（1）对于某些怀疑库欣病、而一时未能确诊者,要嘱其定期随访,以求早期诊断。

（2）对已经确诊,并准备做手术的患者,要嘱其遵医嘱按时服用甲吡酮、氨氯米特等药物,以便控制血浆皮质醇水平。服药时注意观察药物不良反应,如有胃肠道反应,可与食物同服或于饭后服用。

（3）向患者宣讲预防感染、外伤、骨折等重要性及措施。

（4）术后行替代疗法者要按肾上腺皮质功能不足进行处理,不能随意停药。

（5）术后应定期随访,嘱患者定时到医院复查,检查下丘脑-垂体-肾上腺轴功能。

（6）用赛庚啶治疗者,要持续用药,并保持随访,注意蝶鞍像的动态变化及血皮质醇水平的改变。

第四节 高尿酸血症护理

高尿酸血症根据其血尿酸浓度分为相对增高和绝对增高两类。一般情况下，不论男、女，当血清尿酸值≥416.5μmol/L(7.0mg/dl)被称为高尿酸血症，过此值即达超饱和，尿酸可呈针状晶体析出。由于嘌呤代谢紊乱和(或)尿酸排泄障碍所致的一种晶体性关节炎，临床表现为高尿酸血症(hypeyuricemia)和尿酸盐结晶沉积(痛风石)所致的特征性急、慢性关节炎。痛风石除在关节、肌腱及其周围沉积外，还可在肾脏沉积，并可发生尿酸盐肾病、尿酸性尿路结石等，严重者可出现肾功能不全。痛风常与肥胖、高脂血症、糖尿病、高血压以及心脑血管病伴发。

一、概述

【病因】

痛风的直接原因是高尿酸血症。尿酸盐的溶解度在正常生理情况下即 pH 为 7.4，温度37℃时为381μmol/L(6.4mg/dl)，超过此浓度即达超饱和状态而出现尿酸盐结晶析出，痛风的关节病变、肾脏损伤以及痛风石都与尿酸盐的沉积有关。

1.原发性

病因不明，包括以下两种。①特发性：占原发性痛风的99%，多见于40岁以上的男性和绝经期妇女，部分有家族史，为常染色体多基因遗传。②特异性酶缺陷：少见，起病年龄较早，属 X 性联遗传。主要为嘌呤合成途径中相关的酶，如次黄一嘌呤鸟嘌呤磷酸核糖转移酶(HG-PRT)缺陷或核酸核糖焦磷酸合成酶活性增高引起嘌呤生成增多所致。

2.继发性

继发于其他疾病，包括遗传性疾病(如糖原累积病Ⅰ型、Lesch-Nyhan 综合征)、获得性疾病(如血液病、肾脏疾病)或药物(利尿药、水杨酸制剂、化疗药)。

【分期】

痛风分为无症状、急性、间歇和慢性期。原发痛风好发于40~50岁的男性。多有长达数年的无症状高尿酸血症期，以后出现痛风急性关节炎的急性发作。首次发作后，经数周或更长的间歇期，出现第 2 次发作，久之出现急性关节炎、痛风石和肾脏受损。

1.无症状性高尿酸血症(asymptomatic hyperuricemia)

仅有尿酸持续或波动性增高。无临床表现；血尿酸间断或血尿酸持续；历时数年至数十年，终身不发病；5%~12%高尿酸血症发展为痛风；直接转为痛风性肾病。

2.急性痛风性关节炎(acute gouty arthritis)

急性痛风性关节炎诱因：暴饮暴食、饮酒过量、劳累、感染、外伤、手术、创伤、关节周围受压、鞋履不适。典型的首次发作常在夜间突然发病因足痛而惊醒。疼痛高峰在 24~48 小时，如刀痛或咬噬状。关节周围及组织出现明显红肿热痛、局部不能忍受被单覆盖或周围震动。初为单关节炎，以拇指、大踇趾多见，其次顺序为足背、足跟、膝、腕、指、肘等关节。偶有双侧同时或先后发作。关节红、肿、热、剧痛和活动受限，可有发热、白细胞增高、血沉增快(容易被误诊为蜂窝织炎或丹毒)一般在 3 天或几周后可自然缓解。

3.痛风间歇期(Intercritical gout)

两次痛风发作的间歇期。历时自数月、数年甚至十余年,多数患者于 1 年内复发,此后每年发作数次或数年发 1 次,偶有终生仅发作 1 次者,相当一部分患者有越发越频的趋势,受累关节也越来越多,引起慢性关节炎及关节畸形,只有极少数患者自初次发作后没有间隙期,直接延续发展到慢性关节炎。

4.慢性痛风石性关节炎(Chronic tophaceous gout)

患者可出现皮下痛风石结节、慢性痛风性关节炎、慢性痛风性肾病和肾结石。慢性关节炎期,在痛风病人的发病过程中,会出现一种坚硬如石的结节,称为痛风石或痛风结节。这种尿酸钠结晶沉积于软组织,引起慢性炎症及纤维组织增生形成的结节肿。痛风石最常见于耳轮,亦多见于手指的第 1 跖趾关节、指、腕、肘及膝关节等处。尿酸盐结晶在关节内沉积增多,炎症反复发作进入慢性阶段而不能完全消失,引起关节骨质侵蚀缺损及周围组织纤维化,使关节发生僵硬畸形、活动受限,在慢性病变的基础上仍可有急性炎症反复发作,使病变越来越加重,畸形越来越显著,严重影响关节功能。尿酸盐结晶沉积于泌尿系统,引发急性肾衰竭、慢性痛风性肾病和尿路结石。

【临床表现】

1.全身症状

急性发作时者可伴有头痛、发热、白细胞增高等。若尿酸盐在肾间质组织沉淀可形成肾结石,严重时可出现急性肾衰竭等症状。

2.痛风特征

多在夜间发作,起病急骤(数小时)24～48 小时达到高峰,疼痛剧烈,不能忍受被褥的覆盖。关节红、肿、痛、热,好发于指、趾关节、跖趾、踝膝、指、腕、肘关节。多于 3 天至 2 周缓解。

3.痛风结石

多见耳轮、肘、前臂伸侧、跖趾、指间、掌指、足及膝关节等处。痛风石与血清尿酸水平和持续时间相关,多在起病 10 年后出现。血尿酸$>535\mu mol/L$,50％发生;血尿酸$<475\mu mol/L$,90％不发生。痛风石发生时间较短,通过治疗可以缩小或消失。

4.关节受累情况

起初为单关节,反复发作则多关节受累。有些患者长期反复发作发展成为慢性关节炎及关节畸形,严重者可累及肩、腕、脊柱、骶髂等关节。

5.肾脏并发症

1/3 左右患者发生,见于痛风病程的任何时期;尿酸性肾石病,10％～25％痛风患者中发生;部分患者首发无症状或肾绞痛、血尿或尿路刺激症状。痛风性肾病进展缓慢,肾浓缩功能受损,间歇或持续性蛋白尿、血尿、水肿、高血压、慢性肾功能不全。急性尿酸性肾病多见于继发性高尿酸血症,大量尿酸结晶阻塞肾小管、肾盂、输尿管,出现少尿、无尿等急性肾衰竭症状,尿中可见大量尿酸结晶和红细胞。

【辅助检查】

1.血尿酸测定

一般认为采用尿酸酶法测定，男性 $416\mu mol/L(7mg/dl)$，女性$>357\mu mol/L(6mg/dl)$，具有诊断价值。男性和绝经后女性的血尿酸$>420\mu mol/L(7.0mg/dl)$，绝经前女性的血尿酸$>350\mu mol/L(58mg/dl)$称为高尿酸血症。

2.尿液尿酸测定

正常成人低嘌呤饮食 5 天后，第 6 天留取 24 小时尿，采用尿酸酶法测定，正常成人 24 小时尿尿酸总量不超过 3.6mmol/（600mg/24 小时）。原发性痛风病人 90%尿尿酸排出$<$3.6mmol/24 小时，故尿尿酸排泄正常，不能排除痛风，而尿尿酸$>$6.0mmol/24 小时，提示尿酸产生过多。通过尿尿酸测定，可初步判定高尿酸血症的分型，有助于降尿酸药物的选择及鉴别尿路结石的性质，见表5-5。

表 5-5　低嘌呤饮食 6 日前、6 日后 24 小时尿尿酸

分型	饮食控制前	饮食控制后
嘌呤摄取过多	每日$>$6.0mmol	每日$<$4.0mmol
产生过多＊＊	每日$>$6.0mmol	每日$>$4.5mmol
排泄减少＊	每日$<$6.0mmol	每日$<$2.0mmol

＊占原发性痛风的 90%；＊＊占原发性痛风的 1%

3.X 线检查

早期急性关节炎期可见软组织肿胀；慢性期或反复发作后，可见软骨缘破坏，关节面不规则；典型者由于尿酸盐侵蚀骨质，使之呈圆形或不整齐的穿凿样、凿孔样、虫蚀样或弧形、圆形骨质透亮缺损，为痛风的 X 线特征。

4.关节腔穿刺检查

急性痛风性关节炎发作时，肿胀关节腔内可有积液，以注射针抽取滑液检查，具有重要诊断意义。即使在无症状期，亦可在许多关节找到尿酸钠结晶。约 95%以上急性痛风性关节炎滑液中可发现尿酸盐结晶。

5.痛风结节检查

活检或穿刺抽吸其内容物，做特殊化学试验或显微镜检查，可查到尿酸钠结晶。此项检查具有确诊意义。

6.腹部 X 线片或静脉肾盂造影

可发现结石。

7.其他

肾脏 B 超、尿酸性尿路结石、肾功能检查。

二、护理

【观察要点】

（1）观察局部疼痛是否急骤、剧烈，有无半夜突发脚疼并不能忍受被褥覆盖的特点。

（2）观察有无典型的关节炎发作表现，反复发作的关节红肿痛热，典型部位为足趾趾关节，

其他包括踝、膝、腕、肘和掌指关节。

（3）诱因：有无肥胖、食入高嘌呤及高热量饮食、酗酒、过度疲劳、精神紧张、创伤、湿冷、脚扭伤、感染等诱发因素。

（4）有无痛风石的体征，了解结石的部位及有无症状。

（5）观察体温的变化，有无发热等。

（6）监测血、尿尿酸的变化。

（7）发作未经治疗是否可自行缓解，观察秋水仙碱等药物对急性关节炎的治疗效果，注意有无胃部刺激征或腹泻等。

（8）注意诱发因素、家族史、发病年龄，以及泌尿道尿结石史。

【饮食治疗护理】

1.急性痛风患者的饮食治疗

（1）限制嘌呤摄入：通过限制饮食中的嘌呤，减少体内尿酸形成。可根据病情轻重决定膳食中嘌呤的含量。无论急性期或缓解期均应控制摄入嘌呤含量高的食品。急性期应予低嘌呤饮食，应严格限制嘌呤在每日150mg以下。需选含嘌呤低的饮食，禁用含嘌呤高食物，如动物内脏、沙丁鱼、凤尾鱼、鲭鱼、小虾、扁豆、黄豆、浓肉汤，及菌藻类等。对于含有高嘌呤的鱼类、肉类，在食用前可先用开水煮一下，使大部分嘌呤溶解进入汤中，然后弃汤吃肉，或再进行加工烹调。这样既能补充优质蛋白质，又可减少嘌呤的摄入。

（2）限制能量摄入，降低体重：因痛风病人多伴有肥胖、高血压和糖尿病等，故应限制热能，设法达到理想体重。热能根据病情而定，一般为每日1500～1800kcal。控制主食、甜食、零食的摄入；增加运动，超重者应减重，但切忌减重过快，应循序而进，减重过快促进脂肪分解，易导致饥饿性酮症，引起痛风急性发作。

（3）蛋白质：蛋白质摄入量不宜过高，否则不利于尿酸的排出。标准体重时蛋白质可按每日0.8～1.0g/kg供给，全天在40～65g，可选用牛奶、鸡蛋、谷类、蔬菜作为蛋白质的来源。以植物蛋白为主，动物蛋白可选用牛奶、鸡蛋。因牛奶、鸡蛋无细胞结构，不含核蛋白，可在蛋白质供给量允许范围内选用。尽量不用肉类、禽类、鱼类等，如一定用，可将瘦肉、禽肉等少量，经煮沸弃汤后食用。

（4）脂肪：限制脂肪的摄入量，脂肪具有阻碍肾排泄尿酸的作用，使尿酸升高，同时脂肪供给的热能高，易引起肥胖，对患者不利。脂肪摄入量控制在每日50g左右。烹调方法多采用蒸、煮、炖、汆等用油少的方法。

（5）维生素和矿物质：供给充足B族维生素和维生素C。多供给蔬菜、水果等偏碱性食物。摄入蔬菜每日1000g，水果200～300g；在碱性环境能提高尿酸盐溶解度，有利于尿酸排出。且蔬菜和水果富含维生素C，能促进组织内尿酸盐溶解。痛风症病人易患高血压和高血脂等，应限制钠盐摄入，通常每天2～5g。

（6）水分：多饮水，食用含水分多的水果和食品，液体量维持在每日2000～3000ml，以保证尿量，促进尿酸的排出；肾功能不全时水分宜适量饮用。

（7）禁用刺激性食品：禁用强烈香料及调味品，如酒和辛辣调味品。过去曾禁用咖啡、茶叶和可可，因分别含有咖啡因、茶碱和可可碱。但咖啡因、茶叶碱和可可碱在体内代谢中并不产生尿酸盐,也不在痛风石里沉积,故可适量选用。据报道,过分嗜好辛辣食物者平均血尿酸水平显著高于不食辛辣浓烈的食物。

(8)忌酒(包括啤酒):因为啤酒本身就含有嘌呤,加之乙醇可促进尿酸的合成,过多地饮酒还会引起乳酸升高,进而阻碍尿酸排出。

2.慢性痛风病人的饮食治疗

给予平衡饮食,适当放宽嘌呤摄入的限制,但仍禁食含嘌呤较多的食物,限量选用含嘌呤在 75mg 以内食物,自由选食含嘌呤量少的食物。坚持减肥,维持理想体重。

【治疗护理】

治疗目的:迅速控制痛风性关节炎急性发作,预防急性关节炎发作,纠正高尿酸血症,防止尿酸盐的沉积造成的关节破坏及肾损害,促进结石溶解。手术剔除痛风石,对损毁关节进行矫形手术,以提高生活质量。

1.急性期治疗护理

痛风急性发作,应绝对卧床休息,抬高患肢,积极控制疼痛的发作。秋水仙碱、消炎痛及皮质激素治疗可取得良好效果。早期用药治疗:秋水仙碱,首次剂量 0.5～1mg,以后每小时 0.5mg,直至疼痛缓解或出现恶心、呕吐、水样腹泻等胃肠道症状后停用。缓解后用 0.5mg,每日 1～2 次维持。胃肠反应严重者可用秋水仙碱 2mg 加生理盐水 20ml,静脉缓慢注入,不少于 10 分钟;4～6 小时可重复使用,24 小时剂量不超过 5mg。定期检查白细胞,以防止白细胞减少。吲哚美辛:25～50mg/次,每日 2～3 次。保泰松:200mg,以后每 4～6 小时服 100mg,直至症状缓解。糖皮质激素:泼尼松 10mg,每日 3～4 次。

2.发作间歇和慢性期治疗

排尿酸药丙磺舒,0.25g,每日 2～3 次。如血尿酸显著增高,可 1～2 周调整剂量一致,在原来每日剂量中增加 0.5g,直至血尿酸降至理想水平。抑制尿酸合成药别嘌醇,200～600mg,每日 3 次,可以每日 1 次用药,效果与分次用药相同。

3.用药原则

发作痛风时使用秋水仙碱治疗,可取得良好效果,必要时用吲哚美辛、糖皮质激素等。发作期间要控制高嘌呤类饮食,服用别嘌呤类醇以降低血尿酸含量,需长期服用。

4.用药护理

指导病人了解药物的作用、不良反应,观察其对药物耐受的剂量,及时监测血常规、肝、肾功能功能。同时,鼓励病人多饮水以稀释尿液,每日液体摄入总量为 2000～3000ml,使排尿量每日达 2000ml 以上,促进尿酸排泄,防止结石的形成。

【健康教育】

1.认识高尿酸血症的相关危险因素

长期摄入高嘌呤的食物饮食史,如动物蛋白、啤酒、虾、干鱿鱼、沙丁鱼等;超重或肥胖者、患有高血压、血脂异常、冠心病、糖尿病、尿路结石以及肾功能障碍的人;有痛风家族史、中老年男性,血尿酸水平高于正常;关节周围皮下或耳郭处发现有结节者,有原因不明的泌尿系统结石,尤其是多发或双侧广泛肾结石;都应定期查血尿酸含量。

2.高尿酸血症预防

(1)寻找高尿酸的原因,如使用利尿药、降压药、化疗药等药物因素及肾病、血液病、糖尿病等,找出原因。

(2)避免相关诱因:应避免肥胖、食入高嘌呤及高热量饮食、酗酒、过度疲劳、精神紧张、关节创伤、湿冷等诱发因素。

(3)多饮水:每日 2000~3000ml,每天尿量保持在 2000ml,以增加和促进尿酸排泄。适当饮用碱性矿泉水,调节尿 pH 在 6.5 左右(这时最适合尿酸结晶溶解和排除)。

(4)增加有氧运动:如步行、健身、跳舞、游泳、骑自行车等。强度适宜,达到少量出汗即可。避免剧烈活动,使有氧运动变为无氧运动,后者反而使体内分解代谢旺盛而致尿酸增高。

(5)合理安排日常生活起居,避免过度疲劳,紧张焦虑。保持心情舒畅,注意劳逸结合。

(6)超重、肥胖者:减低体重。

(7)合理饮食:限制总热量摄入,糖类占总热量的 50%~60%,蛋白质摄入控制每日在 0.8~1.0g/kg,脂肪摄入量控制在每日 50g/d 左右,限制食用富含嘌呤的脑、肝、肾等动物内脏,以及海鲜、贝类、鲤鱼、火腿、香肠等。适当选择含嘌呤少的食物,如菜花、菠菜、麦片、青鱼、白鱼、鸡、火腿、全麦面包片、虾、羊肉、牛肉等。可以多选用含嘌呤很少的食物,如奶类、蛋类、蔬菜类、黄瓜、茄子、冬瓜、白菜、玉米、卷心菜、萝卜、芹菜、南瓜、土豆等。

(8)对疑诊病人及其家属进行检查,及早发现高尿酸血症。

(9)继发于血液疾病的血尿酸过高者,应积极治疗。放疗、化疗期间服用别嘌呤醇,以预防痛风的发生或恶化。

(10)避免应用噻嗪类、乙酰唑胺利尿药和吡嗪酰胺抗结核药,以免滞留尿酸盐的排泄。

第六章 肾脏疾病

第一节 急性肾损伤

一、急性肾损伤的定义

自 1951 年 Smith 首次提出"急性肾衰竭（acute renal failure，ARF）"概念以来，这一概念渐得到广泛认可。但 ARF 这一命名存在着相当的不足，例如：定义和诊断标准不统一。ARF 是指一种"短期内肾功能急剧下降并持续一段时间"，但关于"短期是多久"、"肾功能下降多少"和"持续多长时间"并没有统一的标准。据不完全统计，先后出现在文献中的 AKI 定义多达 30 种以上，从最轻的血清肌酐升高 25%，到最重的需要透析治疗，由此造成的 AKI 发病率从 1%～31% 不等，而病死率也有 28%～82% 的较宽范围。近年的研究表明住院患者轻微的血肌酐改变已经和不良预后相关。因此，迫切需要建立统一的定义，以便于提高 AKI 领域的研究水准，有利于跨地区、跨时间的临床协作研究，也有利于科学合理地对流行病学、预后和治疗效果等资料进行正确的评估。

（一）AKI 的 RIFLE 诊断标准

2004 年，国际急性透析质量行动组织（the Acute Dialysis Quality Initiative，ADQI）提出了诊断 AKI 的 RIFLE 标准，即危险-损伤-衰竭-丧失-终末期肾衰竭标准。该标准按尿量和肌酐水平将 AKI 分成危险（risk）、损伤（injury）和衰竭（failure）3 个层次，按肾功能预后分为丧失（loss）和终末期肾病（end-stage kidney disease）（表 9-1）。

表 9-1　AKI 的 RIFLE 诊断标准

	Cr/GFR 标准	尿量标准
有肾损伤危险（risk）	肌酐上升 1.5×基线或 GFR 下降＞25%	尿量＜0.5mL/(kg·h)×6h
肾损伤（injury）	肌酐上升 2×基线或 GFR 下降＞50%	尿量＜0.5mL/(kg·h)×12h
肾衰竭（failure）	肌酐上升 3×基线或 GFR 下降＞75% 或 SCr≥4mg/dl 并且急性升高≥0.5mg/dl	尿量＜0.3mL/(kg·h)× 24h 或无尿 12h
肾功能丧失（loss）	持续肾衰竭＞4 周	
终末期肾衰（ESRD）	终末期肾衰＞3 个月	

自 RIFLE 标准发表以来，已有大量研究证实 RIFLE 分级与 AKI 预后相关。Ricci 等最近发表了一篇包括 24 项研究的荟萃分析，其中绝大多数研究对象是 ICU 患者，1 项为住院患者人群，1 项为非住院人群研究。大多数研究为回顾性分析，仅 2 项为前瞻性研究，且大多数

使用肌酐/GFR标准,仅12%联合使用肌酐和尿量标准。该研究结果显示,随着RIFLE分级标准的提高,死亡的相对风险也随之上升,和非AKI人群相比,危险、损伤和衰竭的相对死亡危险分别是2.40、4.15和6.37。因此,虽然RIFLE标准最初的设计设想并不是预测AKI的预后,但该标准确实在一定程度上可以预测AKI的预后。

但RIFLE标准存在着以下几方面不足:①无论是肌酐标准,还是尿量标准,RIFLE不能早期诊断AKI。②RIFLE尿量标准要求记录6h或12h的尿量,这在回顾性研究中很难得到。精准的尿量数据需要置入导尿管,这也不是每一例患者均能做到。尿量还受到利尿剂等因素的影响。RIFLE的尿量标准也常常和肌酐标准不一致。③RIFLEA标准需要基础肌酐值,临床上常常缺如。而假设患者正常低限GFR数值,再由MDRD公式间接计算的方法,并未在临床实践中得到验证。④RIFLE的GFR标准并不是根据真实测定的GFR,而是采用MDRD公式计算得到,众所周知,MDRD是从肌酐代谢达到稳态的人群中得出,而对于肾功能迅速变化的AKI人群并不适用。⑤RIFLE标准未考虑肌酐水平的微小变化,有研究显示,即使26.52μmol/L的肌酐升高,也可以显著影响患者的预后。最后,RIFLE并不能反映肾脏受损的部位。

(二)AKI的AKIN诊断标准

为进一步改进RIFLE标准,2007年提出了AKIN标准(表9-2)。和RIFLE标准相比,A-KIN标准的主要变化在于以下4点:①危险、损伤和衰竭分别代之以第1、2和3期。②肌酐绝对值升高26.52μmol/L为第一期。③患者一旦接受肾脏替代疗法,不管其肌酐水平和尿量,均归为第三期。④取消了肾功能丧失和终末期肾衰两个预后指标。

表9-2　AKI的AKIN诊断标准

	Cr标准	尿量标准
第一期	肌酐上升1.5×基线或≥26.52μmol/L	尿量<0.5mL/(kg·h)×6h
第二期	肌酐上升2×基线	尿量<0.5mL/(kg·h)×12h
第三期	肌酐上升3×基线或肌酐≥4mg/dl并且急性升高≥0.5mg/dl	尿量<0.3mL/(kg·h)×24h或无尿12h

注:患者一旦开始肾脏替代治疗,即归入第三期。

在使用AKIN诊断标准时,需注意以下几点:①AKIN标准建议:"排除泌尿道梗阻或其他影响尿量的可逆性因素,并应在采取适当的复苏措施后。"上述界定的原本目的是为了排除肾前性和肾后性因素,但实际上在回顾性研究中,上述因素很难确认,且复苏措施在不同医疗机构中差异很大,临床上很难操作。②AKIN需要48h内两次肌酐数值,也就是说,患者需要隔日进行肌酐检测,临床上可行性较差。③AKIN的AKI诊断和分期的时间不一致,前者为48h,而分期可长达一周。④AKIN取消了GFR标准,避免了前已提及的GFR在AKI中使用的缺点。

AKIN标准也存在着一些不足:RIFLE具有的缺点AKIN仍旧有,如:所采用的肌酐变化并不是AKI的早期诊断标记物;尿量相关的缺陷,等等。另外,基础肌酐的正确使用、AKI诊断的48h时间窗、AKI分期的一周时间窗过于烦琐,尤其是对于没有每日或隔日肌酐监测的患者。AKIN 标准也遗漏了肌酐水平呈下降的患者,事实上,这些患者为 AKI 的恢复期,也符合"肾功能短期内急骤变化"的 AKI 定义。部分肌酐缓慢上升且速度小于 $26.52\mu mol/L(48h)$ 的患者也被 AKIN 标准遗漏。另外,鉴于当前临床上肾脏替代治疗没有明确的适应证,统一地以开始肾脏替代治疗作为 AKIN 第三期的标准会将部分轻症 AKI 患者归入第三期,似欠合理。

总之,一个能被广泛接受的疾病定义需要包括以下特点:清晰地判断疾病存在与否;判断疾病的严重程度;能预测预后;易于理解,在临床或科研中使用方便。近年来,在 AKI 领域提出的 RIFLE 和 AKIN 标准已逐渐被大家所接受,这可以从相关文献数量的迅速增长得到反映。但无论是 RIFLE 还是 AKIN,离上述理想的 AKI 定义尚有一定的距离,都称不上完美。一个合理的办法是将上述两个定义结合起来,取长补短,即所谓 i-RIFLE(improved-RIFLE)。例如,保留肌酐绝对数值升高 $\geqslant 26.52\mu mol/L$ 的标准;也包括那些肌酐水平降低的患者;诊断 AKI 的时间窗长于 48h,以避免遗漏那些肌酐缓慢升高的患者;统一 AKI 诊断和分期的时间窗,已避免引起混乱,等等。晚近,有学者采用肌酐动力学的研究方法发现,采用肌酐绝对值升高数值能更准确诊断 AKI,尤其是对于存在 CKD 的人群。当然,采用 AKI 生物学标记物不但有助于早期诊断,从病理生理学上也具有其合理性,目前是 AKI 领域研究的热点。

二、急性肾损伤的新型生物学标记物 由于 AKI 的传统诊断指标缺乏敏感性和特异性,寻找新型生物学标记物一直是近年来肾脏病和重症医学的研究热点。理想的生物学标记物应该具有以下一个或多个特点:①有助于 AKI 的早期诊断。大量在动物实验中证实有效的新型治疗药物和技术在临床试验中无效,其中一个重要的原因是临床上由于缺乏敏感的早期诊断指标而造成干预时间往往晚于动物实验。②能区分 AKI 的亚型,包括肾前性、肾实质性和肾后性。③能区分 AKI 的病因,如缺血性、中毒性、脓毒血症等。④有助于和其他急性肾脏疾病的鉴别诊断,如尿路感染、肾小球肾炎、间质性肾炎等。⑤可预测疾病严重程度,有助于预后分层和指导治疗。⑥监测 AKI 病程演变。⑦监测对治疗的反应。作为将来在临床上普遍开展的项目,新型诊断指标应具有非侵入性、可床旁开展、标本来源丰富易得、监测快速且可标准化等特点。另外,AKI 新型诊断指标也是治疗 AKI 新药研发过程中必不可少的。有鉴于此,美国 FDA 和美国肾脏病学会都将寻找新型 AKI 诊断指标作为未来几年最为优先的研究内容,也是近年来文献中数量巨大的领域。以下简要介绍几个目前认为比较有希望的标记物。

(一)中性粒细胞明胶酶相关载脂蛋白

人中性粒细胞明胶酶相关载脂蛋白(neutrophil gelatinase-associated lipocalin,NGAL)为一种相对分子质量为 25000 的蛋白质,可以和中性粒细胞表面的明胶酶共价结合。正常情况下,NGAL 在人肾、肺、胃和结肠等器官低水平表达,而在上皮受损情况下则表达明显增高。近年来发现,肾缺血或中毒动物模型中,肾脏 NGAL 基因和蛋白表达水平在极早期就显著升高,且在尿液和血清中可以早期检出,提示该指标可能为 AKI 的有效生物学诊断指标。

在一项横断面研究中,各种病因的成人急性肾衰患者(以 5 天内肌酐水平翻倍为定义)血清和尿液 NGAL 分别较对照组升高 10 倍和 100 倍以上,且血清和尿液 NGAL 均和血清肌酐水平密切相关。肾活检标本发现,50% 的皮质小管可见 NGAL 阳性,上述结果提示 NGAL 可作为已发生的 AKI 的一项敏感的诊断指标。在接受心肺旁路手术的儿童人群中发现,AKI

(定义为血清肌酐水平升高 50％以上)发生率为 28％,但肌酐改变在手术后 1～3d 才能检出。相反,在发生 AKI 患者中,手术后 2～6h 就可采用蛋白印迹和 ELISA 法检出血清和尿液 NGAL 升高,且幅度高达 10 倍以上。血清和尿液 NGAL 均是 AKI 的有效独立预测指标。上述结果提示,血清和尿液 NGAL 是儿童心脏手术后发生 AKI 的敏感性和特异性俱佳的早期诊断指标。

由于儿童患者并发症较少,成人患者则往往具有较多的其他脏器并发症,上述结果能否扩大到其他人群尚有疑问。另一项同样在成年心脏手术人群中进行的前瞻性研究显示,手术后 1～3h 尿液 NGAL 水平已见上升,但未发生 AKI 患者尿液 NGAL 水平也有上升,虽然幅度明显低于 AKI 患者。

另外,在肾移植、造影剂肾病、儿童腹泻相关溶血尿毒综合征等人群中,NGAL 均显示对 AKI 的早期诊断、疾病严重程度、透析比例等指标具有一定的预测作用。

总之,NGAL 作为单纯 AKI 早期诊断指标的特异性和敏感性较佳,但受全身并发症、其他肾脏疾病和感染等因素的影响,很多研究的规模也较小。

(二)胱抑素 C

胱抑素 C(cystatin C)为有核细胞产生的一种半胱氨酸蛋白酶抑制剂,由肾小球自由滤过,被近端小管完全重吸收,且血中水平不受年龄、性别、人种和肌肉容积的影响,被认为是反映肾小球滤过率的良好指标。在发生 AKI 的患者中,尿液胱抑素 C 排泌水平可提前一天预测未来透析可能性。在 ICU 患者中,血清胱抑素 C 升高 50％可较肌酐升高提前 1～2d 预测 AKI。最近一项前瞻性研究比较了胱抑素 C 和 NGAL 在心脏手术患者中预测 AKI 的价值。在发生 AKI 的患者中,血清 NGAL 升高发生在手术后 2h 左右,而胱抑素 C 升高发生在 12h 后,在术后 12h 两者血清水平均为 AKI 的强独立预测指标,因此 NGAL 在早期诊断方面优于胱抑素 C。胱抑素 C 的优势是检测方法成熟可靠快速,且已有商品化的试剂盒供应。

(三)肾损伤分子-1

肾损伤分子-1(Kidney Injury Molecule-1,KIM-1)是一种跨膜糖蛋白,属于免疫球蛋白基因超家属成员。KIM-1 在正常肝、肾、脾微量表达,而在缺血或中毒受损后再生的近曲小管上皮细胞中表达显著增强,因此,可能为一种早期检测 AKI 的生物学指标。AKI 患者肾活检标本发现,KIM-1 在近曲小管表达明显上调,且尿液水平仅在缺血性 AKI 上升,可用于鉴别肾前性肾衰和慢性肾脏疾病。在接受心肺旁路手术的患者中,AKI 患者尿液 KIM-1 水平在手术后 2h 升高 40％,而在手术后 24h 升高达 100％。发生 AKI 的儿童心脏手术患者 KIM-1 水平明显高于未发生者。因此,和 NGAL 相比,KIM-1 的优势是特异性较高,仅在缺血性和中毒性 AKI 中明显升高,KIM-1 组合 NGAL 应该是目前较有希望的 AKI 生物学诊断指标。

(四)白介素-18

白介素-18 为一种促炎症细胞因子,肾缺血时由近端小管产生,可在尿液中检出。横断面研究发现,AKI 患者尿液白介素-18 水平明显升高,但尿路感染、慢性肾脏病、肾炎综合征和肾前性肾衰患者则未见升高。移植物功能延迟恢复的肾移植患者在移植当日尿液白介素-18 水平也明显升高。有研究显示,白介素-18 诊断 AKI 的敏感性和特异性均大于 90％。和 NGAL 同样,在接受心脏手术的儿童患者,白介素-18 也是预测 AKI 的早期指标之一,术后发生 AKI

的患者,尿液 NGAL 在术后 2h 即升高,6h 达到峰值,而白介素-18 在 6h 开始升高,在 12h 达到峰值,两者均和 AKI 的病程密切相关。总之,白介素-18 由于更特异于缺血性 AKI,且不受肾脏中毒、慢性肾脏病和尿路感染的影响而成为 AKI 诊断的有效指标之一。

目前认为,和心肌梗死类似,早期诊断 AKI 需要组合数种生物学标记物,目前比较有价值的为包含 NGAL 和胱抑素 C 的血清组合以及包含 NGAL、白介素-18 和 KIM-1 的尿液组合,但尚须更多的资料证实上述组合的临床意义。

近年来研究更关注 AKI 生物标记物与预后的联系。2009 年发表的一篇荟萃分析显示,以肌酐升高 50%(造影剂肾病为升高 25%)作为 AKI 的诊断标准,血浆和(或)尿液 NGAL 水平可以预测未来是否需要肾脏替代和住院死亡(诊断 OR 值分别为 12,9 和 8.8)。2010 年 Briguori 等随访了 410 例 CKD 接受冠脉或外周血管造影检查患者,作者测定了造影前后血清肌酐和胱抑素 C 水平,并以一年后主要不良事件(包括死亡和透析)发生作为长期预后。结果发现,以胱抑素 C 升高 10%作为标准,共有 87 例患者发生造影剂肾病。多因素 logistic 回归分析显示,胱抑素 C 升高 10%是发生主要不良事件的独立危险因素。该研究首次证实以胱抑素 C 为代表的新型 AKI 生物标记物不但是早期诊断 AKI 的指标,也可以作为预测长期预后的可靠指标。有关新型 AKI 生物标记物和患者长期预后的多中心研究正在进行中。

三、急性肾损伤的预防(表 9-3)

表 9-3　目前临床上常用的预防 AKI 的传统预防措施

可能有效的预防措施
等张液体水化(静脉途径)
氨基糖苷类抗生素每日一次给予
两性霉素脂质体
等渗非离子造影剂
效果尚不肯定的预防措施
N-乙酰半胱氨酸
茶碱
小剂量心房利钠肽(心血管手术患者)
无效的预防措施
襻利尿剂
多巴胺和多巴胺受体激动剂
心房利钠肽(除上述适应证和用法以外)
预防性血液滤过

(一)水化

有效血容量不足是急性肾损伤的重要危险因素,理论上充分水化有其合理性,但目前尚无随机、对照研究直接评价水化对急性肾损伤的预防作用,仅有历史对照研究,或不同水化方案之间的比较研究。有一项小型 RCT 研究比较了静脉注射生理盐水和口服水化对择期心血管造影术后 AKI 的预防作用,静脉注射组造影剂肾病发生率为 3.7%,而口服水化组则高达 34.

6％,提示至少对部分类型 AKI,静脉水化较口服水化更有效。研究发现静脉水化的液体种类也影响预防的效果。如 Mueller 等比较了生理盐水和 0.45％葡萄糖盐水预防造影剂肾病的效果,该研究共入选了 1620 名接受冠脉造影患者,结果生理盐水组造影剂肾病发生率为 0.7％,0.45％葡萄糖盐水组则为 2％(P=0.04)。采用含碱基的水化方案理论上可预防肾小管内管型形成,减少血红蛋白向高铁血红蛋白转化和游离铁释放。晚近的一项单中心 RCT 研究入选了 119 名接受造影剂检查的患者,发现生理盐水预防组的造影剂肾病发生率为 13.6％,远远高于碳酸氢钠预防组的 1.7％。总之,基于、目前的有关临床试验结果,推荐等张液体水化预防造影剂肾病,但最佳水化液体种类和最适注射速度尚不明确,应根据患者的容量状况和内环境情况进行个体化设计。

(二)襻利尿剂

在急性肾衰发病机制中,脱落的上皮细胞碎片阻塞肾小管,造成阻塞近端压力升高,肾小球滤过液反渗进入间质,进一步加剧损害。因此,采用强力利尿剂冲刷肾小管以增加尿量,可能有助于改善 AKI。上述推测是目前临床上广泛应用襻利尿剂的理论依据。但近年来大量临床研究否认了上述观点。2002 年,Mehta 等对 552 名在 ICU 发生急性肾衰的患者进行了一项队列研究,利尿剂组死亡危险和肾功能未恢复率均显著高于非利尿剂组。另一项多中心的国际研究也发现利尿剂对 AKI 临床预后无显著影响。总之,大量资料显示襻利尿剂不但不能改善 AKI 的预后,反而有害,因此不推荐预防性使用,尤其是大剂量长疗程盲目使用。

(三)甘露醇

静脉注射后,甘露醇易于从肾小球滤过,从而发挥渗透性利尿作用,理论上也可以对肾小管起到冲刷作用,防止管型阻塞。在动物实验中,甘露醇能增加肾血流量。在实验性缺血—再灌注模型中尚能清除氧自由基。但多个小型临床研究却得到了不一致甚至与预期相反的结果。在接受造影剂检查的高危人群中,Solomon 发现单纯生理盐水的预防效果优于襻利尿剂＋生理盐水和甘露醇＋生理盐水。因此,在强有力的证据出现以前,不推荐对各种原因的 AKI 采用甘露醇预防治疗。

(四)多巴胺和非诺多泮

"肾脏剂量"多巴胺通过直接刺激多巴胺受体扩张肾血管,增加肾血流量和 GFR,也可刺激 β 肾上腺素能受体增加心排血量,刺激 α 肾上腺素能受体增加灌注压。但最近的 3 篇荟萃分析一致认为,多巴胺不能预防急性肾衰的发生,也不能降低透析率和死亡率。另一项人选了 328 例早期肾功能不全患者的大型多中心 RCT 研究也发现,和对照组相比,小剂量多巴胺 $[2\mu g/(kg \cdot min)]$ 不能降低血清肌酐峰水平,不能减少 ICU 日数和住院日数,也不能降低肾脏替代比例。因此,目前认为,小剂量多巴胺对各种病因 AKI 均无预防作用。

选择性多巴胺受体-1 激动剂非诺多泮(fenoldopam)能改善肾脏灌注,降低血清肌酐水平。但也有研究发现 fenoldopam 不能降低危重患者急性肾衰发生率,也不能减少慢性肾功能不全患者造影剂肾病发生。在一项大型 RCT 研究中,Stone 等随机人选了 315 名接受造影检查的肾功能不全患者(肌酐清除率小于 60mL/min),两组患者均充分水化,造影前 th 给予非诺多泮或安慰剂,以造影后 96h 血清肌酐升高 25％作为造影剂肾病的诊断标准,结果未能证实非诺多泮优于安慰剂。但晚近有人将非诺多泮的疗程延长至 10d,发现非诺多泮能减少急性肾衰发生。因此,非诺多泮的确切效果目前尚未证实,鉴于该药能引起低血压,故不推荐常规应用于 AKI 的预防。

(五)心房利钠肽

该药可通过扩张小球前血管和收缩小球后血管而增加 GFR,再加上可降低髓质集合管重吸收钠,从而产生显著的利钠和利尿作用。目前共有四项 RCT 研究评价了心房利钠肽在预防急性肾衰中的作用,但均未能显示确切的益处。最近有一项单中心 RCT 研究得出了有希望的结论,该研究对 61 名接受心脏手术后患者给予 50 ng/(kg·min)的小剂量心房利钠肽持续滴注,结果发现治疗组透析率降低,无透析存活率升高。

(六)腺苷拮抗剂

和全身血管扩张作用相反,腺苷对肾脏的局部作用是通过管球反馈收缩入球小动脉,血管紧张素和腺苷具有协同缩血管效应。目前认为,腺苷通过 A1 受体导致肾内血流动力学改变,在造影剂诱发的急性肾衰中起重要作用。预防给予腺苷拮抗剂茶碱可减轻造影剂诱发的肾内血管收缩程度。已有数项临床研究评价了茶碱在预防造影剂肾病中的作用,但结果并不一致。一项包含 7 个已发表临床试验的荟萃分析显示,茶碱预防组血清肌酐水平较对照组轻微下降,且差异具有显著性(P=0.004),但有学者认为该荟萃分析包含的部分临床试验存在着设计缺陷。因此,目前尚不能肯定茶碱是否可有效预防造影剂肾病。

(七)N 乙酰半胱氨酸

氧自由基在造影剂诱发的 AKI 中起重要作用。动物实验显示,超氧化物歧化酶可有效减轻造影剂肾病的肾功能降低,另一种含巯基的抗氧化剂-N-乙酰半胱氨酸可预防动物缺血性肾功能衰竭。荟萃分析显示,N-乙酰半胱氨酸联合水化较单纯水化能更有效地降低造影剂肾病发生率。更有力的证据来自最近的一项单中心 RCT 研究,该研究共包括 354 名急性心梗后造影检查的患者,分别接受下列之一预防方案:标准剂量 N 乙酰半胱氨酸组(造影前 600mg 静脉注射,造影后 600mg,每日 2 次口服);双倍剂量 N 乙酰半胱氨酸组(造影前 1200mg 静脉注射,造影后 1200mg,每日 2 次口服);安慰剂组。以血清肌酐较基线升高 25% 以上为造影剂肾病的诊断标准。结果显示,造影剂肾病发生率以双倍剂量 N 乙酰半胱氨酸组最低(8%),其次为标准剂量 N-乙酰半胱氨酸组(15%),最高为安慰剂组(33%),差异具有显著性(P<0.001),包含死亡、透析率和机械通气的联合终点也见类似趋势(P=0.002)。但也有人对上述结果提出异议,因 N 乙酰半胱氨酸可剂量依赖地增加小管肌酐排泌而降低血清肌酐水平,造成 GFR 升高的假象。尽管如此,目前仍推荐对高危患者在接受水化治疗以外,可考虑应用 N 乙酰半胱氨酸预防 AKI 的发生。

(八)他汀类药物

动物实验显示,他汀类可以保护缺血肾脏,但目前缺乏可信的临床研究资料。Molnar 等进行了一项回顾性队列研究,分析了 1995~2008 年在加拿大 Ontario 省接受择期大手术的老年患者资料。研究的主要终点是手术后 14d 内发生 AKI。该研究共入选 219 524 例患者,手术后 AKI 发生率为 2.6%,透析率为 1.3%,总死亡率为 2.8%。手术前 32% 患者使用他汀类药物。经校正患者和手术相关因素,仍发现他汀类药物与 AKI 发生风险降低相关(OR 0.91;95%CI 0.84~0.99),也与死亡率下降有关(OR 0.79;95%CI 0.74 to 0.85)。倾向性得分匹配也得出相似的结果。作者认为,初步结果显示他汀类使用可以降低大手术患者手术后 AKI 和死亡发生概率,但有待于前瞻性、随机、对照研究证实上述结论。

四、急性肾损伤的新型预防措施

随着对 AKI 研究的深入,人们认识到 AKI 发病机制远较传统观点复杂,但部分共同通路在 AKI 发病机制中起重要作用,包括内皮细胞损伤、氧化应激、炎症、凋亡、各种生长因子异常等,针对这些共同通路的新型干预措施可能有助于 AKI 治疗。但这些化合物很多尚在动物实验阶段,或主要用于非 AKI 适应证,现简要介绍如下。

(一)抗凋亡/坏死药物

Caspase 家族是一类与细胞凋亡和炎症反应相关的重要蛋白酶,该家族 14 个成员之间同源性很高,结构相似。根据结构和功能的不同,可把 Caspase 家族分为三类:凋亡启动组、凋亡执行组和炎症反应组。凋亡启动组由 Caspase 2、8、9、10 组成,位于凋亡过程上游;凋亡执行组由 Caspase 3、6、7 组成,这类蛋白酶直接切割细胞内有重要作用的底物蛋白,导致细胞凋亡;炎症反应组由人源 Caspase 1、4、5 及鼠源 Caspase 11、12 组成,称为炎症 Caspase,主要与促炎症细胞因子 11-1 的产生有关。IL-1 处于免疫反应的上游,能刺激多种炎症细胞因子和多种效应分子的产生,引起神经细胞凋亡和毒性、关节疼痛和损伤、肝细胞凋亡、急性胰腺炎等与炎症相关疾病。因此,抑制炎症 Caspase 对治疗炎症相关疾病有重要意义。在缺血或内毒素诱发的 AKI 模型中,如果在损伤发生之前或同时给予非选择性或选择性 Caspase 抑制剂,可有效减轻肾脏损害程度。目前一种 Caspase 抑制剂-IDN6556 已进入临床试验,主要用于治疗丙型肝炎和原位肝移植,但尚未用于 AKI 治疗。

米诺环素为第二代四环素类抗生素,近年来发现米诺环素具有抗凋亡和抗炎症作用。在肾缺血 36h 前预防性给予米诺环素,可减轻肾小管上皮细胞凋亡,减少线粒体释放细胞色素 C 和 P53、bax 表达,也可降低肾脏炎症反应强度和微血管通透性。米诺环素现主要试用于类风湿关节炎和肌萎缩性侧索硬化的治疗。

动物研究发现,外源性补充鸟苷可以补救途径合成 GTP,并通过抑制 p53 表达减轻肾小管上皮细胞凋亡。Pifithrin-α 为一种新型 p53 抑制剂,研究发现也可通过抑制小管上皮细胞凋亡保护肾功能。目前这些药物主要用于肿瘤治疗中,即将进入临床试验阶段。

聚二磷酸腺苷核糖聚合酶(PARP)为一种参与 DNA 修复的特殊酶,但 PARP 过度激活将导致细胞内 NAD+ 和 ATP 耗竭,最终导致细胞死亡。动物研究发现,在再灌注开始时同时给予 PARP 抑制剂可减轻心、肝、肾等重要脏器损害。PARP 抑制剂在乳癌和心脏再灌注损伤中已分别进入一期和二期临床研究。

(二)抗脓毒症药物

丙酮酸为一种内源性自由基清除剂,具有强大的抗氧化作用,其衍生物丙酮酸乙酯可有效降低出血性休克和内毒素血症动物模型的死亡率。在盲肠结扎穿孔模型中,丙酮酸乙酯可降低肾损害发生率。另外,丙酮酸乙酯具有良好的安全性,被广泛应用为食品添加剂,已顺利通过一期临床安全性验证。目前正在心肺旁路手术患者中进行二期临床试验。

活化蛋白 C 是在凝血酶-血栓调节蛋白复合物的作用下由 C 蛋白转化而来,主要由内皮细胞产生,通过直接作用于凝血因子而对体内止血平衡进行调控。近年来的研究表明,活化蛋白

C不但是个重要的生理抗凝剂，而且它还具有强大的抗炎、抗凋亡和对内皮细胞调控作用。动物实验中，活化蛋白C可通过阻止白细胞活化而减轻肾脏缺血—再灌注损伤。PROWESS研究发现，1 690例严重脓毒症患者使用重组人类活化蛋白C治疗，安慰剂组病死率为30.8%，治疗组为24.7%，治疗组相对病死率下降20%。因此，美国FDA已经批准活化蛋白C治疗APACHE评分高于25分的重症脓毒症患者。

危重病患者常见高血糖和胰岛素抵抗，通过强化胰岛素疗法将血糖控制在4.48～6.16mmol/L可降低需要透析的急性肾损伤发生率。PICARD研究的亚组分析显示，高血糖和发生急性肾损伤的危重病患者的不良预后密切相关。最近，有研究认为上述临床效果主要和胰岛素剂量相关，而主要不是因为血糖控制。如胰岛素能以血糖非依赖作用纠正重危患者的内皮细胞功能紊乱和继发高凝状态。

（三）生长因子

在缺血性脑、脊髓和视网膜损伤时，重组促红细胞生成素具有抗炎和抗凋亡作用。再灌注开始前或同时外源性给予重组促红细胞生成素可减轻肾脏小管坏死和凋亡，从而减轻肾脏损伤程度。在顺铂诱发的肾损伤模型中，促红素能促进小管上皮细胞增生，并介导了骨髓源性内皮祖细胞的动员和增生，后者在组织再生中起重要作用。

肝细胞生长因子能促进多种细胞的生长、活动和形态学变化。在缺血-再灌注模型中，肾脏表达肝细胞生长因子及其受体c-met上调，外源性给予肝细胞生长因子能减轻肾脏损伤，促进肾脏恢复，其机制为降低白细胞和内皮细胞相互作用，降低炎症反应和小管上皮细胞凋亡。目前，重组肝细胞生长因子治疗重症肝功能衰竭已进入二期临床阶段，质粒载体肝细胞生长因子治疗重症肢体缺血和外周缺血性溃疡也已进入二期试验，相关结果将给急性肾损伤治疗带来新的希望。

（四）血管扩张剂

Nath等发现血红素加氧酶对肌红蛋白诱发的急性肾损伤具有保护作用，其机制是促进一氧化碳和胆红素产生，后者具有抗氧化作用。在肾脏缺血—再灌注模型中，缺血1h前给予一氧化碳前体化合物[Ru(CO)3Cl2]2或Ru(CO)3Cl能显著降低再灌注24h后血清肌酐水平，提示一氧化碳在缺血-再灌注模型中具有直接的肾脏保护作用。研究也发现，胆红素能降低缺血-再灌注肾脏损伤程度。两者联合应用对移植心脏具有协同保护作用。

内皮素-1为一种强烈的血管收缩剂，在急性肾损伤和造影剂肾病发病机制中起重要作用。内皮素-1主要通过和ETA或ETB受体结合发挥生物学效应。刺激大鼠肾脏ETA受体可引起血管收缩，而刺激ETB受体可通过增加一氧化氮和前列环素产生而介导血管舒张。另外，内皮素-1也能刺激单核细胞和中性粒细胞产生黏附分子和细胞因子，提示内皮素-1在急性肾损伤炎症发生中起重要作用。已有多个研究证实选择性ETA或非选择性内皮素受体拮抗剂对缺血性AKI具有保护作用，但大部分得到阳性结果的研究均为缺血损害发生前预防性给予药物，而一旦滞后给予则往往无效。但最近有研究发现，即使滞后给予内皮素-1受体拮抗剂tezosertan也能有效减轻肾脏损害。

（五）抗炎症药物

1-磷酸鞘氨醇（SlP）是神经鞘磷脂代谢产生的一种有生物活性的脂类，在细胞的多种生物学过程中起着重要的作用,包括细胞的增殖、存活、细胞骨架改变、迁移、血管发生、创伤愈合和胚胎发育等。SIP 受体包括 1～5 型,为 G 蛋白耦联家系成员。FTY720 为 4 型 SIP 受体激动剂,可导致淋巴细胞沉积于二级淋巴组织,在缺血—再灌注模型中,可通过减少淋巴细胞而产生肾脏保护作用。临床上,FTY720 已应用于多发性硬化的治疗,二期临床已显示可减轻影像学表现和降低疾病活动程度。更新型和更有选择性的 SIP 受体激动剂也已问世。

腺苷受体为 G 蛋白耦联家系成员,共包括 4 种类型,即 A1、A2A、A2B、A3。选择性激活 A2A 受体可对心脏、肝脏、脊髓和脑产生保护作用。选择性 A2A 受体激动剂 ATL146e 对缺血—再灌注肾脏具有强大的保护作用。有研究显示 A1 受体激动剂和 A3 阻断剂可能也有潜在的肾脏保护作用。目前,ATL146e 用于心脏保护已进入临床研究,治疗 AKI 的研究也已开始。

对 NO 和 NO 合成酶已有大量的研究,其中诱生型 NO 合成酶在介导近端小管损害中起重要作用。非选择性 NO 合成酶抑制剂 Nω-甲基-L-精氨酸已用于治疗脓毒症患者,但在 3 期临床研究中因为安全性问题被提前终止。选择性 NO 合成酶抑制剂正在进行多个适应证的临床前期或已进入临床研究。

过氧化酶增殖剂激活受体(PPAR)是调节糖和脂肪代谢的重要转录因子,近年来也发现在炎症和免疫调节中具有重要作用。对顺铂诱发的肾脏损伤模型采用 fibrate(一种 PPAR-α 配体)治疗,发现可通过抑制 NF-κB 活性、降低细胞因子表达和减少中性粒细胞浸润等一系列作用降低炎症反应,产生肾脏保护作用。

总之,鉴于 AKI 发病机制的复杂性,可以预见针对单一途径或过晚开始治疗效果将不佳,早期干预、多作用途径药物和不同作用机制药物联合应用将是未来的方向。

五、急性肾损伤的血液净化治疗

(一)急性肾损伤的血液净化治疗

关于 AKI 开始血液净化的时机、透析剂量目前尚存在争议。一般认为,AKI 行血液净化应遵循以下原则:第一,条件合适时应早期开始,尤其是伴 MODs 者;第二,具体的透析方式应根据患者病情选择,包括血液透析、腹膜透析、连续性肾脏替代疗法(CRRT)和其他(如 SLED)。CRRT 由于溶质清除率高,治疗中血流动力学稳定,有利于实施营养疗法,有利于调控免疫失调等特点为 AKI 治疗时的优选。

关于 CRRT 的治疗剂量,早期一些动物实验证实,采用高容量 CVVH 可以改善脓毒症动物的血流动力学,延长存活时间。2000 年,Ronco 等发表了一篇重要研究结果,他们发现采用不同剂量 CVVH 治疗 AKI 患者,大剂量组[35～45mL/(kg·h)]的存活率显著高于小剂量组[20mL/(kg·h)]。亚组分析进一步发现,脓毒症性 AKI 患者可以进一步从最大剂量治疗中获益。

但最近发表的美国 ATN(Acute Renal Failure Trial Network)研究和澳大利亚、新西兰进行的 RENAL 研究结果得出了不同的结论。如 RENAL 研究纳入了 35 个中心,共 1508 个重症 ARF 的 ICU 患者,随机应用 25mL/(kg·h)或 40mL/(kg·h)的 CVVHDF 治疗,置换液与透析液比例 1:1,采用后置换模式。结果显示,在治疗 90d 内,常规和强化治疗组分别有 332 和 322 人死亡(P=0.99),提示强化连续肾脏替代治疗并不能降低 ICU 成年 AKI 患者 90d

的死亡率。应该强调的是,这几项研究的结果并不是说明 CRRT 治疗剂量不重要,只是目前的证据不能说明更大剂量的 RRT 治疗使患者获得额外的益处。对于 AKI 接受 RRT 治疗的患者应设定最小剂量,以 CRRT 为例,该剂量不应小于流出液 20～25mL/(kg·h)。

近年来发现 RRT 抗凝技术也会影响 AKI 人群的预后,这里以局部枸橼酸抗凝(regional citrate anticoagulation,RCA)最为突出。RCA 最早应用于常规间歇性血液透析,20 世纪 90 年代初成功应用于 CVVHD,后又在 CVVH、CVVHDF 和 SLED 等成功应用的报道。RCA 具有出血并发症少、体外抗凝效果确切、生物相容性好、透析器使用寿命延长等优点,是当前高危出血患者体外循环抗凝的最好选择。多项前瞻性、随机、对照研究均证实,危重 ARF 患者采用 RCA 抗凝的 CRRT 治疗,滤器使用中位寿命显著延长,但出血的发生率显著降低。更为重要的是,枸橼酸因能整合离子钙,抑制补体激活和白细胞脱颗粒,对危重患者可能起到减低炎症反应强度和纠正异常氧化应激等作用,因此对 MODs 具有潜在的治疗作用。如最近发表的一项前瞻性、对照研究证实,和肝素或低分子量肝素抗凝相比,RCA 可以显著降低接受 CV-VH 的 MODs 患者的死亡率,尤其是脓毒症、外科手术后以及重症 MODs 人群尤其受益,提示 RCA 在 MODs 人群的抗凝以外的治疗价值。

(二)急性肾损伤的新型血液净化技术治疗

1.选择性粒细胞灭活装置(selective cytopheretic inhibitory device,SCID)

中性粒细胞在 AKI 和 MODs 的发病机制中起着的重要作用。SCID 是一种特殊的合成膜材料,当血液进入该装置后,血流速度降低,血流剪应力降低,有核细胞能够在膜表面沉着并被吸附,尤其是以粒细胞吸附程度最大。SCID 作用的另一重要机制是细胞的灭活。由于采用局部枸橼酸抗凝,SCID 中属低钙环境,粒细胞脱颗粒明显降低,细胞被选择性灭活。我们采用腹腔内注射大肠埃希菌方法建立猪脓毒血症休克模型,结果发现:SCD 组的平均动脉压和心排血量明显高于单纯 CVVH 组,血细胞比容升高幅度低于对照组,且动物存活时间显著延长。SCID 组白细胞总数和中性粒细胞水平进行性下降,在 4～6h 时达到谷底,后逐步回升。另外,SCID 组肺组织炎症指数和 CD11b 表达也显著低于对照组。在上述动物实验的基础上,我们进一步进行了一项前瞻性、单中心、开放研究,观察了 SCID 联合 CVVH 治疗 MODs 合并 AKI 的安全性和效果。治疗时间为 72h。共有 10 例患者符合入选标准并完成研究,平均年龄 61 岁,平均 SOFA 评分 10.7 分,平均 SOFAR 为 2.41 分。SCID 治疗显著降低血清 MPO 和弹力酶水平,减少粒细胞表面 CD11b 表达。本组病例的住院死亡率(30%)明显低于年龄、性别、SOFA 评分匹配的 PICARD 研究数据库(60%)。

2.生物人工肾小管

当前广泛使用的肾脏替代疗法虽然可以清除大量的中、小分子毒素,但仍不是真正意义上的肾脏功能完全替代。除了维持细胞内环境稳定外,肾脏还是一个重要的内分泌器官,分泌或参与合成的激素包括:维持血流动力学稳定激素(肾素、血管紧张素Ⅱ、前列腺素、一氧化氮、内皮素和缓激肽等);促红细胞生成素;骨代谢激素(活性维生素 D),等。其次,肾衰竭患者常常表现为炎症激活状态,提示肾脏,特别是肾小管上皮细胞,还是一个重要的抗炎器官。胚胎起源上,肾脏和骨髓干细胞均起源于中胚叶。在没有淋巴系统的两栖类动物,肾脏是主要的抗体产生器官。研究也发现哺乳类动物近端小管细胞可合成多种炎症因子。因此,各种肾功能损伤可导致免疫失调则不足为怪。另外,急性肾损伤是细胞功能的全面受损,而不是缺乏某一种蛋白质所致,而细胞功能是大自然几十亿年进化的结果,其复杂性是当前的科学技术无法模拟的。凡此种种均提示细胞治疗在急性肾损伤中的价值。

将原代肾小管上皮细胞培养在中空纤维滤器中,由于滤膜可以通透水溶性物质,营养物质可以自由进入细胞侧,而细胞产生的活性物质可以进入非细胞侧,而具有免疫原性大分子物质则不同通过滤膜,从而起到免疫保护作用。在急性肾衰的动物模型中,上述设想已得到证实。和单纯接受血液滤过的动物相比,接受肾小管辅助装置(renal tubule assist device,RAD)动物电解质紊乱和尿毒症状态更易于控制。RAD组可主动重吸收钾、碳酸氢根和糖,主动排泌铵,超滤液中谷胱甘肽回吸收率高于50%,RAD组血浆1,25-(OH)2-VitD3水平也可维持正常。RAD的抗炎效应也在脓毒症肾衰模型中得到证实。猪腹腔注射3.0×10^{11}大肠埃希菌后1h,动物接受CWH或CWH$^+$RAD治疗,结果发现RAD组血流动力学指标更佳,生存时间更长,血浆促炎介质IL-6和干扰素7水平更低。以肺泡灌洗液为代表的局部组织炎症介质和总蛋白水平均低于单纯CVVH组,上述数据提示RAD可通过降低循环和组织炎症水平,提高急、慢性肾衰动物的存活率。

上述鼓舞人心的结果使美国FDA批准了RAD的Ⅰ/Ⅱ期临床试验。10名急性肾衰合并多脏器功能障碍综合征的危重患者接受了CVVH联合RAD治疗,结果发现RAD在最长达24h的治疗过程中可以维持细胞活力和预期的RAD功能,表现为患者的心血管稳定性改善,尿量增加,谷胱甘肽活性增加,25-OH-VitD3转变为1,25-(OH)2-VitD3增加,炎症水平降低。除1名患者外,其他9名患者危重病评分均见改善。上述成功的Ⅰ/Ⅱ期临床试验导致FDA批准了RAD的随机、对照、开放的Ⅱ期临床试验。50名需要CRRT治疗的急性肾衰患者分别在10家大型医院随机入选该研究,其中40名接受CVVH$^+$RAD治疗,10名接受单纯CRRT治疗。研究的主要终点是28d、90d和180d各种原因死亡率、肾功能恢复时间、入住ICU时间和总住院时间以及安全性。RAD组的平均治疗时间为35.9h。虽然到第28d,RAD组的死亡率未显著性低于对照组(35% vs 61%,P=0.082),但到第180d,两组的死亡率有明显差异(P=0.034)。第28d RAD组患者肾功能恢复率高于CRRT组。亚组分析显示RAD组对危重患者的疗效似更佳。两组的安全性均良好。

结语

近年来急性肾损伤的研究取得了长足的进步,对AKI发病和修复分子机制的深入了解有助于新的革命性的治疗措施发现,RIFLE定义的建立和早期诊断指标的发现将彻底改变以往急性肾衰竭治疗中纯粹支持性质的被动局面,而新型血液净化技术为改善急性肾损伤的预后提供了新的手段。可以预见,在不远的将来,关于急性肾损伤的诊断和治疗将翻开崭新的一页。

第二节　慢性肾脏病

大多数慢性肾脏病都将进展,这与未能免除基础始发因素和自我持续损害有关。自我持续损害与基础肾脏病无关,是各类肾脏病最终进入到尿毒症的共同途径。慢性肾脏病进展指的是以下 3 种情况:纵向随访发现血肌酐增高、肾小球滤过率降低;或出现需肾脏替代治疗的情况;糖尿病肾病患者有蛋白尿加重。

慢性肾脏病的进展实质是致炎因素、致纤维化因素交替作用下的肾小球硬化、肾小管间质纤维化(图 9-1)。当起始的致病因素引起肾小球损伤后,部分肾小球发生硬化,导致肾单位数目减少,健存的肾小球逐渐出现肾小球高压、肾小球肥大,进而出现肾小球损伤,并逐渐发生硬化,健存的肾小球数目继续减少,如此循环最终肾小球完全消失。另一方面健存的肾小管发生高代谢改变,并在蛋白尿、炎症等因素作用下发生小管间质纤维化。肾小管的纤维化催生出无小管的肾小球,这种小球没有滤过功能,受到管周毛细血管进行性闭塞的影响,最终也将出现硬化改变。这种由小管损伤介导的健存肾单位丢失是慢性肾脏病进展过程中的又一个恶性循环。肾小球硬化、肾小管间质纤维化相互交织、相互作用,最终导致肾脏不可逆的完全纤维化。

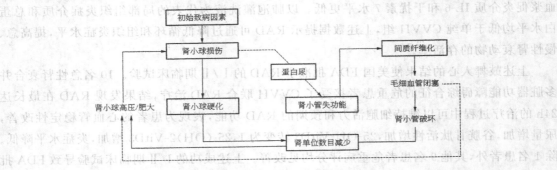

图 9-1 慢性肾脏病进展的机制

一、慢性肾脏病进展的演变过程

慢性肾脏病的进展过程交织着肾小球硬化、肾小管间质纤维化过程,这两个过程相互作用、相互影响。

(一)肾小球硬化过程

在初始的致病因素的作用下,肾小球细胞激活,释放趋化因子、细胞因子吸引炎性细胞。在炎症的初期,浸润的细胞与肾固有细胞通过细胞—细胞间的接触,释放血管活性肽、细胞因子、生长因子、活性氧相互作用。在随后的增生阶段,系膜细胞活化,并可转化成肌纤维母细胞,细胞外基质增多。在后期,凋亡参与了浸润细胞与增生细胞的死亡过程。最后,细胞外基质的增多超过了其降解,肾小球发生硬化(图 9-2)。随着硬化小球的增多,健存的肾小球减少,健存的肾小球发生高滤过。高滤过一方面起了代偿作用,另一方面又引起该小球的损伤,最终导致该小球的硬化。

1.肾小球细胞应对损伤的机制

(1)内皮细胞的作用:内皮细胞在维持肾小球血管的结构与功能完整性方面发挥重要作用。内皮细胞有抗凝、抗炎、抗增殖、血管活性作用。在肾小球毛细血管,内皮细胞第一个暴露于损伤因素如:机械损伤(切应力)、免疫损伤、代谢损伤。肾小球内皮损伤表现为细胞肿胀、细胞表面突起、细胞从基底膜剥离。内皮损伤导致的功能改变为失去抗凝特性、表达黏附分子、释放趋化因子以及促生长、致纤维化的介质。

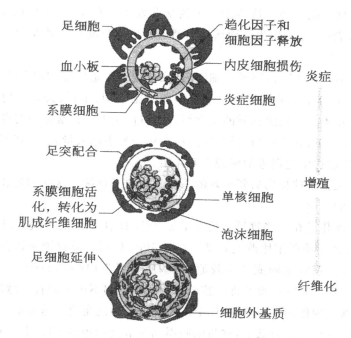

图 9-2　肾小球硬化病理过程的模式图

内皮细胞受损后一氧化氮合成酶活性降低是导致内皮抗凝、抗炎作用丧失的关键因素。NO 介导的抗凝活性丧失导致血小板在受损的肾小球黏附聚集。而 NO 的抗炎作用体现在其阻止白细胞黏附到肾小球毛细血管上。Ang Ⅱ通过其 AT1 受体抑制 NO 产生。Ang Ⅱ与 NO相互制约的平衡打破后刺激炎性转录因子 NF-κB 合成，随后炎性细胞因子、趋化因子合成释放增加，细胞黏附分子也上调。

细胞的凋亡介导了损伤后内皮的缺失。神经鞘脂来源的第二信使神经酰胺与氧化应激是引起内皮细胞凋亡的重要介质。

内皮的再生有赖于血管生成。肾小球内皮血管生成作用受损参与了残肾的肾小球硬化。正常的肾小球内皮细胞能释放致血管生成的因子如：血管内皮生长因子（vascular endothelial growth factor，VEGF）、纤维母细胞生长因子-2（fibroblast growth factor-2，FGF-2）。肾小球内皮细胞还能表达 VEGF 受体。VEGF 介导了受损小球的反应性内皮增生，有利于肾小球毛细血管的修复。

（2）系膜细胞的作用：在肾小球硬化的进展过程中，系膜细胞起重要作用。这些特殊的外周细胞有收缩、吞噬、代谢作用，对维持肾小球完整性不可或缺。在肾小球损伤后，系膜发生溶解、凋亡、增生、扩张、硬化。系膜细胞的表型发生变化，出现平滑肌细胞的特征如表达胞质 α-SMA。这使得系膜细胞能在肾小球愈合过程中移形、收缩，并促使肾小球瘢痕化。

在肾小球损伤后，系膜区积聚了包括脂质在内的大分子物质。而内皮下大分子物质的沉积导致肾小球透明变性，使得肾小球毛细血管狭窄、梗阻、硬化。系膜的细胞增生往往先于硬化。系膜细胞增生与一些生长因子有关，如：PDGF、bFGF 等。系膜对多种刺激做出的细胞增生反应是一系列激酶介导的。MAP 激酶、p44/42 MAP 激酶、Jun N 末端激酶/应激活化蛋白激酶均参与了系膜增生的启动。这些激酶中的部分发生核移位,与 AP-1(activating protein-1)结合,导致 DNA 合成、细胞增生。而增生的消退就是细胞凋亡。系膜细胞的增生与凋亡决定了肾小球肾炎的结局。

系膜细胞的存活有赖于存活因子。细胞表面的整合素,尤其是 α1β1 阻整合素维持系膜细胞存活。系膜细胞 α1β1 整合素的表达是决定系膜细胞表型、生长、胶原重构能力的关键。胶原Ⅳ与层粘蛋白是系膜与基底膜基质的正常组分,通过 α1β1 整合素介导的机制维持系膜细胞存活。另一方面,胶原工、纤连蛋白、骨粘连蛋白在病变肾小球大量表达,却不能维持系膜细胞生存,在肾小球硬化过程中起促进细胞凋亡的作用。

最近的研究发现肾小球损伤后新出现的系膜细胞源于骨髓。这些细胞迁移分化为系膜细胞是系膜损伤修复的关键。

系膜的扩张与硬化是在一些致纤维化因子如 TGFβ1 作用下的系膜合成过多细胞外基质的后果。TGFβ1 还诱导系膜细胞改变表型。在 TGFβ1 作用下系膜细胞转分化为肌纤维母细胞,后者分泌胶原Ⅲ。系膜细胞能产生胶原酶(基质金属蛋白酶,matrix metalloproteinases,MMP)降解胶原Ⅳ,但不能降解胶原Ⅲ。胶原Ⅲ的积聚引起不可逆的肾小球硬化。

(3)足突上皮细胞的作用:肾小球脏层上皮由高度分化的足突细胞构成。在应对免疫性损伤时,这些细胞反应性增生能力低下,这与细胞周期调节蛋白中的 CKI 上调有关。因此,这些细胞一旦受损,就很难替换。偶尔,在极端情况下,这些细胞会出现有丝分裂,但因为没有细胞的分裂,因此会出现双核细胞。一个例外是塌陷性肾小球病,足突细胞增生。

肾小球病变时可见脏层上皮病理改变,胞质出现小泡,足突回缩、数目减少、变扁平。足突的融合、回缩将影响肾小球的通透性。在肾小球高压时,足突延伸、重排暴露出部分基底膜,从而有利于水的滤过及大分子物质的通透,出现蛋白尿。

足突细胞的缺失是肾小球硬化的关键。在嘌呤霉素肾炎模型,足突细胞缺失与初始损伤的严重程度成正比,并与随后的肾小球硬化相关。在 OZR 大鼠,早期的足突损伤性改变要先于肾小球硬化,这时可以没有任何的系膜区的异常。足突细胞凋亡的出现也早于肾小球硬化。足突细胞缺失的另一个机制是尚存活的足突细胞脱落到尿液中。

2 型糖尿病患者的肥大的肾小球能见到无足突的病变上皮细胞,使得基底膜的机械滤过屏障损坏,出现大分子通道。而这些患者平均每个小球足突细胞数目越少,预示着疾病进展越快。同样情况也见于 IgA 肾病。

没有被足突上皮细胞覆盖的基底膜易与 Bowman's 囊的壁层上皮粘连,启动节段性肾小球硬化。这种粘连桥接了肾小球与球周间质,有利于间质肌纤维母细胞移入瘢痕化的肾小球,而肾小球的滤液也因此进入管周间质。

近来发现一系列足突细胞胞质蛋白、细胞表面蛋白与裂孔膜相关蛋白在维持细胞与肾小球滤过屏障完整性方面起重要作用。其中,人肾病蛋白(nephrin)构成了裂孔膜骨架。CD2AP作为结头蛋白与 nephrin 胞质段相结合。足突素(podocin)是足突细胞膜蛋白。α 肌动蛋白-4(αActinin-4)也位于足突细胞上,与胞质肌动蛋白细丝交联。nephrin 是 NPHS1 基因编码产物,该基因的突变造成了大多数芬兰型先天性肾病综合征。NPHS2 基因编码 Podocin,该基因的突变与另外一种家族性肾病综合征相关。

在肾脏,nephrin 仅在肾小球的脏层上皮细胞表达,提示 nephrin 对肾小球滤过屏障的发育以及维持其正常功能有重要意义。由于 nephrin 的基因与其他免疫球蛋白超家族中的跨膜细胞黏附蛋白的基因相似,因而提示 nephrin 属免疫球蛋白超家族。Nephrin 是一种新的免疫球蛋白超家族的跨膜成分,此跨膜分子的细胞外部分为 8 个免疫球蛋白基序和一个Ⅲ型纤维连接蛋白区域。细胞内部分包括 8 个酪氨酸,提示 nephrin 是一种信号黏附分子。nephrin 为组成裂孔膜的一个重要成分,也是裂孔膜上第一个被证实的蛋白成分,其确切位置是在足突与足突之间的狭小缝隙里。对 nephrin 的进一步研究表明其细胞外区域为 6 个相连的免疫球蛋白重复体,继之以一个空区,然后又有另外两个免疫球蛋白重复体和一个Ⅲ型纤维连接蛋白。每一个免疫球蛋白的末端包括两个半胱氨酸残基,而在两个重复体中形成一个二硫键。免疫球蛋白重复体为球状或椭圆状结构,平均轴长 35A。8 个免疫球蛋白重复体组成了一个链状结构,加上其中第 6 和第 7 个重复体之间的空区和Ⅲ型纤维连接蛋白区而使此链增长,最终一个 nephrin 分子可占据宽 35～45 nm 的裂孔膜。1999 年首次在成人肾小球检测到 nephrin mRNA 的表达,并发现肾病综合征患者肾小球局部 nephrin mRNA 表达明显减少,尤其是微小病变型患者。

足突上皮细胞尚能通过上调主要组织相容性复合物Ⅱ类抗原、释放趋化因子、吞噬脂质、合成细胞因子和生长因子引起肾小球硬化。

(4)外源性细胞的作用:

血小板与凝血

血小板在肾小球硬化的启动与进展中有着重要作用。内皮的损伤与功能不全及内皮的抗凝特性丧失促使血小板黏附、聚集到受损的肾小球毛细血管襻上。慢性肾脏病的肾脏病理可见血小板及其释放产物,血小板的活化表现为半寿期缩短,聚集力增加,血循环 β 血栓球蛋白(β-thromboglobulin)、血小板因子-4 增加。肾小球内血小板、单核细胞、系膜细胞相互作用决定了肾小球微血栓的范围。浸润的单核细胞通过刺激肾小球的凝血活性与纤维蛋白沉积恶化这一过程。随后的结局取决于肾小球的纤溶能力。系膜细胞不仅能合成组织型纤溶酶原激活物,也能合成纤溶酶原激活物抑制剂(plasminogen-activator inhibitor-1,PAI-1)。系膜的损伤影响了肾小球的纤溶活性,加速球内凝血。

凝血过程中形成的产物参与了肾小球硬化。系膜细胞表达血栓素受体,血栓素可以刺激系膜细胞产生细胞外基质与 TIMP-1,血栓素也刺激肾小球上皮细胞产生 TGFβ1,促进肾小球的硬化。

肾小球内皮损伤后的肾小球硬化的过程反映了血栓/抗纤溶与抗凝/纤溶之间的制约关系,PAI-1 在其中扮演重要角色,它调节血栓形成,介导肾小球血栓形成及随后的硬化。PAI-1在正常小球仅微量表达,但在肾小球损伤时显著上调。除了导致血栓形成,PAI-1 对细胞外基质的积聚也有重要影响。PAI-1 抑制纤溶酶活性,后者可以直接降解蛋白,或间接通过激活基质金属蛋白酶(MMP)降解。

(5)单核/巨噬细胞的作用:在免疫与非免疫肾小球肾炎模型中都可以在肾小球发现单核细胞浸润。在这些模型,单核细胞浸润通常伴有系膜增生。受损肾小球释放趋化因子如:补体成分、细胞因子、白三烯、血小板活化因子吸引单核细胞到肾小球毛细血管。内皮细胞在这过程中也起重要作用,如表达黏附分子 ICAM-1;CD54。

有越来越多的证据表明巨噬细胞浸润不同的组织,会因微环境的不同而有不同的行为。肾小球损伤的类型、严重程度会影响巨噬细胞的功能。巨噬细胞的行为受初始细胞因子的影响,而不是随后的所有细胞因子作用的总和。因此,浸润到炎性肾小球的巨噬细胞的表型与功能特性的变化在其生命早期就完成了。

单核细胞参与了实验性肾纤维化的起始与进展。具体表现在使用抗体或 X 射线、脂质体包裹的二磷酸盐、不含必需脂肪酸的饮食减少这些细胞,会有肾保护作用。

使用抗 ICAM-1 或 LFA-1 的抗体以防止单核细胞与内皮细胞的相互作用对兔的新月体性肾炎的急性期有保护作用。然而,阻止 Mac-1 结合到 ICAM-1 并不能对该模型中巨噬细胞的浸润程度有所改善,但是却能显著减少蛋白尿。给肾毒性血清肾炎大鼠注射很晚期抗原-4(very late antigen-4,巨噬细胞上 VCAM-1 的相应受体)的中和抗体,在不减少浸润到受损肾小球的巨噬细胞数目的情况下改善肾损伤。在该研究中,阻断 VCAM-1 对巨噬细胞浸润几乎没有影响。

巨噬细胞的功能与数目一样重要。剔除 IL-4 和 IL-10 的鼠发生肾毒性血清肾炎时肾小球的炎症是很严重的,而浸润到肾小球的巨噬细胞数目也多。给这种动物注射 IL-4 能在不影响巨噬细胞总数的情况下,改变巨噬细胞的表型,增加 NOS 阳性细胞数,从而降低肾损伤程度。

随着认识的深化,现在发现巨噬细胞在肾脏疾病中的作用不仅是启动和促进了肾纤维化,还在终止炎症、缓解肾小球损伤方面有重要作用。基因改造小鼠显示阻止巨噬细胞浸润会扩大实验性肾小球肾炎的严重性。

2.肾小球高滤过的原因与后果

20 世纪 80 年代初,Brenner 等对大鼠作 5/6 肾切除,应用微穿刺研究证实残余肾的单个肾单位肾小球滤过率增高(高滤过)、血浆流量增高(高灌注)和毛细血管跨膜压增高(高压力)即"三高学说"或"肾小球高滤过学说"。

其产生机制主要是残余肾单位入球小动脉相对于出球小动脉更扩张,前者管径大于后者,入小球的血多,出小球的血少,导致肾小球毛细血管内高压力。慢性肾脏病健存的肾单位发生高滤过原因有多种,首先是随着肾纤维化的发展,肾血管床减少,导致健存肾单位的毛细血管血流灌注量增加。其次,血管紧张素、一氧化氮、局部扩血管性前列腺素、心钠素、异常的管球反馈(tubuloglomerular feedback,TGF)都引起入球小动脉扩张,导致肾小球高滤过。第三,肾间质纤维化引起的肾小管周围毛细血管网闭塞,增加了出球小动脉血液流出的阻力,也可使肾小球毛细血管内压力增高。

肾内局部 RAS 兴奋的机制详见下文。肾内局部 RAS 兴奋,增多的 Ang Ⅱ通过其 1 型(AT1)受体收缩入球小动脉与出球小动脉,但是由于出球小动脉 AT1 受体密度低于出球小动脉,入球小动脉收缩程度低于出球小动脉,因而入球小动脉相对出球小动脉处于更加扩张的状态,产生肾小球高滤过。

一氧化氮(nitric oxide,NO)参与了生理状态下肾脏血流量的自身调节,以及病理状态下的肾小球高滤过。当全身血压改变时,在一定范围内肾血流仍可维持相对恒定,称为肾脏血流自身调节。入球小动脉的肌原反应参与了肾脏血流量的自身调节,而 NO 可能起重要作用。NO 由一氧化氮合成酶(NOS)合成。人 NOS 有 3 种 NOS 异构体,根据其发现部位的不同分别称为神经型 NOS(nNOS)、内皮型 NOS(eNOS)和诱生型 NOS(iNOS),eNOS 主要分布于肾脏的动脉和小动脉(弓形动脉、叶间动脉及入球小动脉),以及肾小球毛细血管、髓质直小血管降支。人类 eNOS 基因其 5′端上游启动子中含有 AP-1、AP-2、NF-1、重金属、切应力、急性期反应等顺式作用元件。因此 eNOS 的表达受许多病理和生理刺激的影响,如血管内切应力增加后,能刺激 eNOS 的转录及合成。因此,当血压升高时,血流速度和切应力增加,后者可激活入球小动脉内皮细胞 eNOS,引起 NO 大量产生,引起入球小动脉扩张,导致肾小球高滤过。在糖尿病肾病的早期,入球小动脉就可以大量表达 eNOS,是造成肾小球高滤过的重要原因。

NO 最常见的信号传递方式是通过可溶性鸟苷酸环化酶/环鸟苷酸(cGMP)途径。鸟苷酸环化酶分为可溶性和颗粒性两种,NO 能激活位于胞质中的可溶性鸟苷酸环化酶。当 NO 以弥散方式穿过细胞膜进入靶细胞后,与可溶性鸟苷酸环化酶携带的血红素结合,形成 NO-血红素加合物,血红素构象随之发生改变,其中的卟啉分子脱去金属铁激活鸟苷酸环化酶,促使鸟苷三磷酸(GTP)转化为环鸟苷酸(cGMP)。血管平滑肌细胞内 cGMP 升高能引起肌球蛋白轻链去磷酸化,导致血管平滑肌舒张。NO 对肾小球系膜细胞的作用也与此相似。肾小球的超滤系数受系膜细胞舒缩调控,当系膜细胞受 NO 作用舒张时,肾小球超滤系数增加。

心房钠尿肽(atrial natriuretic peptide,ANP)也是造成肾小球高滤过原因之一。肾单位的丢失引起水钠潴留、容量增加,使得右心房受到牵拉刺激生成钠尿激素(natriuretichormones)。此外,长期的慢性心肌负荷增加使得心室肌细胞也能分泌这类激素。其中研究最多的是 ANP。ANP 同细胞膜上的受体——钠尿肽受体 A 结合,激活鸟苷酸环化酶产生环鸟苷酸后引起系列作用。ANP 是外周血管扩张剂,可引起系统血压降低,但 ANP 可以在不改变肾血流量的情况下提高肾小球滤过率,说明 ANP 扩张入球小动脉同时收缩出球小动脉。

管球反馈是指肾小管致密斑感受器感受到肾小管腔内液体钠浓度变化后,通过调节肾小球入球小动脉舒缩,使该肾单位的肾小球滤过率发生一个相反方向的改变。即:肾小管腔内液体钠浓度增高可导致肾小球滤过率降低。管球反馈在肾小球滤过与肾小管重吸收之间起平衡作用。不少动物实验表明管球反馈主要由腺苷介导的。当流经肾小管髓襻升支远端的致密斑细胞的小管液里的钠浓度增加时,钠通过钠钾二氯同向转运子重吸收,这个过程需要细胞基膜面的 Na^+,K^+-ATP 酶配合泵出细胞内的钠来完成,而消耗的腺苷三磷酸最终经 5′-核苷酸酶代谢产生腺苷。腺苷离开致密斑细胞基膜面,与肾小球旁器球外系膜细胞上的腺苷受体结合,引起该细胞内钙的释放,增高的细胞内钙通过该细胞上的缝连接进入到与之相连的入球小动脉平滑肌细胞与含肾素的颗粒细胞内,导致入球小动脉收缩,并抑制肾素释放。局部 AngⅡ、神经源性一氧化氮合成酶(neuronal nitric oxide synthase,NOS I)可以调节这一过程。而阻止腺苷的生成,或阻断腺苷受体,管球反馈现象将消失。

慢性肾脏病常见的肾内局部 RAS 兴奋可以促进近端肾小管对钠的重吸收。这样流到远端肾小管的尿钠浓度就会降低,致密斑细胞重吸收钠减少,腺苷生成少,入球小动脉扩张。

慢性肾脏病可由多种途径引起抗利尿激素(ADH)分泌增加。血浆 ADH 升高引起髓襻升支粗段氯化钠重吸收增加以及自由水清除率下降。而髓襻升支粗段 NaCl 重吸收增加,会导致流向下游致密斑处的小管液里的氯化钠浓度下降,致密斑细胞可重吸收的钠减少,消耗的 ATP 少,因而腺苷生成少,肾小球入球小动脉扩张,出现肾小球高滤过。

糖尿病肾病的肾小球高滤过也是由异常的管球反馈介导的。研究发现,高血糖时的肾小球滤过液高糖刺激近端肾小管钠—葡萄糖共同转运增加,导致流经肾小管髓襻升支远端的小管液内钠浓度降低,引起的管球反馈就是该肾单位的肾小球滤过率增加(图9-4)。

当肾小球处于高压力、高灌注、高滤过的状态下,肾小球毛细血管可显著扩展,继而系膜细胞受到牵拉。周期性机械性牵拉系膜细胞,可增加系膜细胞蛋白激酶 C(protein kinase C, PKC)活性和原癌基因如 c-fos、c-jun 等表达,增加胶原 I、Ⅱ、Ⅳ、Ⅴ、纤维连接蛋白和层粘连蛋白的合成。这些细胞外基质(ECM)增加,使得肾小球肥大在某种程度内得到缓冲,并减轻了肾小球高压力、高灌注、高滤过。然而,随着大量 ECM 积聚,肾小球出现硬化。肾小球足突上皮细胞是一种高度分化的终末细胞,出生后在生理情况下它不再增殖。当肾小球毛细血管襻处于高血流动力学状况下,可发生扩张。由于肾小球上皮细胞不能增殖,与扩张的毛细血管不匹配,只能通过足突拉长、变薄和融合来适应这种变化,当足突不能覆盖整个扩张的毛细血管球时,部分区域出现裸露的肾小球基底膜。裸露的肾小球基底膜对肾小球滤过压的承受能力下降,大分子物质的滤过增加,引起蛋白尿。足突上皮细胞的损伤,肾小球基底膜的裸露,可引起肾小球毛细血管襻塌陷,最后导致局灶节段性肾小球硬化。

肾小球内皮细胞在高血流动力学状态下受到损伤,可引起血小板黏附、聚集、活化,释放多种细胞因子,吸引炎性细胞浸润。因此,肾小球内凝血增强,肾小球内微血栓形成,导致健存肾单位进行性减少。

(二)肾小管间质纤维化过程

健存的肾小管为了代偿已经毁损的肾小管的那一部分功能,在许多生长因子的作用下出现高代谢的表现。肾小管的高代谢引起炎性细胞浸润、活性氧产生增加,后两者又互为因果。在这种情况下,肾小管上皮细胞转化为成纤维细胞,导致小管间质纤维化。而随着小管间质纤维化的加重,肾组织缺血缺氧也加重,后者又加重了炎症、纤维化进程。

1.肾小管高代谢

健存肾单位的肾小管会发生氧耗增加、ATP 合成增加等高代谢的表现。这是健存的肾小管应对钠滤过负荷增加的代偿性机制。为了代偿已经毁损的肾小管的那一部分功能,在慢性肾脏病时活化的众多的生长因子介导下,小管细胞内的甘油二酯(DAG)增多。DAG 引起蛋白激酶 C 活化,导致 Na/H 转运子功能增强。Na/H 转运子过度活化后,肾小管细胞内钠离子增加、氢离子减少。而细胞的碱化将激活磷酸化酶;细胞内钠的增加将增加钠钾 ATP 酶的活性,刺激 ATP 合成增加。

另外,健存的肾小球滤过的葡萄糖、氨基酸增加,这些物质须与钠同向转运,这个继发的主动转运过程依赖于肾小管细胞基底侧的钠泵消耗 ATP 完成。细胞内 ATP 的消耗刺激线粒体 ATP 的合成。

在线粒体合成 ATP 的过程中将消耗氧,而氧耗的增加也会使得氧自由基产生增加,若不能灭活,将引起脂质过氧化,直接导致组织损伤。氧自由基还可以活化核因子 KB(NF-κB),促进肾小管上皮细胞炎性因子的转录,如:单核细胞趋化因子(MCP-1),RANTES(regulated upon activation,normal T cell expressed and secreted),补体成分。近端小管上皮细胞可以合成、活化补体系统。其后果就是引起炎性细胞浸润,加重组织损伤。

2.肾小管的上皮-间质转变

上皮-间质转变(epithelial-mesenchymal transition,EMT)是指成熟的上皮细胞在损伤因素的刺激下转变为间充质细胞。肾小管上皮细胞转化为成纤维细胞(又名:成纤维细胞,fibroblast)是肾脏纤维化过程中的重要一步,也是慢性肾脏病进展到后期的共同通路。EMT 的表现首先是上皮组织结构的消失,上皮细胞丧失细胞极性、细胞间紧密连接、锚定结构、桥粒、角蛋白。细胞内的肌动蛋白微丝构成的细胞骨架发生重排导致细胞变形,细胞出现伪足,迁移能力增强,出现成纤维细胞的表型特征。

EMT 的启动有两个条件:一是上皮细胞基膜降解;二是局部出现 EMT 的调控基因。两者都与炎症有关。炎症产生的蛋白酶,如基质金属蛋白酶(MMP),以及膜装配抑制物参与了基膜的破坏。这样,肾小管上皮细胞就有可能从破损的空隙转移到肾间质,并在局部持续活化的细胞因子的作用下发生 EMT。

EMT 的主要调控因子是 TGFβ、纤维母细胞生长因子(fibroblast growth factor,FGF)、EGF、胰岛素样生长因子(IGF)、Wnt(一种信号传导分子)。然而在众多的因素中,TGFβ 及其介导的 Smad 信号通路是 EMT 的最主要机制。

TGFβ 在哺乳动物有 TGFβ1、TGFβ2、TGFβ3 3 种同工异构体,都参与 EMT 的启动。体内几乎所有的细胞都能生成 TGFβ,人体内的 TGFβ 主要来源于血小板和单核巨噬细胞。在肾纤维化过程中,肾脏的固有细胞受到包括 AngⅡ 在内的多种刺激后可以产生 TGFβ。受到补体成分、MCP-1、白三烯、血小板活化因子等因子趋化的单核细胞浸润到肾组织后,亦可以产生 TGFβ。

TGFβ 有 Ⅰ、Ⅱ、Ⅲ 型受体。Ⅰ、Ⅱ 型受体属于丝氨酸/苏氨酸激酶受体。Ⅲ 型受体本身没有信号转导结构,但是可以结合 TGFβ 并递呈给其他受体。人体 TGFβ 受体密度最高的部位是肾小球和肝脏。

TGFβ 跟其受体结合后在活化素(activin,是 TGFβ 超家族成员之一)样激酶(ALK)作用下,使 Smad2/3(两者都是受体激活型 Smad 蛋白)磷酸化,后者再与 Smad4(一种辅助型 Smad 蛋白)结合,转移到核内调控相关基因的转录。在 EMT 过程中,Smad3 磷酸化后同淋巴细胞系增强因子(LEF)、β 环连蛋白(β-catenin)组成复合物进入核内,促进 EMT 相关基因的表达。这个过程牵涉到上皮细胞内存在的一种 Kruppel 样的锌指蛋白,是一种转录因子复合体,能与一个盒式结构结合,这个盒式结构名为 FTS-1/CarG(FTS:成纤维细胞转录位点)。该盒式结构被激活后,许多基因开始转录,如:c-myc、r-Fos、H-ras、TGFβ、FGF、MMP、α 平滑肌肌动蛋白(aSMA)、波形蛋白(vimentin)、Ⅰ型胶原、Ⅲ型胶原、凝血酶敏感蛋白-1(thrombospondin)。

游离的 β 环连蛋白与淋巴细胞系增强因子(LEF)组成复合物进入核内是 EMT 的关键步骤,β 环连蛋白的游离有两种方法:第一,从与上皮型钙粘连素(E-cadherin)形成的复合物中降解而来。Src 激酶途径的活化可以破坏钙粘连素复合物的形成。而 Src 激酶的活化跟 FGF、EGF 受体激活有关。另外,TGFβ 通过 Smad 途径抑制上皮型钙粘连素的表达。这些因素都

可以提高胞内 β 环连蛋白的水平。第二，β 环连蛋白的去磷酸化。β 环连蛋白的磷酸化由糖蛋白合成酶激酶（GSK-3β）介导。磷酸化的 β 环连蛋白能同 APC（结肠腺瘤性息肉相关蛋白）、Axin 形成复合物，进而泛醌化降解。Wnt 同其受体 Fz/Dvl 结合、IGF-Ⅱ 同其受体结合均能抑制 GSK-3β 的活化。成纤维细胞特异性蛋白-1（FSP-1）在纤维母细胞分裂增殖过程中表达增加，在钙的作用下，形成二聚体，并与胞质中的 p53 分子的 C-末端结合，阻止 p53 对 APC 的泛醌化，从而提高游离 β 环连蛋白水平。

正常肾组织 Smad 信号途径受到一些抑制蛋白的严格调控，这些蛋白有：SnoN、Ski。肝细胞生长因子（HGF）、骨形成蛋白-7（BMP-7）可以拮抗 TGFβ、FGF-2 启动的 EMT。HGF 先与 c-Met 酪氨酸激酶受体结合，再与 STAT3 结合，上调 Smad 转录共抑制因子 SnoN 的表达，从而干扰成纤维细胞 Smad2/3 的核转运。

3.血循环纤维细胞浸润肾间质

肾纤维化组织中的成纤维细胞除了源于 EMT 外，还有部分源于血循环池中的纤维细胞（fibrocyte）。这种骨髓源性的、表达 CD34 的纤维细胞占血中白细胞的比例不到 1%，同时拥有白细胞和间充质细胞的标志。纤维细胞和骨髓间充质细胞都有 CD34 标志。纤维细胞不仅在正常造血起支架作用，而且还参与了组织纤维化，是脂肪细胞、成纤维细胞、肌纤维母细胞（myofibroblast）的前体细胞。

次级淋巴组织趋化因子（secondary lymphoid tissue chemokine，SLC/CCL21）属于趋化因子 CC 家族，其受体是纤维细胞表面的 CCR7，是纤维细胞的趋化刺激物。生理情况下，CCL21 的表达主要在淋巴结，炎症时亦可见于非淋巴组织。高内皮微静脉（HEV）样血管在进展性肾纤维化的过程中生成增多，HEV 可以表达 CCL21，借此募集血循环中的表达 CCR7 的纤维细胞到达纤维化部位。这被称为 CCL21/CCR7 信号通路，阻断该通路可使进展性肾纤维化缓解近 50%。

进入肾脏的纤维细胞可以合成单核细胞趋化蛋白-1（MCP-1）/CCL2，促进 CCR2 阳性纤维细胞的浸润（CCR2 是 MCP-1/CCL2 的受体）。进入肾脏的纤维细胞可以分泌 TGFβ，诱导 EMT 的发生。进入肾脏的纤维细胞在 TGFβ 的作用下进一步分化为肌纤维母细胞，拥有分泌胶原 I 的能力。

4.慢性低氧与小管间质损伤

有关慢性肾脏病的进展的病理研究发现，同肾小球损伤程度相比，肾功能的降低更多地与小管间质损伤程度相关。这是因为小管萎缩增加了流经致密斑的液量，通过管球反馈引起肾小球滤过率降低。随着小管损伤的加重，可以形成无小管的小球，这种小球尽管有血流通过，但是却没有滤过功能。而最终的小管间质纤维化可以影响相应区域的血供，引起局部缺血性损伤。

各种损伤因素作用于肾小管与间质，引起小管间质的炎症，继而发生纤维化，进而因缺血而处于慢性低氧状态，后者又触发炎症、纤维化，形成恶性循环，最终导致肾组织的完全毁损。因此，慢性低氧构成了慢性肾脏病小管间质损伤的最后的共同通路。

（1）慢性低氧的发生机制：广泛的小管间质的炎症、纤维化都伴有肾小血管的损伤，管周毛细血管网也不例外，相应的供血区发生缺血、缺氧。即便管周毛细血管网保持完好，间质纤维化仍能通过加大毛细血管与肾小管细胞之间的氧弥散距离造成组织缺氧。低氧本身就是一个致纤维化因子。小管细胞在低氧环境下发生上皮—间充质转分化而变成肌纤维母细胞。低氧能活化成纤维细胞，增加细胞外基质的合成，而这又导致管周毛细血管网的丢失。肾小管细胞长期而严重的缺氧，影响了线粒体的功能，能量代谢障碍，并引起细胞凋亡。这样，慢性低氧导致的小管细胞转分化、凋亡、固有成纤维细胞的活化、管周毛细血管网的丢失，加剧了肾纤维化的进展，构成一个恶性循环。由于管周毛细血管网源于肾小球出球小动脉，各种原因引起的肾小球硬化，损伤了位于源头的毛细血管床，最终降低管周的灌注与小管的氧供。即使肾小球结构保持完好，通过血管活性物质失衡，引起肾内血管收缩，造成慢性肾脏病早期阶段的低氧状态。这其中最重要的是局部 RAS 兴奋通过收缩出球小动脉、收缩管周毛细血管网介导了肾内的低氧。Ang Ⅱ 也可以通过非血流动力学机制引起低氧，这涉及 Ang Ⅱ 的致细胞无效呼吸作用及致氧化应激作用。肾损伤时内皮素增加、NO 减少也是肾缺血缺氧的原因。这种低氧状态可以出现在小管间质发生结构性改变之前。

贫血也影响肾的氧供。氧供是心搏出量与血氧饱和度、血红蛋白浓度的乘积，在心搏出量与血氧饱和度维持不变的情况下，组织氧供多少与贫血程度成正比。而已有研究表明纠正肾性贫血能延缓慢性肾脏病的进展。

氧化应激也造成细胞缺氧。慢性肾脏病的氧化应激状态与 Ang Ⅱ 激活 NADPH 氧化酶有关，而肾性贫血又加重了这种状况，因为红细胞本身就是血液中的抗氧化成分。超氧化物同 NO 反应生成 ONOO-，降低了 NO 生物利用度。这又刺激线粒体呼吸，使之脱离化学性能耗过程，从而引起组织缺氧。

慢性肾脏病健存肾单位的高滤过，滤过的钠增多，增加了肾单位重吸收钠的负荷，肾小管上皮细胞的氧耗增加，当氧供不能满足这种代谢增高的需求时，肾脏就处于相对低氧状态。

（2）慢性低氧的致病机制：慢性低氧有致炎、致纤维化、促细胞凋亡作用。致纤维化作用上文已述及。

低氧的致炎机制是 NF-κB 介导的。NF-κB 是细胞中重要的转录因子，控制着细胞的免疫应答、炎性反应和凋亡等过程。生理状态下，存在于细胞质内的 NF-κB 通过与 NF-κB 的抑制分子 1κB(inhibitor of nuclear facto kappa B)结合处于非活化状态。泛素化调控着 NF-κB 活化过程当中的许多步骤：NF-κB 的抑制子的降解，1κB 激酶(IKK)的活化等。缺氧的刺激使经典的泛素-蛋白酶体通路和非经典的泛素通路参与了 1 κB 的失活过程。随后，异二聚体的 NF-κB 复合物形成，移向核内，与启动子的编码序列结合，激活转录。活性氧(ROS)/缺氧的信号传导途径也是引起胞内 1 κB 降解，促使 NF-κB 核内转移的重要机制。

慢性低氧引起的细胞凋亡，是导致肾组织毁损的重要原因。低氧引起的细胞凋亡通过下列途径实现：

1）低氧诱导因子(hypoxia induced factor-1，HIF-1)：哺乳动物细胞存在着一类转录因子，介导细胞在低氧环境里的适应性反应，能激活许多低氧反应性基因（hypoxia responsive genes，HRG）的表达，被称低氧诱导因子。HIF 是由 α 和 β 亚基组成的异二聚体，α 亚基表达受低氧诱导。α 亚基目前认为有 3 种同源序列：HIF-1α，HIF-2α（也称为 EPAS1，MOP2，HLF，HRF），HIF-3α，三者均受氧调节，在结构和功能上有许多相似之处，是调节 HIF 活性的功能亚单位。而 p 亚基属构建型表达,不影响 p53,p21,Bcl-2 基因表达,其功能可能与保持 HIF 结构稳定性及二聚化引起的活性构象转变有关。

HIF-1 为缺氧应答的全局性调控因子。常氧时,HIF-1α 半衰期极短,因为在常氧时,HIF 翻译后 α 亚基上 2 个脯氨酸残基立即被羟化,然后与 pVHL(von Hippel-Lindau protein)E3 泛素连接酶复合物相互作用,由蛋白酶体通路迅速降解。HIFα 亚基的羟化是由非血红素铁与 2-氧戊二酸(2-oxoglutarate)依赖的加双氧酶介导的,该酶对氧分子绝对依赖,因而对缺氧非常敏感。在低氧状态,HIFα 亚基不被羟化而不被降解,半衰期延长,与 β 亚基二聚化,再与 DNA 上低氧反应元件结合而激活 HGR 表达(图 9-6)。

HIF-1 调节的基因涉及细胞能量代谢、离子代谢、儿茶酚胺代谢及血管的发生,其介导转录的基因包括:促红细胞生成素、血管内皮生长因子、葡萄糖转运蛋白 1 和 3、血红素氧化酶 1、诱导型一氧化氮合酶、运铁蛋白、转铁蛋白受体基因及编码 p53,p21,Bcl-2 的基因。其中 p53、p21 和 Bcl-2 基因都参与细胞周期的调节,在缺氧的条件下诱导细胞凋亡。

低氧诱导的细胞抑制和凋亡中 p53,p21 上调和 Bcl-2 下调都依赖 HIF-1α。缺氧能诱导 p53 表达,但缺氧诱导的 p53 需要 HIF-1α 协同,而且 HIF-1α 能与 p53 结合并使其稳定。因此,HIF-1α 是缺氧环境里控制细胞生长和凋亡的重要因子。

2)丝裂原活化蛋白激酶(MAPKs)的作用:丝裂原活化蛋白激酶(MAPKs)是细胞内的一类丝氨酸和(或)苏氨酸蛋白激酶。它的成员由 ERK(extracellularsignal regulate dprotein kinasc,ERK1/2)、JNK(c-Jun NH2 terminal protein kinase,JNK)和 p38MAPK 组成。ERK 信号通路在生长因子介导的细胞增殖和分化过程中发挥重要作用,是阻止细胞凋亡的存活因子。JNK/SAPK 及 p38MAPK 为应激激活的蛋白激酶。这两条通路的激活被认为参与多种应激所介导的细胞凋亡。目前认为 MAPKs 家族 3 个成员在细胞凋亡中是否起保护或促进作用依赖于细胞类型和细胞所处的环境。在低氧时,不同的细胞在不同的低氧环境中,MAPK 亚类的活性变化以及作用途径有所差别。低氧时诱导线粒体活性氧(ROS)产生增加,引起 ERK 活化。在中度低氧(氧浓度 6%)时 p38MAPK/SAPK 途径强烈活化,ERK 活化的程度较低,JNK 几乎没有活性;当该细胞经受严重缺氧时(氧浓度 1%,6h),ERK1 活性显著升高。

3)Fas-FasL 系统:Fas 又称 CD95 或 APO-1,是一种跨膜糖基化蛋白,广泛表达在细胞表面。Fas 是 I 型跨膜受体。FasL 在结构上呈球状三聚体,与 TNF 分子超家族同源,是 II 型跨膜受体。细胞在接收到经 Fas 传递的凋亡信号后,主要经两种途径引发细胞凋亡,据此将对 Fas 介导的细胞凋亡敏感的细胞分为两种:FasI 型细胞和 FasII 型细胞。低氧条件下 FasI 型细胞通过 caspase 途径转导凋亡信号;而 FasII 型细胞,通过线粒体膜电势的消失,线粒体膜通透性增高,细胞色素 C 释放,细胞色素 C 与 Apaf-1、caspase-9 前体、ATP/dATP 形成凋亡体(apoptosome),然后召集并激活 caspase-3,进而引发 caspases 级联反应,导致细胞凋亡。

4)Bcl-2 家族:Bcl-2 家族成员有抗凋亡作用。Bcl-2 可抑制导致凋亡或坏死的活性氧形成,还通过调节质子流出而阻断细胞凋亡。低氧诱导 bcl-2 表达下调,而缺氧诱导促凋亡蛋白 Bax 的表达。一些仅含 BH3 结构域的促凋亡蛋白,如 Bad,Bik 可以和 Bcl-2 结合,从而拮抗了 Bcl-2 的抗凋亡作用,从而使得 Bid 和 Bim 可以直接激活 Bax,导致 Bax 移位到线粒体并形成同源二聚体蛋白通道,这种插入到线粒体外膜的 Bax 通道足以促进细胞色素 C 的释放,接着导致 caspase 的激活和细胞凋亡。

5)p53：p53 是与细胞凋亡相关的因子之一。缺氧可能是 p53 最常见的生理诱导因素。p53 蛋白是一种定位于细胞核的磷蛋白，能够促进细胞的终末分化和细胞凋亡，身体所有组织都有 p53 表达，但快速的代谢转换使正常细胞的 p53 蛋白量维持于低水平。除了与凋亡密切相关，p53 还被证实是一种转录因子，介导下游基因的转录。

二、慢性肾脏病进展的相关因素

(一)高血压

高血压促进了慢性肾脏病的进展。这种因果关系体现在血压的降低能够延缓肾衰的进展。这最早在糖尿病肾病中证实，随后在非糖尿病肾病、蛋白尿大于 1g/24h 的患者中证实。高血压通过增加肾小球毛细血管内压力产生损害作用，然而系统性高血压要引起肾小球内高血压的前提是肾血管自身血流调节作用丧失。这体现在原发性高血压患者肾功能降低的速度、严重程度都轻于肾实质性高血压患者。肾血管自身血流调节作用丧失可以是基础疾病损伤的结果，也可以是肾内局部 RAS 兴奋(入球小动脉相对于出球小动脉而言处于扩张状态)、心钠素产生过多(使出球小动脉收缩，入球小动脉舒张)、局部 NO 产生过多、局部扩血管性前列腺素分泌过多、异常的管球反馈的结果。其后果是系统的血压传递到肾小球内，产生损害。而慢性肾脏病出现的代偿性肥大的肾小球，要比正常小球更易受到高血压的损害。根据 Laplace 定律，肾小球毛细血管壁所承受的张力是肾小球毛细血管血压与管径的乘积，假设肾小球毛细血管血压相同，肥大的肾小球的毛细血管壁受到的张力更高。肾小球毛细血管襻在压力作用下发生扩张，微动脉瘤形成、内皮下胶原暴露、微血栓形成。系膜细胞受到牵拉后胶原Ⅳ、Ⅴ、Ⅰ、Ⅱ、纤维连接蛋白和层粘连蛋白等细胞外基质分泌增加。肾小球上皮细胞不能与扩张的毛细血管襻适应，足突拉长、变薄和融合，与肾小球基底膜分离，形成局部裸露的基底膜。裸露的基底膜不仅漏出蛋白分子，还引起毛细血管襻塌陷。这些改变最终都导致肾小球的硬化。

高血压不仅具有不良的血流动力学作用，同时还改变靶细胞的信号通路，引起细胞增生、细胞外基质积聚、炎症反应。这里主要涉及两条信号传导通路：一是血管紧张素Ⅱ介导的酪氨酸激酶信号传导通路(详见肾内 RAS 兴奋的后果)；二是通过机械力(环形张力、层流、震荡剪切应力)激活 NADPH 氧化酶，产生活性氧，激活氧化-还原敏感的信号传导通路(详见肾内 RAS 兴奋的后果)。

(二)肾内肾素-血管紧张素系统(RAS)兴奋

系统性 RAS 兴奋的途径、病理生理意义已为人熟知，主要包括血管收缩、近端肾小管钠重吸收增加引起水钠潴留，从而升高血压。然而，局部的 RAS 兴奋并不一定是系统性 RAS 兴奋的后果，局部 RAS 兴奋可以在系统 RAS 受抑制的情况下出现，比如，慢性肾脏病就是一个例子，通常慢性肾脏病系统 RAS 处于抑制状态，而肾内 RAS 却高度兴奋。

1.肾内 RAS 的组成

但肾内 RAS 兴奋在慢性肾脏病中的病理生理意义要更高，因为通常系统 RAS 在慢性肾脏病时处于抑制状态。肾内局部的血管紧张素大多是在局部形成的，而不是来源于血流中的血管紧张素。

有证据表明肾内存在一套完整的 RAS(图 9-10)。近端肾小管细胞有血管紧张素原的 mRNA 及其蛋白表达,合成后的血管紧张素原被分泌到小管腔内,因此尿中可以发现血管紧张素原。因为血管紧张素原分子量大,很难通过肾小球滤过膜,尿中的血管紧张素原的来源只能是肾小管。给小鼠静注入的血管紧张素原,其尿中并无人的血管紧张素原。这些实验说明血管紧张素原源于肾小管。

肾小管生成的血管紧张素原随即被分解形成 Ang I。这个过程需要肾小管腔内有肾素存在,而肾素既可以从肾小球滤过,也可以从肾小球旁器分泌而来,尚另有证据表明远端肾单位本身就可以生成肾素。

已知肾素主要作用于血管紧张素原,使之分解产生 Ang I。但是肾素本身或肾素原可以绕过 Ang I 直接发挥细胞效应。肾素或肾素原可以同其受体结合,启动细胞内信号,激活细胞外信号调节的激酶 1/2 以及 p38 丝裂原活化蛋白激酶。这一效应已见诸于糖尿病肾病的发病机制中。

肾内一旦有 Ang I 产生,其转化成 Ang II 是必然的,因为近端小管刷状缘有着大量的血管紧张素转换酶(angiotensin-converting enzyme,ACE)。正常人 ACE 表达于近端小管刷状缘,而在小管上皮基底膜、肾小球毛细血管内皮很少见,提示肾内 Ang II 并非源于其血流中的前体。肾内 Ang II 的分布呈区域性、节段性,髓质分布多于皮质,而且髓质的 Ang II 受体密度高于皮质,说明 Ang II 对髓质的血流、小管的功能有重要影响。

Ang II 对肾功能的影响是通过 Ang II 受体介导的。后者遍布肾脏各处,见于肾脏各类细胞。Ang II 主要有两种受体:1 型受体(AT1)、2 型受体(AT2)。AT1 受体介导 Ang II 的升高血压效应。AT1 受体的转录见于弓形动脉、肾小球、球旁细胞、直小血管、近端小管、髓襻升支粗段。而 AT1 受体蛋白的表达可见于入球、出球小动脉,系膜细胞,近端小管与髓襻升支粗段上皮细胞,远端小管,致密斑细胞。

在高 Ang II 状态下,血管和小管 AT1 受体蛋白的表达是不同的。通常低盐和高 Ang II 状态下肾小球 AT1 受体蛋白表达降低,而肾小管则相反。

AT2 受体在调节肾功能中的作用仍然是不明确的。AT2 受体通过刺激缓激肽、NO 的形成,增加间质液环鸟苷酸浓度中和 AT1 受体介导的效应。AT2 受体活化通过细胞膜受体介导的机制或通过间质 NO-环鸟苷酸通路影响近端小管钠重吸收。在大鼠的部分肾血管、肾小球上皮细胞、近端小管、集合管可见 AT2 受体表达。

Ang II 在 AT1 受体介导下,与之形成复合物,经细胞吞作用进入细胞内,形成富含 Ang II 的内吞小体。在 Ang II 依赖性高血压,肾脏 Ang II 大多源于内吞小体中的 Ang II。长期输注 Ang II 可导致内吞小体 Ang II 进行性积聚增多。而内吞小体中的 Ang II 是不被降解的。内吞小体中的 Ang II 可以被重新分泌到细胞外发挥作用,也可以同细胞质中的受体结合,激活三磷酸肌醇通路,正如在血管平滑肌细胞内所见的一样。近端小管细胞内的 Ang II 甚至可以转移到细胞核内发挥基因效应,刺激血管紧张素原与肾素 mRNA 的表达。

组织蛋白酶、激肽释放酶能直接作用于血管紧张素原形成 Ang I、Ang II。其中,糜酶(chymase)在 Ang I 转化成 Ang II 的过程中起关键作用。糜酶是糜蛋白酶样丝氨酸蛋白酶,主要储藏在肥大细胞的分泌颗粒里。糜酶的最适 pH7-9,在 pH 5.5 的分泌颗粒里没有活性。

在损伤的或炎性的组织里,肥大细胞被激活,糜酶被释放到 pH 7.4 的细胞外基质里而活化。然而血流中有强大的糜酶抑制剂,糜酶只能在局部组织中发挥作用。在人的心脏,糜酶合成并储存在内皮细胞、间叶细胞,并可分泌到间质,产生心脏 80% 的 AngⅡ。然而糜酶在肾脏 AngⅡ 的生成过程中起多大作用尚不很清楚。在两肾一夹大鼠与肾次全切除大鼠,可见糜酶活性与表达增加。在肾血管性高血压、糖尿病患者也可见糜酶活性增加。

ACE 可以使十肽的 AngⅠ转化为八肽的 AngⅡ。另一个羧肽酶 ACE2,仅从 AngⅠ的 C末端切去一个氨基酸,形成九肽的 Ang 1～9,从而促进 AngⅠ的降解。ACE2 也可以直接降解AngⅡ形成 Ang 1～7。Ang 1～7 的受体是寡异三聚体鸟苷酸结合蛋白耦联受体,拮抗 AngⅡ通过 AT1 受体介导的作用。肾小管上皮细胞有 ACE2 的丰富表达。在高血压及糖尿病大鼠,都有肾 ACE2 表达明显降低。有越来越多的证据表明 ACE2 缺乏导致肾内 AngⅡ 增加。

2.肾内 RAS 兴奋的表现

肾内 RAS 兴奋在多种疾病状态下出现。多种高血压大鼠的模型可见到肾内血管紧张素原 mRNA 和(或)蛋白的表达,如:AngⅡ依赖的高血压大鼠、Dahl 盐敏感性高血压大鼠、自发性高血压大鼠。

原位杂交技术表明高血压患者肾脏系膜细胞、上皮细胞有肾素、血管紧张素原、ACEmRNA 的强信号。IgA 肾病患者的肾活检切片上可以见到近端小管细胞上的血管紧张素原,其免疫反应的强度要高于正常对照;在萎缩的小管和炎性浸润的区域可有 ACE 与糜酶mRNA 的表达,且与小管间质损伤的严重程度相关。体外实验,用 IgA 刺激系膜细胞,取其培养基培养近端肾小管细胞,后者 AngⅡ 表达增加。这表明 IgA 肾病时系膜细胞释放的体液因子活化了肾小管 RAS。在 IgA 肾病,肾小管 AT1 与 AT2 受体表达都增加。IgA 肾病患者的肾活检切片的原位杂交试验证实肾小球 RAS 也是活化的,肾素、糜酶、AT1 与 AT2 受体 mR-NA 的表达上调,且与系膜细胞增生程度相关。膜性肾病患者的肾活检标本免疫组化发现小管细胞、间质细胞 ACE 与 AngⅡ增加,这种增加与小管表达致纤维化因子包括转化生长因子(transforming growth factorβ,TGFβ 与血小板源性生长因子(platelet-derived growth factor,PDGF)相关,也跟间质炎性浸润、肌纤维母细胞活化相关。

原位杂交技术展示了糖尿病患者肾内 RAS 的活化,在扩大的系膜区中有肾素 mRNA 的强信号。而显性糖尿病肾病患者的肾活检标本免疫组化显示小管细胞、间质细胞 ACE 与AngⅡ免疫染色增加,跟蛋白尿程度、间质细胞浸润程度相关。在人类的糖尿病肾脏,小管上皮细胞 ACE 表达增加,系膜细胞与血管平滑肌细胞糜酶的表达也显著增加。后者与血压增高的程度、细胞外基质沉积的程度显著相关。

3.肾内 RAS 兴奋的原因

肾内 RAS 兴奋的原因是多方面的。正如前文所述,AngⅡ 在 AT1 受体介导下,与之形成复合物,经胞吞作用进入细胞内,形成富含 AngⅡ 的内吞小体。内吞小体内的 AngⅡ 可以积聚增多,一旦释放就成为肾内 RAS 兴奋之源;而细胞内的 AngⅡ 及其受体的复合物还可能促进血管紧张素原与肾素基因的转录。AngⅡ 依赖的高血压大鼠,其肾内 RAS 兴奋就是由这种小管细胞内 RAS 兴奋介导的,而后者离不开外源性 AngⅡ 的作用。

最近的研究发现肾内的氧化应激可以引起肾内 RAS 兴奋,例如:体外试验中近端小管细胞系在反应氧簇(reactive oxygen species,ROS)的作用下表达血管紧张素原,而体内试验中Dahl盐敏感性高血压大鼠的肾脏在ROS的刺激下表达血管紧张素原。

浸润到肾组织的炎性细胞也能表达RAS的各个组分。在单核细胞分化为巨噬细胞的过程中就有RAS的活化,这类细胞有较高的ACE活性,从而增高炎症局部的AngⅡ,而且上调AngⅡ受体的表达。

4.肾内RAS兴奋的后果

AngⅡ是RAS中最强有力的生物活性物质,肾内的AngⅡ不仅调节肾脏局部的血流动力学与钠的重吸收,还具有致炎、致纤维化的作用,参与肾脏损伤的整个过程。作为旁分泌因子的AngⅡ,通过受体发挥效应,大多数效应是AT1介导的,可以通过多条细胞内信号传导通路,调节基因表达,引起细胞生长、分裂、迁移、分化、凋亡,产生血管收缩、促蛋白合成、促有丝分裂、促炎症反应等效应。AngⅡ作用对象不仅是肾细胞,还有炎性细胞。

AngⅡ的致炎作用 AngⅡ对炎性机制的启动可以是直接作用,也可以间接通过与ROS的相互作用。AngⅡ直接激活细胞膜上的NAD(P)H氧化酶产生ROS,AngⅡ也可以激活p38丝裂原活化蛋白酶(mitogen activated protein kinase,MAPK),后者是氧化还原敏感的信号通路的关键成分。ROS的产生及随后的氧化还原敏感的信号通路的激活是许多信号通路的共同终点。ROS的靶信号分子有转录因子、酪氨酸激酶与磷酸酶、MAPK等,可以影响炎性基因表达、细胞生长。

首先,ROS是数个重要的转录因子的启动者,这些转录因子包括核因子JcB(nuclear factorfcB,NFJcB)、活化蛋白-1(activator protein-1,AP-1)。这些转录因子可以结合在许多基因的启动区上。NFKB调节的蛋白有炎性细胞因子如:肿瘤坏死因子(tumour necrosis factor,TNF)、某些白细胞介素(interleukins,ILs)、粒—巨噬细胞集落刺激因子(granulocyte-macrophage colony-stimulating factor)。NFKB还能调节趋化因子如:巨噬细胞趋化蛋白(macrophage chemotactic protein,MCP-1);NFKB也能调节脂氧化酶、IL-2受体、T细胞受体、黏附分子,如:细胞间黏附分子(intercellular adhesion molecule,ICAM-1)、血管—细胞黏附分子(vascular-cell adhesion molecule,VCAM-1)、E-选择素(E-selectin)。

第二,ROS影响酪氨酸激酶的活性。酪氨酸激酶有受体型、非受体型之分。受体型主要有表皮生长因子受体(epidermal growth factor receptor,EGFR)、PDGF受体(PDGFR)。这些受体在配体的诱导下,发生二聚化或寡聚化,产生酪氨酸激酶活性。这个过程可由ROS介导。ROS也影响非受体型酪氨酸激酶的活性,这类激酶包括Src、Janus激酶(JAK)、信号转导子和转录激活子(signal transducer and activator of transcription,STAT)、富含脯氨酸的酪氨酸激酶(Pyk2)等。酪氨酸激酶的活化可以促进细胞的生长。

第三,ROS影响酪氨酸磷酸酶的活性。酪氨酸磷酸酶可以作用于EGFR、PDGFR,使之去磷酸化。而ROS可以使细胞膜酪氨酸磷酸酶失活。

第四,ROS影响MAPK的活性。MAPK是丝氨酸/苏氨酸蛋白激酶家族成员,是细胞生长、分化、死亡的经典信号通路,是一种细胞外信号调节激酶(extra-cellular signal-regulated kinase,ERK)。MAPK主要有p44MAPK(ERKl)、p42MAPK(ERK2),是很关键的生长信号激酶。MAPK/ERK激酶简称MEK。MEKl/2可以使ERK1/2磷酸化。MEK3/6可以磷酸化 p38MAPK。MEK4/7 可以磷酸化 c-Jun 氨基酸末端激酶（c-Jun amino-terminal kinase，JNK）。ROS 并不直接作用于 MAPK，而是 MEK。ROS 通过抑制酪氨酸磷酸酶的活性，增加 MAPK 活性。

Ang Ⅱ 的致炎作用在细胞水平表现为组织中有单核细胞，巨噬细胞浸润、活化，系膜细胞增生，新月体形成。

Ang Ⅱ 的致纤维化的作用 AT1 本身没有酪氨酸激酶活性，但可以结合基序 YEPP，作为支架聚集酪氨酸激酶或者那些可以激活酪氨酸激酶的蛋白。与 AT1 有关的非受体酪氨酸激酶有磷酸肌醇 3 激酶（PI3K）、Src、Janus 激酶（JAK）。与 AT1 有关的受体酪氨酸激酶主要有：EGFR、PDGFR。

Ang Ⅱ 可以引起 PI3K 磷酸化。PI3K 有 p58 接头蛋白、pll0 催化亚基两部分，后者催化 3-磷酸肌醇（IP3）合成。PI3K 磷酸化后对下游的信号分子产生作用，这些分子有：肌动蛋白结合蛋白增殖、磷酸肌醇依赖激酶、磷脂酶 Cγ、JNK，影响细胞收缩、细胞骨架重建、膜转运。PI3K 磷酸化后增加 S6 激酶（S6K）的活性。S6 是 40s 的核糖体蛋白，靠 S6K 活化，其中最主要的一种 S6K 是 p70S6K，对 S6 有高度特异性。S6 磷酸化后激活，翻译一组 mRNA，如：纤维连接蛋白、TGFβ 的 mRNA。这组 mRNA 占细胞所有 mRNA 的 30％，因而对细胞蛋白质的合成有重要影响。

Src 是一组酪氨酸激酶，以 c-Src 为代表。Ang Ⅱ 激活 Src 后至少影响 3 条细胞内的信号通路。第一，激活磷脂酶 C，使磷脂酰肌醇的磷酸二脂键断裂，产生 IP3 和二酰甘油（DAG），这导致内质网内钙的释放。细胞质钙的增加一方面引起血管收缩，另一方面钙与 DAG 一起激活蛋白激酶 C（PKC），影响蛋白质的合成。第二，Src 负责 Shc 磷酸化，产生 Shc-Grb2-SOS 复合物，在 p21Ras 的配合下，经由 Raf 激活 MEK，活化 MEPK，后者进入细胞内，促进原癌基因的表达，引起细胞增生分裂。第三，NAD(P)H 氧化酶的上、下游均有 c-Src。c-Src 活化将增加 NAD(P)H 氧化酶介导的 ROS 的产生。

Ang Ⅱ 可以激活 JAK，从而导致 STATlaα/β、STAT2、STAT3 的磷酸化，激活早期生长应答基因，影响细胞生长、组织修复、器官结构重塑。

Ang Ⅱ 对受体型酪氨酸激酶的传导激活（transactivation）。Ang Ⅱ 与其受体结合，通过耦联 G 蛋白的作用，释放基质金属蛋白酶（matrix metalloproteinase，MMP）。MMP 裂解肝素结合 EGF 样生长因子（heparin bingding EGF-like growth factor，pro-HB-EGF），产生 HB-EGF。HB-EGF 能与 EGFR 结合，促进 EGFR 二聚体的形成、促进 EGFR 的自我磷酸化。EGFR 就是一种受体型酪氨酸激酶，通过这种 Ang Ⅱ 的传导激活，使 Shc 磷酸化，活化 ERKl/2，进而活化 p70S6K。

Ang Ⅱ 的致纤维化的作用在细胞水平的表现是细胞的增生、肥大，细胞外基质增多。

（三）醛固酮与肾纤维化

高醛固酮血症是肾实质减少的特征性表现之一。在各种病因所致的、稳定的慢性肾功能不全患者中，均存在着无肾素升高的高醛固酮血症。患者的醛固酮水平增高在其肌酐清除率约小于 70mL/min 时出现，并最终高于其上限值 3～4 倍。目前已证实醛固酮（aldosterone，ALD）的合成有两条途径：①经典的肾上腺合成途径。②肾上腺外局部合成途径。近年研究证明,肾组织及培养的肾小管上皮细胞能表达 ALD 合成酶基因 CYP1182 mRNA。另外,血管内皮细胞、血管平滑肌细胞、心肌细胞等多处发现了 ALD 合成酶基因 CYP1182。ALD 的肾上腺外局部合成是通过旁分泌和自分泌发挥作用的。

血管紧张素 II 是最强的激活 ALD 合成的因素,血钾升高和促肾上腺皮质激素(ACTH)也刺激 ALD 分泌,正常情况下 ACTH 的调控作用并不明显。另外,5-羟色胺、内皮素也能刺激 ALD 的合成。而多巴胺、肾上腺髓质素、内源性一氧化氮则抑制 ALD 的分泌。

对残余肾的动物模型研究表明,醛固酮可引起进行性的肾损害。例如,对残余肾的动物模型切除肾上腺后,尽管补充了大剂量的糖皮质激素,其高血压、蛋白尿和肾小球硬化等肾损害的表现,仍比未切除肾上腺的动物模型轻。这种情况,可以用前者缺乏醛固酮解释。

ALD 与盐皮质激素受体(mineralo-cortlcoid receptor,MR)结合发挥作用。MR 见于肾远端小管上皮细胞,肾小球内也有 MR 的转录,但主要局限于系膜细胞。另外,心肌细胞、内皮细胞、血管平滑肌细胞、成纤维细胞也表达 MR。ALD 在体内的作用方式有两种:①基因方式,亦称经典作用方式,其是通过细胞质 1 型 MR 介导的。未被激活的 MR,与一些伴侣分子如热休克蛋白 HSP90 和免疫亲和蛋白 HSP56 相结合,处于无活性状态。当 ALD 与 MR 结合时,伴侣分子脱落,暴露核定位信号,MR 迅速聚集核内,形成 ALD-MR 复合物,结合 DNA 上的激素应答元件(hormone responseelements,HRE),调控靶基因转录、翻译,产生 ALD 诱导蛋白(aldosterone-induced proteins,AIPS),主要是一些与钠转移有关的蛋白,如:肾小管上皮钠通道、细胞膜钠泵、线粒体 ATP 酶等。这一作用方式特点是作用时间长,能被 ALD 受体拮抗剂所抑制。②非基因方式,是 ALD 与细胞膜受体介导的。上皮细胞如集合管、结肠上皮和非上皮细胞如平滑肌细胞、单核细胞和淋巴细胞等处的细胞膜上,都存在 ALD 的高亲和力的膜受体。当 ALD 与膜受体结合后,激活胞内磷脂酶 C(PLC),PLC 使磷脂酰二磷酸肌醇(PIP2)转化为三磷酸肌醇(IP3)与甘油二酯(DAG),IP3 激活内质网膜敏感通道释放钙,迅速提高胞内钙离子浓度;DAG 激活蛋白激酶 C(PKC),进而引起胞内系列反应。非基因方式作用迅速,参与细胞 Na/H 交换,促进心肌细胞 Na/K/2 Cl 的协同转运,多不被 ALD 受体拮抗剂所抑制。

ALD 在组织器官水平的作用:①ALD 对血管的作用。ALD 可以干扰 NO 的生物活性,抑制内皮细胞依赖的血管扩张。ALD 通过多种途径作用于血管平滑肌细胞。第一,通过基因方式,上调 ATR 的表达,增强 AngII 对血管平滑肌细胞的效应。第二,通过基因方式,上调钠通道的表达,增加血管的反应性。第三,上调骨调素基因,刺激骨胶原蛋白合成,使血管发生重塑。第四,通过非基因方式,促进细胞 Na/H 交换,引起细胞水钠潴留;细胞内钙增加及 IP3 增加,使血管对加压物质反应增加。②ALD 对肾小球、肾小管的作用。在残余肾模型,输注外源性 ALD 后,肾纤维化加重,其机制可能是 ALD 通过诱导纤溶酶原激活物抑制剂-1(plasminogen activitor inhibitor-1,PAI-1)的表达而影响血管的纤维蛋白溶解;还可通过刺激活性氧自由基产生,参与纤维化的发生发展。ALD 增加 TGFβ 表达,增加细胞外基质(ECM)的合成而促进纤维化的形成;同时 TGF|3 还抑制 ECM 的降解,这是因为 TGFβ 抑制胶原酶和基质溶解素的活性,促进金属蛋白酶组织抑制因子(tissue inhibitors of metalloproteinases,TIMP)及 PAI-1 的表达,造成 ECM 堆积,进一步加速肾组织纤维化的形成。ALD 可以激活

核转录因子 AP-1、NF-κB,尤其是 AP-1。而 AP-1、NF-κB 能促进 ECM 的基因转录、翻译,也增加了前炎症基因 MCP-1、IL-6、IL-1β 的表达,加重肾脏组织炎性浸润,进而发生纤维化。

(四)血管内皮生长因子与肾纤维化

慢性肾脏病的进展不仅与肾小球、肾小管、肾间质的纤维化有关,还与肾血管的病变有关。在肾纤维化的过程中,肾单位丢失引起的最初反应是毛细血管增多,但随后就减少,这个动态变化过程的主要参与因素就是血管内皮生长因子(vascular endothelial growth factor,VEGF)。

VEGF 是相对分子质量 45000 的同型二聚体糖蛋白,由于其基因转录生成的 mRNA 有不同的剪切方式,故有至少 4 种不同的蛋白分子:分泌性 VEGF(VEGF121,VEGF165),细胞相关性 VEGF(VEGF189,VEGF206)。VEGF 有两种受体:VEGFR1(fms-like-tyrosine kinase,Flt-1)、VEGFR2(kinase domain region,KDR)。VEGF 通过其受体产生两大作用:促血管生成、促血管通透,表现在促进内皮细胞迁移、出芽生长、产生管状结构,增加内皮通透性,促进细胞外基质在血管外沉积。此外,VEGF 能刺激内皮细胞葡萄糖转运,表达黏附分子、趋化因子而促进单核细胞浸润。

在肾小球,足突上皮可以分泌 VEGF,而内皮细胞则表达其受体。系膜细胞只有在 Ang Ⅱ、IGF-1 的刺激下才产生 VEGF。在肾间质,远端集合管上皮细胞分泌 VEGF,其受体见于间质血管内皮细胞。

缺氧是 VEGF 表达的强刺激因素,但长期的慢性缺氧例外。葡萄糖、细胞因子、生长因子对 VEGF 表达的影响取决于组织类型、细胞类型、培养环境。NO、Ang Ⅱ 可以刺激血管平滑肌生成 VEGF,但是却抑制小管细胞表达 VEGF。

在肾单位丢失的早期,在缺氧等因素的作用下,残余肾小球 VEGF 表达增加,内皮细胞增生、肾小球肥大。相应地,肾小管 VEGF 表达亦增加,管周毛细血管增生。随着代偿肥大的肾单位逐渐出现炎症反应、结构破坏,足突上皮与肾小管上皮的 VEGF 表达量下降,肾小球毛细血管襻与管周毛细血管减少,肾小球滤过率下降、小管间质缺血缺氧。在这过程中,肾血管平滑肌细胞 VEGF 的表达却是增多的,导致肾弓形动脉、叶间动脉、入球小动脉平滑肌细胞增生,血管腔缩小;同时 VEGF 介导的内皮细胞表达黏附分子、趋化因子增多,炎症反应加剧。这些血管的病变促进了肾纤维化的进展。

(五)氧化应激与慢性肾脏病进展

氧化应激(oxidative stress)是指体内反应氧簇(reactive oxygen species,ROS)产生过多、抗氧化剂减少导致组织损伤的状态。ROS 可以引起炎症反应、细胞增殖和凋亡,是炎症反应和组织修复过程中的重要生理步骤。在肾纤维化过程中,氧化应激的组织损伤大多由 ROS 介导的,部分由 ROS 的作用产物介导。

ROS 包括过氧化氢、羟自由基,是氧代谢过程中的正常中间代谢产物。若 ROS 不能被正常灭活,则其将与碳水化合物、脂肪、蛋白质发生反应。ROS 与碳水化合物发生反应产生活性羰基复合物。ROS 与脂肪发生反应产生的脂氧化产物以丙二醛二醛(MDA)为代表,后者是花生四烯酸等多不饱和脂肪酸被氧化后的产物,与蛋白质有很强的反应性。ROS 与脂肪发生反应的产物尚有活性羰基复合物(比如 4-hydroxynonenal,HNE)、氧化型低密度脂蛋白。

ROS 与蛋白质发生反应产生蛋白质氧化终产物（advanced oxidation protein products，AOPP）。碳水化合物、脂肪被氧化后产生的活性羰基能与蛋白质的氨基发生反应，分别产生终末糖基化产物（advanced glycation end product，AGE）、终末脂氧化产物（advanced lipoxidation end product，ALE），被称为羰基应激（carbonyl stress）。

ROS 主要来源于内皮细胞、血管平滑肌细胞、肾小管上皮细胞的 NADPH 氧化酶及其异构体 NOX、NEPHROX。NADPH 氧化酶活性受多种因素调节，比如：机械因素（环形张力、层流与震荡剪切力）、血管活性因子（Ang Ⅱ、内皮素、凝血酶、5-羟色胺）、细胞因子（IL-1、TNFα）、生长因子（PDGF、TGFβ）。其中 Ang Ⅱ 激活 NADPH 氧化酶，介导了超氧阴离子的升高血压的效应。这个过程涉及 c-Src、花生四烯酸、磷脂酶 D 介导的磷脂酰胆碱水解。

ROS 也可以是炎症的后果。在许多实验动物模型中，无论是免疫介导的还是非免疫介导的肾炎都可以见到肾小球单核细胞浸润。损伤的肾小球可以释放化学趋化因子如：补体成分、细胞因子、趋化因子、白三烯、血小板活化因子，吸引单核细胞到肾小球毛细血管，在这过程中内皮细胞表达黏附分子 ICAM，导致肾小球内单核细胞浸润。在实验动物和人的肾炎中，小管间质亦可见单核细胞浸润，这是小管细胞释放 MCP-1，RANTES（regulated upon activation，normal T cell expressed and secreted），补体成分趋化单核细胞的后果。近端小管上皮细胞可以合成、活化补体系统。残肾模型的进行性纤维化主要是 C5b-9 介导的，这种补体依赖的小管间质改变很大程度上可逆。单核细胞、组织中的巨噬细胞可以分泌髓过氧化物酶（myeloperoxide，MPO），催化过氧化氢和氯离子生成次氯酸，是呼吸爆发过程中重要一环。MPO 产生过多，促进脂质过氧化，也是 ROS 的重要来源。

ROS 可以造成炎症，这是因为 ROS 可以活化 NF-KB，后者促进炎性因子的转录，继而引起炎性细胞浸润，这些细胞又能生成 ROS，放大氧化应激效应，构成恶性循环。

ROS 还可以灭活 NO，通过使 NO 合成酶解耦联、消耗 NO 合成酶共同因子——四氢生物蝶呤减少 NO 产生，促进超氧阴离子的产生。这导致内皮细胞功能障碍，以及多种动物模型的高血压。

由于神经组织富含多不饱和脂肪酸，因而对 ROS 介导的损伤非常敏感。ROS 造成的兴奋毒性可以导致细胞内高钙，神经元 ROS 活化，超氧亚硝基阴离子形成，蛋白质硝化，线粒体损伤，细胞死亡，因而 ROS 介导了慢性肾脏病的神经病变。

ROS 通过其下游的作用产物发挥作用。ROS 作用下生成的活性羰基可以跟细胞表面的蛋白质反应，形成 Schiff 碱，影响细胞信号传递。而 AGE 跟其特异性受体 RAGE 结合，启动p21Ras、MAPK、NF-κB 的基因转录。AGE 与内皮细胞上 RAGE 结合，内皮细胞表达黏附分子增加，吸引循环中的单核细胞在血管壁聚集。AGE 也能与单核/巨噬细胞表面的相应位点结合，促进活性氧自由基的释放，又进一步促进 AGE 形成，形成恶性循环。AGE 多肽还能修饰载脂蛋白 B，增加巨噬细胞对低密度脂蛋白的摄取，加重动脉粥样硬化。

HNE 也是 ROS 的下游作用产物，可以封闭 EGFR，阻断 MAPK 的下游信号传递，在氧化应激相关的细胞凋亡中起重要作用。HNE 还能通过不依赖 Fas，但依赖 GSH 的氧化还原途径活化 caspase-3，启动氧化应激相关的细胞凋亡。

（六）蛋白尿与慢性肾脏病进展

蛋白尿不仅是肾小球损伤的标志,还是慢性肾脏病进展的重要因素。蛋白尿可以导致肾小管间质的炎症、促进肾纤维化、引起细胞凋亡。

1.蛋白尿引起肾小管间质炎症

蛋白尿引起肾小管间质炎症的途径有两条:一是促进炎性因子、趋化因子的表达;二是通过补体活化。

近端肾小管上皮细胞刷状缘有低亲和性的白蛋白受体,包括 Megalin、Cubilin。Megalin是一种跨膜糖蛋白,属于低密度脂蛋白受体家族,相对分子质量 600000,能与白蛋白、胰岛素等结合,刺激其位于细胞内的末端部分磷酸化,从而传导信号到胞内。Cubilin 相对分子质量 460000,能结合白蛋白、转铁蛋白,但由于缺乏跨膜段,需要借助 Megalin 完成其内化过程。细胞内的蛋白质进入溶酶体系统降解,降解过程中可产生大量 ROS。ROS 作为第二信号,启动NF-KB 的转录;也活化 MAPK 通路。另有研究发现白蛋白可以活化肾小管上皮细胞的STAT 通路,后者能把多种细胞因子、生长因子的信号转为基因表达,从而调节细胞生长、分化、凋亡。白蛋白对肾小管的毒性作用很大程度是间接的,即通过其结合的化合物,如游离脂肪酸来实现。白蛋白、HDL、LDL 在降解过程中释放脂肪酸,脂质代谢产物再发挥毒性作用。因此可以看到去脂的白蛋白没有趋化巨噬细胞的活性。

从肾小球滤过屏障漏出的补体可以沉积于近端肾小管刷状缘。尿蛋白也可以直接刺激肾小管上皮细胞 C3 mRNA 上调与蛋白表达。尿中相对分子质量为 30000～100000 的蛋白质刺激小管细胞合成 C3 的作用最强。转铁蛋白不仅促进 C3 的合成,还刺激小管细胞分泌 C3。铁蛋白刺激小管细胞合成 C3 的作用并不依赖铁元素,通过肾小球滤过,或肾小管合成的 C3,沉积在细胞表面,通过补体替代途径活化后发挥毒性作用。C3 与大量蛋白在细胞内降解后产生的氨相互作用,可引起单核细胞活化。

肾小管细胞不仅合成补体,还能表达补体的受体,如补体受体 1(CR1)、补体受体 3(CR3)、C3α 受体。补体与其受体结合后能刺激一些致纤维化基因如:TGF|3 基因、胶原工基因的表达。此外 C5b-9 能上调Ⅳ胶原、纤维连接蛋白等细胞外基质。因此,蛋白尿所致的补体活化,不仅诱导炎症,还有致纤维化的作用。

2.蛋白尿的致肾纤维化作用

蛋白尿通过其致炎作用趋化巨噬细胞。局部的巨噬细胞除了发挥炎性作用外,还通过释放 TGFβ、PDGF、纤溶酶原激活抑制剂(PAI-1)引起肾间质纤维化。巨噬细胞本身还诱导肌纤维母细胞的分化。

体外的研究发现,白蛋白能刺激肾小管细胞合成 TGFβ,上调 TGF-βⅡ型受体的转录、表达。白蛋白刺激 TGFβ 合成的作用呈剂量依赖性,这个过程涉及细胞内 MAPK 信号通路活化,并不需要细胞对白蛋白的内吞作用。白蛋白通过转录后的机制引起肾小管细胞Ⅳ型胶原、层粘连蛋白、纤维连接蛋白的聚积。白蛋白还可以增加金属蛋白酶组织抑制物 1(TIMP-1)和TIMP-2,使基质降解减少。

3.蛋白尿的促细胞凋亡作用

蛋白尿可以诱导肾小管上皮细胞凋亡。凋亡的发生与 Fas-Fas 相关的死亡结构域蛋白

(FADD)-caspase 8(FADD 样的白介素 1β 转换酶)通路的活化有关。相对分子质量 100000～400000 的人血浆蛋白成分能强烈地上调 Fas 与 Fas 配体基因的表达,促进细胞凋亡。而相对分子质量 30000～100000 的人血浆蛋白成分(富含白蛋白)无诱导细胞凋亡的作用。有证据表明 2 型 AngⅡ 受体介导了小管细胞的凋亡。

(七)酸中毒与慢性肾脏病进展

慢性肾脏病时,由于肾单位的丧失,肾脏维持酸碱平衡的能力下降,很容易发生代谢性酸中毒。而酸中毒本身就能促进慢性肾脏病的进展。为维持酸碱平衡,健存的肾单位必须加倍产氨。氨的产生增加是通过增加 Na⁺/谷氨酰胺协同转运蛋白、谷氨酰胺酶、谷氨酰胺脱氢酶及磷酸烯醇式丙酮酸羧激酶活性等系列途径实现的,从而有利于谷氨酰胺向近端肾小管细胞中转运以及氨的合成。酸中毒的部分作用由氨介导。

1.酸中毒使尿钙排出增加

慢性酸中毒由于骨骼钙盐释放增加,加上酸中毒本身抑制肾小管重吸收钙,因而尿钙排泄增加。另外,酸中毒时肾小管重吸收枸橼酸增加,从而使尿枸橼酸水平降低,而尿枸橼酸水平降低引起尿钙溶解度降低,促进钙盐在肾组织沉积,诱发肾结石。

2.酸中毒促进肾脏囊肿形成

酸中毒亦能通过诱发肾囊肿形成而促进肾脏病进展。酸中毒通过引起细胞内低钾促使囊壁上皮细胞的肥大和增生。

3.酸中毒致纤维化作用

酸中毒可以激活健存肾单位酪氨酸激酶 c-Scr 基因表达,而 c-Scr 基因可调节 c-fos 和 c-jun,两者再形成 AP-1 样转录因子,刺激各种生长因子如 TGFβ、PDGF 等表达,引起细胞肥大和增生。另一方面,酸中毒能够抑制 MMP-1 和 MMP-3 的活性而增加 TIMP-1 和 TIMP-2 的活性,促进 ECM 积聚。

4.氨介导的毒性

(1)氨的促生长作用:氨能够扩大 AngⅡ 促进二酰甘油(DAG)生成的效应,另外,氨亦能与各种生长因子协同刺激三磷酸肌醇通路,增加 PKC 的活性,促进蛋白质合成。氨还能够抑制蛋白质降解,这是氨抑制溶酶体中组织蛋白酶 L、B 活性,引起溶酶体、高尔基体肿胀有关。

(2)氨的补体活化作用:氨可以通过旁路途径激活补体,引起肾小管一间质损害。氨能直接作用于补体旁路途径中的补体 C3,使其中的硫脂键断裂,形成酰胺化 C3,进一步激活 C3/C5 转化酶。激活的 C3 可直接与系膜表面氨基起反应引起损害;亦能通过产生 C5a 和 C5b-9 起作用。C5a 作为趋化因子吸引各种炎症细胞在肾小管间质浸润;C5b-9 则作为膜攻击复合物溶解细胞膜。酰胺化 C3 亦可以同淋巴细胞和单核细胞上 CR1 受体相结合,引起氧化应激。

(八)促红素与慢性肾脏病进展

肾组织的缺氧与氧化应激是肾纤维化的重要原因。促红素通过提高改善组织氧供、减轻氧化应激、抗凋亡延缓肾衰进展。

首先,促红素治疗纠正贫血,提高血液的携氧能力,改善了组织氧供,不同程度地纠正了肾内低氧状态,减轻小管损伤,从而延缓肾衰进展。促红素还有促进血管生成的作用,纠正肾纤维化过程中的毛细血管床的减少,提高组织血供。

1.促红素的抗氧化作用

促红素通过提高红细胞数量发挥抗氧化作用。红细胞本身就是血液的抗氧化成分。红细胞的抗氧化作用依赖谷胱甘肽系统、超氧化物歧化酶、过氧化氢酶、维生素 E、辅酶 Q 以及一些已没有酶活性但还能与活性氧反应的细胞蛋白。而且，红细胞还能通过磷酸戊糖通路以及谷胱甘肽还原酶生成还原性物质。

促红素除了增加红细胞数目外，还能提高红细胞的抗氧化能力。促红素与细胞上的受体结合后活化 NF-κB，启动基因的转录与翻译，超氧化物歧化酶、谷胱甘肽表达增加。

2.促红素的抗凋亡作用

促红素有延长红细胞寿命、抗凋亡的作用。该作用与以下因素相关：促红素增加一些抗凋亡蛋白如：Bcl-xL、Bcl-2、X-IAP、c-IAP 的表达；促红素通过活化 PKB/Atk 通路，影响致凋亡蛋白如：Bad、caspase 9 的磷酸化。促红素的抗凋亡的作用不仅见于红细胞，也见于其他细胞，如：神经元细胞、血管内皮细胞、血管平滑肌细胞、肾小管上皮细胞。

（九）维生素 D 与慢性肾脏病进展

表皮基底层的 7-脱氢胆固醇经紫外线（波长 $290\sim315$ nm）的光解作用转变为 $VitD_3$，是体内 $VitD_3$ 的主要来源。$VitD_3$ 首先在肝脏经 25-羟化酶作用转变为 25-羟胆骨化醇（$25(OH)D_3$）。在肾脏近端小管上皮细胞线粒体中 1α-羟化酶作用下，$25(OH)D_3$ 进一步形成具有生物活性的 $1,25(OH)_2D_3$。

$1,25(OH)_2D_3$ 的生理作用需通过其受体——维生素 D 受体（vitamin D receptor，VDR）。VDR 为亲核蛋白，属于核受体大家族，该家族包括类固醇激素受体、甲状腺素受体（TR）及维 A 酸受体（RAR 和 RXR）等。VDR 无法以单体形式与特异性维生素 D 反应元件结合，需与 9-顺式维 A 酸受体（RXR）结合形成二聚体后，才能与维生素 D 反应元件紧密结合发挥作用。VDR 的 DNA 结合区（DNA-binding domain，DBD）可识别靶基因中维生素 D 反应元件。DBD 富含半胱氨酸，有两组共 8 个半胱氨酸从 4 个方向分别与 2 个锌原子结合形成两个襻状结构，称为锌指结构。第一个锌指结构能特异性识别 DNA，第二个锌指结构则增加结合的稳定性。

由 VDR 介导，可以刺激某些蛋白质合成如：维生素 D 依赖性钙结合蛋白、25(OH)D-24-羟化酶、VDR、膜钙泵、骨钙素（osteocalcin）、骨桥素（osteopontin）、$β_3$ 整合素及鸟氨酸脱羧酶等。VDR 也可或抑制某些蛋白质合成，如：I 型胶原、PTH 和 PTH 相关肽等。这样，维生素 D 通过 VDR 参与了广泛的生物效应，包括：钙平衡、免疫调节、细胞增生与分化。因此，维生素 D 能通过多种机制延缓慢性肾脏病的进展。

首先，维生素 D 的免疫调节作用能抑制肾脏炎症。因为 $1,25(OH)_2D_3$ 可直接抑制人类白介素-2 基因和粒细胞巨噬细胞集落刺激因子（GM-CSF）基因 mRNA 表达，并诱导 c-Fos 基因的转录。在 GM-CSF 基因的增强子中，存在一个混合反应元件，能被 Fos-Jun 和活化 T 细胞核因子 1（NFAT1）识别。VDR 可以单体形式直接竞争 NFAT1 结合位点，并能促使 Jun-Fos 异二聚体稳固地结合在该元件的活化蛋白-1（AP-1）附近，有效阻止 NFAT1-AP-1 活化复合物的形成，从而抑制 GM-CSF 的基因转录。VDR 阻碍白介素-2 基因的转录也是通过类似的机制，即竞争性地与正性调节元件结合，抑制 NFAT1-AP-1 活化复合物的形成。

其次，维生素 D 能影响细胞增生与分化，阻止系膜细胞活化。在细胞周期素依赖激酶

(CDK)的抑制子-p21基因启动子中也已发现维生素D反应元件,其上有多个VDR-RXR结合位点。1,25(OH)$_2$D$_3$能直接促进p21基因的转录,使细胞无法通过G1期,阻止细胞生长。维生素D通过诱导肝细胞生长因子表达,使得肌纤维母细胞活化被抑制、成纤维细胞分泌细胞外基质减少,从而阻止肾纤维化发生发展。更重要的是,维生素D可以阻断肾小管上皮向间充质的转分化的这个肾纤维化的关键步骤,因为维生素D通过VDR,与一些转录调节因子如:Smad、β环连蛋白(βcatenin)发生交互作用。

第三,维生素D能抑制RAS。维生素D与VDR结合后,VDR与RXR形成异二聚体,在共抑制子的协同下作用与维生素D负性反应元件,抑制肾素基因转录。

维生素D抑制肾纤维化的作用机制很大程度上得益于对1,25(OH)$_2$D$_3$类似物的研究。帕里钙三醇(paricalcitol)的结构是19-去甲1,25(OH)$_2$D$_2$(19-nor-1,25-dihydroxyvitamin D2)。帕里钙三醇能抑制TGFβ及其1型受体的表达,并通过抑制TGFβ/Smad信号通路,抑制Snail表达。Snail是一种锌指蛋白,能结合DNA,能识别靶基因增强子中的反应元件-E盒,导致靶基因转录降低。Snail能抑制E-钙黏合素(E-cadherin)与VDR的表达。因而Snail在肾小管上皮向间充质的转分化过程中扮演着重要角色。帕里钙三醇能阻止肾小管上皮向间充质的转分化,维持肾小管上皮细胞表达E-钙黏合素,抑制其表达α平滑肌肌动蛋白(α-smooth muscle actin,α-SMA)。因而帕里钙三醇能减少肾间质胶原沉积,抑制纤维连接蛋白、胶原Ⅰ、胶原Ⅲ mRNA的表达。

(十)甲状旁腺激素与慢性肾脏病进展

当肾小球滤过率降低到50mL/min以下时,在高血磷、低血钙、活性维生素D缺乏以及维生素D受体、钙敏感受体下调的影响下,甲状旁腺激素(parathyroidhormone,PTH)分泌增多。与PTH有着共同祖先基因的甲状旁腺激素相关蛋白(PTH related protein,PTHrP)的水平也升高,PTH与PTHrP共同作用于PTH/PTHrP受体,产生类似效应。

很多组织细胞都能合成与分泌PTHrP,如:中枢神经细胞、垂体细胞、甲状旁腺细胞、肾上腺髓质细胞、胰腺细胞。这些细胞分泌的PTHrP可作为激素进入血循环发挥内分泌作用,而骨细胞、肾小管细胞、血管平滑肌细胞、肝细胞分泌的PTHrP起自分泌、旁分泌作用。

PTH/PTHrP受体兴奋后的细胞内的信号传递途径详见"甲状旁腺激素的作用机制"。

PTH/PTHrP受体广泛存在于近曲小管、远曲小管、髓襻升支粗段、直小管。当配受体结合后,可激活la-羟化酶,抑制近曲小管磷、碳酸氢盐重吸收、促进远曲小管钙重吸收。增高的PTH能刺激肾小管细胞释放溶酶体,导致肾小管损伤。

PTH/PTHrP受体在肾小球系膜细胞上也有表达,能促进细胞DNA合成与细胞增生,介导了细胞外基质的增多,导致肾小球硬化。

PTH、PTHrP对肾血流有影响,但实验观察的结果并不一致。有人将PTH、PTHrP直接注入大鼠肾动脉,可见小动脉扩张、肾血流增加、肾小球滤过率增加。而另外的研究发现,PTH、PTHrP降低单个、整体肾小球滤过率,且部分作用通过增加血管紧张素Ⅱ水平介导。这些不同的结果可能与实验条件、肾小球的生理状态不同有关。

(十一)免疫遗传学因素与慢性肾脏病进展

免疫遗传学与基因多态性的研究证明遗传因素不仅对动物、还对人类的慢性肾脏病的易感性与自然史有很大影响。

例如鼠出现年龄相关的与疾病诱导的肾小球硬化就有种系依赖性现象。Sprague-Dawley、Wistar、Lewis 鼠容易出现进行性、年龄相关性肾小球病变。而 Wistar-Kyoto、PVG/c、ACI/MN 鼠则否。

C57/Os＋鼠容易出现肾单位数目减少与巨大肾小球现象，但是却对肾大部切除以诱导肾小球硬化有抵抗作用。而 ROP/Os＋突变鼠同样有巨大肾小球，但对肾大部切除诱导的肾小球硬化易感。这个现象提示在导致肾小球硬化方面，基因的作用超过肾小球大小的作用。

将肾小球硬化易感鼠的骨髓移植到肾小球硬化抵抗鼠的体内，后者则容易出现肾小球硬化，这反映了基因在肾小球硬化进程中的重要性。

在人类，已观察到 HLA 抗原与进行性肾功能不全易感性之间的关系。对美国肾移植登记资料的研究表明，HLA-DR3 与患有膜性肾病、糖尿病肾病的非洲裔美国人、高加索人进展至终末期肾病有关。另一方面，HLA-DR3 与 IgA 肾病、局灶节段性肾小球硬化进展至终末期肾病无关。在特发性膜性肾病，其易感基因为 HLA-DR3、DR5 and DR3-B18-Bf＊F。IgA 肾病若携有 HLA-BW35、DR4、B27 与 DR1 抗原，以及补体表型 C3FF（BfFF 的纯合子），其肾功能不全的进展要快些。HLA-DQBl＊0301 与 IgA 肾病进展有密切联系。若 IgA 肾病患者缺乏补体蛋白 4A，其发生终末期肾病概率增加。在系膜毛细血管性肾小球肾炎，若出现 B8-DR3-SCO1-GLO2 跟不良预后有关。

第三节　钠代谢低钠血症

低钠血症是指血钠低于正常水平（约 135mmol/L），是综合医院患者中最常见的电解质紊乱。低钠血症并不意味着体内的钠盐必然过少，实际上低钠血症时绝大多数情况下总体液量常常增多或正常，只不过水较钠相对过多。

一、病因与发病机制

根据血渗透压与低钠血症的关系，可将低钠血症分为低渗性低钠血症、高渗性低钠血症和等渗性假性低钠血症 3 类。

（一）低渗性低钠血症

绝大多数低钠血症合并有细胞外液渗透压过低的情况。低渗性低钠血症既可以出现在细胞外液容量增多，也可以出现在细胞外液正常或降低 3 个不同条件下。

1.低容量性低渗性低钠血症

主要为机体体液丢失所致，其方式有：经肾外丢失，如胃肠引流、造瘘、大量腹泻、经皮肤大量出汗等；经肾丢失，如利尿剂应用、肾上腺皮质功能减退等。

低容量造成低钠血症的发生机制为动脉系统内有效血容量不足，促使抗利尿激素（ADH）大量分泌，自由水从肾大量重吸收；另外，由于容量不足导致肾小球滤过率下降，滤过的滤液又大量在近端肾小管被重吸收，到达稀释段的用来制造稀释尿液的滤液不足，尿液未能获得充分稀释；最后，容量过低又可刺激口渴中枢，导致饮水过多；另外，许多使容量过低的情况还伴有失钾,通常血钾偏低,引起 Na^+ 向细胞内转移,更促进了低钠血症的形成。

2.高容量性低渗性低钠血症

发生高血容量性低钠血症是因为随着总体钠的增加水也明显增加,而且水的增加超过了钠的增加。常见于慢性心功能不全、肝硬化、肾衰竭、肾病综合征等。在这些情况下,虽然细胞外液量增多或可正常,但体液过多分布于第三间隙(皮下组织、胸腹水),使动脉有效循环血量不足,促使 ADH 分泌过多。

精氨酸血管加压素(AVP)与集合管主细胞上的 V_2 受体结合后触发了 cAMP 介导的水通道蛋白2(AQP_2)的磷酸化,从而使水通道蛋白整合到细胞表面,增加水的重吸收。AVP 的非渗透性释放以及 AQP_2 调节的紊乱,是一系列情况下水代谢异常的共同机制,包括心功能衰竭、肝硬化、肾病综合征、肾衰竭和 SIADH。

3.等血容量性低渗性低钠血症

其特点为出现电解质紊乱时,患者的总体钠无明显异常,血容量基本不增加或增加有限,无水肿,临床症状也不突出,极易被忽视。其实,此时患者体内的体液容量是增多的,但增多的水分大多位于细胞内(占 2/3),仅 1/3 蓄积在 ECF 中,所以临床症状不明显。

造成这类低钠血症最常见的病因为各种原因导致的 ADH 失比例性分泌过多(SIADH),它也是住院患者中引起低钠血症的最常见疾病。SIADH 是指由于病理性的 ADH 不适当分泌或肾对 ADH 的反应过敏而导致的肾保水和稀释性低钠血症。可见于神经垂体 ADH 分泌过多、垂体以外 ADH 分泌过多以及外源性药物促使 ADH 作用过强 3 大类。

不少严重肺部慢性疾病,包括肿瘤、结核、炎症或结节病等,可有 ADH 分泌过多,其确切原因不详。有人证实在肿瘤性病变中,该肿瘤可以分泌 ADH,或者有类似 ADH 活性的物质。中枢神经系统疾病,包括脑膜炎、脑炎、肿瘤、创伤等,也可有 ADH 分泌过多,大多数认为是上述病变本身以及疼痛等对下视丘渗透中枢刺激而致。

可以刺激中枢 ADH 分泌的药物主要有菸草酸、吗啡、氯贝丁酯、三环类抗忧郁药以及化疗药如长春新碱、环磷酰胺等。抗肿瘤治疗时,不仅上述药物本身可引起 ADH 分泌,治疗期间所出现的恶心、呕吐等反应也可刺激 ADH 分泌。

增强 ADH 对肾作用的药物主要为促使集合管 cAMP 增加的药物,包括一些口服降糖药(氯磺丁脲)、氨茶碱(可以抑制磷酸二酯酶使 cAMP 降解减慢)以及抑制前列腺素合成的药物,包括阿司匹林、吲哚美辛等。由于前列腺素被抑制,对 ADH 的拮抗作用减轻,出现水分过多,血钠过低。

甲状腺功能减退患者 ADH 水平常较正常人高,目前认为其原因主要为 ADH 分泌过多;ADH 分泌阈改变;本病常导致心搏出量减少,肾血浆流量及肾小球滤过率偏低,使到达远端稀释段尿液不足等。

肾上腺皮质功能减退患者常有肾钠丢失过多以及继发性 ADH 分泌过多。

手术前后患者特别容易出现低钠血症,这是因为各种刺激如疼痛、呕吐等均可刺激 ADH 的分泌;手术常伴有血容量改变;手术前后控制饮水使到达稀释段的用来制造稀释尿液的滤液不足等。

(二)高渗性低钠血症

由于具有渗透活性的非离子性溶质把水从细胞内转移到细胞外液,从而稀释了血钠而导致低钠血症。多合并高血糖状态,多见于血糖控制不好的糖尿病患者。可引起这种低钠血症的物质还有甘露醇、麦芽糖、甘油等。这些高渗性的物质除了直接提高血浆渗透压外,还可以通过渗透性利尿的作用,使血浆渗透压进一步升高,导致病情恶化。

(三)等渗性假性低钠血症

严重高脂血症,少数如异常高蛋白血症时可伴有低钠血症。这是因为在这两种情况时,血浆中含水部分比例减少,同等血浆中测出的钠浓度也相对偏低,实际血浆内含水部分血钠和血渗均正常。

二、临床表现

低钠血症主要是神经系统症状,既与低钠血症的严重程度有关,但更与血钠浓度改变的速度密切相关。另外还与当时的血容量水平以及可能潜在的易于发生电解质紊乱的神经系统疾患有关。血浆渗透浓度降低,水分从细胞外进入细胞内,脑细胞发生水肿后,脑内发生了一系列调节反应以降低升高的颅内压:①容量调节反应:通过降低脑血流,脑脊液产生增加以降低颅内压力。②渗透压调节反应:包括细胞内 K^+、Na^+、氯化物及有机溶质从细胞内移向细胞外,从而降低细胞内的渗透浓度。如果低钠血症持续存在,其他有机溶质如磷酸肌酐、肌醇、氨基酸等也从细胞内丢失。后一过程需细胞膜上转运蛋白来完成。如果低钠血症发生快且严重,超出了脑细胞的调节范围,则导致严重脑水肿的发生,产生明显的神经系统症状。

低钠血症的病死率除部分极严重的血钠过低以及在极短期内发生者外,更多是受其基本病变的影响。大多数(约 2/3)患者并无症状,仅在化验时发现。症状性低钠血症发生的男女比例相同,但老年人和育龄妇女更易于发生低钠血症的脑损害。

血清钠浓度低于 125~130mmol/L 时,最早出现的症状是恶心、呕吐、不适等;当血清钠浓度低于 115~120mmol/L,就会出现头痛、嗜睡,最终出现抽搐、昏迷和呼吸困难。低钠血症脑病常常是可逆的。慢性低钠血症发生神经系统症状以及脑水肿的严重程度都远低于急性低钠血症。如果慢性低钠血症患者出现症状,那么其血清钠浓度常低于 110mmol/L,并常有低钠血症的急剧恶化。

三、诊断

(一)确定是否真正有低钠血症

低钠血症的患者需测定血渗透压,若渗透压正常,则可能为严重高脂血症或少见的异常高蛋白血症所致的假性低钠血症。渗透压增高则为高渗性低钠血症。

(二)估计细胞外液容量状况

容量低者低钠血症主要由体液绝对或相对不足所致。血压偏低或下降、皮肤弹性差以及实验室检查示血尿素氮上升、肌酐轻度上升等均支持该诊断。病史中如有胃肠道液体丢失、大量出汗、尿钠<10mmol/L 者,提示经肾外丢失;尿钠>20mmol/L,有应用利尿剂病史或检查有糖尿病或肾上腺皮质功能减退者,则可确定为经肾丢失。尿钾测定也很重要,高者常提示有近端小管或髓襻的 Na^+ 重吸收障碍,或者由呕吐、利尿剂等引起;低者提示有醛固酮过低的情况。

细胞外液不少且同时有水肿或第三间隙液体积聚者，低钠血症大多因心、肝、肾等导致水肿形成而致。如无水肿，血压正常，同时无任何体液过少的迹象，低钠血症主要是由 ADH 分泌过多引起。此时如果严重少尿，血尿素氮、肌酐明显升高，尿钠排泄仍＞20mmol/L 者，为肾衰竭引起；如果尿渗透压明显降低（＜80mmol/kg·H_2O），且伴有明显多饮，则本病可能由多饮引起，常见原因为精神病或者服用某些导致严重口渴的药物（如三环类抗抑郁药）。

SIADH 临床诊断标准：持续性低钠血症伴下列 4 项内容：①无肾、心、肺、肾上腺、垂体功能障碍。②细胞外液呈低渗透压状态。③尿液无法正常性稀释，给予液体负荷（包括注射生理盐水）后由于水继续贮存在体内，Na^+ 仍然从尿中排出，低钠血症继续加剧。④限制摄水可以改善低钠血症情况。

在诊断 SIADH 时应注意：①血尿酸水平在 SIADH 通常偏低，如果偏高，则应除外有效细胞外液量不足引起。②血 K^+ 通常正常。伴有低 K^+ 者常是其他原因引致的低钠血症，特别是呕吐以及高醛固酮症导致的；高钾者则应注意有低醛固酮血症情况存在。③HCO_3^- 通常正常。由利尿剂引起者，可偏高；醛固酮过低者，则可偏低。④血尿素氮大多偏低。

临床上 SIADH 有 4 种亚型：①持续高水平 ADH 释放，大多由肺癌引起，约占 SIADH 中的 38%。②渗透值重调，表现为对 ADH 分泌的调节仍然正常，但阈值处于较低渗透浓度，约占 38%。③低渗血症对 ADH 完全无抑制作用，大约占 16%，该型患者在渗透压过高时分泌正常，但低渗血症时无法下降到零水平。④肾对 ADH 反应过敏，大约占 8%，该型 ADH 水平及分泌调节情况正常，血中也无 ADH 样物质存在。

四、治疗

血钠浓度降低的速度和程度，是决定低钠血症处理方式的关键。低钠血症的临床症状固然与低钠的严重程度有密切的关系，但更与病情发展的快慢有关。出现于 48h 内的低钠血症为急性情况，而 48h 以上或更长时间的为慢性。急性的有症状的低钠血症，特别是出现严重的神经系统症状必须立即处理；而慢性无症状或轻度的低钠血症，则不必紧急治疗、过快纠正。同时，治疗时还要全面考虑造成低钠血症的病因、血容量与低钠血症的关系、补钠溶液的选择及血钠浓度回升速度的掌握等因素。

（一）急性症状性低钠血症

1.高容量性低钠血症

首先要限制入水，通过水的负平衡使血钠浓度上升。其次，往往需要输注高渗盐水，以期在允许范围内尽可能快地提高血钠浓度，尽早缓解临床症状。但纠正低钠血症的速度不可过快，否则有发生渗透性脱髓鞘作用的危险，主要是脑桥部损害，称为中央脑桥性脱髓鞘形成（central pontine myelinolysis，CPM），其机制仍不甚明了。可能与钠浓度升高导致渗透性内皮细胞损伤，使含血管较多的大脑灰质释放对髓鞘有害的物质所致；也可能与低钠血症时脑组织处于低渗状态，快速补充高渗盐水可使血浆渗透压迅速升高进而造成脑组织脱水，血脑屏障遭到破坏，有害物质透过血脑屏障使髓鞘脱失有关。如表现为低钠血症纠正后 2～6d 出现严重的神经系统症状，甚至出现截瘫、四肢瘫痪、失语等严重并发症，这些变化往往是不可逆的。因此首先在最初治疗的数小时内补充 3% 高渗盐水时，如急性低钠血症伴有抽搐或昏迷及其他严重神经系统症状，或是与脑疝形成有关的原因导致的症状性低钠血症者，纠正血钠的速度应在最初的 3～4h 达到每小时 1.5～2mmol/L 直至症状缓解,但 24h 不超过 10～12mmol/L, 48h 不超过 18mmol/L。如有症状,但不符合以上标准者,最初的 3～4h 每小时不超过 1mmol/L,24h 不超过 8mmol/L,48h 不超过 18mmol/L。对于症状性低钠血症发生时间不明确者,每日不宜超过 8mmol/L;伴有抽搐者可先使用抗痉挛药物。一般可先纠正到 120～125mmol/L,或虽未达到该水平,但低钠血症症状已改善。

可按计算所得缺钠量先补 1/3,缺乏钠量可根据以下公式计算:

$$净失钠量(mmol)=血钠浓度的改变(mmol/L)\times 总体水量(kg)$$
$$(每升 3\% NaCl 溶液含 512mmol NaCl)$$

治疗过程中常常需要合并使用呋塞米,以避免因输入高渗盐水而引发细胞外液增多。治疗过程测定尿量及尿钠量,再将排出的尿钠量加以补充而不补充水。每两小时监测神经系统体征和血清电解质水平。

当患者病情严重,如急性肾衰竭、严重肾病综合征、重度充血性心衰,纠正低钠时输注液体往往加重容量负荷,使用利尿剂或是利尿反应差或是可能加重病情,这时可采取连续性肾替代治疗(如持续性静脉—静脉血液滤过,CVVH)的方法。

2.正常容量性低钠血症

以限水、利尿即可,严重时亦可输注高渗盐水。如治疗 SIADH 造成的明显低钠血症时,除积极处理可能的基本病因(如肿瘤、肺部疾患、内分泌疾患、中枢神经系统疾患和药物等)外,应严格限水。单纯限水(500～1000mL/d)可能是长期、主要的治疗措施,其目的就是产生负水平衡。可以使用襻利尿剂,增加自由水的清除,但同时必须注意补充钠盐和钾盐,防止利尿带来的电解质丢失。

3.低容量性低钠血症

采用等渗盐水补充血容量,有低血压者可以补充白蛋白、血浆等胶体物质。

(二)慢性症状性低钠血症

过快纠正慢性低钠血症也会增加 CPM 的危险性。某些人群,如手术后的育龄妇女、服用噻嗪类利尿剂的老年人、营养不良以及精神性多饮的患者在快速纠正低钠血症后发生并发症的危险性高。严重慢性低钠血症脑内水分大约可增加 10%,因此治疗的关键是使血钠浓度在最初的 24h 内适当的升高 10% 或 10mmol/L。但初步纠正后,以后 Na^+ 纠正速率每小时不宜超过 1～1.5mmol/L,或 24h 内血 Na^+ 上升不宜超过 15mmol/L。

(三)无症状性低钠血症

无症状性或轻度低钠血症一般不必治疗,以处理原发疾病为主。最简单和成功的方法就是限制水的摄入。水的摄入应少于自由水的丢失(自由水的丢失包括尿量加上汗液与粪便中的含水量)。若纠正低钠血症,24h 内血钠浓度上升不超过 10～12mmol/L,48h 上升不超过 18mmol/L。

乙醇可以抑制 ADH,理论上可用来治疗 SIADH,但是实际应用多有困难。苯妥英钠可抑制神经垂体 ADH 的释放,SIADH 时也可应用,但临床使用效果也不理想,仅用于确定 ADH 过多是因神经垂体释放过度或垂体外组织(如肺癌)而来。锂盐可以对抗 ADH 对肾小管作用,但在 SIADH 治疗时,实际有效率仅十分之一,且具有神经毒作用,还可能引起间质性肾炎等。目前多选择地美环素(去甲金霉素),其能改善多饮、多尿症状,在蟾蜍膀胱实验中证明本药可以抑制血 AVP 所诱发的水重吸收。在培养的人肾乳头细胞中发现,它还可干预 cAMP 生成以及抑制 cAMP 依赖型的蛋白激酶形成,推测因而能抑制 AQPz 的作用。应用 3~6d 起效后可减至维持血钠的最低剂量,一般为 300~900mg/d,饭后 1~2h 服用,避免同时服用钙剂、镁剂、铝剂及抗酸药。但该药的不良反应,如肾毒性、多尿、皮肤过敏反应、儿童牙齿及骨骼发育异常等往往限制了它的应用,使用时应谨慎。肝硬化以及伴有肝代谢异常和肾损害的充血性心衰患者禁用。近年来新型选择性 V2 受体拮抗剂(如 tolvaptan 和 satavaptan)的面世为治疗低钠血症开辟了一条安全、特异的途径,这些 AVP 受体拮抗剂具有尿水排泄作用,与传统的"尿盐排泄药物"(如呋塞米)不同,它们能够选择性增加游离水排泄而没有明显的电解质丢失,降低尿渗透压,提高血 Na⁺ 浓度;产生有益的血流动力学变化;口服方便,不必补充盐水,不会增加循环血容量,没有明显的副作用。在慢性充血性心力衰竭、肝硬化、SIADH 等导致的低钠血症中有良好效果。

高钠血症

高钠血症指血钠过高(通常为大于 145mmol/L)并伴血渗透压过高的情况。除个别情况外(输入过多含钠盐过多的液体等),本症主要是由失水引起,有时也伴失钠,但失水程度大于失钠。本病常有细胞内水分减少,这是由于细胞外高渗透压可以将细胞内水分吸出到细胞外,因此血容量开始并不下降,但到晚期严重时仍可减少。

一、病因和发病机制

正常渗透中枢对血渗透压过高的反应十分敏感,一般血渗透压上升 2mmol/kg·H₂O 时即可刺激抗利尿激素分泌,促使水分从肾重吸收;同时,高渗透压造成口渴中枢兴奋,可以通过饮水而稀释血液。当水源缺乏或无法饮水、ADH 释放或作用障碍或低渗性体液从肾或肾外其他途径丢失时,都可能导致高钠血症。常见于下列情况。

(一)水摄入不足

航海迷航或沙漠中缺乏水源,昏迷、拒食、消化道病变引起饮水困难、脑外伤及脑血管意外等导致渴感中枢迟钝或渗透压感受器不敏感,原发性饮水过少症等均可引起水摄入一不足导致高钠血症。

(二)水丢失过多

1.经肾外丢失

高热、高温环境、剧烈运动导致的大量出汗可引起水从皮肤大量丧失;喘息状态、过度换气、气管切开等可使水从呼吸道丢失过多;胃肠道渗透性水样腹泻等。

2.经肾丢失

主要由中枢性尿崩症及肾性尿崩症,或应用大量渗透性利尿剂引起。中枢性尿崩症是 ADH 分泌减少引起的不同程度的多尿。ADH 缺乏可由 ADH 分泌的一个或多个环节的障碍引起:如下丘脑渗透压感受器、视上核或室旁核和视上垂体束上部。肾性尿崩症为 AVP 的 V₂

受体基因异常导致的疾病,在先天性肾性尿崩症中,近 10% 的患者由水通道蛋白 2（AQP_2）基因变异引起。近来研究证实在许多获得性肾性尿崩症中,包括锂中毒、低钾血症、高钙血症以及梗阻性肾病所致者,也有 AQP_2 调节障碍。未控制的糖尿病使大量过多溶质微粒通过肾小管而致渗透性利尿;长期鼻饲高蛋白质流质饮食等所致的溶质性利尿（称鼻饲综合征）;使用高渗葡萄糖溶液、甘露醇,山梨醇、尿素等脱水疗法致溶质性利尿。

（三）水转入细胞内

可见于剧烈运动、抽搐等后,由于上述原因造成细胞内小分子增多,渗透压增加,促使水进入细胞内,一般持续不长。乳酸性酸中毒时,糖原大量分解为小分子的乳酸,使细胞内渗透压过高,水转移到细胞内,也造成高钠血症。

（四）钠输入过多

常见于注射 $NaHCO_3$、过多输入高渗性 NaCl 等,患者多伴有严重血容量过多。

（五）肾排钠减少

见于右心衰竭、肾病综合征、肝硬化腹水等肾前性少尿;急、慢性肾衰竭等肾性少尿;代谢性酸中毒、心肺复苏等补碱过多;老人或婴幼儿肾功能不良;库欣综合征、原发性醛固酮增多症等排钾保钠性疾病;使用去氧皮质酮、甘草类排钾保钠类药物等。

（六）特发性高钠血症

由口渴中枢障碍或 AVP 调节异常引起,病因不明。少部分病例可有脑肿瘤、肉芽肿等病变或创伤、脑血管意外等病史,确切机制不明。

二、临床表现

主要由于血钠浓度过高造成的高渗状态,使细胞内水分逸出到细胞外,导致细胞失水,特别是脑细胞失水,可造成一系列神经系统症状,包括肌无力,尤以下肢偏重;神志先较兴奋,逐渐转为抑郁、淡漠,最后可有智力下降;性格改变;肌张力增高,腱发射亢进;直至抽搐、错乱、幻觉、昏迷甚至死亡。严重高钠血症患者可有颅内出血、硬膜下血肿、大静脉窦血栓形成等,可能是因细胞严重脱水、颅内压显著下降、脑血管扭曲、血循环障碍所致。失水严重的患者还有心动过速、体温上升、血压下降等表现。发病越快,症状越明显。与低钠血症一样,缓慢发生的高钠血症症状一般相对为轻,因为脑细胞此时可以将细胞外 Na^+、K^+ 等转移到细胞内;同时还能合成许多小分子的具有渗透性的物质,主要为肌醇、谷氨酸及谷氨酰胺等,它们可参与细胞内渗透微粒组成,从而预防细胞过度失水而致功能障碍。

其他症状根据造成本症的基本病变等情况而异。如由尿崩症引起者有明显多尿;皮肤失水过多所致者有发热;注射过多高张性 NaCl 或 $NaHCO_3$ 引起者则有高血压、呼吸困难、咳嗽等心衰症状。

三、诊断

通常根据水渗入不足、失水过多、钠摄入过多等病史可以判断高钠血症的病因。若病因不明时,测定尿渗透压将有助于诊断。

若高钠血症伴尿渗透压超过 $700\sim800mmol/kg$,提示下丘脑和肾功能无异常,高钠血症的原因可能为大量失水、钠负荷过多或渴觉障碍等。此时可测定尿钠浓度,若尿钠浓度低于 $25mmol/L$,提示水丢失或容量不足;若尿钠浓度高于 $100mmol/L$,提示高渗钠溶液输入过多。

若尿渗透压低于血渗透压,则为中枢性尿崩症或肾性尿崩症,此时可给予外源性 ADH(鼻腔吸入 10μg 的 dDAVP 或皮下注射 5 单位血管加压素)加以鉴别,若给药后,尿渗透压上升超过 50%,提示为中枢性尿崩症;若尿渗透压无明显变化,提示为肾性尿崩症。

若高钠血症伴尿渗透压 300～800mmol/kg,可有以下原因:①较重的中枢性尿崩症。可由于内源性 ADH 的释放,或容量缺乏使至集合管的液体减少,集合管水分重吸收使尿渗透压升高。随着水分的补充和高钠血症的纠正,多尿会逐渐明显。②部分性中枢性或肾性尿崩症。根据对外源性 ADH 的反应加以鉴别。前者尿渗透压上升超过至少 50mmol/kg,而后者无变化。③渗透性利尿。测定尿葡萄糖或尿素浓度和尿总溶质排泄(尿渗透压和每日尿量的乘积)有助于诊断,后者正常值为每日 600～900mmol,超过每日 1000mmol 提示高钠血症有溶质排泄增加参与。渗透性利尿致高钠血症者对外源性 ADH 无反应。

四、治疗

积极治疗原发病,严密注意每日出入水量平衡及监测电解质等指标变化,控制钠摄入和不适当的钠输入。

对于水分丢失的高钠血症,一般首先计算水的丢失量,可以根据以下公式计算:

$$缺水量=CBW×[(实测钠浓度/140)-1]$$

式中,CBW 为目前身体的含水量,男性为 0.5×体重(kg),女性为 0.4×体重(kg)。

此公式计算的为将血浆钠浓度纠正至 140mmol/L 时所需的水量,总补水量还应包括不显性失水以及尿和胃肠道的失水量。通常静脉补充葡萄糖溶液,能进食的患者可口服。有缺钾者可同时补钾。纠正高钠血症的速度不宜过快,一般每小时不超过 0.5mmol/L,否则可导致脑水肿引起癫痫、永久性脑损伤或死亡。补液过程中应进行神经系统检查,以调整补液量和速度。

由 ADH 过少引起者可注射垂体后叶素或鼻腔吸入尿崩停(垂体后叶粉鼻吸入剂)。由渗透性利尿剂引起者应中止用药,同时还应补充钠、钾。

第四节 糖尿病肾病

糖尿病(DM)发生率在我国随着平均年龄的增加、生活方式的改变以及检测方法的进步而逐年增加,已成为威胁人类健康的主要疾病之一。糖尿病所造成的肾脏损害糖尿病肾病(DN)是 DM 最常见的并发症之一。DN 的临床表现主要有高血压、蛋白尿、肾病综合征,易发展为进行性肾衰竭,还常合并心、脑血管以及眼底并发症。DN 在西方国家已成为导致慢性肾衰竭的最主要原因,在中国这种趋势也日益明显。

一、DN 发病机制

DN 的发生发展是多因素综合作用的结果,在遗传因素与长期高血糖等环境因素相互作用下,肾小球血流量、肾小球滤过率及压力增加,肾组织缺血、缺氧,蛋白非酶糖基化,蛋白激酶 C 激活,多元醇途径活化及氧化应激,足突细胞损害等异常情况长期存在导致肾小球系膜基质及基底膜合成增加同时降解减少,最终导致 DN 的发生。

（一）基因多态性

临床实践中,Ⅰ型 DM 中仅约 30％病例Ⅱ型 DM 中 20％～50％发生肾脏病变,另一部分不发生。临床流行病学资料也证实,某些人种(例印第安 Puma 人种)发生 DN 的比例特别高。DM 的家族中,发生肾脏损害者也往往有家族集聚性,因此普遍认为可能有某些基因直接参与了 DN 的发生。应用各种基因筛选方法对 DN 患者进行基因多态检测结果变异很大。在Ⅱ型 DN 中比较被人们重视有多态改变的基因有:血管紧张素转换酶(DCPI)、血管紧张素原(AGT)、转脂蛋白 E(APOE)、肝脏细胞核因子(HNFl)、白介素受体 1 拮抗物(ILIRN),以及血浆舒缓素(KLK3)、基质金属蛋白酶(MMP9)等。在工型 DN 则报道有基因多态者更多,主要有Ⅳ胶原(COL4A1)、白介素-1(ILIBX2)、心钠素(ANP Hpall),醛糖还原酶(ALDRl)、G 蛋白亚单位(GNB3)、转化生长因子 1β(Thr2631Le)、血管紧张素系统(AGTT235)、血管紧张素Ⅱ受体(AGTIR C1166)、转脂蛋白 E(APOE)、内皮素 A 受体以及 β_2 肾上腺能受体(Trp6Arg)等等。

上述各种基因多态性的发现对于了解 DN 发病机制显然有一定帮助,但是仍存在下列问题:①大多检查是在 DN 发生以后的病例中检出,很难确定是疾病本身的原因还是后果。②DN 常合并其他许多疾病包括高血压、脂质代谢紊乱、心血管病变等等,很难确定就是致肾脏病变的特殊原因。另外,DN 的发生不一定是单基因异常所致疾病,所发现的可能仅反映多基因异常之一。同时环境因素是促成 DN 发生的另一个重要因素,因此不能除外发现的异常是环境因素促发而成。

（二）血流动力学的改变

肾脏血流动力学异常是 DN 早期的重要特点,表现为高灌注(跨膜压过高)状态。高灌注造成的后果有:①蛋白尿生成。②肾小球毛细血管切应力改变而形成病变。③局部 RAS 兴奋。④蛋白激酶 C(PKC)、血管增生因子(VEGF)等基因进一步激活。

导致高灌注原因有:①扩张人球小动脉的活性物质(包括前列腺素、一氧化氮、心钠素等)过多或作用过强。②肾小管肾小球反馈(TGF)失常。③肾髓质间质压力过低。近来认为近端肾小管中钠、葡萄糖协同转运过强使钠盐在该处过度重吸收是发病的关键。由于这种过度重吸收使鲍曼囊压力降低,肾小球滤过被迫增多;与此同时又使到达致密斑氯化钠(NaCl)减少,TGF 的抑制作用减弱;同样机制又使髓质间质的压力改变反馈性地使人球小动脉过度扩张,导致 DN 近端肾小管对钠(Na)重吸收增加。原因不明,可能与血管紧张素Ⅱ在该处作用过强有关。不少学者在 DN(主要在Ⅰ型)动物或患者中发现,与正常人相反,他们的 GFR 与 RPF 在低盐时不仅不下降,反而更上升,此即摄盐与 RPF 改变矛盾现象。可能的解释是摄盐减少,RAS 更兴奋,近端肾小管摄盐更多,启动增加 RPF 的机制更明显。

因此糖尿病时,肾脏自我调节机制很早就遭到破坏,表现为:肾小球内跨毛细血管压力较轻易地随着全身压力的改变而改变,从而造成球内跨膜压的增高。跨膜压增高促进蛋白尿的形成进而在肾小管重吸收过程中激活许多的细胞因子;还可以直接对肾小球的血管内皮细胞和系膜细胞产生机械性的刺激;也可以促使黏附因子、化学趋化因子和生长因子表达的过高。这种压力过高又同时使在局部的血管紧张素Ⅱ生成过多,后者作用在出球小动脉,使它收缩,以致跨膜压进一步增高;另一方面又作用在邻近的肾小管上皮细胞,促使它们也表达黏附因子、化学趋化因子和生长因子等，最终造成广泛肾小球的硬化，小管间质的纤维化，以致整个肾单位的损失。此外还和心钠素分泌过多、蛋白糖基化早期产物积聚、蛋白激酶C（PKC）的过度激活等有关。

（三）糖代谢紊乱

1.多元醇通路激活

高糖所造成的另外一个结果是多元醇通路激活。由于醛糖还原酶的作用，细胞内的山梨醇积聚过多，直接造成高渗性的损害；另外葡萄糖代谢的不正常使钠钾ATP酶活性下降，细胞内NADH/NAD＋比例升高，使从头合成（de novo）的二乙酰甘油（DAG）生成过多，导致蛋白激酶C（PKC）的活性过高，细胞代谢产生障碍。己糖激酶激活结果则可生成过多蛋白糖苷以及O-联糖蛋白（O-linked proteoglycan），它们可以促使细胞外基质特别是层连蛋白在系膜细胞中产生过多，还同时刺激血管内膜PAI-工生成而参与了病变的形成。

2.PKC激活

PKC激活是糖尿病时血管损伤的共同通路。PKC家族有10余种同工酶，在血管损伤中起作用的主要是PKCβ，在糖尿病时可通过多种途径激活PKC，如高血糖可使组织细胞内二酰甘油（DAG）增多激活PKC；多元醇通路活跃使NADH/NAD＋比值增高，有利于DAG形成而激活PKC；蛋白糖基化高级产物（AGE）与其受体的相互作用激活PKC；氧化应激增加及游离脂肪酸增加等激活PKC。PKC抑制内皮型一氧化氮合酶（eNOS）的活性，降低一氧化氮（NO）水平，并抑制NO介导的环鸟苷酸（cGMP）生成，导致血管舒缩功能障碍；PKC刺激血小板聚集，增加PAI-1含量和活性，促进糖尿病患者的高凝状态及血栓形成；PKC促使血管内皮生长因子（VEGF）表达，促使新生血管形成，增加血管通透性；PKC上调转化生长因子TGFβ表达，增加纤维连接蛋白和Ⅳ型胶原的表达，导致细胞外基质扩张。有研究表明TGFβ是促使肾脏局部细胞外基质沉积的关键性细胞因子。

3.蛋白糖基化及其高级产物的形成

AGE的生成在细胞外与分布在身体各部的受体结合，使参与细胞活动的许多分子信号蛋白活化，导致生长、分化、凋亡等障碍；而在细胞内的AGE则促使各组织中的结构蛋白等糖基化，造成功能障碍。

AGE导致胶原纤维构型的改变，并使相互之间的胶原纤维构连在一起，从而改变了原始性质，AGE还具有非常强的超氧化的作用。晚期的蛋白糖基化产物还使许多参与肾脏基本功能蛋白包括激素蛋白、调节蛋白、信号蛋白等等发生糖基化以致功能紊乱。蛋白高级产物可以介导许多细胞性的损伤介质的激发，包括白介素-1、肿瘤坏死因子TNFa和β、血小板衍生性的生长因子（PDGF）以及反应性氧代谢产物等。蛋白糖基化产物的高级产物可以通过引导核转录因子或NFkB导致内皮素以及血管黏附性分子生成，晚期蛋白糖基化产物还可以淬灭一氧化氮，造成许多不良的后果。

（四）氧化应激

过多葡萄糖自身氧化作用，造成线粒体过度负荷，导致反应性氧化物质（ROS）产生过多；同时又消耗过多的抗氧化作用物质。另一方面AGE大量生成还促使一些脂质如低密度脂蛋白过多氧化。这些作用最终都可通过激活一些重要信号分子，包括ERK、P38、JNK/SARK以及 NFkB 等,造成肾脏损害。值得注意的是,这些机制也同时参与了胰岛素耐受以及 β 细胞功能失常的机制形成等等。在被激活的各种生长因子中,转化生长因子 β 系统为参与 DN 中细胞外基质积聚、肾脏细胞肥大等最关键的因子。近年的研究已阐明 TGFβ 兴奋后通过下游信号蛋白,即 Smad 蛋白家族起作用。阻断 TGFp 可以明显减轻 DN 病变为最有力的佐证。

(五)足细胞损伤

以前并不认为是 DN 早期的致病因素,只在尿蛋白升高后方出现。但近期 DN 患者的肾活检病理显示,足细胞功能和结构损伤在 DN 的极早期出现,足细胞在糖尿病早期的肾脏功能和结构损伤中发挥重要作用。一方面,足细胞是糖尿病诸多致病因素作用的靶点;另一方面,足细胞也是糖尿病肾脏的致病因素,其特异性蛋白 nephrin 表达降低可引起足突增宽和融合,其异常分泌的血管内皮生长因子(VEGF)可加速 GBM 增厚和蛋白尿的增多,并导致肾小管肥大和间质纤维化。VEGF 活性增强的另一个效应是提高肾小球的高血流动力学压力,影响 GBM 组分的表达,抑制 nephrin 的表达,最终引起蛋白尿。肾脏局部 AngⅡ升高也发挥了重要作用,AngⅡ能下调 nephrin 表达,诱导足细胞表达 TGFβⅡ型受体,并增强系膜细胞和肾小球内皮细胞旁分泌 TGFβ 的上调促使足细胞凋亡和脱落,引起足细胞减少和肾小球硬化。

二、糖尿病肾病的临床表现及诊断

2 型糖尿病起病隐匿,很多患者往往因其并发症初次就诊,从而给 2 型糖尿病肾病的早期诊断及病程分析带来了困难。与此相反,1 型糖尿病起病症状明显,能够较准确地对其病程及并发症的出现进行分析。Mogensen 曾根据 1 型糖尿病肾病的病程及病理生理演变过程将糖尿病肾病分为以下五期。

Ⅰ期:肾小球高滤过和肾脏肥大期。肾小球滤过率(GFR)增加,可达正常的 140%。肾小球和肾脏体积增大。同时伴有肾血流量和肾小球毛细血管灌注压的增高。在许多新诊断的 1 型糖尿病患者就已具备这些改变。上述改变与血糖水平密切相关。经胰岛素治疗可以得到部分缓解。

Ⅱ期:正常白蛋白尿期。这期尿白蛋白排出率(UAE)仍正常。肾小球组织结构发生改变,表现为肾小球基底膜(GBM)增厚和系膜基质增加。此期 GFR 仍维持在较高水平。运动后白蛋白尿是临床诊断本期的指标之一。

Ⅲ期:早期糖尿病肾病。这期 UAE 持续高于 $20\sim200\mu g/min$($30\sim300mg/24h$)。这期患者血压开始升高。降压治疗可以减少白蛋白的排出。肾脏组织学改变进一步加重,表现为 GBM 增厚和系膜基质增加更加明显,可以出现肾小球结节样病变及肾小血管玻璃样变性。

Ⅳ期:临床糖尿病肾病。这期患者的特点为大量白蛋白尿或持续性尿蛋白升高。临床上表现为高血压、肾病综合征,部分患者伴有轻度镜下血尿。肾脏组织学改变出现典型的 K-W(Kimrnelstiel-Wilson)结节。GFR 明显下降,肾功能损伤进行性进展。

Ⅴ期:终末期肾衰竭期。患者一旦进入第Ⅳ期,病情往往进行性发展,如不积极地加以控制,肾功能 GFR 将以平均每月下降 $1mL/min$ 的速度下降,直至进入肾衰竭,临床上出现尿毒症及其并发症的相应症状。

尽管 1 型糖尿病肾病临床经过和病情进展均较 2 型糖尿病快,但他们的临床特点仍有很多相似之处。因此,上述 Mogensen 糖尿病肾病分期在一定程度上也适用于 2 型糖尿病肾病。

Mogensen 糖尿病肾病分期较好地展示了糖尿病肾病病理生理的演变过程,而在临床实际应用中希氏内科学的糖尿病肾病三期分法,即早期糖尿病肾病,临床期糖尿病肾病和晚期糖尿病肾病。这种分期临床实用性较强。

早期糖尿病肾病:肾小球滤过率(GFR)增加,肾单位肥大,肾脏体积增大和出现微量白蛋白尿是早期糖尿病肾病的特征性改变,病人缺乏肾小球病变的临床症状及体征。GFR 增高是导致糖尿病肾病的一个重要因素。有研究表明尿白蛋白排出率正常的 1 型糖尿病患者其 GFR(97~198mL/min,平均 135mL/min)就比正常人(93~143mL/min,平均 118mL/min)高 14%,而伴有微量白蛋白尿的患者其 GFR(100~186mL/min,平均 142mL/min)又比尿白蛋白排出率正常者高出 5%。虽然,GFR 的增高与血糖水平有关,但是用胰岛素严格控制血糖只能使其得到部分逆转。随着病程进展,当患者由微量白蛋白尿向中期糖尿病肾病进展时,GFR 开始逐渐下降。

微量白蛋白尿的定义是尿中白蛋白的排出量高于正常人水平(≥20μg/min),但又低于用常规尿蛋白检测方法所能检出的水平(<200μg/min)。因此,若发现尿白蛋白排出率(UAE)在 20~200μg/min(30~300mg/24h)范围则被称为微量白蛋白尿。若在这一阶段进行有利的干预治疗,仍有希望防止向大量白蛋白尿发展及延缓其发展速度。若患者出现微量白蛋白尿,应该在 6 个月中反复再查两次 UAE,如果均显示有微量白蛋白尿,早期糖尿病肾病的诊断成立,并应给予积极的治疗。如果患者仅有一次微量白蛋白尿,则应定期进行 UAE 检测。一般来说,对于青春期以后起病的 1 型糖尿病患者,如病史在 5 年以上应定期进行 UAE 测定。由于 2 型糖尿病大多起病隐匿,很难确定患者确切的发病日期。所以,一旦诊断为 2 型糖尿病,UAE 应被列为常规检查项目定期进行。微量白蛋白尿的出现预示着患者将在一定时间内发展为临床糖尿病肾病。此外,微量白蛋白尿的出现还与糖尿病的多种并发症有关。微量白蛋白尿患者高血压的发生率明显高于 UAE 正常患者。正常白蛋白尿、微量白蛋白尿和大量白蛋白尿者高血压的发生率分别为 48%,68% 和 85%。出现微量白蛋白尿的糖尿病患者往往又伴有胆固醇和纤维蛋白原水平的升高以及动脉粥样硬化和心血管并发症。因此,微量白蛋白尿不仅是诊断糖尿病肾病的重要依据,而且还能反映糖尿病患者大血管和微血管病变的广泛性。用微量白蛋白尿来预测临床糖尿病肾病的发生在 1 型糖尿病较 2 型糖尿病更有意义。有统计 1 型糖尿病出现微量白蛋白尿的患者中有 80% 的患者将发展为临床糖尿病肾病,而在 2 型糖尿病患者中其发生率约为 20%。由于 2 型糖尿病患者在出现微量白蛋白尿的同时往往合并有心血管并发症,这类患者死亡率明显增高,从而影响了上述观察结果。另外,2 型糖尿病患者与其他肾脏疾病合并存在的发生率也远远高于 1 型患者,故其微量白蛋白尿的影响因素较多。

临床期糖尿病肾病:当 UAE 持续>200μg/min,或常规尿蛋白定量>0.5g/24h,即诊断为临床期糖尿病肾病。患者肾功能开始进行下降,并出现高血压。对于有大量蛋白尿的患者,临床诊断糖尿病肾病必须仔细排除其他可能引起尿蛋白的原因。另外,糖尿病肾病通常没有严重的血尿,当有明显血尿时,必须考虑除外其他肾脏疾病。据国外报道 2 型糖尿病肾病合并其他原发性肾脏疾病的发生率大约在 23% 左右。因此,在诊断中要仔细采集病史,借助尿液分析、影像学检查和肾穿刺活检进一步明确诊断。在 1 型 DM 中,凡有蛋白尿同时合并视网膜病变,特别是青春期过后的患者,几乎完全可以确定为 DN。但 2 型 DM 特别是视网膜未能检出病变合并明显蛋白尿不一定就是 DN。根据一组报告单纯只有 MA 而无其他改变者经肾活检证明由非 DM 引起占 41%;另一组以肾病综合征表现活检证实非 DN 占 49%。因此下列情况推荐必须进行肾活检以确诊:①肾炎性尿沉渣(畸形红细胞、多型性细胞管型)。②既往曾有非糖尿病的肾脏病史。③短期内蛋白尿明显增加。④24h 蛋白尿>5 克。⑤有明显蛋白尿但无视网膜病变。

临床期糖尿病患者在病程进展中尿蛋白的排出量随病程呈指数增加,而 GFR 则随之不断下降。当蛋白尿达到肾病范围(>3.5g/24h)患者会出现浮肿,往往同时伴高血压。糖尿病肾病患者出现水肿时其血浆白蛋白水平普遍比一般肾病患者高。糖尿病肾病水肿多比较严重,对利尿剂反映差,其原因除血浆蛋白低外,至少部分是由于糖尿病肾病的钠潴留比其他原因的肾病综合征严重。糖尿病肾病患者肾小管功能障碍出现较早,其程度与血糖水平直接相关。肾小管功能障碍表现为近曲小管对水、钠以及糖重吸收增加。上述过程减少了远端肾小管钠的排泌,进而刺激管—球反馈机制使 GFR 增加。除此之外,无论是 1 型糖尿病患者注射胰岛素,还是 2 型患者本身的高胰岛素血症,胰岛素可以直接增加远曲小管对钠的重吸收,加重水肿。这一期患者的 GFR 开始下降,但大多数患者血肌酐维持在正常水平。

晚期糖尿病肾病:患者出现血肌酐升高,水肿及高血压加重。如不能很好地控制血压及血糖水平,GRF 将以平均每月 1mL/min 的速度下降。进入该期的患者,虽然 GFR 不断下降,蛋白尿往往持续存在,使低蛋白血症不断加重。肾衰竭的患者一般在 GFR 降至 15～20mL/min 时会出现较明显的高钾血症。在部分糖尿病肾病患者,当 GFR 在 20～40mL/min 水平就会发生明显的高钾血症。并出现高钾、高氯性酸中毒,即Ⅳ型肾小管性酸中毒的表现。出现上述改变的患者大多伴有低肾素和低醛固酮血症。这一现象的发生与患者肾素—血管紧张素—醛固酮系统功能异常及(或)肾小管对醛固酮呈低敏反应有关。导致低肾素的原因可能为糖尿病肾病伴交感神经病变者其对 β 肾上腺能神经系统的反应性降低,使肾素分泌减少。另外,糖尿病肾病患者细胞外容量扩张也可反应性地降低体内肾素水平。有人认为糖尿病肾病患者入球小动脉和出球小动脉透明变性是肾内肾素分泌系统受累的形态学标志。这期患者常常同时合并其他微血管并发症。如视网膜病变和周围神经病变。如果自主神经病变累及膀胱,发生膀胱尿潴留其结果不仅可以引起梗阻性肾病,同时也使原已易受感染的糖尿病患者发生上行性肾盂肾炎及缺血性肾乳头坏死。这些都将进一步加速肾功能的损害速度。糖尿病肾病合并眼底病变和神经病变的发生率各家报道不一致。在相当一部分糖尿病肾病患者并没有眼底病变。这一现象提示糖尿病肾病与糖尿病眼底病变的发生机制有相同之处,但还存在各自独特的机制。2 型糖尿病患者发展到该期年龄大多数在 40 岁以上,加之长期糖代谢紊乱,高血压以及动脉硬化的并存,晚期糖尿病肾病常常合并有冠心病、脑血管疾病及周围血管病变。这些肾外并发症的存在不仅导致此期患者病死率高,而且也给进入终末期肾衰竭患者的替代治疗带来了困难。血肌酐上升显示 DN 肾功能已严重减退,常提示预后不良。此时下列特点可作为与一般非糖尿病肾病肾衰鉴别诊断的参考:①蛋白尿相对仍较多。②GFR 检查相对不低。③肾体积缩小相对出现较晚。④贫血出现较早。⑤全身心血管并发症较严重。

其他早期诊断 DN 的实验室指标

(1)尿视黄醇结合蛋白(retinol bindingprotein,RBP):DM 患者在持续性微量白蛋白从出现前 RBP 排泄量已明显增加,提示 DN 早期肾小管病变甚至早于肾小球病变,故尿 RBP 也可作为 DN 的早期诊断指标之一。

(2)尿胱蛋白酶抑制剂 C:Mojiminiyi 等报道在 DN 早期,尿胱蛋白酶抑制剂 C(CysC)反映肾小球滤过功能较 β_2 微球蛋白、肌酐等更敏感。

(3)免疫球蛋白 4(IgG4):IgG4 是血浆大分子免疫球蛋白的亚类之一,它在尿液中出现意味着肾小球基膜上滤孔孔径的改变。有研究报道糖尿病伴微量白蛋白尿者,尿 IgG4 明显升高及 IgG4/IgG 比值明显增高,而总 IgG 值尚处于正常范围内,提示尿 IgG4 检测是一诊断早期 DN 很有价值的敏感指标。

(4)转铁蛋白(transferrin,TRF):尿转铁蛋白为单链糖蛋白,相对分子质量为 8 万左右,由于 TRF 的等电点较白蛋白高,带有较少负电荷,而肾小球滤过膜带有大量的负电荷,当 TRF 通过滤过膜时,受到的电荷排斥力较白蛋白小,故它较后者更容易漏出,能更早、更敏感地反映电荷屏障受损。因此,尿 TRF 是糖尿病微血管并发症较好的预测指标,对 DN 的早期诊断较尿白蛋白更敏感。

(5)细胞外基质(ECM)。

三、鉴别诊断

糖尿病患者合并肾脏损害,不一定都是糖尿病肾病。多项研究表明,糖尿病合并的肾脏损害有 10%～53% 为非糖尿病性肾脏疾病(non diabetic renal disease,NDRD),尤其在 2 型糖尿病患者中的比例更高。糖尿病患者出现肾脏损害有 3 种情况:DN、DM＋NDRD 以及 DN＋NDRD。如果临床出现以下特点。有助于 2 型糖尿病合并 NDRD 的诊断。①患者糖尿病病程较短,多数在 5 年以内。②糖尿病早期出现肾损害,或肾损害早于糖尿病,或糖尿病与肾损害同时出现。③血尿明显。DKD 血尿常不突出,而 NDRD 常有较多的畸形血尿;2 型糖尿病患者当出现血尿时应注意怀疑合并 NDRD 可能。④棘形细胞尿。⑤出现肾损害多不伴有其他微血管病变,特别是视网膜病变。⑥肾衰竭进展迅速。

四、病理分型

糖尿病肾病(DN)的病理分型一直缺乏共识,荷兰莱顿大学 Bruijn 领导的国际专家组2010 年发布了 DN 病理分型系统,以期更好地指导 DN 的临床治疗。

该专家组依据肾活检组织肾小球病变特征,并参考间质和血管病变程度,将 DN 分为 4型,从 Ⅰ 型到Ⅳ型病情由轻至重,具体如下。

Ⅰ型,肾小球基膜增厚:光镜下,活检组织仅有孤立的肾小球基膜增厚和轻度非特异性增生。无肾小球系膜增生,系膜基质无结节性增生(Kimmelstiel&-dash;Wilson 病变)或球形肾小球硬化程度不足 50%。

Ⅱ型,肾小球系膜增生:又分为轻度(Ⅱa)和重度(Ⅱb)。肾活检发现轻至重度肾小球系膜增生,但无结节性硬化(Kimmelstiel-Wilson 病变)或球形肾小球硬化程度不足 50%。

Ⅲ型,结节性硬化(Kimmelstiel-Wilson 病变):至少有 1 个肾小球发生系膜基质结节增大(Kimmelstiel-Wilson),但球形肾小球硬化程度不足 50%。

Ⅳ型,晚期糖尿病性肾小球硬化:球形肾小球硬化程度超过 50%,且有其他临床或病理证据支持这一病变为糖尿病肾病所致。

这一分型系统将有助于我们深入了解 DN 的进展过程，从而提高对 DN 患者的诊治水平。

五、治疗

DN 治疗依不同病期、不同对象而异。在历来研究中，针对 DN 发病机制各主要环节都曾有过针对性的干预治疗试验，但是大多限于实验动物观察，在人类 DN 验证中，或结果不满意或副作用过大，大多未能实际应用。例如应用醛糖还原抑制制剂在大鼠 DN 模型中可以有效减轻 DN 病变，但在人类试验中则因达到效果所需剂量过大，副作用过强而不能耐受。PKCβ受体阻滞剂可以减少蛋白尿，同时改善肾脏异常血流动力学，但作用持续时间很短。针对阻碍 AGE 形成或干预 AGE 与其受体结合药物在实验动物中曾有过十分令人鼓舞的结果，但在人群试验中，效果远不如实验中满意。大剂量 VitE 等抗氧化剂应用在 DN 人群中有一定好处，但尚不理想。最后针对参与 DN 发病的各细胞因子、生长因子等而应用各种阻滞剂，单克隆抗体等，虽然效果明显但因为这些分子信号途径不仅参与 DN 的发病，同时还参与众多细胞生理活动，阻断后可能发生严重后果也较难推广。在实际的临床应用中，针对 DN 的治疗主要有以下几方面。

（一）控制血糖

控制血糖以达到纠正代谢异常是治疗 DN 最根本的手段。强化的血糖控制可以减少 1 型糖尿病患者的蛋白尿。糖尿病并发症的对照研究（Diabetes Complications andControl Trial，DCCT）将年龄在 13～39 岁的 1 441 名 1 型糖尿病患者（没有心血管疾病，肾功能正常）随机分为强化血糖控制组（HbAlc＜6.05％）和传统治疗组（HbAlc＜9％）随访 6.5 年，发现通过严格的血糖控制能降低微量蛋白尿和显性蛋白尿的发生率各为 39％和 54％，但低血糖事件增加 3 倍，且并未减少心血管事件的发生率。英国糖尿病前瞻性研究（UK Prospective Diabetes Study，UKPDS）也证明严格控制血糖可以明显减少 MA 出现或发展为显性肾病。有报告 1 型 DN 伴严重肾小球硬化者成功胰岛移植后 8～10 年病变几近完全恢复。一般认为 DN 病例 HbAlc 尽量应控制在 7.0％以下。DN 发展到肾功能明显减退时，易发生低血糖，因此在控制血糖时应予特别关注。肾功能减退者（肌酐＞115μmol/L）不宜使用二甲双胍类、胰岛素增敏剂等药物以防止乳酸性酸中毒。糖尿病的干预和并发症的流行病学研究（the epidemiology of diabetesInterventions and complications，EDIC）继续对这些人群进行随访，发现两组人群血糖水平接近之后 10 年，原来的强化治疗组心血管事件减少 42％，提示强化控制血糖对心血管事件有持续的保护效应。

而 2 型糖尿病血糖控制研究结果还不清楚。早期的 the university group diabetes program epidemiology（UGDP）比较了甲苯磺丁脲，胰岛素，苯乙双胍或安慰剂，未发现肾、微血管和心血管的保护作用，甲苯磺丁脲反而增加心血管疾病死亡。更大样本的（UKPDS）比较了磺脲类药物或胰岛素和饮食控制的作用，发现无肾脏保护作用，25％患者微血管病发生率降低，对心血管事件无影响。三个大的临床试验（action to control cardiovascular risk in diabetes，ACCORD），（action in diabetes and vascular disease，ADVANCE），（the VA diabetes trial，VADT）纳入了近 23000 名患者，结果发现强化血糖控制后对心脏的作用从无明显效果到增加心血管风险报道不一，对肾脏的保护作用也不一致，但低血糖的发生率明显增高。

因此,严格的血糖控制对于 1 型糖尿病患者有肯定的肾脏保护作用,在 2 型糖尿病肾病患者的发病早期低血糖发生率不高的时候可能有好处,但不是所有的 2 型糖尿病患者都适合特别强化的控制血糖。

(二)控制血压

DN 中高血压不仅常见,同时是导致 DN 发生和发展的重要因素,还是本病中心血管并发症的重要原因。高血压在 DM 最早期时常表现为夜间血压过度降低,随后昼夜血压节律改变消失,之后日间虽血压正常但运动后可以明显上升,进而出现明显高血压。随着全身血管病变的发展,可表现为单纯严重收缩压过高。尽管目前的指南都要求 CKD 患者降压目标<130/80mmHg,但没有证据力很强的随机研究来证明该降压水平带来的好处,因为制定这些指南的研究基础源于类似 MDRD 这样的临床研究。但这些研究中糖尿病患者数量很少,当然严重高血压会导致糖尿病患者肾功能急剧恶化这个结果毋庸置疑,早期的临床研究也证明降低血压对于保护 GFR 的好处。HOPE 研究和 IDNT 研究都证明了收缩压达标,如 180mmHg 降至 120mmHg 能降低心血管患病风险。但更重要的是那些收缩压低于 120mmHg 的患者要比高于 180mmHg 的有更高的心血管病患病风险。因此对于糖尿病肾病的血压管理并不是越低越好。基于目前一些进行中的临床研究初步结果和 ACCORD 等血压研究的结果,糖尿病患者目前仍推荐降压靶目标<130/80mmHg,但这个目标必须个体化,在非糖尿病和儿童患者中得出的研究结果也不适用于糖尿病人群。

1.RAS 单药应用

在临床 DN 患者治疗中,达到上述血压靶目标时大多需要多种药物联合应用,常用的降压药有 ACEI、ARB、钙通道阻滞剂、β 受体阻滞剂以及利尿剂等。其中 ACEI 或 ARB 治疗近年来获得特别重视。在几个大型临床试验中与其他降压药物相比,本组对减少蛋白尿,延缓肾脏病进展及终末期肾功能衰竭的发生有更好作用,因此认为 RAS 阻断剂除通过降压作用外,还可能通过一些非降压依赖机制发挥肾脏保护作用。近来也有少数报道 ACEI 与 ARB 合并使用,可起到对 RAS 的更全面阻断作用。普遍认为降压是导致防止 DN 发生及延缓进展的最关键机制,但在 DN 发病机制中有众多发病机制可以通过阻断 RAS 而得到干预,因此 ACEI、ARB 在本病应用中可能有一定特殊意义。

ACEI 对于 1 型糖尿病肾病患者对于肾功能的保护作用明确。卡托普利 25mg,每日 3 次治疗 409 名基础尿蛋白排泄率≥500mg/d 和血肌酐≤221μmol/L 4 年后,死亡,透析或肾移植的复合终点的风险比下降 50%。而 2 型糖尿病和早期微量白蛋白尿患者给予厄贝沙坦每日 300mg 治疗 2 年后,和安慰剂比,显性蛋白尿的风险下降 65.1%,但 150mg 和安慰剂无明显差别。IDNT 和 RENAAL 研究都证明有大量蛋白尿的患者经厄贝沙坦或氯沙坦的治疗后能减少肌酐翻倍、终末期肾脏病或死亡的复合终点。

2.RAS 联合用药

有很多小样本和证据力低的研究用蛋白尿作为观察指标得出的结论虽然不太一致,但是基本都支持在糖尿病肾病中联合使用 ACEI 和 ARB 或者超大剂量使用 ACEI 或 ARB 会获益。COOPERATE 研究在非糖尿病患者中联合使用 ACEI 和 ARB 的结果受到质疑,并已被官方撤回。AVOID 研究观察了肾素抑制剂 Aliskiren 联合安慰剂或氯沙坦对 2 型糖尿病患者蛋白尿的作用发现在治疗 24 周时蛋白尿有减少,但这个研究时间尚不足以评估 aliskirin 对于 CKD 或 CV 进展的影响。联合治疗容易引起高钾。ONTARGET 研究比较了单用替米沙坦和替米沙坦或两药联用对于心血管事件的影响发现三组并无区别,但肾脏的终点事件如血透、肌酐翻倍或死亡在综合治疗组明显增加。可能这个结果不能推广到所有的 RAS 阻断剂的联合使用,而且很多联用方案会因高钾的副作用而限制了使用。

(三)降脂治疗

多个小样本的临床研究试图回答降脂治疗能否延缓肾脏病的进展,但没有大样本的临床研究数据。Meta 分析结果提示降脂治疗能够改善肾脏病的预后,但似乎这个作用与它们的降脂效果无关。

(四)生活方式改变和饮食控制

临床和试验研究均观察到高蛋白质饮食能增加肾小球的灌流和压力,加重糖尿病所引起的肾血流动力学改变。低蛋白质饮食能延缓糖尿病患者肾功能损伤的速度。糖尿病患者低蛋白饮食的标准为每日每千克体重 0.6～0.8g,大量蛋白尿患者可以有蛋白尿减少,但同时应注意食物中给予充足的热卡。合并有肝病、妊娠或生长发育期患者不宜过度限制蛋白质。严重脂质代谢异常对糖尿病肾病特别是合并心血管并发症可有不利影响,宜尽量纠正之。其他可推荐的治疗包括戒烟,改变不良生活习惯等,对于已进入慢性肾衰者治疗原则是尽早给予促红素纠正贫血;尽早进行透析治疗,同时注意残余肾功能的保存等等。

(五)终末期 DN 患者透析方式的选择

不同的透析方式是否会影响终末期肾脏病患者尤其糖尿病患者的生存率,这个问题一直存在争议。一些观察性研究发现老年糖尿病患者接受腹透(PD)治疗后死亡的风险增加,以至于一段时期内大家开始质疑糖尿病患者选择腹透治疗是否符合伦理。血透(HD)和 PD 各有优缺点,而糖尿病终末肾病患者比非糖尿病患者有更严重的血管问题和更高的感染率。因此腹透的优势在于温和、持续的超滤;能保持血流动力学稳定;无需建立血管通路;残肾功能保护佳;避免电解质(如钾、钙)的快速波动。而另一方面以葡萄糖为基础的腹透液会使患者血糖更高、体重增加而限制了 PD 在 DN 患者中的开展。目前仍缺乏 RCT 研究来证明 HD 和 PD 何者更优。近 20 年的设计不一的观察性研究证明 PD 可能有早期生存优势,但取决于患者的年龄、糖尿病状态和是否有并发症。而同时期发表的 8 个前瞻性队列研究中有 5 个认为两种透析方式对生存率无影响。多数的研究认为年轻的糖尿病 ESRD 患者比老年 ESRD 更适合 PD。但必须指出这些研究大多都把 2000 年前的腹透患者纳入观察队列中,而 PD 在最近 10 年中因为连接系统的改良、腹透管出口预防性抗生素使用减少感染的发生率和提高对于水分清除和容量管理的重视等措施已使得腹透的质量得以大大提高,而这些优势没有在这些研究中体现出来。因此目前为止,仍没有强而有说服力的证据表明何种透析方式更优。在这种情况下,更应仔细评估患者'的各种状况,个体化地选择透析方式。

如果 DN 患者选择了 HD,应严格限制透析间期的液体增加和避免电解质的大幅波动,应尽可能避免静脉插管。如 DN 患者开始腹透,应尽量减少使用高张含糖腹透液。

第七章 常见肿瘤疾病

第一节 鼻咽癌

鼻咽癌是发生在鼻咽部的一种恶性肿瘤，尤以我国南方及东南亚地区为多见。鼻咽部位于面部中央，鼻腔后面，口腔后部悬雍垂上方，其上方紧贴头颅的底部，后面紧贴脊椎骨。

鼻咽癌男女性之比为（2～3）：1。鼻咽癌在儿童期少见，随年龄的增长，发病率上升。20～40岁开始上升，40～60岁为发病高峰，然后开始下降。

鼻咽癌的发病原因仍不清楚，是多种因素综合作用的结果，包括环境因素和患者本身的因素。最受人们重视的因素有 Epstein-Barr 病毒（EB 病毒，EBV）感染、遗传因素和化学致癌物等。

一、临床表现与转移途径

（一）临床表现

1. 颈部淋巴结肿大

颈部淋巴结肿大是最常见的症状。患者往往在无意中摸到颈部有一个肿块，或照镜子时发现两侧颈部不对称，或别人发现肿块。它位于颈深淋巴结的上群，即乳突尖下方或胸锁乳突肌上段前缘处。肿块常较硬，触之无疼痛，活动常较差。具有转移早、转移率高的特点。病情晚期时其淋巴结转移可累及锁骨上，甚至到腋窝、纵隔。鼻咽癌淋巴结很少转移到颌下、颏下（ⅠA区）、枕部等淋巴结。

2. 回缩性血涕

回吸鼻腔后，从口腔吐出带涕血丝，尤以早晨起床后为甚。可以持续一段时间，为肿瘤血管破裂出血所至，是鼻咽癌的一个早期症状。

3. 耳鸣或听力减退

耳鸣、耳部闷胀、耳部闭塞，或者耳聋，听力下降。因为鼻咽部肿瘤生长在侧壁上，压迫或堵塞咽鼓管开口，或肿瘤直接侵犯破坏咽鼓管周围组织，或直接向咽鼓管内浸润，或引起咽鼓管周围组织的水肿等，均可引起耳部症状。部分患者可以出现分泌性中耳炎，检查可见鼓膜内陷或有液平，穿刺抽液后很快复发，是鼻咽癌的一个较早期症状。

4. 头痛

常表现为枕部或颞部的疼痛，常为钝痛。早期可能为神经血管反射性头痛，常为间歇性；晚期多为肿瘤破坏颅底骨或脑神经、肿瘤感染、颈淋巴结转移压迫血管与神经等，常为持续性。鼻咽癌患者放疗后出现的头痛，可能与肿瘤复发或放疗后感染有关。

5.鼻塞

鼻塞可为单侧或双侧。与肿瘤的部位、大小和类型有较大的关系。为肿瘤阻塞后鼻孔或侵犯了鼻腔,导致鼻腔通气不畅。有些患者可以鼻腔完全堵塞,并且有较多的分泌物,可以有血丝。

6.面部麻木

为肿瘤侵犯或压迫三叉神经所致,可以是感觉减退、痛觉过敏或者是痛觉缺失。三叉神经是支配整个面部的感觉神经,分为 3 支,分别支配额部、脸颊部、下颌,其运动支受侵犯则可引起张口时下颌骨的偏斜。

7.岩蝶综合征

亦称海绵窦综合征。鼻咽癌好发在顶前壁,极易向两侧咽旁或顶后壁黏膜下浸润进展,肿瘤沿着颅底筋膜达岩蝶裂区周围的蝶骨大翼、破裂孔、岩骨等。脑神经受损次序为第Ⅴ、Ⅵ、Ⅳ、Ⅲ、Ⅱ对,最后出现麻痹性视野缺损。病变发生在颅内鞍旁海绵窦者,突眼不多见。

8.垂体-蝶骨综合征

鼻咽癌直接向上侵入蝶窦、垂体、视神经,引起视力障碍。还可进一步扩展到海绵窦,产生第Ⅲ、Ⅳ、Ⅴ、Ⅵ对脑神经损伤症状。鼻咽癌侵犯脑垂体和蝶窦可以停经为首发症状。

9.眼眶综合征

鼻咽癌转移至眼眶或肿块压迫眼球运动神经周围分支,可引起眼球运动神经瘫痪,如三叉神经眼支或视神经均可受累。

10.颈交感受损的 Horner 综合征

肿瘤侵犯或肿大淋巴结转移累及或压迫颈交感神经节,可引起同侧瞳孔缩小、眼球内陷、眼裂缩小及同侧面部皮肤无汗。

(二)转移途径

鼻咽癌有浸润性生长的特点,容易沿黏膜下蔓延,以及颈淋巴结转移和远处转移。

1.直接蔓延

向下:沿咽后壁或咽侧壁到口咽,包括软腭、扁桃体和舌根,部分病例甚至达会厌部以及下咽部。

向前:可致鼻腔后部、筛窦,通过筛板达颅前窝、上颌窦。

向上:到颅底,侵犯蝶骨体及枕骨底,沿蝶窦到蝶鞍浸润垂体。又常通过破裂孔侵犯到海绵窦附近的硬脑膜下,损害第Ⅱ～Ⅵ对脑神经。亦可沿颈静脉孔侵入颅内。

向外:侵犯咽旁间隙、颞下窝、茎突前后区,后组脑神经侵犯。据报道,约 80% 的患者有咽旁间隙的侵犯。

向后:穿过鼻咽后壁,侵犯上段颈椎骨,少部分患者可以侵犯颈段脊髓。

向两侧:可以侵犯咽鼓管、内耳、中耳。

2.淋巴结转移

鼻咽黏膜含有丰富的淋巴管网,故鼻咽癌很早就从淋巴道转移。先到咽后壁的少数淋巴结,然后转移至颈深上淋巴结及其余淋巴结。70%～80% 的患者治疗时有颈淋巴结肿大。95% 的颈部淋巴结位于上颈,其发展一般是从上而下的。晚期转移淋巴结可达腋下、纵隔、腹膜后,甚至腹股沟淋巴结肿大。有时鼻咽癌的原发灶很小,而颈部淋巴结已经很大,这时就要详细地在鼻咽部寻找原发灶。

3.远处转移

鼻咽癌的远处转移比例亦比较高,最常见的转移部位为肝、骨和肺,其他还有肾、胰、腹膜后等。大多在放疗后的 3 年内发生,放疗后 1 年内发生者为 52%,第 2 年内发生者为 23%,第 3 年内发生者为 20%骨转移中,以胸椎和腰椎的比例较高。并且,常有多个器官的转移。一般来说,骨转移发生后的生存期为 11 个月左右,肺转移为 16 个月,肝转移最差,平均生存期仅 3 个月。

二、诊断

(一)患者的主诉

根据鼻咽癌的临床表现,如回缩性血涕、无痛性颈部淋巴结肿大、一侧性耳鸣、头痛等都应考虑鼻咽癌的可能,应在鼻咽腔内寻找原发灶。

(二)鼻咽镜检查

鼻咽部检查包括间接鼻咽镜检查或纤维鼻咽镜及电子鼻咽镜检查,可以清楚地观察到鼻咽部肿瘤的大小、表面形状、部位、侵犯范围等。这是常用的方法,比较简单、方便,而且实用。同时检查张口的程度,测量两个门齿之间的距离,一般在 4cm 以上。

(三)脑神经检查

脑神经检查主要是检查 12 对脑神经的情况。

第Ⅰ对为嗅神经,受累相对较少。

第Ⅱ对为视神经,受累相对亦较少,可致单眼失明。

第Ⅲ对为动眼神经,支配眼部肌肉的运动,主要为上直肌、下直肌、内直肌、下斜肌、提上睑肌,以及交感神经。它受累的主要症状为眼球能往外、外下侧移动外,处于固定的状态,并且伴有上睑下垂、瞳孔散大等。

第Ⅳ对为滑车神经,支配眼球的上斜肌,可导致眼球往外下运动障碍。

第Ⅴ对为三叉神经,分为 3 支。第 1 支主要支配上睑及颞部皮肤、鼻黏膜前部和眼球等的感觉;第 2 支主要支配眶下部、上唇、上颌牙齿和后鼻腔;第 3 支的感觉支主要支配耳郭前部、颞部、面颊部、下唇、颏部皮肤,舌前 2/3 黏膜和下颌牙齿的感觉。当三叉神经感觉支受侵犯时,最初出现神经支配区域的感觉过敏、疼痛,随后感觉麻木和知觉消失。当三叉神经的运动支受侵犯时,张口时出现下颌骨向有病的一侧偏斜及咬肌无力等。当三叉神经全支受侵犯后,角膜反射消失。

第Ⅵ对为展神经,支配眼球的外直肌,受侵犯后出现复视和眼球外展运动障碍。

第Ⅶ对为面神经,受侵犯时,出现额部皱纹消失、眼睛不能全闭、鼻唇沟(鼻翼和上唇之间的沟)变浅或消失、口角歪斜等症状。

第Ⅷ对为听神经,受侵犯时,出现神经性耳聋和眩晕。

第Ⅸ对为舌咽神经受侵犯时,出现舌后 1/3 感觉消失、软腭弓下陷和吞咽障碍。

第Ⅹ对为迷走神经,受侵犯时,出现喉咽及喉的感觉消失,导致食物误入气管,引起呛咳,声音嘶哑,声带麻痹,外耳道、耳屏皮肤感觉异常。

第Ⅺ对为副神经,受侵犯时,斜方肌、胸锁乳突肌萎缩,耸肩乏力。

第Ⅻ对为舌下神经,受侵犯时,出现单侧舌肌萎缩,伸舌时偏向患侧。

颈交感神经节受侵犯时,出现瞳孔缩小、眼球内陷、眼裂缩小、同侧无汗。

(四)颈部淋巴结检查

通过体格检查,可以发现淋巴结的大小、部位、活动度,表面皮肤是否有侵犯等。当然亦可以通过 B 超或者 CT 检查来发现更小的淋巴结。颈部淋巴结分为上颈淋巴结(Ⅱ区)、下颈淋巴结(Ⅲ区)、锁骨上淋巴结(Ⅳ区),同时亦不要忽视颈后的淋巴结(Ⅴ区)。鼻咽癌一般先转移到上颈部淋巴结,而后到下颈部淋巴结,再往下到锁骨上淋巴结。淋巴结越大或淋巴结位置越低,则病期越晚,预后越差。

(五)X 线检查

X 线检查包括鼻咽侧位片、颅底片、鼻咽钡胶浆造影以及胸部平片等,对鼻咽癌的诊断和了解颅底骨质的破坏有一定的帮助。但这些技术有一定的局限性,不能反映出肿瘤咽旁侵犯蔓延的情况和规律。现在大部分已被 CT 或 MRI 检查所取代。

1.鼻咽侧位片

显示鼻咽腔、口咽、颈椎前软组织厚度、蝶窦、蝶鞍、筛窦等部位。鼻咽顶及后壁椎前软组织厚度在 5mm 左右,因年龄不同而黏膜下软组织厚度不同,年龄越轻越厚。良性病变如鼻咽部增生体亦可有增厚表现。蝶窦、筛窦可因骨质破坏或肿瘤浸润而模糊不清。

2.颅底片

显示蝶骨大翼、卵圆孔、棘孔、破裂孔、斜坡、岩骨尖、翼板等。骨破坏的表现以溶骨为多,硬化型较少。放疗后肿瘤退缩,部分破坏的骨质可以修复。

3.鼻咽钡胶浆造影

将钡胶浆均匀地黏附在鼻咽黏膜上,能比较清楚地构出鼻咽腔内的解剖结构,比常规 X 线片图像更清楚。但对发现早期鼻咽癌仍有一定的困难,更难用于鉴别诊断。

4.胸部 X 线片

常拍胸部正侧位,以了解肺部以及纵隔淋巴结是否有转移,胸部是否有其他病变。

(六)CT 检查

鼻咽癌 CT 检查可以查出黏膜下组织的早期病理改变,并且可以清楚地显示肿瘤向鼻咽腔外邻近组织的侵犯范围,以及颅底骨质的破坏情况,是目前进行临床分期和设计放疗计划的必要手段。

1.CT 扫描技术

患者仰卧位,扫描范围包括海绵窦,下界应包括口咽部,层距/层厚 5mm。若肿瘤超出以上范围,扫描范围要扩大,以包括全部病变范围。冠状面扫描可以显示鼻咽顶壁的实际厚度以及颅底、中颅窝、海绵窦的情况。对颈部淋巴结的检查,扫描的层距/层厚可达 10mm,需要到锁骨头下方。

2.正常 CT 图像

(1)前壁:鼻中隔、鼻甲后缘。

(2)侧壁:耳咽管,后外侧为咽隐窝、腭帆提肌、腭帆张肌、翼内肌、翼外肌。

（3）后壁头长肌，后外侧为茎突肌群。

（4）咽旁间隙：腭帆肌群与翼内肌翼外肌之间的脂肪间隙，前面到翼内板，后到茎突。肿瘤侵犯可引起咽旁间隙受压、变形、移位，甚至消失。

（5）颞下窝：长方形棱柱体，位于翼外板的外侧，颧骨的内侧。前侧为上颌骨后外侧壁，内界为翼外板和卵圆孔，后界为颞骨关节突，外界为颞下脊。

（6）翼腭窝：是一个裂隙，前缘是上颌窦的后壁，后缘是翼突的前壁，内缘缺损。

3.鼻咽癌的 CT 表现

（1）肿块表现：鼻咽腔变形，左、右不对称，向腔内突出。咽隐窝变钝、变形、闭塞、消失。吞咽肌肿胀，肿瘤主要浸润腭帆提肌，引起组织肿块，肿块亦可向腔内突出。

（2）肿瘤向深部组织浸润：肿瘤向黏膜下浸润，引起变形、移位、受压等。有 70%～80% 的患者出现咽旁间隙侵犯。肿瘤再向外扩展可侵及翼内肌、翼外肌而进入颞下窝、翼腭窝、上颌窦。向后外侵及茎突前后区及颈动脉鞘区，临床可有后组（第Ⅸ～Ⅻ对）脑神经受损害的症状。向前侵及鼻腔、筛窦、眼眶。向上侵及蝶窦、蝶鞍。向后下沿着鼻咽后壁黏膜下侵及口咽。

（3）颅底骨侵犯：表现骨溶解性破坏或骨增生硬化。常见的有蝶窦底、蝶骨大翼、翼板、岩骨尖、破裂孔、卵圆孔、枕骨斜坡的骨质破坏。

（4）颅内侵犯：可有海绵窦、脑桥小脑角的侵犯。

（5）鼻咽癌放疗后的改变：鼻腔及鼻旁窦内照射后分泌物增加，没有经验者易误认为是肿瘤复发。吞咽肌、咀嚼肌照射后萎缩，特别是长期生存的患者容易看到。颅底骨稀疏后局部有硬化性改变。颞叶底部脑组织低密度水肿，有如手指状分布，甚至有脑坏死。

（6）颈部淋巴结改变：在 CT 图像上可以清楚地看到咽后淋巴结，这在临床上是不易检查到的。另外，可以看到胸锁乳突肌下面的肿大淋巴结。注射造影剂后，很容易与血管区别。

在放疗刚结束时，一般不要求做 CT 复查。因为放疗刚结束时，鼻咽部及其周围组织的放射反应还未完全消退，局部软组织肿胀，不能准确反映鼻咽癌的治疗效果。一般宜在放疗后 2～3 个月进行 CT 复查，可以客观地反映治疗结果。当然，医师需要在放疗结束时了解病情，是否需加量，这时就必须进行 CT 检查。

（七）MRI 检查

MRI 检查同 CT 一样，亦能了解鼻咽部肿瘤以及向周围浸润情况。与 CT 相比有较大的优势，如能较早显示鼻咽癌，能充分显示鼻咽癌的侵犯范围，包括大小与深度，对咽后淋巴结转移及骨髓的侵犯显示更清晰，目前已经作为鼻咽癌首选的影像学检查方法。同时，它对放疗后有无复发、与放疗后纤维化的鉴别、放疗后脑和脊髓的放射性损伤的诊断可以提供重要依据。

1.MRI 扫描技术

MRI 可多轴面扫描，并且软组织对比度较好，可以弥补 CT 的某些不足。

2.MRI 检查的主要优点

①肿瘤分期更准确；②肿瘤复发与纤维化的鉴别；③观察疗效；④评价颅内病变，特别是放射性脑病、脊髓病变。可以有轴面（横断面）、冠状面和矢状面扫描，分为 T1 加权和 T2 加权。可以更清楚地了解软组织、神经通道以及脑和脊髓的病变。

3.MRI 表现

基本上同 CT,但软组织显示更清晰。骨质破坏时主要显示红骨髓被肿瘤所取代。但对骨皮质的显像比 CT 差一些。

(八)B 超检查

主要针对肝、脾、腹膜后淋巴结以及颈部淋巴结等的检查。肝脏是否有肿瘤转移,若已有转移,则不适合行根治性放疗,而以化疗为主。腹膜后淋巴结有无肿大,若有肿大,亦不适合行根治性放疗。颈部淋巴结一般以临床检查为主,有疑问者,可行 B 超检查,并可以检测其血流供应情况。

(九)放射性核素检查

由于鼻咽癌的骨转移概率较高,尤其是有淋巴结转移的患者,故对于双颈部淋巴结转移及淋巴结转移位置低(N2 以上)者应进行放射性核素骨扫描,了解骨骼是否有肿瘤转移。

(十)血液检查

1.VCA-IgA 检测

鼻咽癌患者 90% 以上 VCA-IgA 阳性,并且其滴度比较高,大多在 1:40 以上。假如患者仅有颈部淋巴结肿大,而原发灶不明显时,可行 VCA-IgA 检测。若其滴度很高,则需要认真地检查鼻咽部,对可疑的部位进行活检,以确定诊断。同时对 VCA-IgA 滴度很高的患者,就算找不到原发灶,亦需要定期随访,有些患者可以在颈部治疗几年后出现原发灶。目前还可检测 EB 病毒 DNA,已经证实其与预后有关。

2.肝、肾功能检查

主要是排除一些其他疾病如肝炎、肾功能异常等。因为肝功能异常可以传染给他人,肾功能异常则在化疗时要考虑药物的选择。

3.血常规检查

因为放疗可以杀伤白细胞,故放疗前的白细胞计数应达 $4 \times 10^9/L$ 以上,血红蛋白达 110g/L 以上,血小板达 $100 \times 10^9/L$ 以上。

(十一).鼻咽部活检

鼻咽癌的诊断一定要有病理学诊断,即一定要在鼻咽部找到癌细胞。所以根据鼻咽癌的症状和临床检查,仅能做出临床诊断,确诊还需要病理学证实。鼻咽部取活组织的方法有多种,包括间接鼻咽镜活检、直接鼻咽镜活检、鼻咽细针穿刺、经鼻腔盲目活检。

1.间接鼻咽镜活检

这是最常用的一种方法,简单、方便、经济、实用,比较容易操作。先进行口咽部麻醉,常用 2% 丁卡因表面麻醉。然后从口腔向上到鼻咽部,对准肿瘤组织,再钳下一小块肿瘤组织进行检查。

2.直接鼻咽镜活检

部分患者因为反应太大,或者鼻咽腔太小,或者鼻咽癌放疗后张口困难而无法行鼻咽部的检查,可以行直接鼻咽镜检查并活检,缺点是所取得的组织较少。

3.鼻咽细针穿刺

部分患者因为肿瘤生长在黏膜下,表面不容易取得肿瘤组织,即鼻咽腔内虽然看到隆起,但表面光滑,不像外生性的肿瘤,表面高低不平,活检容易取得。在这种情况下,表面的活检大多是阴性结果。这时,可以通过鼻咽部细针穿刺来取得组织。参考 CT 或 MRI 片来决定鼻咽部病灶的部位,然后用一般的注射器,用较长的针头从软腭或口咽向上穿刺。亦可以在超声波引导下进行穿刺。

4.经鼻腔盲目活检

如果反应太大,或者鼻咽腔太小,或者鼻咽癌放疗后张口困难而无法行鼻咽部的检查,但 CT 或 MRI 检查显示鼻咽部有肿瘤,在没有直接鼻咽镜的情况下,可以通过鼻腔进行盲目活检。因为不能直接看到肿瘤组织,故为盲目活检。它的准确率较低,现在基本不用。

5.其他方法

还有一些其他的方法如鼻咽部脱落细胞学检查,或者鼻咽部印片检查,但现在均较少应用。一般不主张进行颈部淋巴结的活检或穿刺,有增加鼻咽癌远处转移的可能性。

三、病理学诊断

鼻咽腔表面为复层鳞状上皮或纤毛柱状上皮,故以鳞癌最为多见,占 95% 以上,其他有腺癌、淋巴瘤等。

(一)表面形态

1.结节肿块型

鼻咽部可见新生物隆起,表面高低不平,或弥漫性,比较容易看出,最多见。

2.菜花型

肿块较大,表面不平,像花菜一样,血管丰富,碰到容易出血。

3.溃疡型

肿瘤边缘隆起,中间凹陷坏死,临床比较少见。

4.黏膜下型

肿瘤向腔内突起,左右不对称,肿块表面覆盖正常黏膜组织,临床往往咬不到肿瘤组织,采用细针穿刺可以明确诊断。

(二)病理分型

1.世界卫生组织的鼻咽癌病理形态学描述

(1)角化性鳞癌或鳞癌(WHO Ⅰ型):①分化好的和中等分化的角化性鳞癌(此型在高发区少见,仅占 3%~5%);②分化差的鳞癌。

(2)非角化性癌:此型在高发区占 95% 以上,与 EB 病毒的关系更密切,绝大多数非角化性鼻咽癌患者血清 EB 病毒抗体水平高。又可分为:①分化型非角化性癌(WHO Ⅱ型),与 EB 病毒的关系密切;②未分化癌或鼻咽型未分化癌(WHO Ⅲ型),以前又称淋巴上皮癌,泡状核细胞癌或大圆形细胞癌是其中的亚型之一。

2.国内分型

(1)原位癌。

(2)浸润癌:①分化好的癌,分化好的鳞癌、分化好的腺癌。②分化差的癌,分化差的鳞癌、分化差的腺癌。③泡状核细胞癌。④未分化癌。⑤其他少见癌,如黏液表皮样癌、基底细胞癌、恶性混合瘤。

（3）其他恶性肿瘤：恶性淋巴瘤、恶性肉芽肿、黑色素瘤、胚胎性横纹肌肉瘤、脊索瘤等。

四、鉴别诊断

（一）鼻咽结核

鼻咽结核少见，但临床亦有报道。本病多发生于男性中青年，以颈部淋巴结肿大为主要临床表现。鼻咽顶壁以结节或增生多见，表面常有坏死，与鼻咽癌难以肉眼区别。鼻咽影像学CT检查能见到鼻咽顶壁或顶后壁软组织增厚，但无法确定其性质。只有病理活检才能确诊，光镜下见类上皮细胞和少数郎格汉斯细胞，一般不见干酪样坏死。

（二）鼻咽增生性结节

本病在鼻咽镜下可见孤立的单个结节或多个结节，表面黏膜呈淡红色，与周围正常黏膜相同。结节可在黏膜或腺样体的基础上发生，或由黏膜上皮鳞状化生或角化上皮游离成表皮样囊肿改变，或因黏膜液体分泌旺盛而形成囊肿。病变常发生在鼻咽顶前或侧壁。囊性结节病变用活检钳头部轻压结节时可呈现脐形凹陷，若咬破有液体流出。

（三）鼻咽增生体

鼻咽增生体病理学上称为腺样体。本病常位于顶前中央形成纵形峭状隆起，表面黏膜覆盖光滑，色泽与正常黏膜相同。在儿童期鼻咽顶壁或顶后壁的淋巴组织增生比较明显，严重者影响鼻腔呼吸、咽鼓管阻塞而致听力下降。腺样体到成年人时即渐趋萎缩，但仍有部分人残留腺样体明显，也有少数可继续保留至中年甚至老年。CT表现为顶后壁较高密度肿块影，常呈对称性，较局限，两侧咽隐窝、咽旁间隙及椎前间隙不累及，颅底骨质正常。MRI显示顶后壁T1加权图像上有与肌肉等同信号改变，但T2加权呈高信号，咽旁间隙及椎前间隙清晰，颅底骨质正常。

病理表现为间质中淋巴组织增生，常见淋巴滤泡数目增加，体积增大，生发中心活跃，吞噬现象明显，少数可呈弥漫性增生及腺样体增生，并分泌亢进。毛细血管增生，内皮细胞增生，管壁与周围有炎症细胞浸润。深淋巴细胞处还有网状细胞增生。增生体除发生鼻咽顶前壁外，还可见咽鼓管隆突后上方和隆突上方也常有淋巴组织分布。

临床常会碰到鼻咽癌发生于腺样体条脊之间的夹缝中，如只活检咬取条状腺样体，病理报告常为淋巴组织增生。活检应从腺样体夹缝深部咬取小许肿瘤肉芽组织，提高鼻咽癌检出率。

（四）鼻咽纤维血管瘤

常称为"男性青春期出血性鼻咽纤维血管瘤"。肿瘤来自鼻咽颅底蝶骨和枕骨骨膜或颅底腱膜。大体形态为不规则分叶状，呈圆形或椭圆形，无完整包膜，质韧。由纤维组织和血管两种成分构成。此瘤很少有恶变。

鼻咽血管纤维瘤患者主要为男性青年，10～25岁最多见。临床表现为反复大量鼻出血，有时一次多达1000mL，伴有鼻塞、听力下降、头痛等。肿瘤原发鼻咽，可向周围器官蔓延。向前侵及鼻腔甚至前鼻孔，向前外经翼腭窝、上颌窦到颞下窝，还可侵入面部，侵犯眼眶、蝶窦、颅底骨和颅内。临床检查鼻咽肿瘤呈红色或淡红色，表面光滑为黏膜覆盖，可见血管，肿瘤表面一般无坏死或溃疡。此瘤在活检时可引起大出血，甚至危及生命，故切忌做活检。

CT检查平扫见鼻咽部或鼻腔后部软组织块影，为等密度，边界不清，增强后病灶明显增强，这与血管丰富有关。MRI检查肿瘤T1加权图像上与肌肉相比稍高信号，注射造影剂后明显强化。本瘤在 CT 和 MRI 诊断主要根据其血管丰富，造影后明显强化为特征。常需与临床结合考虑，有时与鼻咽癌鉴别较困难。

（五）蝶鞍区肿瘤

以垂体瘤和颅咽管瘤最常见。根据肿瘤类型和大小会有不同的症状，主要为内分泌功能紊乱和神经受压症状，如性功能减退、闭经、泌乳、肢端肥大或巨人症等。70%患者有头痛，70%～80%因肿瘤压迫视神经视交叉，视力下降，视野缺损以双侧偏盲为常见。向侧面生长侵入海绵窦，可出现第Ⅲ、Ⅳ、Ⅴ及Ⅵ对脑神经麻痹。肿瘤向下生长侵入蝶窦、鼻咽。CT 图像发现在鞍上池或鞍内有占位性病变，有时在水平面增强扫描没有阳性发现，而做增强冠状扫描时显示十分清楚。头颅 CT 有鞍区钙化为颅咽管瘤的重要证据。垂体瘤和颅咽管瘤与鼻咽癌一般采用 CT 和 MRI 可以区别。但有少数鼻咽癌被误诊为鞍上区肿瘤。

（六）鼻咽或颅底脊索瘤

脊索瘤是起源于残余脊索组织的一种肿瘤，具有生长缓慢、转移少的特点。脊索瘤发生在鼻咽部罕见。一般是从颅底蝶骨体和枕骨基底部向颅内或颅外生长，侵及鼻咽部。张有望教授曾报道鼻咽及颅内脊索瘤 8 例，仅有 2 例肿瘤局限于鼻咽部，颈部和远处转移很少见。8 例鼻咽及颅底脊索瘤无 1 例颈部淋巴结转移。仅有 1 例放疗后 2 年半发生肺转移。晚期鼻咽癌与脊索瘤单凭临床资料和 CT 检查鉴别有一定困难。但血清 VCA-IgA 检测和活检对诊断有重要作用。

（七）鼻咽及颈部恶性淋巴瘤

咽淋巴环是包括鼻咽、软腭、扁桃体及舌根在内的环状淋巴组织。鼻咽恶性淋巴瘤是咽淋巴环淋巴瘤中的一种，占咽淋巴瘤的 1/4。据报道鼻咽恶性淋巴瘤治疗结果与鼻咽癌 5 年生存率相似(50%)。

鼻咽恶性淋巴瘤在鼻咽腔内可见鼻咽顶后壁突出肿瘤，与鼻咽癌肿瘤形态相似，肉眼无法区别。亦可有颈部淋巴结转移，单侧或双颈部淋巴结肿大，甚至多个融合，质地较软。常伴有腋下、腹股沟或纵隔淋巴结肿大。CT 检查示肿瘤多沿黏膜面向鼻咽腔生长，形成鼻咽腔软组织肿块，其黏膜下浸润不及鼻咽癌明显，颅底骨破坏的概率及程度较鼻咽癌低，淋巴结呈均匀强化，环行周边强化及中央液化坏死较少见。MRI 检查显示鼻咽淋巴瘤的信号与鼻咽癌无明显差异，但增强扫描肿瘤强化不如鼻咽癌明显，且强化较均匀。颈部淋巴结的强化也较均匀。应做颈部肿块穿刺或活检以明确诊断。

（八）颈部淋巴结转移性癌

这里是指颈淋巴结病理证实为转移性癌，原发肿瘤经常规检查方法，如鼻咽镜、喉镜、CT、MRI、X 线片检查，一时难找到原发肿瘤者。临床上常会遇到以下几种情况。

1.鼻咽原发肿瘤并不小

外科医师一旦发现颈部肿块，不去寻找原发肿瘤，立即行颈部肿块穿刺检查或肿块摘除或颈部肿块切除手术，病理证实为转移癌，然后才转科会诊寻找原发肿瘤。这类患者占鼻咽癌收治病例的 30%～40%。

2.鼻咽原发肿瘤小而隐蔽

颈部已证实为转移癌，虽然血清 VCA-IgA 阳性，鼻咽镜和 CT 检查鼻咽腔内未找到原发肿瘤。在 MRI 图像上可以显示黏膜下咽后间隙有米粒大小的中等信号改变,边界清楚,在 T2WI 上有高信号,经咽隐窝处深咬活检证实为鼻咽癌。亦有少数病例 MRI 检查阴性,经 1~2 年后证实为鼻咽癌。

3.特殊病例

在 CT 图像上有明确咽旁间隙增厚,咽后淋巴结肿大或囊性病变,血清 VCA-IgA 为 1:80 阳性,但鼻咽腔未见异常病变,几次活检均为阴性。这种情况可以经过多学科讨论后决定治疗方案。

(九)颈部淋巴结慢性炎症

由附近器官炎症病变引起颈部淋巴结炎症、肿大,这种肿大的淋巴结很难消退,表面较光滑,活动,一般<2cm,常有头颈部慢性炎症的病史,长期随访其肿大的淋巴结不再增大。

(十)颈部淋巴结结核

颈部淋巴结结核好发于青年人,常伴有淋巴结周围炎症、低热或潮热、夜间盗汗等。局部肿痛,数个淋巴结肿大成串或成块,可发生颈后链或胸锁乳突肌深部,肿块质地中等,与周围组织粘连,有时肿块有波动呈干酪液化,若可穿刺抽吸出干酪样脓液,即可诊断淋巴结结核。但临床常见到颈部淋巴结结核与癌共存。所以有颈部淋巴结肿大的患者应检查鼻咽部,排除鼻咽癌、扁桃体癌。

TNM 分期

(一)2008 年分期

T 分期

T1	局限于鼻咽
T2	侵犯鼻腔、口咽、咽旁间隙
T3	侵犯颅底、翼内肌
T4	侵犯脑神经、鼻窦、翼外肌及以外的咀嚼肌间隙、颅内(海绵窦、脑膜等)

N 分期

N0	影像学及体检无淋巴结转移证据
N1a	咽后淋巴结转移
N1b	单侧 1b、Ⅱ、Ⅲ、Ⅴa 区淋巴结转移且直径≤3cm
N2	双侧 1b、Ⅱ、Ⅲ、Ⅴa 区淋巴结转移,或直径>3cm,或淋巴结包膜外侵犯
N3	Ⅳ、Ⅴb 区淋巴结转移

M 分期

M0	无远处转移
M1	有远处转移(包括颈部以下的淋巴结转移)

分期

Ⅰ期	T1	N0	M0		
Ⅱ期	T1	N1a~1b	M0,T2	N0~1b	M0
Ⅲ期	T1~2	N2	M0,T3	N0~2	M0
ⅣA 期	T1~3	N3	M0,T4	N0~3	M0

　　

　　(十)颈部淋巴结转移

　　

　　TNM 分期

(二)1992 年福州分期

T——原发肿瘤

　　T1　局限于鼻咽腔内

　　T2　局部浸润:鼻腔、口咽、茎突前间隙、软腭、椎前软组织、颈动脉鞘区部分受侵犯

　　T3　颈动脉鞘区肿瘤占据,颅底、翼突区、翼腭窝、单一前组或后组脑神经受侵犯

　　T4　前、后组脑神经同时受侵犯,鼻旁窦、眼眶、颞下窝、海绵窦及第一、二颈椎受侵犯

N——颈淋巴结

　　N0　未扪及肿大淋巴结

　　N1　上颈淋巴结肿大,直径＜4cm,活动

　　N2　下颈淋巴结肿大,或直径 4～7cm

　　N3　锁骨上区淋巴结肿大,或直径＞7cm

M——远处转移

　　M0　无远处转移

　　M1　有远处转移

分期

Ⅰ期	T1	N0	M0		
Ⅱ期	T2	N0	M0,T0～2	N1	M0
Ⅲ期	T3	N0～2	M0,T0～3	N2	M0
ⅣA 期	T4	N0～3	M0,T0～4	N3	M0
ⅣB 期	任何 T	任何 N	M1		

(三)2002 年 UICC/AJCC 分期

T 分期

　　Tis　原位癌

　　T1　肿瘤局限于鼻咽腔内

　　T2　肿瘤侵犯鼻腔或口咽

　　T2a　无咽旁间隙侵犯

　　T2b　有咽旁间隙侵犯

　　T3　肿瘤侵犯颅底骨质和(或)鼻旁窦

　　T4　肿瘤侵犯下咽、颅内和(或)脑神经、颞下窝、眼眶、乳突间隙

N 分期

　　NX　局部淋巴结不能评价

　　N0　无局部颈淋巴结转移

　　N1　单侧颈淋巴结转移,或直径＜6cm,淋巴结位于锁骨上窝以上部位

　　N2　双侧颈淋巴结转移,或直径＜6cm,淋巴结位于锁骨上窝以上部位

　　N3　颈淋巴结转移

　　　　(a)直径＞6cm

（b）锁骨上窝转移

注：中线淋巴结认为单侧淋巴结。

M 分期

M0　无远处转移

M1　有远处转移

分期

0 期	Tis	N0	M0					
Ⅰ 期	T1	N0	M0					
ⅡA 期	T2a	N0	M0					
ⅡB 期	T1	N1	M0,	T2a	N1	M0,	T2b	N0～1	M0
Ⅲ 期	T1	N2	M0,	T2a～2b	N2	M0,	T3	N0～2	M0
ⅣA 期	T4	N0～2	M0					
ⅣB 期	任何 T	N3	M0					
ⅣC 期	任何 T	任何 N	M1					

（四）长沙分期

T 分期

T1　肿瘤局限于鼻咽腔一壁或两壁交界处的局限病灶

T2　肿瘤侵犯两壁以上，但未超腔

T3　肿瘤超腔、脑神经侵犯或颅底骨质破坏之一者

T4　有 T3 的两项以上者

N 分期

N0　颈部未扪及肿大淋巴结

N1　上颈部淋巴结肿大，3cm×3cm，活动

N2　下颈部淋巴结肿大，<8cm×8cm，淋巴结活动受限

N3　颈部淋巴结肿大，>8cm×8cm，或锁骨上窝淋巴结转移，或淋巴结固定

M 分期

M0　无远处转移

M1　有远处转移

（五）香港何氏分期

T 分期

T1　鼻咽腔内一个壁

T2　T2n　鼻腔

　　T2o　口咽

　　T2p　咽旁

T3　T3a　颅底以下的骨质破坏，包括蝶窦底部

　　T3b　颅底

　　T3c　脑神经损害

T3d　眼眶、喉咽或颞下窝

N 分期

　　N0　无肿大淋巴结

　　N1　上颈部淋巴结肿大

　　N2　下颈部淋巴结肿大

　　N3　锁骨上窝淋巴结肿大

M 分期

　　M0　　无远处转移

　　M1　　有远处转移

分期

　　Ⅰ期　T1

　　Ⅱ期　T2 和(或)N1

　　Ⅲ期　T3 和(或)N2

　　Ⅳ期　任何 T　　　　　N3

　　Ⅴ期　M1

五、综合治疗

(一)综合治疗的原则

　　鼻咽癌综合治疗的目的是有效提高鼻咽癌原发灶和颈部淋巴结转移灶控制率,减少局部肿瘤的复发率和降低远处转移率,并提高患者的生存质量。围绕这个目的,其综合治疗的原则是以放疗为主,辅以化疗及手术治疗。临床上可以根据初治或复发鼻咽癌不同的 TNM 分期,选用不同的综合治疗方法。鼻咽癌的首次治疗应首选放疗。一般来讲,单纯的放疗可以治愈鼻咽癌,其 5 年生存率达到 50%～70%。即使是复发性鼻咽癌,经过合理的再程治疗,也可以达到 10%～30% 的 5 年生存率。

(二)初诊鼻咽癌的综合治疗

1.早期鼻咽癌(Ⅰ/Ⅱ期)

单纯放疗,包括外照射或外照射加腔内后装治疗。

2.中、晚期病例

可选用放疗与化疗的综合治疗,包括同期放化疗、诱导化疗或辅助化疗。

3.有远处转移的病例应采用化疗为主,辅以放疗。

(三)复发鼻咽癌的综合治疗

复发鼻咽癌是指鼻咽癌放疗治愈后,经过半年以上复发的病例。

1.放疗后 1 年以内鼻咽复发者

尽量不采用再程常规外照射放疗。可以选用辅助化疗、近距离放疗或适形调强放疗。

2.放疗后颈部淋巴结复发者

建议手术治疗,不能手术者可采用化疗。

3.放疗后 1 年以上鼻咽和(或)颈部淋巴结复发者

可做第 2 程根治性放疗,其方法包括单纯外照射或外照射加近距离照射。

4.复发鼻咽癌再程放疗

只照射复发部位,一般不做区域淋巴引流区的预防性照射。

5.已经出现脑、脊髓放射性损伤的病例

一般不主张再程常规外照射放疗,应采用化疗。

第二节　食管癌

食管是指连接下咽到胃之间的生理管道。原发于食管恶性肿瘤绝大多数发生在食管黏膜上皮,被称为食管癌,少数发生于食管中胚层组织的被称为肉瘤。从世界范围看,食管癌是常见的恶性肿瘤之一,全球食管癌每年新发患者数约 40 万,是第 3 位常见消化道的恶性肿瘤,是第 6 位癌性死亡的原因。在我国,食管癌也属于高发和导致癌性死亡常见的恶性肿瘤之一。

导致食管癌发生的确切和特异性病因尚不明确,多数学者认为是多种因素共同作用的结果。根据食管癌流行病学所提供的信息,食管癌的发生具有明确地域分布聚集性及民族差异性,这些提示食管癌发生与环境、生活习惯、遗传等因素相关。

一、病理学

(一)食管肿瘤组织学类型

WHO(2000 版)食管肿瘤组织学分类如下:

上皮来源肿瘤

　鳞状细胞乳头状瘤

　上皮内瘤形成

　　　鳞状

　　　腺状

　癌

　　　鳞状细胞癌

　　　疣状细胞癌

　　　基底细胞样癌

　　　纺锤状细胞癌

　　　腺癌

　　　腺鳞癌

　　　黏液表皮样癌

　　　腺样囊性癌

　　　小细胞癌

　　　未分化癌

　　　其他

　类癌

非上皮来源肿瘤

平滑肌瘤

脂肪瘤

粒状细胞瘤

胃肠间质瘤

　　良性

　　潜在恶性

　　恶性

　　　平滑肌肉瘤

　　　横纹肌肉瘤

　　　Kaposi 肉瘤

　　　恶性黑色素瘤

　　　其他

第二原发性瘤

　　食管恶性肿瘤组织学类型以上皮来源的为最多见,常见病理类型为鳞癌和腺癌,其中以鳞癌更为常见。我国食管癌中鳞癌占 90％～95％,腺癌占 7％,其他病理类型甚少见。欧美国家以 Barrett 食管所导致的食管腺癌多见。根据美国 SEER 材料提示,在过去 30 年,美国食管腺癌所占比例逐步增加。到 2002 年,美国白种人中的食管腺癌发病率远高于鳞癌(5.4/10 万比 1.7/10 万);而在黑种人中,仍是食管鳞癌发病率高于腺癌(7.6/10 万比 0.7/10 万)。

　　(二)食管癌镜下的表现和分级

　　1.食管鳞癌

　　(1)角化性鳞癌:癌巢上皮细胞层次分明,基底细胞排列成行或略显排列不整,中层为棘突细胞或夹杂有少数基底细胞,表面细胞呈扁平状,角化明显,常有角化珠形成,核分裂象不多见。

　　(2)非角化性鳞癌:鳞状上皮细胞层次部分分明,基底细胞排列成行,部分排列不整齐,中层可见棘突细胞或基底细胞,角化现象轻微或无角化,细胞大小形态不一,分化程度中等,核分裂象多见。

　　(3)基底细胞癌:很少见。其特点是癌细胞为基底细胞,呈梭形或多形,细胞大小形态极不一致,无角化现象,核分裂象多见。

　　(4)未分化鳞癌:癌细胞分化极差,呈梭形、卵圆形或不规则形,其结构排列往往与肉瘤相似,核分裂象常见。

　　2.食管腺癌(包括腺棘癌)

　　(1)食管腺癌可以有 3 个起源:浅层及深层食管腺体、食管胚胎期残余腺上皮或化生腺上皮。浅层和深层食管腺体是黏液分泌细胞,从外形上很难与胃贲门部位的腺体区别。位于黏膜的浅层腺体由单层黏液细胞围成的导管将分泌液排入食管腔内。这些腺体导管的顶端排列着鳞状细胞。深层食管腺可能与偶发的食管黏液上皮样癌的起源有关。食管原发腺癌可起源于异位生长的柱状上皮或黏膜下腺体形成的小岛。这些腺体或是先天性的,或是发生于 Barrett 食管。异位的胃黏膜,尤其是位于上 1/3 段和中 1/3 段食管,可能成为 Barrett 黏膜并进一步形成原发性腺癌。

（2）食管腺癌镜检所见：一部分食管腺癌有残留的胃贲门腺上皮的原位癌变，以及有胃腺体癌的结构特征，故可确定其起源于胃黏膜上皮。另一种是在腺癌的组织象中伴有鳞状细胞癌成分，如以腺癌成分为主，其中包含小片状鳞癌细胞巢，则称为腺棘癌或黏液表皮样癌。它起源于食管黏液腺，常广泛浸润和转移。如起源于不同部位的鳞癌与腺癌，两种不同结构的肿瘤共存于一个瘤体内，其所占部位不一，呈锯齿状，则称为邂逅瘤（collision tumor）。第3种是腺样囊性癌或圆柱瘤，其组织和发生与唾液腺一样，肿瘤多溃疡状，食管壁内浸润广泛，常见转移。

（3）Barrett食管腺癌的病理学诊断标准：①癌位于食管；②癌位于食管下1/3段，不伴有贲门癌或胃癌；③HE染色镜下见组织有一定分化程度的腺样结构；④黏液组织化学染色阳性。

（三）食管癌大体病理形态学表现

食管癌一旦形成后，其局部生长方式通常有多种方式。主要生长方式有：①表浅扩展方式为主型，主要限于食管黏膜，即沿着黏膜向外浸润性生长，部分区域有向深层的浸润扩展。②外向性生长方式为主型，癌组织伴随固有膜向表面生长形成乳头。③内向性生长方式为主型，癌组织向下即向深层浸润性生长。以上3种食管癌的生长方式不是截然分开的，多数是几种方式混合性生长。根据食管癌主要生长的方式不同，因此不同临床时期的食管癌所表现的大体形态有所不一。

1.早期食管癌大体形态学表现

（1）隐伏型：新鲜标本，肉眼观察到食管黏膜色泽稍有改变，黏膜略有粗糙和不平坦，局部质地稍硬，但黏膜表面无隆起或凹陷。经甲醛（福尔马林）固定后癌变处黏膜病变表现反而变得不明显。镜下表现为原位癌，为食管癌早期阶段。

（2）糜烂型：癌变处黏膜色泽有别于正常黏膜，伴有轻度糜烂，有的表面高低不平或浅表性缺损，稍下陷，形似地图，面积大小不定。镜下表现为原位癌或早期浸润癌。

（3）斑块型：癌变处黏膜局限性隆起，呈灰白色斑块状，显著不同于周边部的正常黏膜，边界清楚。病变处黏膜明显增厚，质地硬。食管黏膜纵行皱襞变粗且紊乱，甚或中断。镜下表现多为侵犯黏膜肌层或黏膜下层的早期浸润癌。

（4）乳头型或隆起型：癌组织呈结节状隆起，形似乳头状、息肉状向管腔内突起。其表面偶见糜烂或炎性渗出物，与周边正常食管黏膜有明显分界。横断面病变处呈灰白色，浸润管壁明显。镜下表现绝大多数为早期浸润癌。

2.中、晚期食管癌大体形态学表现

（1）髓质型：癌组织向腔内、外生长与浸润，多累及食管周径的大部分或全部，在癌上、下两端边缘呈坡状隆起。大约有一半病例病灶长度超过5cm。肿瘤累及的食管段明显增厚，向管腔及肌层深部浸润，肿瘤表面常有深浅不一的溃疡。瘤体切面灰白色，均匀致密。

（2）蕈伞型：肿瘤瘤体呈卵圆形扁平样，呈蘑菇状或卵圆形突入食管腔内，隆起或外翻与食管黏膜间形成切迹，表面有浅溃疡。切面可见肿瘤已浸润食管壁深层，癌组织为灰白色，质地硬。

（3）溃疡型：癌组织环周侵犯食管一部分或大部分。肿瘤表面有深溃疡形成，溃疡边缘稍隆起形成深陷性溃疡，溃疡底部凹凸不平，癌组织已浸润食管深肌层，甚至穿透食管壁引起穿孔，溃疡表面有炎性渗出。瘤体切面观，见癌浸润深肌层或食管纤维膜。

（4）缩窄型：癌组织浸润食管肌层且常环形侵犯食管全周，呈环形狭窄或漏斗状梗阻，肿瘤直径一般不超过 2～3cm。由于癌组织内的纤维向心性收缩，而使癌的上、下两端食管黏膜皱襞呈放射状分布，缩窄上段食管腔明显扩张。肿瘤切面结构致密，富于增生结缔组织。

（5）腔内型：肿瘤呈圆形或卵圆形向腔内突出，常有较宽的基底与食管壁相连，肿瘤表面有糜烂或不规则小溃疡。一般癌组织仅侵犯至浅肌层，少数病例可侵犯全肌层。腔内型食管癌的切除率较高，但远期疗效并不好。

根据大量病理资料分析，食管癌中以髓质型最常见，蕈伞型次之，溃疡型再次之，缩窄型和腔内型更少见。

二、临床生物学特点

（一）食管癌的发展

1.局部侵袭

食管癌具有很强的局部生长和侵袭能力。局部侵袭方式主要有两种：一种是沿着食管纵行方向发展，另一种是向食管周边横向发展。

在纵行发展方面，癌灶可以沿着食管上、下蔓延，通常表现出癌灶的纵径大于横径。另外，有时癌灶可以沿着食管黏膜下的血管、淋巴管、神经周围间隙出现跳跃性生长，在食管纵行方向上可见肿瘤病灶外远距离处有亚临床病灶存在。根据河北医科大学附属第四人民医院研究资料显示，食管纵行方向上亚临床病灶侵犯范围通常在可见病灶外 3cm 以内，少数可以达到 4～7cm。但位于食管与胃交接处的腺癌，其纵行向下外浸润通常在 5cm 以内。

在横向发展方面，由于食管无浆膜层，取而代之的是由疏松结缔组织构成的外膜。一旦癌灶穿透肌层达到外膜时，肿瘤病灶很容易侵犯到食管邻近组织和器官上。所以，食管癌在临床确诊时，约半数以上已经发现有明显外浸润。其外浸润范围以及所引起的临床表现与癌灶所在部位密切相关，最常见的外浸润部位为气管和支气管。上段食管癌可浸润喉、气管、颈部软组织；中段食管癌可浸润支气管、肺门、无名静脉、奇静脉、胸导管和胸主动脉，晚期甚至穿透支气管形成气管食管瘘，或穿透主动脉引起穿孔，造成致死性出血；下段食管癌可浸润肺下静脉、心包、膈或累及贲门。根据食管癌尸体解剖资料，肿瘤侵犯气管达 32％，侵及支气管为 11％，侵犯主动脉达 18％，累及心包为 13％。肿瘤直接浸润纵隔、肺门、支气管、主动脉等重要脏器时常伴有纵隔炎症，并有胸背疼痛，因此肿瘤的切除率亦降低。

2.淋巴转移

（1）食管癌淋巴转移总体水平：临床上描述食管癌淋巴转移程度的指标通常有两个：淋巴转移率和淋巴转移度。前者为术后病理检查显示有淋巴转移的患者数与所观察的患者总数之比；后者为术后病理检查显示有癌转移的淋巴结个数与手术所清扫淋巴结总数之比。

（2）影响食管癌淋巴转移的临床因素：食管癌淋巴引流区域淋巴结的空间分布弥散，涉及颈部、胸部和腹部等多个解剖区域。对于如此广泛的淋巴结，单纯通过手术或放疗来包括所有转移淋巴结并达到根治有相当大的难度。临床上了解食管癌淋巴转移程度以及影响淋巴转移程度的因素,将为合理选择手术参与与否、手术参与时间、手术方式、放疗范围等提供参考依据。

A.原发病灶所在部位:胸段食管癌区域性淋巴转移是常见的,而且空间分布弥散。

食管癌淋巴转移的规律性不够明确,只是在部分区域内稍显一些规律。上胸段食管癌主要转移至上纵隔及颈淋巴结,较少转移到腹腔,而中、下胸段食管癌淋巴转移则向"两端"转移,且无明显规律性,转移到颈、纵隔、腹腔淋巴结比例较接近。

B.原发病灶外侵程度:食管癌区域淋巴结转移程度的高低与原发食管癌灶侵犯的深度有关。

C.原发病灶的分化程度:食管癌原发病灶肿瘤细胞分化程度的高低与淋巴转移程度是否有关,尚不明确。

D.原发病灶长度:如同病理分化程度,病变长度是否影响食管癌淋巴结转移的意见并不完全一致。

3.血道转移

食管癌待确诊时,远处转移患者仅占 20% 左右。近年来随着 PET/CT 临床的广泛应用,远处转移发现率将会进一步提高。但在食管癌患者尸检资料中显示血道转移并不少见,约50% 存在远处转移,其中好发转移脏器为肺和肝。由于食管癌的治疗疗效仍有偏差,因此相当多的远处转移病灶在患者生存期内并未表现出对患者生存质量有影响的临床病灶。

(二)食管癌的自然病程

通过对食管癌的发生、发展、流行病学、病理和临床观察研究,其自然病程可以分为以下4 个时期,各期都有其不同的临床表现。

1.始发期

其主要特点是食管黏膜上皮细胞在各种致癌因子的作用下发生不同程度的增生性改变,由轻度增生到高度不典型增生,从上皮的基底层细胞开始,逐渐发展到包括中层细胞的增生。食管上皮内癌和鳞癌来自于基底层和(或)中层细胞,而食管小细胞癌可能来自于上皮基底层的未分化干细胞。始发期相当长,从癌前期发展到癌可能需要二三十年时间。这一过程是可逆的。流行病学的人群干预试验表明,采取有效的预防措施可以防止癌变的发生。

2.发展期

此期特点是食管上皮包括基底细胞和中间细胞的重度增生,并在重度增生的部位出现多点原位癌,进而发展成为早期浸润癌。此时癌变已不可逆,但病灶局限于食管的黏膜及黏膜下层,相当于临床病理分期的 0～Ⅰ 期。临床上此期的症状往往轻微而隐蔽,但仔细询问大多数患者,均有不同程度的症状,只要仔细检查常可发现早期病灶。有报道,253 例早期食管癌中39% 为原位癌。

3.外显期

此期相当于临床Ⅱ～Ⅲ期,亦称进展期。从发展期进入外显期后肿瘤的发展迅速,症状明显而持续,呈进行性。有报道,未经治疗的病例自症状开始至死亡平均生存期为 9.4～9.7个月。

4.终末期

此时病变已明显浸润和转移,或出现严重并发症,如气管食管瘘等。如不治疗,患者可很快死亡,平均生存期约 3 个月。

三、临床表现与分期

(一)临床表现

早期食管癌的症状往往并不明显,很多患者因此而忽略,这也是食管癌早期发现困难的主要原因。早期的主要症状有:胸骨后不适、进食后食管内轻度哽噎感、食管腔内疼痛、异物感、闷胀不适感、烧灼感,或进食后食物停滞感等。上述症状常为间断出现,也可以持续数年。亦有的患者仅表现为吞咽时疼痛不适或异物感。临床上,很多早期食管癌患者常常在确诊后经医师提示询问时才发现有上述症状。

进展期食管癌因肿瘤生长浸润造成管腔狭窄而出现食管癌的典型症状,归纳有以下几点:①进行性的吞咽困难。多数患者有此表现,具体表现为开始进食硬质食物时难以下咽,需饮用汤水送下。患者常诉不小心会噎住。接下来则不能吞咽硬食,逐步改为软质、半流质或流质饮食。当梗阻严重时,流质乃至唾液亦不能下咽,患者出现明显消瘦。也有部分患者由于炎症水肿减轻或组织坏死脱落,食管梗阻症状可暂时略有改善。溃疡型肿瘤或肿瘤已有外侵时,可出现胸骨后或肩胛间持续性钝痛,有的患者可出现呕血或黑便。Edwards 报道,当肿瘤生长超过食管周径的 2/3 时,会产生狭窄而出现上述的典型症状。我国学者发现吞咽困难的程度同病理类型有一定的关系。缩窄型和髓质型由于管腔和食管运动变化明显故症状较重,其他几型往往肿瘤较大而症状较轻。②胸骨后疼痛。通常表现为模糊的痛。感而难以定位。当有持续性胸背疼痛时应警惕肿瘤外侵压迫肋间神经。食管胃连接部腺癌患者,有时肿瘤表面的溃疡因胃酸刺激而产生上腹痛和剑突下疼痛。③呕吐。往往发生在梗阻比较严重的患者,常在进食后发生,吐出大量黏液和食物。如癌组织溃疡引起出血,可产生呕血或黑便。④贫血、体重下降、反酸等。由于进食困难、消耗、呕吐等原因产生营养性改变的症状。

晚期食管癌的症状多为肿瘤压迫、浸润周围组织和器官而产生。①压迫气管引起咳嗽,呼吸困难;穿破气管而发生气管食管瘘时,可发生进食呛咳、发热、咯脓臭痰,肺炎或肺脓肿形成。②侵犯喉返神经引起声音嘶哑;侵犯膈神经而致膈神经麻痹,则发生呼吸困难或膈肌反常运动。③侵犯纵隔则可引起纵隔炎和致命性大呕血。④肿瘤转移可引起锁骨上淋巴结肿大、肝大、黄疸、腹块、腹腔积液及骨骼疼痛等。极少数病例肿瘤向食管腔内生长较慢,而向食管外侵犯和转移出现较早,吞咽困难症状不明显,首先引起患者注意的是声音嘶哑或颈部淋巴结肿大,此类患者往往以声音嘶哑前来就诊。⑤恶病质,表现为极度消瘦和衰竭。

食管胃连接部腺癌早期可有上腹部闷胀、剑突下隐痛、食欲减退等感觉,肿瘤生长到较大体积时才出现吞咽困难。肿瘤局部溃烂出血时,粪便隐血检查呈阳性,出血量较多者则有柏油样粪便或呕血,并可导致贫血。晚期病例吞咽困难症状明显,出现恶病质表现,并可转移到肝脏、腹膜、盆腔等出现腹部肿块或腹腔积液,或转移到锁骨上淋巴结。

(二)临床分期

食管癌的分期对指导患者治疗以及判断预后有着重要的价值,患者的预后与初诊时的临床分期相关。临床分期的准确性随着影像学的发展,尤其是食管内镜超声(EUS)的开展有了一定提高,但是术后病理分期仍为"金标准"。FDG-PET 对于诊断远处淋巴结和血行转移是有帮助的。在北美和许多西欧国家,由于没有开展早期食管癌筛选工作,诊断时近 50% 的患者已经超出肿瘤原发灶的局部,近 60% 的患者局部病灶不能完全切除,70%～80% 切除标本在相关的淋巴引流区域出现转移。目前临床使用的食管癌分期是 2002 年 AJCC(第六版)在原有 TNM 分期基础上进一步修改而来的。由于淋巴结转移是食管癌患者重要的预后因素,因此也有学者建议根据淋巴结转移个数将 N 分期分为两个亚组(阳性淋巴结数＞4 个/＜4 个)。

食管癌 TNM 分期(AJCC,2002):

T——原发肿瘤

TX　原发肿瘤无法评估

T0　无原发肿瘤证据

Tis　原位癌

T1　肿瘤侵犯黏膜固有层和黏膜下层

T2　肿瘤侵犯食管肌层

T3　肿瘤侵犯食管周围组织,但未侵犯邻近结构

T4　肿瘤侵犯邻近结构

N——区域淋巴结

NX　区域性淋巴结转移无法评估

N0　未发现区域性淋巴结转移

N1　存在区域性淋巴结转移

M——远处转移

MX　远处转移无法评估

M0　未发现远处转移

M1　存在远处转移

M1a　胸上段肿瘤颈部淋巴结转移

胸下段肿瘤腹部淋巴结转移

M1b　胸上段肿瘤其他非区域性淋巴结转移或远处转移

胸中段肿瘤非区域性淋巴结转移或远处转移

胸下段肿瘤其他非区域性淋巴结转移或远处转移

TNM 分期

0 期	Tis	N0	M0
Ⅰ 期	T1	N0	M0
Ⅱ A 期	T2	N0	M0
	T3	N0	M0
Ⅱ B 期	T1	N1	M0
	T2	N1	M0
Ⅲ 期	T3	N1	M0
	T4	任何 N	M0
Ⅳ 期	任何 T	任何 N	M1

ⅣA 期　任何 T　任何 N　M1a

ⅣB 期　任何 T　任何 N　M1b

组织学分级

GX　分级无法评估

G1　分化良好

G2　中分化

G3　低分化

G4　未分化的

四、诊断

(一)食管功能检查

1.24h 食管动力学检查

经鼻置入测压管,然后采用固定牵拉法确定食管下括约肌的位置,用腔内微型压力传感器或连于体外传感器的腔内灌注系统分别测定食管—胃连接部(高压带)、食管体部、食管上括约肌和咽部等处的压力曲线。食管、贲门失弛缓症者蠕动波完全消失;弥漫性食管痉挛者食管下段高压区压力正常,但直立位食管有>55%刺激性收缩或夜间>80%刺激性收缩;食管远端括约肌痉挛者食管下段高压区压力增高,24h 有>20%的多峰或孤立性收缩波;胃食管反流性食管痉挛者与贲门失弛缓、弥漫性食管痉挛基本相似。

2.24h 食管 pH 监测

采用带有 pH 监测电极的导管经鼻分别置于食管下括约肌上方 5cm 和胃腔内,与便携式记录仪相连,允许正常活动和饮食,要求患者记录下饮食、症状发作及体位改变的时间。连续24h 监测 pH,以观察受试者日常情况下的反流情况。当 pH 降至 4 以下为 1 次反流,pH 升至7 以上为碱性反流。记录患者在不同体位和进食时的情况,就能对有无反流、反流频度和食管清除反流物的时间做出诊断。胃食管反流性食管痉挛者,其食管下段呈高酸状态,pH 降低。

3.酸廓清试验

用于测定食管部排除酸的蠕动效率。在胃食管反流性食管痉挛的患者,其食管下段酸廓清能力减弱,pH 降低。

4.食管激发试验

采用依酚氯胺等药物可在患者无症状时激发食管痉挛,配合食管测压有助于此类疾病的诊断。

(二)影响学诊断

1.食管、胃钡餐造影 X 线检查

食管、胃钡餐造影 X 线透视或摄片检查是诊断食管癌和胃-食管交界部肿瘤最常用的方法,病变部位的黏膜改变是观察的重点,可以确定癌灶的部位和长度。早期食管癌常见的 X线征象为食管壁局限性僵硬,食管黏膜紊乱。中晚期食管癌的 X 线表现较为典型,主要为黏膜皱襞迂曲、紊乱、增粗和中断,食管壁僵硬、活动度减弱或消失,管腔狭窄,钡剂通过缓慢或受阻,可观察到深浅不等的龛影、充盈缺损或软组织块影。对于吞咽困难的患者,食管钡剂造影是一项非常必要的检查手段,可以对食管黏膜、食管扩张性和活动度,以及病理改变进行评价。

食管癌的病理类型不同,在钡剂造影检查中具有不同的表现:浸润型食管癌表现为管腔狭窄,根据狭窄段的两端可以判断肿瘤的长度和边缘;腔内型则表现为突入管腔的较大龛影;溃疡型肿块则表现为表面凹凸不平的溃疡影;对于肿瘤黏膜下扩散导致的静脉曲张型食管癌,钡剂造影中表现为食管黏膜变硬、迂曲,应与食管静脉曲张相鉴别。该类型肿瘤通常位于食管中段或上段,并且不随食管蠕动或是呼吸而改变形状。另外肿瘤正常黏膜的分界比食管静脉曲张更明显,气钡双重造影有助于病变的观察。同时做气钡双重造影对比检查,有助于提高食管-胃连接部腺癌的诊断准确率。当肿瘤浸润至食管外组织时,X线钡剂造影可见食管纵轴的改变。正常情况下食管仅在主动脉弓水平和左主支气管水平有 2 个主要的压迹,其他食管成光滑的直线。这一特征可因肿瘤外侵而表现为食管扭曲、成角或其他异常。Akiyama 发现 74％的外侵至食管外膜的肿瘤有上述改变,并认为这一征象较以往单凭肿瘤长度判断肿瘤能否切除更具临床价值。

2.CT 检查

新近的观点认为胸部和上腹部 CT 应该作为食管癌术前的常规检查。CT 检查可以用来评价肿瘤局部生长情况,显示肿瘤外侵范围及其与邻近结构的关系,尤其是纵隔或腹腔淋巴结转移具有优越性,对于外科医师判断手术是否进行或者采取何种手术路径具有重要的意义,但对于病变局限于黏膜的早期食管癌诊断价值不高。Moss 等将食管癌在 CT 上的表现分为 4 期:Ⅰ期,腔内肿块不伴有食管壁的增厚;Ⅱ期,食管壁增厚;Ⅲ期,肿瘤侵犯邻近组织结构(气管、支气管、主动脉、心包);Ⅳ期,存在远处转

正常情况下,食管在 CT 上表现为薄壁管腔结构,有时内含气体。但是,CT 并不能分辨食管壁的层次,因此不能判断 T 分期。但是,食管周围脂肪层可以用来判断食管癌对邻近结构的侵犯情况。

3.PET 检查

多项研究表明,PET 在评价食管癌原发肿瘤方面,其准确率高于 CT 检查。但是,和 CT 检查一样,PET 也不能判断食管壁的层次。同样,PET 在评价食管癌远处转移方面,其敏感性和特异性均高于 CT。在评价肿瘤可切除性方面,CT 的准确率为 65％,而 PET 为 88％,两者联合应用准确率可达 92％。

4.MIRI 检查

MRI 可在冠状面和矢状面上显示肿瘤的长度,大多数学者认为 MRI 检查在诊断食管癌方面的价值不如 CT 检查。虽然 MRI 可在冠状面和矢状面成像,因此在判断肿瘤长度方面有很高的价值,但其临床意义不大。与 CT 相比,MRI 对局限于黏膜和黏膜下的肿瘤及淋巴结转移方面价值不大。仅凭 MRI 显示肿瘤与周围器官间的软组织影消失,判断肿瘤是否外侵并不可靠。一般认为,在 MRI 的矢状面上,只有当肿瘤与气管、支气管或主动脉的接触＞3cm 时,才可诊断肿瘤侵犯上述器官。

5.骨扫描

骨扫描可协助判断有无骨转移。如锁骨上或颈部淋巴结肿大,可穿刺或切取活检,以确定有无转移。

（三）食管脱落细胞学检查和食管镜检查

1.脱落细胞学检查

目前临床上已不建议做此项检查。

2.内镜检查

食管镜检查对于食管癌的诊断非常重要。通过内镜检查，可以了解肿瘤的部位、大小、长度以及对管腔的阻塞情况。目前来说，这是诊断食管癌必不可少的工具。早期食管癌在内镜下可以表现为黏膜粗糙、局限性充血、水肿、小糜烂灶、小的溃疡、小的疣状突起或黏膜皱缩；进展型食管癌在内镜下可见溃疡、肿块、高低不平、梗阻等。内镜下对所有肿瘤均应常规进行活检和细胞学检查，明确诊断，判定癌或肿瘤的组织学类型和癌细胞分化程度。即使内镜不能通过狭窄段亦可在狭窄上方进行活检，对食管癌或食管胃连接部腺癌的治疗和估计预后有较大的参考价值。内镜检查与影像学检查相结合，是诊断食管癌较为理想的方法。同时和影像学特别是 CT 结合，观察腔内和腔外的情况，成为外科医师术前评估的重要手段，而且术中需要代替食管的重要脏器胃的可用性也需要内镜的评估。活检时应该避开坏死组织，从肿瘤边缘提取活检组织，从而提高诊断率。

目前不再是建议对食管脱落细胞学检查阳性、X 线检查阴性或难以肯定诊断的早期食管癌病例做食管镜检查，而是通过内镜来早期诊断、治疗、随访。采用甲苯胺蓝或卢戈液染色的方法有助于明确病变部位。甲苯胺蓝可使癌细胞染色，正常黏膜不染色；卢戈液则可使正常黏膜染色，癌细胞不染色。

3.食管内镜超声

食管内镜超声（EUS）对于食管黏膜下、壁内以及腔外病变有其无法比拟的优势，在食管癌则提供了较为准确的 T 分期。将微型高频超声探头安置在内镜顶端，通过内镜既可直接观察食管腔内的形态，又可进行黏膜外的实时超声扫描，有助于判断肿瘤侵犯的深度、是否累及食管邻近组织器官和有无区域淋巴结转移，提高了临床分期的准确率。

4.胸腔镜和腹腔镜检查

目前许多学者认为胸腔镜和腹腔镜是评估食管癌分期的有效方法，与无创伤性检查比较，可以更加准确地判断食管癌局部侵犯、淋巴结以及远处转移情况。一项前瞻性多中心研究发现，通过 CT、EUS、MRI 检查未能明确淋巴结转移的 107 例患者中，有 25% 通过胸腔镜和腹腔镜找到了阳性淋巴结。腹腔镜检查是判断食管癌腹腔转移的有效方法，其敏感性可达 96%。在判断远处转移方面，胸腔镜准确率为 93%，腹腔镜为 94%。除此之外，胸腔镜和腹腔镜还可以用来评价进展型食管癌患者新辅助治疗的效果。

5.其他检查

支气管镜对评价颈部及胸上段食管癌对气管和支气管的侵犯非常重要。对于在 CT 上表现为隆突下方巨大肿块或是隆突下淋巴结肿大的患者均应行支气管检查，明确隆突有无肿瘤侵犯。支气管镜下可以表现为气管壁单纯膨出，气管环状线消失，甚至伴有气管或是主支气管（通常为左主支气管）的后壁固定。严重者可表现为明确的侵犯或是出现气管食管瘘。隆突下淋巴结转移可以导致隆突变宽。单纯的气管壁膨出并不代表肿瘤侵犯。气管镜下刷检和活检可以帮助确认食管对气管的侵犯。临床资料表明，气管镜检查正常的食管癌患者其切除率高于气管镜检查有异常者。

五、鉴别诊断

（一）功能性吞咽困难

如食管（贲门）弛缓症、功能性食管痉挛、贲门失弛缓症、食管裂孔疝、Plummer-Vinson 综合征、食管硬皮症和重症肌无力等。

（二）食管外压性吞咽困难

常见的有异位右锁骨下动脉、双主动脉弓、颈椎骨质增生症、纵隔肿瘤及纵隔淋巴结肿大和胸主动脉瘤等。

（三）食管良性肿瘤

有时食管癌需与食管良性肿瘤，如食管平滑肌瘤、食管腺瘤、食管乳头状瘤、食管颗粒细胞肌母细胞瘤，以及食管息肉等鉴别。

（四）食管其他恶性肿瘤

食管其他类型恶性肿瘤均少见，如食管肉瘤、食管癌肉瘤、黑色素瘤、淋巴肉瘤等，这些疾病虽有其自身的发病及影像学特点，但最终需经病理学检查才能鉴别。

（五）其他良性疾患

食管良性狭窄、憩室、血管瘤、食管结核、食管静脉曲张也需与食管癌鉴别。

六、综合治疗

（一）以手术为基础的多学科综合治疗

1.术前化疗

食管癌的术前化疗主要目的是，通过术前化疗来降低患者临床分期和控制远处微小转移病灶。目前在探讨食管癌术前化疗的临床价值研究主要有以下 3 个（表 10-1）。

表 10-1　新辅助化疗加手术与单纯手术治疗食管癌的临床 Ⅲ 期研究

作者	年份	治疗方法	病理类型	患者数	中位生存（月）	生存率（%）	P
Kelsen	1998	单纯手术	46%鳞癌	227	16	20(5 年)	0.53
		术前后 CDDP/尿嘧啶	54%腺癌	213	15	20(5 年)	
Medical Research Council	2002	单纯手术	31%鳞癌	402	13	34(2 年)	<0.01
		术前 CDDP/尿嘧啶	66%腺癌	300	17	43(2 年)	
Cunningham	2006	单纯手术	100%腺癌	253	20	23(5 年)	<0.01
		术前后 CDDP/尿嘧啶/E-ADM		250	24	36(5 年)	

目前，术前新辅助化疗在局部晚期食管癌临床价值尚不明确，因此，除非临床试验，新辅助化疗尚不能被列为常规治疗措施而用于临床。

2.术前放疗

术前放疗的目的是使肿瘤退缩和降期，从而使不能直接手术切除或难以切除的病灶转化为可切除病灶，提高了手术切除率，进而提高生存率。另外，术前放疗使受到放射线损伤的癌细胞即使在手术中脱落或被挤压入血流亦难存活，从而减少了医源性播散的危险性。

总体来看,术前放疗通常使用的剂量为 40～50 Gy,常规分割照射,每天 1 次,每次分割剂量为 2 Gy,每周 5 天,放疗结束后 4～6 周再行手术治疗。术前放疗可以使食管癌手术切除率达 82％～96％,5 年生存率达 22％～30.0％,手术死亡率 0～7.8％。但是,临床上对食管癌术前放疗价值的评价仍有分歧,多数文献肯定了术前放疗具有提高手术切除率及提高局部控制率的作用,但不能明显提高患者的长期生存率。临床上仍需要在统一术前放疗技术条件下开展大样本临床研究来明确其临床价值。

3.术前放化疗

在过去数十年内,世界范围内开展了大量临床Ⅲ期研究以评价术前新辅助放化疗的临床价值(表 10-2)。Gebski 收集了世界范围内有关术前新辅助放化疗临床Ⅲ期研究并进行了 Meta 分析。其中包含了 10 项临床Ⅲ期试验,共 1200 余例患者,研究组为新辅助放化疗＋手术,对照组为单纯手术。结果显示,术前新辅助放化疗使食管癌患者 2 年生存率提高 13％。术前综合治疗对不同病理类型的疗效提高程度接近。进一步分析显示,术前采用同步放化疗较序贯放化疗更能显著提高患者总生存时间。然而,术前放化疗增加了手术难度和术后并发症,因此,需要外科、放疗科和化疗科医师共同合作来探讨最佳模式,从而使术前综合治疗优势更充分体现在提高生存疗效上。

表 10-2　新辅助放化疗对可切除食管癌疗效影响的临床Ⅲ期试验

作者	年份	治疗方法	病理类型	患者数	死亡率(%)	中位生存(月)	3 年生存率(%)	P
Walsh	1996	单纯手术	腺癌	55	8	11	6	0.01
		CDDP/尿嘧啶 +40 Gy		58	4	16	32	
Bosset	1997	单纯手术	鳞癌	139	3.6	18.6	37	NS
		CDDP＋37 Gy		143	12.3	18.6	39	
Urba	2001	单纯手术	鳞癌/腺癌	50	2	17.6	16	NS
		CDDP/尿嘧啶、 /VBL+45 Gy		50	16.9	30	30	
Bumeister	2002	单纯手术	鳞癌/腺癌	128	4.6	28.5	NA	NS
		CDDP/氟尿密啶 +35 Gy		128		21		
Tepper	2008	单纯手术	鳞癌/腺癌	56	NA	1.8 年	16(5 年)	0.002
		CDDP/氟尿密啶 +50 Gy		56		4.5 年	39(5 年)	

4.术后化疗

由于食管癌手术切除的复杂性和创伤性相对较大,患者术后不良反应以及治疗相关性死亡发生率较其他部位实体肿瘤高,这些限制了术后辅助化疗等研究的临床可操作性。因此,临床上有关食管癌术后化疗临床价值的前瞻性研究并不多见。

2 项来自于日本的临床研究探讨了食管癌术后放疗的临床价值。所有入组患者均为食管鳞癌患者。研究组术前未使用任何化疗、放疗等新辅助治疗。术后化疗方案两组不相一致。一组采用 VDS 3mg/m²(第 1 天)＋ CDDP 70mg/m²(第 1 天)的化疗方案。另一组采用氟尿密啶 800mg/m²（共 5 天）＋CDDP 80mg/m²（第 1 天）化疗方案。患者对两种术后化疗均有很好耐受性。但是，结果显示，含尿嘧啶＋CDDP 的术后化疗有显著提高患者无肿瘤生存率和提高患者生存疗效的趋势。亚组分析显示，对于食管癌术后病理显示有淋巴结转移组，含尿嘧啶＋CDDP 的术后化疗组能使患者生存率由 38％提高到 52％（P＝0.037）。

美国东部肿瘤协助组（Eastern Cooperative Oncology Group）也开展了术后化疗价值的临床研究。入组患者为食管或食管胃交接处腺癌，术后病理分期为 T2N1 或 T3～4，术后化疗方案为多西他赛＋DDP，化疗疗程数为 4 个。该组患者接受术后化疗后 2 年生存率为 60％，这个疗效显著好于历史对照组 2 年生存率为 38％的疗效。因此，在美国 NCCN 治疗指南中对于非 Tis～T1 的食管腺癌患者，即使手术完全切除术后，仍建议术后辅助化疗。若病理类型为鳞癌患者，术后还是推荐临床密切随访观察。

5.术后放疗

食管癌术后局部复发率高达 40％～60％，也是其主要死亡原因。术后复发者再行放疗效果较差。Nemoto 等报道 33 例食管癌术后复发再行放疗，结果中位生存期仅 7 个月，3 年生存率 12％。因此，若能发现术后高复发的高危人群，临床上给予术后辅助放疗理论上推测价值更大。

根据手术后肿瘤残留状态，食管癌术后放疗包括两种：①术后预防性治疗，是指食管癌经过手术切除治疗后，术后并无可见肿瘤病灶或镜下肿瘤病灶残留，即术后肿瘤状态为 R0 者，术后放疗为"预防性"。该放疗的目的是提高局部和区域控制率进而提高生存率。迄今，临床研究数据显示，术后"预防性"治疗的价值更多体现在提高了肿瘤局部和区域性控制率，并未显著提高患者生存率或只是提高了部分亚组患者生存疗效。②术后根治性放疗，指食管癌经过手术治疗后，术后病理或影像学资料显示存在镜下或肉眼肿瘤病灶残留，即术后肿瘤状态为R1～2，此时，术后放疗的目的并不是"预防性"的，而是希望术后治疗来控制手术后有残留的肿瘤病灶。术后残存肿瘤的常见部位有气管和主支气管膜部、心包、主动脉壁、椎前筋膜、吻合口等。该类患者术后放疗的价值是明确的，它能提高患者局部和区域控制率，进而提高患者总生存率。中国医学科学院肿瘤医院的一组资料显示，有残存肿瘤者放疗后的 5 年生存率为18％(8/45)，不放疗组的 5 年生存率为 0％(0/26)，其中以气管、主支气管、心包、椎前筋膜等处少量的残存癌术后放疗效果最好。

(1)R0 者的术后"预防性"放疗的现有临床研究结果在 1990 年之后，临床上报道了一些探讨食管癌术后放疗临床价值的临床Ⅲ期试验的结果。主要代表性临床研究见表 10-3。从表中可见，多数临床研究均显示术后放疗并不能提高食管癌患者总体生存疗效。

表 10-3　食管癌根治性手术切除后辅助放疗临床价值的临床Ⅲ期试验

作者	治疗方法	患者数	中位生存(月)	生存率(%)		P
				3 年	5 年	
Teniere	S	119	18	24	18	>0.05
(1991 年)	S+RT(45~55 Gy)	102	18	26	20	
Fok	S	65	15	22		<0.05
(1993 年)	S+RT(49~52 Gy)	65	9	11		
Zieren	S	35	12		20	>0.05
(1995 年)	S+RT(55.8 Gy)	33	14		22	
肖泽芬	S	275		37.1		0.447
(2003 年)	S+RT(50~60 Gy)	274		41.3		

注:S:手术;RT:放疗。

在现有的食管癌术后放疗的临床Ⅲ期试验中,样本量最大的一组来自于中国医学科学院肿瘤医院。1986 年 9 月至 1997 年 12 月,549 例食管癌进入本研究。所有病灶位于胸段,病理为鳞癌,病变长度≥4cm,年龄≤68 岁,术后肿瘤状态为 R0。单一手术组为 275 例,手术＋术后放疗组为 274 例(其中 54 例因为种种原因未完成规定的术后放疗)。术后放疗组的放疗剂量:两侧双锁骨上区为 50 Gy/25 次/5 周,全纵隔为 50~60 Gy/25~30 次/5~6 周。结果显示,全组 5 年生存率为 39.4%。术后放疗组和单一手术组的 5 年生存率无显著性差异。亚组分析.术后病理分期为Ⅲ期或术后病理显示纵隔淋巴结有 3 个及以上淋巴结转移灶时,术后放疗可提高该期别患者生存疗效。该研究总体结论:①术后放疗降低了复发率和(或)淋巴结转移率;②术后放疗提高了Ⅲ期或有淋巴结转移患者生存疗效;③术后放疗并未增加食管吻合口狭窄和心肺等脏器治疗相关性损伤。

(2)哪些患者需要进行术后放疗:食管癌根治性手术切除方式应根据肿瘤的位置、淋巴转移的规律来选择。根治性手术切除范围应包括有肿瘤的食管,切除食管的长度至少距肿瘤上、下缘各 5cm,还要切除两侧纵隔胸膜、心包、食管周围和椎前筋膜之间的所有淋巴结、脂肪血管组织以及整个纵隔和腹部淋巴结(二野),有时需清扫中下颈部淋巴结(三野)。

哪些临床因子能预测食管癌单一手术后治疗失败尤其是局部和区域性治疗失败?理论上推测这些预测因子可能就是术后放疗的指征。Mariette 在其临床研究中探讨了预测食管癌单一手术后出现治疗失败的临床因子包括原发病灶浸润深度,当术后病理显示原发病灶为 T2 及以上者,术后治疗失败者明显上升。另外的预测治疗因子为淋巴结是否存在转移,即淋巴结转移度高低。

总体来看,能手术食管癌患者接受单一手术后出现治疗失败尤其是区域淋巴结复发的规律为:①区域性淋巴结复发率为 30%左右;②复发时间绝大多数在术后 1~2 年内;③复发部位以胸腔和锁骨上为多见;④T 分期、淋巴结转移与否和转移程度可以预测区域淋巴结复发。

因此,在以下情况建议行术后放疗:①术后原发灶病理分期为 T2 及以上;②术后病理显示有区域淋巴结转移,特别是淋巴转移度高者。

(3)术后放疗技术参数:食管癌根治性手术后,若需要进行术后放疗,那么术后需要照射多大范围?有关于食管癌术后放疗靶区尚无统一范本,各个中心依据自己的理解和掌握的信息制订了各自中心的食管癌术后放疗靶区。

食管癌术后常见的放疗靶区：①大 T 字形野，即双侧下颈（包含双侧锁骨上）、全纵隔以及胃左等区域的淋巴结；②小 T 字形野，即双侧下颈（包含双侧锁骨上）以及上纵隔（不管原发灶在何处）区域淋巴结；③瘤床以及瘤床邻近的区域淋巴结；④手术前瘤床。可以看出，以往临床上所常用的 4 种放疗靶区无论从大小还是范围差异非常大，反映了对术后放疗范围存在非常大的争议。到底哪种放疗靶区适合于食管癌术后患者？以往临床上对食管癌术后放疗靶区方面开展了一些临床研究。

从以往临床研究中可以看出，食管癌术后放疗靶区似乎小野疗效不差于甚至优于大野的疗效，但不良反应显著小于大野照射。也就是说，食管癌术后放疗的理想范围应是选择一些高度复发危险区域进行小野照射更为妥当。那么，哪些区域可能是食管癌术后复发的高度危险区域？

临床上对于食管癌术后复发的高危险区域界定应从以下方面考虑：①食管癌单纯根治性手术后治疗失败的好发部位；②原发病灶分期和所在部位；③淋巴结可能被手术清扫的程度；④手术所导致正常组织与器官解剖结构变化；⑤胸腔内正常组织与器官所能耐受的放疗剂量等。

复旦大学附属肿瘤医院对 T2-4 或 N1 无远处转移的食管癌根治性术后放疗靶区提出以下建议。

A.手术完全切除后为 R0 者（CTV）

a.$T_2N_0 \sim 1$：原发病灶位于上、中、下胸段，靶区为两侧锁骨上和上中纵隔（下界在隆突分叉下 3～4cm）淋巴结区域（若为一侧锁骨上淋巴结转移，可以考虑将同侧锁骨上区域向外多放些）。

b.T3N0～1：原发病灶位于上、中胸段，T 字形靶区，靶区为两侧锁骨上、上中纵隔淋巴结区域（下界视原发病灶瘤床下缘而定；若为一侧锁骨上淋巴结转移，可以考虑将同侧锁骨上区域向外多放些）。

c.原发病灶位于下胸段：胸廓后及隆突分叉下 3～4cm 范围内纵隔淋巴结区域。若术前原发病灶下界超过隆突下 3～4cm，放疗野下界视原发病灶瘤床下缘而定。

B.手术未能完全切除 R1～2 者（包括 T4 N0～1）：术前和术后所显示可见肿瘤病灶（要结合原发灶 T 分期，所在部位和切除状态），吻合口原则上不包括在放射野内。若切缘阳性者，包括切缘的放疗 PTV 的上界为切缘上 3cm 或整个残留食管，下缘为切缘下 1cm（PTV 概念）。

C.食管癌术后放疗剂量：常规分割照射，亚临床病灶 50.4 Gy/28 次，镜下残留 60 Gy/30 次，肉眼残留 64～68 Gy/32～34 次。

6.术后放化疗

由于术后化疗和术后放疗地位均不明确，因此有关食管癌根治性手术后放化疗的研究报道更少，有待于在新的放疗技术条件下明确术后放疗价值以后再开展术后放化疗的研究。

7.术中放疗

术中放疗食管癌是近 30～40 年开展的一种新的放疗技术。其主要优点：①有利于射线束直接投照到所需要照射的范围上；②有效地保护了照射区域以外的正常组织和器官；③射线易调整和控制；④缩短了放疗总疗程时间。

(1)术中放疗射线的种类：目前用于术中放疗射线的有 X 线和电子束两类。

(2)术中放疗设备：目前术中放疗设备可以利用常规加速器，将手术室内患者准备好后再推到治疗机房内实施术中放疗，也可以采用可移动式设备直接推到手术床旁完成术中放疗。

(3)术中放疗的具体方法：术中放疗前将特制有机玻璃限光筒用甲醛溶液气体消毒。患者经左后外侧开胸，从正常食管外套一窄带将食管牵向腹侧，离开脊髓。消毒好的限光筒放入胸腔对准肿瘤及相关淋巴区。对可能照射到心脏、肺组织、大血管，则用纱布包裹 5～6mm 厚的铅块遮挡。准备工作就绪，手术组人员撤离加速器室。照射期间通过闭路电视观察患者呼吸机及心电图机情况。照射后手术组人员重新进入室内，继续完成手术。肿瘤剂量 1500～2000 cGy，<3000 cGy 为好。

(4)食管癌术中放疗(IORT)的适应证：①能够完全切除的食管癌，在肿瘤切除之前对肿瘤和肿瘤周围的瘤床进行照射；②对只能做姑息性切除的食管癌，在肿瘤切除之后对不能切除的食管病灶和瘤床进行照射；③对完全不能切除的食管癌肿瘤不做分离，直接对瘤块进行照射；④对有淋巴结转移的部位(特别是胃左动脉和上纵隔区)进行照射。

(5)食管癌 IORT 的禁忌证：①所有开胸手术的禁忌证也是 IORT 的禁忌证；②肿瘤外侵已侵及主动脉或气管、左主支气管，随时有穿通危险者。

(二)以放疗为基础的非手术多学科综合治疗

局部未控或复发以及远处转移等均是局部晚期食管癌治疗失败的主要原因。因此，对于局部晚期食管癌患者来说，单纯化疗或单纯放疗均难以获得理想治疗效果。因此，理论上推测放化疗是该期患者的主要治疗手段。

自 20 世纪 70 年代起，人们开展了大量临床Ⅲ期试验，以评价放化疗综合治疗局部晚期食管癌是否显著优于单纯放疗的疗效。美国肿瘤放射治疗协作组(RTOG)的 RDG 85-01 研究是比较放化疗综合治疗与单纯放疗间疗效的差异，以明确综合治疗价值。该试验设计为临床Ⅲ期试验，所有入组患者均被随机分入两组。综合治疗组的治疗方案为先给予两个疗程尿嘧啶＋DDP 化疗，同步应用放疗，放疗为常规分割，总剂量为 50 Gy。同步放化疗结束后再给予两个疗程尿嘧啶＋DDP 辅助化疗。对照组的治疗方法为单纯放疗，总剂量为 64 Gy。1986—1990 年，129 例食管鳞癌患者进入本研究。中期分析时，结果显示综合治疗组的疗效显著优于单纯放疗组，因此本研究被提前终止。随后，73 例符合入组条件的患者全部进入放化疗综合治疗组。结果显示，综合治疗组中位生存期为 12.5 个月，5 年生存率为 26%；而单纯放疗组则为 8.9 个月和 0%。该研究结果奠定了食管癌若采取非手术治疗，则首选放化同步治疗＋辅助化疗的综合治疗策略。

值得提出的是，RTOG 85-01 放疗技术值得商榷。该研究中放疗照射野非常大，包括两侧锁骨上、全纵隔和食管胃交接处。首先采用的是前、后野照射技术。由于照射野非常之大，在综合治疗组，严重和致死性急性损伤发生率分别为 40% 和 20%。因此，在目前放疗技术条件下，放疗照射范围是否需要如此之大，是值得临床关注和研究的。

对于局部晚期食管癌，若采用非手术治疗方法，何谓最佳综合治疗方法？Wong 等收集了 Medline，Cancerlit，Cochrane 数据库相关文章以及发表在 ASCO 和 ASTRO 的相关文摘。结果显示,与单纯放疗相比较,放化疗综合治疗可显著提高局部晚期食管癌1年生存率和降低死亡风险性39%,显著提高了局部控制率。但是,放化疗同步治疗也显著提高了治疗的不良反应,甚或治疗相关性死亡。该Meta分析提示,以顺铂为基础联合化疗与放疗同步应用的疗效显著优于化放疗序贯治疗的疗效。化放疗同步治疗是局部晚期食管癌的标准治疗,但需要意识到该治疗本身所具有的毒性反应。

七、复发和未控的治疗

(一)食管癌放化疗综合治疗失败后的挽救性治疗

食管癌非手术治疗中以放化疗同步综合治疗以及单纯放疗为常见。有关于食管癌非手术治疗后复发的再程治疗以单纯放疗失败后再次治疗所积累的经验最多。

作为挽救性治疗,再次放疗是可供选择的一种治疗方法。一般认为有下列情况者不宜做再程放疗:①全身情况不佳,年迈体弱者;②进食梗阻严重,只能进流质;③食管片显示有明显尖刺突出或有大影者。满足下列条件者可考虑再次放疗:①复发的时间距离第1次放疗的时间较长(最好相距1~2年);②复发的病变造成的进食梗阻不太严重(能吃半流质饮食);③没有严重胸背痛及食管穿孔征象;④一般情况尚好。

对根治性放疗后再次出现临床症状的病例,尤其是1年内症状复现的病例,应慎重鉴别是肿瘤复发还是放疗后炎症反应所致,对无明确肿瘤复发依据的病例,应系统给予抗炎等对症处理,观察一段时间,慎重选择手术,避免可能存在的医源性损伤。

作为食管癌放疗后局部和(或)区域性失败的另一挽救性措施为手术切除。根据食管癌以手术切除为挽救性治疗的临床经验,食管癌根治性放疗后复发的手术适应证为:①无远处转移,如无肝、肺、锁骨上淋巴结转移。②食管造影虽有严重狭窄、明显充盈缺损,甚至深大溃疡,但轴线尚直,未见明显扭曲成角者。③胸部CT检查,食管癌虽与主动脉关系密切,但仍有一定间隙。与气管膜部仅仅是外压性隆起,而没有直接的侵入。④食管上段癌更需纤维支气管镜检查,确认气管膜部没有受侵犯。

食管癌放疗后复发的病例似乎以手术切除的效果为好,但手术的并发症和死亡率都较高,术后肺炎是主要的死亡原因。虽然手术危险性大,但仍有部分患者能长期存活,其结果远比再次放疗者效果好。因此食管癌放疗后失败的患者,若有手术切除的条件,应尽量争取手术治疗。

(二)食管癌手术后治疗失败的挽救性治疗

食管癌手术后出现治疗失败,在挽救性治疗实施前仍需要全面评价全身肿瘤负荷状态,同时也需要考虑到初次治疗除手术外,其他治疗如放疗和化疗参与的程度,以及初次治疗和复发的间隔时间等。若出现局部和区域性的治疗失败,初次治疗未接受放疗等,术后复发的挽救性治疗可以考虑行放化疗同步治疗。若出现治疗失败表现为广泛性和(或)伴有远处脏器的转移,则术后复发的治疗也以全身药物治疗为主(包括细胞毒性化疗或分子靶向药物治疗等)。

桑玫报道186例食管癌术后复发患者的治疗方法、疗效及其影响因素。其中复发未治63例,单纯放疗77例,单纯化疗25例,放疗+化疗21例。与未治组比较,术后复发患者的治疗以采用放疗或合并化疗方法所取得生存期较长,差异有显著性意义;治疗方法中,单纯化疗组无显著延长患者生存期的疗效。Cox模型分析显示,肿瘤浸润深度、淋巴结转移、手术方式及复发后的治疗方式是影响生存率的预后因素。从本研究所提供的信息来看,术后复发表现为局部和区域复发者以放疗为最主要和有效的治疗手段。本研究中放疗源采用 8 MV 的 X 线或 ^{60}Coγ 线外照射。颈部转移为下半颈部者，采用锁骨上野第 1 天，60～70 Gy/30～35 次，共 6～7 周。纵隔淋巴结转移或颈部合并纵隔淋巴结转移者采用双锁骨上野加上纵隔野放射，先行前、后两野对穿放射第 1 天，40 Gy，然后避开脊髓，加量至 60～65 Gy。吻合口复发者放射野以病变部位为中心加上肿瘤周边组织，先行前、后两野对穿放射第 1 天，40 Gy，后行两斜野照射，以避开脊髓。化疗方案采用顺铂为基础。未治组仅行中医中药治疗或不规则其他治疗。

放疗作为一种局部手段，能有效控制局部区域淋巴结转移，争取在病灶较小时及早发现和放疗，是提高复发患者生存率的关键。即使是较晚期的病变，放疗亦能控制局部肿瘤生长引起的压迫症状和溃疡出血等并发症，可提高患者的生存质量。但片面加高放疗剂量，追求肿瘤完全消失似无必要。放疗合并化疗对食管癌术后复发的治疗作用日益受到重视。通过两者的增敏及空间协同作用，可能有利于患者生存期的延长。因此，对食管癌术后复发，尤其发生淋巴结转移的病例，在一般情况尚可时，应积极采用放疗合并化疗的方案，可提高局部控制率和延长患者生存期。

第三节　原发性肝癌

原发性肝癌（以下简称"肝癌"）属于肝脏上皮性恶性肿瘤中的一类。当前肝癌发病率我国居世界第一，我国癌症死因肝癌居第二，全球癌症杀手肝癌居第三。这个第一、第二、第三有助于我们对肝癌重要性的认识。胆管细胞癌占原发性肝癌的 5%～25%，以女性多见。

一、病理学

（一）组织学分型

肝细胞癌的组织形态有如下不同表现：①小梁型，最常见，小梁宽度自几个细胞到 20 多个细胞不等。②假腺型，肿瘤细胞呈腺状排列。③实体型，癌细胞呈片层状或团块状生长，其间无血窦或纤维组织。④硬癌型，少见，需与胆管癌和转移癌鉴别。⑤多形态型，胞核常过度着色，无小梁及窦状结构。⑥透明细胞型，由含糖原及脂肪的透明细胞构成。⑦纤维板层型。⑧纺锤型，细胞类似肉瘤。

（二）早期肝癌的病理特点

早期肝癌或小肝癌（≤3cm）的病理特点：①常为单个结节；②常有包膜；③细胞分化较好；④癌栓较少；⑤二倍体较多。随着肿瘤的增大而向其对立面转变，即逐渐变为分化较差、有较多异倍体、多结节和包膜不完整。

二、临床表现

（一）症状和体征

1. 症状

在临床上，症状来自肝癌还是肝炎或肝硬化，颇难区分。亚临床肝癌由于无任何症状，有些患者因此怀疑肝癌的诊断而耽搁了仍有根治希望的时机。肝癌由小变大，可出现肝痛、食欲减退、腹胀、乏力、消瘦、腹块、发热、黄疸等，但这些大多已属中晚期症状。肝癌结节破裂出血可出现急腹痛。

肝痛可由肿瘤迅速增大使肝包膜张力增加，或癌结节包膜下破裂，或肝癌结节破裂出血引起，分别表现为持续性钝痛、呼吸时加重的肝痛和急腹痛。食欲减退常因肝功能损害、肿瘤压迫胃肠道等所致。腹胀可因肿瘤巨大、腹腔积液以及肝功能障碍引起。乏力、消瘦可因恶性肿瘤的代谢产物与进食少等引起，严重者可出现恶病质。左叶肝癌患者常诉剑突下有肿块，右叶肝癌则患者诉在右上腹有肿块。发热可因肿瘤坏死、合并感染以及肿瘤代谢产物引起。如无感染证据者称为癌热，与感染不同，多不伴寒战。黄疸多为晚期表现，除肿瘤压迫肝胆管外，还可合并肝细胞性黄疸，亦可因胆管癌栓引起。

要特别注意一些容易忽略的非特征性症状，如腹泻、右肩痛、不明原因的低热等。肝癌患者腹泻可由于门静脉癌栓导致肠道水肿或肝癌导致的肝功能障碍所致，对有肝病背景的中年人不明原因腹泻应警惕肝癌。肝癌患者的右肩痛可因右膈下肝癌刺激膈所致。右肝不太大的肝癌产生包膜下破裂或小破裂，可误为胆囊炎、胆石症。肝癌结节小破裂少量血液流至右下腹亦可误为阑尾炎。

由于有肝病背景，也可出现牙龈出血或鼻出血。由于多合并肝硬化门静脉高压，可出现上消化道出血，特别是食管静脉曲张出血。

2.体征

肝癌的体征同样可由肝癌与肝炎、肝硬化所引起。常见体征如肝大伴或不伴结节、上腹部肿块、黄疸、腹腔积液、脾大、下肢水肿等，如肝硬化明显，可有肝掌、蜘蛛痣或前胸腹部的血管痣、腹壁静脉曲张等。

（二）转移与并发症

1.转移

肝癌的血路转移较多，肝癌细胞进入血窦，侵犯肝内门静脉可导致肝内播散；侵入肝静脉则可播散至肺及全身其他部位，骨转移并不少见，肾上腺、脑、皮下等转移亦可见到。肺转移早期常无症状，以后可出现咳嗽、痰中带血、胸痛、气急等。骨转移常见于脊椎、髂骨、股骨、肋骨等，多表现为局部疼痛、肿块、功能障碍等，病理性骨折常见。脑转移可出现一过性神志丧失而易误为脑血管栓塞。

肝癌亦可通过淋巴管转移到淋巴结，尤其是肝内胆管癌。通常首先见于肝门淋巴结，左锁骨上淋巴结转移亦时有发现。

肝癌还可直接侵犯邻近器官组织，如膈、胃、结肠、大网膜等。如有肝癌结节破裂，则可出现腹膜种植。以上均可出现相应的症状。有广泛转移的患者，其脉搏常明显加快。

2.并发症

肝癌常见的并发症包括肝癌结节破裂、上消化道出血、肝功能障碍、胸腔积液、感染等，少见者如因下腔静脉栓塞出现的相应症状等。肝癌患者的死亡原因通常为全身衰竭、肝昏迷。

三、肝癌标志

肝癌的实验室检查包括肝癌及其转移灶、肝病背景、免疫功能、其他重要脏器的检查等，其中肝癌标志具有重要的地位。

（一）甲胎蛋白

AFP 对肝细胞癌的临床价值可归纳为：①为各种诊断方法中专一性仅次于病理检查的诊断方法；②为目前最好的早期诊断方法之一，可在症状出现前 6～12 个月做出诊断；③为反映病情变化和治疗效果的敏感指标；④有助于检出亚临床期的复发与转移。由于 AFP 在寡聚糖链结构的不同，用扁豆凝集素（LCA）和刀豆球蛋白 A（Con A）可将其分为 LCA 亲和型与不亲和型，以及 Con A 亲和型与不亲和型。AFP 异质体的检测有助于良性与恶性肝病的鉴别，有助于原发性与继发性肝癌的鉴别。

（二）异常凝血酶原

1984 年，Liebman 发现肝癌患者血中可测得异常凝血酶原即脱-γ-羧基凝血酶原（des-γ-carboxy prothrombin，DCP），是目前已获得公认的另一个有用的肝癌标志。

（三）岩藻糖苷酶

1984 年，Deugnier 报道岩藻糖苷酶（α-L-fucosi-dase，AFU）对肝癌诊断有帮助。肝细胞癌的 AFU 活性较继发性肝癌和肝硬化为高，其阳性率可达 70％～80％，对 AFP 阴性肝癌和小肝癌的诊断也有一定价值。

四、其他实验室检查

（一）肝功能检查

常规的肝功能检查应包括胆红素、白/球蛋白、谷丙转氨酶（GPT）、GGT、凝血酶原时间等，这些检查有助于肝癌的诊断和指导肝癌的治疗。胆红素高多表示有肝病活动或病期已晚；白/球蛋白比例倒置，反映肝功能失代偿，常难以耐受手术；GPT 异常，表示肝功能异常，或反映肿瘤及肝细胞的大量坏死；GGT 的升高，或因肝癌巨大，或反映门静脉内有广泛癌栓，或说明肝功能异常，对手术或预后均有较大影响，尤其做肝切除手术时宜十分谨慎；凝血酶原时间异常，手术亦宜谨慎。

（二）病毒性肝炎标志

我国肝细胞癌患者约 90％有 HBV 感染背景，10％～30％有 HCV 感染背景。为此，HBV 与 HCV 标志的检测有助于肝癌的诊断。

（三）免疫学检查

近年来，生物治疗已成为恶性肿瘤的第 4 种疗法，而且患者的免疫状态与患者预后密切相关，为此，免疫学指标也日趋重要，诸如 NK 细胞、巨噬细胞活性，CD4、CD8 等也常有检查。

五、医学影像学检查

（一）超声检查

超声检查（ultrasonography，US）是目前肝癌最常用的定位诊断方法，对肝癌诊断而言，如同内科医生的听诊器，不可或缺。

超声检查的价值：①确定肝内有无占位性病变，1cm 小肝癌已不难查出。②提示占位性病变的性质，特别是鉴别液性或实质性，对实质性占位也有助于良性与恶性的鉴别。肝癌常呈"失结构"占位，小肝癌常呈低回声占位，周围常有声晕；大肝癌或呈高回声，或呈高低回声混合，可有中心液化区。③明确肝癌与肝内重要管道的关系，以利指导治疗方法的选择和手术的进行。④有助于了解肝癌的肝内播散以及邻近组织器官的侵犯。通常大肝癌周边常有卫星结节,或包膜不完整。⑤超声检查有助于了解门静脉、肝静脉和下腔静脉内有无癌栓。⑥术中超声检查(intraoperativeUS)有助于检出术前遗漏的小肝癌,可更清晰地反映肿瘤与重要管道的关系,指导肝段或亚肝段切除。⑦彩色多普勒超声(color DopplerUS)更有助于了解占位性病变的血供情况,对肝癌的鉴别诊断有重要帮助。动脉血流检出率肝癌为94.5%,而血管瘤则仅17.1%。故凡有动脉血供的占位性病变,应高度警惕。⑧有助于在超声引导下做细针穿刺活检,或做瘤内局部治疗。⑨还可了解癌周肝是否合并肝硬化,对肝细胞癌的诊断也有辅助作用。

(二)CT 检查

CT 目前也成为肝癌的常规检查,它与超声检查相辅相成。CT 在肝癌诊断中的价值有:①CT有助于提供较全面的信息,如肿瘤的大小、部位、数目、血供情况等。其分辨率与超声检查相仿。②有助于提示病变性质,尤其螺旋 CT,有助于与其他良性、恶性病灶的鉴别。通常肝细胞癌动脉相时常见填充,静脉相时多呈低密度占位;而胆管细胞癌则动脉相时常呈周边略强化。③CT 血管显像有助于了解肿瘤与血管的关系。④CT-动脉碘;油造影(CTA)有可能显示 0.5cm 的肝癌。即经肝动脉注入碘油后 7～14 天再做 CT,常可见肝癌结节呈明显填充,既有诊断价值,又有治疗作用。⑤CT 还有助于了解肝周围组织器官是否有癌灶。总之,CT 的优点是提供的信息比较全面,缺点是有放射线的影响,且费用比超声检查高。

(三)MRI 检查

其特点为:①对软组织的分辨率较好;②无放射线影响;③尤其对肝血管瘤的鉴别有特点;④可显示各种管道。

六、诊断

(一)小肝癌的诊断

通常 AFP 阳性的实质性小占位性病变,如有 HBV 或 HCV 感染背景,而又无肝病活动证据者,诊断名可成立。

(二)有症状的大肝癌的诊断

AFP 阳性者,诊断不难。以下几点有助于大肝癌的诊断:①来自肝癌高发区,中年男性,有家族史。②有肝硬化、HBV 或 HCV 感染证据。③有肝痛、食欲减退、乏力、消瘦、上腹部色块,或肝大有结节,或右膈抬高等。④不伴肝病活动证据的 AFP 升高。⑤超声检查示有声晕的实质性占位性病变,特别是有门静脉癌栓者。⑥CT 示实质性占位性病变动脉相有填充者,肝血管造影示肿瘤血管与肿瘤染色。⑦少数以肝癌结节破裂急腹症或远处转移为首发症状者。⑧黄疸、腹腔积液、恶病质伴有肝内占位性病变者。

(三)原发性肝癌诊断标准

此诊断标准为中国抗癌协会肝癌专业委员会于 1999 年第七届全国肝癌学术会议通过。

1.病理诊断

肝内或肝外病理学检查证实为原发性肝癌。

2.临床诊断

①AFP>400μg/L,能排除活动性肝病、妊娠、生殖腺胚胎性肿瘤及转移性肝癌,并能触及坚硬和有肿块的肝脏,或影像学检查具有肝癌特征性占位性病变者。②AFP≤400μg/L,有两

种影像学检查具有肝癌特征性占位性病变,或有两种肝癌标志(AFP 异质体、异常凝血酶原、γ-谷氨酰转移酶同工酶Ⅱ及岩藻糖苷酶等)阳性及一种影像学检查具有肝癌特征性占位性病变者。③有肝癌的临床表现及肯定的肝外转移灶(包括肉眼可见的血性腹腔积液或在其中发现癌细胞),并能排除转移性肝癌者。

七、鉴别诊断

(一)AFP 阳性肝癌的鉴别诊断

1.妊娠和生殖腺胚胎性肿瘤

妊娠期产生的 AFP 多在分娩后转为阴性。分娩后 AFP 仍上升者应考虑肝癌,需进一步检查。生殖腺胚胎性肿瘤不难通过对睾丸和妇科检查加以排除。

2.肝炎、肝硬化活动期

肝炎、肝硬化活动期亦可产生一定浓度 AFP,但鉴别多数不难,即有明显肝功能障碍,而无相应肝内占位性病变。如动态观察,AFP 与 GPT 升高曲线相随者为肝病,分离者为肝癌。AFP 异质体有助鉴别。但有些患者需等数月甚至更长时间才能弄清,要耐心随访。

3.消化道癌

尤其是胃癌、胰腺癌伴肝转移有时出现 AFP 低浓度升高。这是由于来自胚胎消化道者,均可能出现 AFP 阳性,但多无肝病背景。

(二)AFP 阴性肝癌的鉴别诊断

1.肝血管瘤(hepatichemangioma)

女性多,多无肝病背景,病程长,发展慢,一般情况好。AFP 阴性。肝功能异常者少见,肿块虽大而 GGT 多不高。超声检查<3cm 者常示高回声光团,边清而无声晕;>3cm 者常为低回声占位,无声晕,有时可见血管进入;浅表者可有压陷。CT 增强后期可见由周边开始向中央发展的水墨样增强。放射性核素血池扫描呈过度填充。大的血管瘤腹部平片有时可见钙化灶。

2.继发性肝癌

常有原发癌病史,常见者为结直肠癌、胰腺癌、胃癌等,肺癌、乳腺癌也不少。常无肝病以及 HBV、HCV 感染背景。体检时癌结节多较硬,而肝较软。各种影像学检查示肝内大小相仿、散在、多发的占位性病变。超声有时可见"牛眼"征,且多无肝硬化表现。彩色超声示肿瘤动脉血供常不如原发性肝癌多。AFP 大多阴性。但个别胃癌、胰腺癌,尤其伴肝转移者也可出现 AFP 阳性。肠道平滑肌肉瘤切除后常有肝转移,转移灶常呈均匀、无血管的低回声灶。

3.肝腺瘤(hepatocellular adenoma)

女性多,常无肝病背景,常有口服避孕药史。AFP 阴性。影像学检查难与肝癌区别,但如^{99m}Tc-PMT 延迟扫描呈强阳性显像,则有助于诊断。因肝腺瘤细胞较接近正常肝细胞,能摄取 PMT,但无正常排出道,故延迟相时呈强阳性显像,其程度大于分化好的肝癌。

4.局灶性结节样增生(focal nodularhyperplasia,FNH)

为增生的肝实质构成的良性病变,其中纤维瘢痕含血管和放射状间隔。诊断要点:多无肝病背景,AFP 阴性。但彩色超声常可见动脉血流,螺旋 CT 增强后动脉相和静脉相常见明显填充,应与小肝癌鉴别。如无法确诊,仍宜手术。

5.炎性假瘤(inflammatory pseudotumor)

为类似肿瘤的炎性病变。多无肝病背景,AFP阴性。超声检查有时呈分叶状,无声晕。彩色超声和CT多无动脉血流。

6.肝肉瘤(sarcoma)

多无肝病背景,AFP阴性。各种影像学检查多呈较均匀的实质性占位病变,但颇难与肝癌鉴别,幸其治疗原则相同。

7.肝脂肪瘤与肝血管平滑肌脂肪瘤

少见,多无肝病背景,AFP阴性。单纯脂肪瘤CT检查显示酷似囊肿,但后方无增强。而合并血管平滑肌脂肪瘤者,其CT所见颇难鉴别。

8.肝内液性占位性病变

主要包括肝囊肿、肝包虫、囊腺癌和液化的肝脓肿。肝脓肿者超声检查有液平,则不难鉴别,但尚未液化者颇难鉴别;通常AFP阴性,HBV或HCV多阴性;超声检查示边界不清,无声晕;必要时可做穿刺诊断。肝包虫者有疫区居住史,多无肝病背景,AFP阴性,超声检查有液平,包虫皮试阳性。肝囊肿多见,但鉴别不难,超声检查有液平,见后方增强,多无肝病背景。有时局限性脂肪堆积也会误为占位性病变。

9.AFP阴性占位性病变的鉴别步骤

通常为:①鉴别肝内或肝外病变。有时肾上腺和其他腹膜后肿瘤常难与肝内病变鉴别,但仔细的超声检查常可解决,放射性核素扫描则较困难。②如属肝内病变,则鉴别实质性或液性,超声检查多可明确。③如属肝内实质性病变,则鉴别恶性与良性。其需鉴别的对象众多,已如上述。超声造影、CT增强、MRI、血池扫描等有助于鉴别诊断。④如为恶性,则鉴别原发或继发,有无HBV、HCV感染和原发癌背景是重要线索。⑤如属原发,则鉴别原发性肝癌或肉瘤,肝病背景、AFP和影像学检查有重要价值。⑥如属液性占位性病变,则需鉴别炎性(肝脓肿)或非炎性。⑦如为非炎性液性占位性病变,则鉴别肝囊肿、肝包虫与囊腺癌。

八、临床分期

UICC的肝癌TNM分期(2002年,第6版)

它包括肿瘤大小、肿瘤结节数、累及范围、血管侵犯、侵犯门静脉主要分支或肝静脉、局部淋巴结转移以及远处转移。T、N、M的分级是基于以下方面:体格检查、影像学和(或)手术探查的发现。病理分期(pTNM)则与T、N、M分级相对应。

T——原发肿瘤

　TX　原发肿瘤无法评定

　T0　无原发的证据

　T1　单个肿瘤无血管侵犯

　T2　单个肿瘤伴血管侵犯或多个肿瘤而其最大径无一＞5cm

　T3　多个肿瘤＞5cm或肿瘤累及门静脉一个大分支或累及肝静脉

　T4　肿瘤直接侵犯胆囊以外的邻近器官或穿破脏层腹膜

N——局部淋巴结

　NX　局部淋巴结无法评定

  N0 无局部淋巴结转移

  N1 有局部淋巴结转移

 M——远处转移

  MX 远处转移无法评定

  M0 无远处转移

  M1 有远处转移

进一步分期为Ⅰ~Ⅳ期：

Ⅰ期	T1	N0	M0
Ⅱ期	T2	N0	M0
ⅢA期	T3	N0	M0
ⅢB期	T4	N0	M0
ⅢC期	任何T	N1	M0
Ⅳ期	任何T	任何N	M1

九、治疗

(一)治疗原则

  肝癌治疗的目的主要有三,即根治、延长生存期与减轻痛苦。为达此目的,治疗原则也有三,即早期治疗、综合治疗与积极治疗。

(二)治疗方法的选择

  1.治疗选择的决定因素

  (1)肿瘤情况:通常 T1、T2 和部分 T3 适于手术或局部治疗;部分 T3 和 T4 适于 TACE。

  (2)肝功能:Child-Pugh 分级国际通用。通常局限性肝癌伴 Child A 肝硬化是手术的适宜对象。Child A 或 B 伴局限性小肝癌适于局部治疗。多发结节肝癌伴 Child A 和部分 Child B 肝硬化可考虑 TACE,对伴有 Child C 肝硬化的肝癌只宜保守治疗。日本较多使用靛青绿 15 分滞留率(ICG-R15)指导手术指征和切除范围。

  (3)全身情况:包括年龄,心、肺功能以及合并的疾病。

  2.小肝癌患者的治疗选择

  伴 Child A 肝硬化者,手术切除乃首选。对有肝硬化者,可做局部切除。伴有 Child B 肝硬化或不适于做手术切除者,可选择局部治疗,如射频消融、微波、冷冻治疗或乙醇注射。但伴 Child C 肝硬化者,通常宜保守治疗。随着肝移植的开展,伴 Child B 或 Child C 肝硬化者也可考虑做肝移植。

  3.肿瘤仍局限大肝癌的治疗选择

  合并 Child A 肝硬化,手术切除是最好的选择。对仍局限的但不能切除的肝癌,降期(缩小)后切除是一个新的选择。经手术的肝动脉插管合并肝动脉结扎(但仍保持导管的通畅)是有效的缩小疗法。亦可用 TACE 和(或)局部治疗使肿瘤缩小。

  4.多发性肝癌的治疗选择

  合并 Child A 或 B 肝硬化,TACE 是最好的选择。个别患者即使门静脉主干有癌栓,TACE 仍可一试。对肝癌合并 Child C 肝硬化者,只宜做对症治疗。

十、手术切除

（一）手术探查指征

（1）影像学检查肿瘤有切除可能，或可进行切除以外的姑息性外科治疗者。

（2）肝功能代偿，或伴 Child A 和少数 Child B 肝硬化者。

（3）无其他禁忌证，如严重心、肺、肾和血液系统疾病，未控制的糖尿病，年迈体弱等。

（二）手术要点

1.常规肝切除的步骤

通常先游离拟切除侧的韧带，然后对第一肝门做暂时控制或不控制肝门，或解剖肝门，分别结扎相关血管。用电刀在拟切肝处做一切线，对肿瘤深藏于肝的深部者，术中超声有极大的帮助。然后以指制法或其他方式切肝，通常边切边结扎肝内管道，止血，对合或覆盖断面。逆行肝切除与常规肝切除不同者乃先切肝然后再游离切断韧带和粘连。对粘连严重者可采用此法。

2.术中控制出血的要点

①正确的姿位，良好的显露，充分的游离，仔细的操作，尽可能输注新鲜血液。在局部切除时，笔者习惯在切线的外周做一排褥式缝线用以牵引，亦可减少切除时对肿瘤的挤压。②肝门血流的阻断：对位于周边的小肝癌切除，大多无须阻断肝门。对位于肝门区肝癌，必要时可分次阻断第一肝门。有肝硬化者，每次 10～15 分，复杂的肝切除可多次阻断，间隔至少 5 分。③全肝血流阻断：过去有用低温或常温无血切肝者，近年已趋少用。对紧靠下腔静脉者，有时需在肝上和肝下的下腔静脉处放置纱带或胶管以备大出血的控制，但近年也趋少用。④解剖肝门的规则性切除在半肝切除时仍可应用，有时亦可做单侧血管暂时阻断。⑤切肝时边切边结扎肝内管道。

多数肝切除断面可对合缝闭，加 1～2 针褥式缝合对封闭无效腔和止血帮助极大。但如对合缝闭导致肝内管道的压迫，则可用游离镰状韧带或带蒂网膜覆盖，或用纤维蛋白胶喷涂于断面。由于精细手术，认真止血，在肝硬化不严重和肝功能较好的患者，也可不放引流。反之，肝硬化严重、肝功能差者，充分的引流对了解术后出血、减少术后并发症有重要作用。

（三）手术治疗与并发症

1.术后治疗

术后早期除给予足够的葡萄糖、维生素、抗生素等外，应注意水、电解质平衡，尤其是血与蛋白质的补充。术后如发现不明原因的脉搏加快，应十分注意是否有内出血或肝功能失代偿。术后 1～2 周应注意感染、胸腔积液、胆汁漏等。术后 3～4 周时应考虑预防癌复发的治疗。

2.术后并发症

术后并发症主要有肝功能失代偿、术后出血、胆汁漏、膈下脓肿、胸腔积液、应激性溃疡等。

（1）肝功能失代偿：表现为术后胆红素明显增高，1 周后仍无下降趋势；早期出现腹腔积液；重者出现肝昏迷、出血倾向等。近年来，由于掌握手术指征与术式的正确选择，其发生率已明显减少。处理包括足够的氧供、血与蛋白质的及时与足量的补充、给去氨剂等。

（2）术后出血：多出现在术后早期，表现为引流管有新鲜血流出，或血压下降。主要与术中止血不周、肝功能不佳引起的出血倾向、断面覆盖或对合不佳等有关。如疑有手术止血不周，保守治疗未能控制者，应行手术探查。

(3)胆汁漏:多见于左半肝切除或肝门区肝癌的切除。为此,对这类手术应仔细检查有无胆汁漏后才关腹。通常在术后 1 周左右出现。治疗措施主要是引流。

(4)膈下脓肿:多见于右肝的切除,尤其是位于膈下或裸区者。主要由于止血不佳、有胆汁漏或引流不畅等所致。表现为手术 1 周以后仍高热不退,常伴寒战,或合并胸腔积液。治疗措施主要是超声引导下穿刺引流。

(5)胸腔积液:多见于右侧肝切除后,尤其是有肝硬化者。亦表现为术后 1～2 周仍有发热。如补充蛋白质后仍未能控制,可抽胸腔积液。

(6)腹腔积液:多见于肝硬化严重者,或肝切除量大者。

(7)食管静脉曲张破裂出血和应激性溃疡:表现为术后 1～3 周上消化道出血,可按消化道出血处理。

十一、放疗

放疗适用于肿瘤仍局限的不能切除肝癌,不宜或不愿做 TAE/TACE 者。通常如能耐受较大剂量,其疗效也较好。于尔辛等用放疗合并健脾理气中药,获得比单用放疗更好的疗效。此外,肿瘤较小,疗效也较好。

十二、化疗

由于大多数肝癌仍为不能切除者,故药物治疗应有重要地位。目前常用顺铂、多柔比星(阿霉素)或表柔比星、丝裂霉素、氟尿嘧啶,氟尿苷(FUDR)也可应用。肝动脉内给药效果较肯定,少数患者因此获得降期后切除;而全身用药效果极微。口服者可用替加氟及氟尿嘧啶的前体如氟尿苷、卡培他滨等。

参考文献

[1]尤黎明,吴瑛.内科护理学[M].4 版.北京:人民卫生出版社,2002.

[2]王秀德,安之壁.现代护理学辞典[M].南京:江苏科技出版社,1992.

[3]姜安丽.新编护理学基础[M].北京:人民卫生出版社,2006.

[4]张芸美.护理学史[M].台北市:华杏出版股份有限公司出版社,1995.

[5]马家忠,张晨.护理伦理学[M].北京:中国中医药出版社,2005.

[6]郭照江,杨放,甘华刚.现代医学伦理学[M].北京:国防大学出版社,2007.

[7]杨庆,林财珠,王绪绪,等.呼吸机相关性肺炎的发病因素及相关的预防措施.国际呼吸杂志,2007,7(12):940.

[8]刘玲,邱海波.机械通气撤离方案的研究进展[J].国际呼吸杂志,2007,27(2):940.

[9]叶文琴,王筱慧,张玲娟.现代临床内科[M].北京:人民军医出版社,2009.

[10]尤德明.内科护理学[M].北京:人民卫生出版社,2001.

[11]梅长林,李兆申,朱梁.内科学教程[M].2 版.北京:人民卫生出版社,2003.

[12]赵继军.疼痛护理学[M].北京:人民军医出版社,2002.

[13]叶文琴.现代内科护理学[M].北京:人民军医出版社,2009.

[14]尹爱萍.肾内科手册[M].北京:科学出版社,2008.

[15]李树贞.现代护理学[M].北京:人民军医出版社,2000.

[16]王海燕.肾脏病临床概览[M].北京:北京大学医学出版社,2010.

[17]赵静轩,韩忠福.内科疾病护理[M].北京:北京医科大学—中国协和医科大联合出版社,1995.

[18]熊方武.实用临床护理手册[M].北京:中国医药科技出版社,1991.

[19]许曼音,陆广华,陈明道.糖尿病学[M].上海:上海科学技术出版社,2003.